INT – Integrierte neurokognitive Therapie bei schizophren Erkrankten

Volker Roder
Daniel R. Müller
(Hrsg.)

INT – Integrierte neurokognitive Therapie bei schizophren Erkrankten

Unter Mitarbeit von S. J. Schmidt und M. Lächler

Mit CD

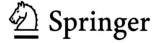 Springer

Herausgeber
Prof. Dr. phil. Volker Roder
Universitätsklinik und Poliklinik für Psychiatrie
Universität Bern
Bolligenstraße 111
3000 Bern 60

Dr. phil. Daniel R. Müller
Universitätsklinik und Poliklinik für Psychiatrie
Universität Bern
Bolligenstraße 111
3000 Bern 60

Die Materialien finden Sie auch auf extras.springer.com
Passwort: 978-3-642-21439-4

ISBN 978-3-642-21439-4   ISBN 978-3-642-21440-0 (eBook)
DOI 10.1007/978-3-642-21440-0

Die Deutsche Nationalbibliothek verzeichnet diese Publikation in der Deutschen Nationalbibliografie;
detaillierte bibliografische Daten sind im Internet über http://dnb.d-nb.de abrufbar.

Springer Medizin
© Springer-Verlag Berlin Heidelberg 2013

Planung: Renate Scheddin, Heidelberg
Projektmanagement: Renate Schulz, Heidelberg
Lektorat: Elke Fortkamp, Wiesenbach
Projektkoordination: Cécile Schütze-Gaukel, Heidelberg
Umschlaggestaltung: deblik Berlin
Fotonachweis Umschlag: © Artur Heras (Valencia, Spain, http://www.arturheras.com)
Herstellung: le-tex publishing services GmbH, Leipzig

Springer Medizin ist Teil der Fachverlagsgruppe Springer Science+Business Media
www.springer.com

Preface

The development of Integrated Neurocognitive Therapy (INT) for schizophrenia patients represents the culmination of a long and rich history of comprehensive psychological therapies coming from the group in Bern around Hans Brenner and Volker Roder. I remember well my several visits to Bern for stimulating international conferences focused on the identification and modification of cognitive and social processes in schizophrenia. The Bern tradition has been characterized for many years by sophistication and breadth in conceptualizing the basic psychological and cognitive deficits in schizophrenia. Well before the current scientific acceptance of systematic cognitive remediation as an efficacious intervention for the core cognitive deficits of schizophrenia, the Bern group developed one of the first broad cognitive training approaches, Integrated Psychological Therapy (IPT). IPT is characterized by a series of systematic, manualized modules using group treatment to build skills ranging from basic neurocognition to complex interpersonal problem solving. Through IPT, the Bern group was one of the earliest to integrate treatment of core neurocognitive deficits (e. g., attention, memory, problem solving) with treatment of social cognitive deficits (e. g., social perception, interpersonal problem solving), drawing creatively on principles of cognitive development, social learning, cognitive behavior therapy, and social skills training. The considerable literature evaluating the efficacy of IPT is impressive and has led to its broad application.

The recent development of INT described here by Volker Roder and Daniel Müller represents a substantial refinement and extension of IPT to incorporate more recent theoretical and empirical advances in the field. One key influence was the NIMH initiative, Measurement and Treatment Research to Improve Cognition in Schizophrenia (MATRICS), inspired by the late Wayne Fenton at NIMH. Through the MATRICS initiative, Michael Green and I led a Neurocognition Committee that surveyed the empirical literature and brought together more than 100 experts to reach consensus on seven key separable cognitive domains in schizophrenia that are fruitful intervention targets – speed of processing, attention/vigilance, working memory, verbal learning, visual learning, reasoning and problem solving, and social cognition.

A subsequent related NIMH conference further delineated five key aspects of social cognition – emotional processing, social perception, Theory of Mind, social schema, and attribution style. INT is structured around these separable cognitive domains, moving systematically from initial modules focusing on simpler neurocognitive and social cognitive processes to later modules focusing on high-level integrative neurocognitive and social cognitive processes. Thus, it covers within a single approach a series of training exercises that target all of cognitive domains identified by the MATRICS initiative.

Another key influence that Roder and Müller have incorporated into INT is the use of computer-based cognitive training, which was not a feature of IPT but has recently become popular in cognitive remediation. Thus, INT includes computerized cognitive remediation as a component of its sessions, increasing the ability to provide multiple practice exercises in focused areas to improve cognitive skills. At the same time, INT retains the distinctive IPT tradition of group treatment sessions, using computerized training as a one modality but providing much more group training in social reasoning, strategic planning, and interpersonal problem solving than most current cognitive remediation approaches. INT also emphasizes group processes to enhance engagement in the intervention, including team competition and debates to reach consensus.

A third key feature of INT, relative to most other cognitive remediation approaches, is that it combines restorative and compensatory approaches to the core cognitive and social cognitive deficits in schizophrenia. Other prominent cognitive remediation approaches focus very predominantly on one or the other. INT involves direct exercises to improve cognitive skills to reduce the core deficits, while recognizing that less severe cognitive deficits will nevertheless remain. Thus, participants are helped to identify ways to work around remaining deficits in the context of situations from everyday life, which should further aid the impact of INT on functional outcome in schizophrenia.

In summary, Roder, Müller, and their colleagues are to be congratulated on the significant advance that INT represents. It retains distinctive features of IPT while incorporating several recent key conceptual and methodological advances. The results of their recent international multi-site study of INT show the positive impact that this new comprehensive intervention can achieve. The availability of this volume will hopefully greatly aid the application of INT at additional sites. INT shows excellent promise for improving the cognitive skills and social functioning of patients with schizophrenia, which would be an important step forward for all of us who labor to help those suffering from this disorder.

Keith H. Nuechterlein, Ph.D.
Professor, UCLA Departments of Psychiatry and Biobehavioral Sciences and of Psychology
Co-Chair, MATRICS Neurocognition Committee
Director, Center for Neurocognition and Emotion in Schizophrenia
Director, UCLA Aftercare Research Program
Bern, im Frühjahr 2013

Vorwort

Seit der Jahrhundertwende erfährt die Beachtung der Therapie von Kognitionen bei schizophren Betroffenen international eine kontinuierliche Zunahme. Dies vor allem vor dem Hintergrund, dass in mehreren Studien nachgewiesen werden konnte, dass Kognitionen für eine erfolgreiche Lebensbewältigung und damit für eine soziale (Re-) Integration und die einhergehende Lebenszufriedenheit der Betroffenen einen zentralen Stellenwert einnehmen („Recovery Perspektive"). So wurde beispielsweise in den USA zu Beginn des 21. Jahrhunderts die durch das NIMH (National Institute of Mental Health), also der obersten Gesundheitsbehörde der USA, stimulierte MATRICS-Initiative (Measurement and Treatment Research to Improve Cognition in Schizophrenia) gegründet u. a. mit dem Ziel, Kognitionen einheitlich zu definieren und messen zu können. In einem ersten Schritt gelang dies für den Bereich der Neurokognitionen (z. B. Aufmerksamkeit, Konzentration, Gedächtnis). Aufgrund der wachsenden Erkenntnis, dass sozialen Kognitionen (z. B. Emotionen; soziale Wahrnehmungsprozesse) bei schizophren Betroffenen ebenfalls ein hoher Bedeutsamkeitsgrad beizumessen ist, differenzierte die MATRICS-Initiative während der zweiten Hälfte der ersten Dekade des 21. Jahrhunderts diesen Bereich weiter aus und definierte einzelne Subkonzepte. Hauptexponenten der MATRICS-Initiative sind u. a. die Psychologen Michael Green und Keith Nuechterlein an der UCLA (University of California Los Angeles). Gleichzeitig erfolgte die Konzeption entsprechender therapeutischer Ansätze.

Durch die Entwicklung des Integrierten Psychologischen Therapieprogramms (IPT) von unserer Berner Arbeitsgruppe in den 80er Jahren des 20. Jahrhunderts entstand international einer der ersten Therapieansätze, der lange vor der „kognitiven Schizophreniewelle" den Stellenwert von Kognitionen für die Behandlung von Schizophrenie-Betroffenen berücksichtigte. 37 internationale Studien mit 1632 Patienten konnten die erfolgreiche Anwendung des IPT zeigen. Das IPT-Behandlungsmanual liegt mittlerweile in 13 Sprachen vor und wird in Europa, Nord-, Mittel- und Südamerika, Asien und Australien eingesetzt.

Die MATRICS-Initiative und das IPT stellten vor ca. sieben Jahren die Basis für die Entwicklung der INT dar. Dabei war die Idee maßgebend, einen integrativen Therapieansatz für Betroffene zu entwickeln, die sozial weitgehend integriert und niederschwellig behandelt wurden, jedoch unter kognitiven Funktionseinbußen und entsprechenden Folgeproblemen litten. Gleichzeitig konnten diese Betroffenen über die kognitiven Unterprogramme des IPT, die eher für Patienten mit ausgeprägter Negativsymptomatik konzipiert wurden, nicht optimal erreicht werden. Die INT setzt somit die von MATRICS definierten Bereiche konsequent in therapeutische Konzepte um und nutzt gezielt die empirischen Ergebnisse und praktischen Erfahrungen mit dem IPT zur Durchführung einer Gruppentherapie mit schizophren Betroffenen.

Vor diesem Hintergrund gliedert sich das vorliegende Behandlungsmanual in sechs Kapitel. ▶ Kapitel 1 (Theoretischer Hintergrund) gibt einen Überblick zu Recovery, MATRICS und IPT, der für die Konzeption der INT relevant ist. ▶ Kapitel 2 (Praktische Durchführung der INT) beschreibt sehr praxisnah die vier Therapiebereiche (A–D) der INT zur Verbesserung von Neurokognitionen und sozialen Kognitionen. Das Kapitel umfasst Methoden, Therapieinhalte und zahlreiche Beispiele zur praktischen Durchführung von INT-Gruppen. In ▶ Kap. 3 (Therapievoraussetzungen, Einsatzmöglichkeiten und Indikation) erhält der Leser konkrete Hinweise, um INT-Gruppen im eignen institutionellen Kontext einsetzen zu können. Schließlich fokussiert ▶ Kap. 4 (Differenzialdiagnostik, Therapieplanung und Therapieverlaufskontrolle) auf die Ausarbeitung von Fallkonzeptionen und den Stellenwert bei der Anwendung der INT. Messmittel zu verschiedenen Funktionsbereichen sind ausführlich dargestellt. ▶ Kapitel 5 (Empirische Evidenz der INT) referiert die Ergebnisse einer zur INT durchgeführten multizentrischen Evaluationsstudie und diskutiert kritisch die Auswirkungen für den Einsatz der INT in der Praxis. Schließlich werden auf einer CD-ROM (▶ Kap. 6: Therapiematerialien zu den vier Therapiebereichen) umfangreiche Materialien zum Ausdrucken für die Therapeuten bereitgestellt. Für den interessierten Leser finden sich Literaturangaben am Ende jedes Kapitels.

Die Durchführung der multizentrischen Studie (▶ Kap. 5) nahm ca. fünf Jahre in Anspruch, das

Überarbeiten und Schreiben des vorliegenden Buches nochmals ein knappes Jahr. Ohne die Hilfe und Unterstützung zahlreicher Personen wäre diese Arbeit nicht gelungen. Deshalb möchten wir abschließend all jenen danken, die zu dem Gelingen dieses Therapiemanuals direkt oder indirekt beigetragen haben: an erster Stelle natürlich den Patientinnen und Patienten, die bereit waren, viel Neues während der Gruppensitzungen auszuprobieren, weiterhin allen Therapeutinnen und Therapeuten der verschiedenen acht Zentren, die die INT erstmals im Rahmen der multizentrischen Evaluationsstudie einsetzten. Zu nennen sind in der Schweiz: Psychiatrische Universitätsklinik Zürich (Frau Dr. med. A. Theodoridou), Psychiatriezentrum Biel (Frau Dr. med. A. Rausch), Psychiatrische Universitäts- und Poliklinik Bern; in Deutschland: Ev. Krankenhaus Bielefeld, Klinik für Psychiatrie u. Psychotherapie Bethel (Herr Prof. Dr. med. M. Driessen, Herr Dipl.-Psych. C. Barenbrock), Rehabilitationszentrum für psychisch Kranke Peiting-Herzogsägmühle (Frau Dr. phil. S. Queri; Frau Dr. med. A. Gabrecht), ARBEWE-Rehabilitationszentrum Nürnberg (Frau Dipl.-Psych. A. Baumann und Frau G. Fischer), Rehabilitationszentrum Vitos Eltville (Frau Dipl.-Psych. G. Deutschle); und in Österreich: Landeskrankenhaus Schwarzach/St. Veit (Herr Dr. med. M. Keglevic). Zudem danken wir unseren Kolleginnen und Kollegen in Bern, die mit der Therapie oder den diagnostischen Erhebungen und der Datenauswertung betraut wurden: Manuela Christen, M. Sc., Juliane Emmerich, Dipl.-Psych., Annette Eugster, cand. psych., Lea Hulka, M. Sc., Stefanie Schmidt, Dipl.-Psych., Daniela Speiser, lic. phil., James Weiss, lic. phil. Insbesondere möchten wir unserem ehemaligen Kollegen Marc Lächler, Dr. phil. danken, der zusammen mit uns erste Ausarbeitungen zum INT-Therapiekonzept anfertigte. Auch an Francine Perret geht ein großes Dankeschön. Sie unterstützte uns bei der Erstellung verschiedener Fotos im Materialienteil.

Zu guter Letzt danken wir Frau Dr. Renate Scheddin und Frau Renate Schulz vom Springer-Verlag, die mehrmals für verschobene Abgabetermine des Manuskripts Verständnis zeigten und uns immer hilfreich zur Seite standen.

Volker Roder
Daniel R. Müller
Bern, im Frühjahr 2013

Inhaltsverzeichnis

Arbeitsblätter und Materialien der ▶ CD

1. Informationsblätter
2. Arbeitsblätter
3. Vignetten
4. Materialien
5. e-Materialien

Autorenadressen

Lächler, Marc, Dr. phil.
Universitätsklinik und Poliklinik für Psychiatrie
Universität Bern
Bolligenstraße 111, 3000 Bern 60
Schweiz
E-Mail: m.laechler@psy-bern.ch

Müller, Daniel R., Dr.phil.
Universitätsklinik und Poliklinik für Psychiatrie
Universität Bern
Bolligenstraße 111, 3000 Bern 60
Schweiz
E-Mail: daniel.mueller@spk.unibe.ch

Roder, Volker, Prof. Dr. phil.
Universitätsklinik und Poliklinik für Psychiatrie
Universität Bern
Bolligenstraße 111, 3000 Bern 60
Schweiz
E-Mail: roder@sunrise.ch

Schmidt, Stefanie J., Dipl.-Psych.
Universitätsklinik und Poliklinik für Psychiatrie
Universität Bern
Bolligenstraße 111, 3000 Bern 60
Schweiz
E-Mail: stefanie.schmidt@spk.unibe.ch

Theoretischer Hintergrund

S. J. Schmidt, V. Roder

V. Roder, D. Müller (Hrsg.), *INT – Integrierte neurokognitive Therapie bei schizophren Erkrankten*,
DOI 10.1007/978-3-642-21440-0_1, © Springer-Verlag Berlin Heidelberg 2013

1.1   „Recovery" und Auswirkungen auf den Behandlungs- und Rehabilitationsprozess

Ursprünglich wurde die Gruppe der Schizophrenien als eine chronische Erkrankung betrachtet, die einen unaufhaltsam progressiven Verlauf nimmt (Kraepelin 1913). Die Recovery-Bewegung und empirische Ergebnisse wirken jedoch diesem Stigma der Unheilbarkeit entgegen. So wird zum Beispiel bei der Recovery-Bewegung durch eine ganzheitliche Betrachtungsweise des Menschen die Möglichkeit betont, krankheitsbedingte Beeinträchtigungen zu überwinden und trotz der Diagnose einer Schizophrenie ein selbstbestimmtes und sinnerfülltes Leben zu führen (Amering u. Schmolke 2009). Recovery ist heute in vielen Ländern gesundheitspolitische Vorgabe für den Bereich der Gesundheitsförderung und der psychiatrischen Versorgung. Unterstützt wird dies durch die Ergebnisse mehrerer Langzeitverlaufsstudien, in denen sich unerwartet hohe Recovery-Raten zwischen 25 % und 65 % ergaben (Rabinowitz et al. 2007; Davidson et al. 2008). Für den Begriff „Recovery", der übersetzt Gesundung bedeutet, existiert bislang jedoch noch keine einheitliche Definition. Das Recovery-Konzept wurde von verschiedenen Richtungen geprägt und unterschiedlich konzeptualisiert.

1.1.1   Funktionales Recovery

In der wissenschaftlichen Literatur basiert der Begriff meist auf einer Symptomremission und einer Wiedererlangung des prämorbiden Funktionsniveaus (Nasrallah et al. 2005). Eine amerikanische Arbeitsgruppe um Andreasen et al. (2005) formulierte erstmals auch Remissionskriterien für eine Schizophrenie-Erkrankung. Diese beziehen sich aber ausschließlich auf eine Reduktion der psychopathologischen Symptomatik über einen Zeitraum von sechs Monaten. Recovery geht jedoch weit über eine reine Symptomremission hinaus, da das psychosoziale Funktionsniveau einer Person relativ unabhängig von der aktuellen Symptomatik ist (Green et al. 2000; Ventura et al. 2010). So ist es möglich, dass eine an Schizophrenie erkrankte Person unter psychotischen Symptomen leidet, aber dennoch ihren Alltag gut bewältigen kann. Das funktionale Recovery-Konzept berücksichtigt dies und fordert neben einer anhaltenden Symptomreduktion zusätzlich das Wiedererlangen oder den Erwerb von sozialen Fertigkeiten, die für eine unabhängige Lebensführung und damit ein adäquates psychosoziales Funktionsniveau notwendig sind (van Os et al. 2006; Leucht u. Lasser 2006; Mausbach et al. 2009; Brekke u. Nakagami 2010). Psychosoziale Funktionseinbußen sind zentrale diagnostische Kriterien für eine Schizophrenie-Erkrankung (DSM-IV; Saß et al. 1994). So leben schizo-

phren Erkrankte seltener in einer festen Beziehung und verfügen über kleinere und als weniger unterstützend erlebte soziale Netzwerke. Nur 10 bis 20 % gehen einer dauerhaften Beschäftigung auf dem freien Arbeitsmarkt nach. Schwierigkeiten ergeben sich auch bezüglich einer unabhängigen Lebensführung: Aufgaben wie sich selbst Essen zu kochen, einen festen Wohnsitz zu finden, Finanzen einzuteilen und die Medikation regelmäßig zu nehmen, können oft nicht ohne Unterstützung bewältigt werden (McGlashan 1988; Häfner 2005; Harvey et al. 2007). Die beschriebenen Funktionseinbußen weisen eine hohe Prävalenz auf (Bottlender et al. 2010) und stellen eine große Belastung für die Betroffenen und ihr soziales Umfeld dar (Bellack et al. 2007). Eine Schizophrenie-Erkrankung wird deshalb von der Weltgesundheitsorganisation unter den fünf häufigsten Ursachen für Behinderung und Invalidität bei jungen Erwachsenen in den industrialisierten Ländern geführt (Murray u. Lopez 1996). Vor diesem Hintergrund erscheint die Identifikation von Einflussfaktoren psychosozialer Beeinträchtigungen und ihre therapeutische Veränderung von großer Bedeutung (Harvey et al. 2007). Das psychosoziale Funktionsniveau kann als das Ergebnis eines komplexen Zusammenspiels von vorausgehenden und aufrechterhaltenden Bedingungen verstanden werden, die intra- und interindividuell in unterschiedlicher Gewichtung eingehen. Neuro- und sozialkognitive Fähigkeiten stellen dabei einen wichtigen Teil dieser Einflussgrößen dar (► Abschn. 1.2). Zusätzlich scheinen aber auch weitere Faktoren relevant zu sein: Negativsymptomatik (Ventura et al. 2009; Rassovsky et al. 2011), soziale Fertigkeiten und Kompetenzen (Brekke et al. 2005), Krankheitseinsicht (Emsley et al. 2008), soziale Unterstützung (Brekke et al. 2005), Motivation (Gard et al. 2009), Geschlecht, das prämorbide soziale Funktionsniveau, das Alter bei Krankheitsbeginn (Häfner 2005; San et al. 2007), die Dauer der unbehandelten Psychose (Shrivastava et al. 2010) und die funktionale Leistungsfähigkeit (Bowie et al. 2010). Die Erfassung des psychosozialen Funktionsniveaus gestaltet sich derzeit noch als schwierig, da es sich dabei um ein multidimensionales Konstrukt handelt, für das bislang nur inkonsistente Definitionen bestehen (Bellack et al. 2007; Leifker et al. 2011). Zudem wird das psychosoziale Funktionsniveau von einer Vielzahl von Umweltfaktoren beeinflusst wie beispielsweise das Ausmaß an finanzieller Unterstützung, der aktuellen Arbeitsmarktsituation und der Verfügbarkeit von Therapieangeboten. Es hat sich daher als sinnvoll erwiesen, zu unterscheiden, welche Leistung eine Person unter optimalen Bedingungen erbringen kann (funktionale Leistungsfähigkeit) und welches Verhalten sie in der realen Welt zeigt (Bowie et al. 2006, 2010). Diese Unterscheidung findet auch bei der aktuellen Entwicklung und Evaluierung von Messmitteln zur Erfassung der verschiedenen Aspekte des psychosozialen Funktionsniveaus

Berücksichtigung (Green et al. 2008, 2011; Mausbach et al. 2009; Leifker et al. 2011).

1.1.2 Subjektives Recovery

Eine zweite Bedeutung erhielt Recovery durch die Bewegung von Betroffenen und ihrem sozialen Umfeld. Für sie stellt Recovery nicht einen Endzustand (Outcome) dar, sondern verkörpert einen Prozess der Überwindung von persönlichen, sozialen und gesellschaftlichen Folgen der Erkrankung. Entsprechend betonen die Vertreter dieser Bewegung, dass die funktionale Definition von Recovery normativ besetzt ist und stattdessen die subjektiven Erfahrungen der Betroffenen mehr Beachtung finden sollten. Dazu zählen vor allem Motivation, Selbstwirksamkeit, Eigenverantwortung und Empowerment, Resilienz (Widerstandskraft gegen Krisen) sowie die Einsicht in eigene Ressourcen und Beeinträchtigungen (Amering u. Schmolke, 2009). So weicht die Selbstwahrnehmung von schizophren Erkrankten bezüglich ihrer kognitiven Ressourcen und Schwächen oft stark von den neuropsychologischen Testergebnissen ab (Medalia et al. 2008). Die intrinsische Motivation erwies sich zudem als ein wichtiger Einflussfaktor, ob Patienten von einem Therapieprogramm profitieren (Roder et al. 2006).

Die beiden unterschiedlichen Perspektiven auf Recovery schließen sich nicht aus, sondern stehen miteinander in dynamischer Wechselwirkung und ergänzen sich. Für die Therapie und Rehabilitation schizophren Erkrankter bedeutet dies, dass psychosoziale Beeinträchtigungen sowie die intrinsische Motivation und Selbstwirksamkeit jedes einzelnen Teilnehmers, Ressourcenaktivierung und eine Verbesserung der Selbstwahrnehmung wichtige Therapieelemente sein sollten. Dies wird dann möglich, wenn die Therapieteilnehmer einen Zusammenhang zwischen den Therapiezielen und ihren eigenen Zielsetzungen sehen und wenn die Therapieziele Bedeutung für ihr Alltagsleben haben. Regelmäßige Rückmeldungen über ihre individuellen Fortschritte ermöglichen es, eine realistische Selbstwahrnehmung der eigenen Fähigkeiten und somit Selbstwirksamkeit aufzubauen.

Da sich kognitive Funktionen als bedeutsame Einflussfaktoren des psychosozialen Funktionsniveaus erwiesen, stellen sie ein wichtiges Therapieziel der sogenannten kognitiven Remediationstherapie dar und werden im Folgenden genauer ausgeführt.

1.2 Die Bedeutung der MATRICS-Initiative für moderne Behandlungskonzepte

Seit mehr als drei Jahrzehnten lässt sich ein wachsendes Forschungsinteresse an den kognitiven Prozessen schizophren Erkrankter feststellen. Experimentalpsychologisch ausgerichteten Forschungsbemühungen gelang es zunächst in einer Vielzahl von kognitiven Domänen wie beispielsweise elementaren visuellen Verarbeitungs- und Bewertungsprozessen Abnormitäten zu identifizieren (Chapman u. Chapman 1973; Hemsley 1977; Ruckstuhl 1981). Die daraus resultierende Auffassung, dass kognitive Beeinträchtigungen charakteristische und pathogenetisch bedeutsame Merkmale darstellen, besitzt aber eine lange Tradition und fand schon bei Kraepelin (1913) und Bleuler (1911) Beachtung (Palmer et al. 2009). Avanciert wurde diese neuropsychologische Perspektive zudem durch die Vorstellung, dass es sich bei der Schizophrenie nicht um eine neurodegenerative Erkrankung, sondern um eine Hirnentwicklungsstörung handelt („neurodevelopmental model"). Demnach spiegeln kognitive Beeinträchtigungen prä- oder perinatal erworbene oder angeborene Gehirnabnormitäten funktioneller, struktureller und neurochemischer Art wider. Neu entwickelte, nicht-invasive Methoden wie funktionelle Bildgebung und neuropsychologische Tests ermöglichen die Erfassung dieser kognitiven (Dys-) Funktionen (Keshavan et al. 2010; Strik et al. 2012). Aus diesem Grund stehen uns heute zahlreiche empirische Befunde über Prävalenz und Ausprägung der kognitiven Funktionseinbußen sowie über ihre Bedeutung als Vulnerabilitätsindikatoren und Therapieziele zur Verfügung. Vor diesem Hintergrund wird gegenwärtig die Aufnahme kognitiver Defizite als zentrales Kriterium im DSM-V diskutiert (Barch u. Keefe 2010).

Trotz heterogener Studienbefunde gilt es heute als empirisch gesichert, dass kognitive Funktionseinbußen bei 75 bis 85 % der Personen mit der Diagnose einer Schizophrenie auftreten (Gray u. Roth 2007; Palmer et al. 2009). Die Prävalenzrate ist sogar noch höher, wenn man das prämorbide kognitive Funktionsniveau einer Person berücksichtigt (Goldberg et al. 1990). Meta-analytische Studien gelangten zu der Schlussfolgerung, dass die durchschnittliche Testleistung von schizophren Erkrankten in den meisten kognitiven Bereichen mindestens eine Standardabweichung unter der von gesunden Kontrollpersonen liegt (Fioravanti et al. 2005; Dickinson et al. 2007; Mesholam-Gately et al. 2009). Der Schweregrad der Beeinträchtigungen erwies sich dabei als relativ unabhängig vom Alter der Person, der Hospitalisierungsdauer, der klinischen Symptomatik und der antipsychotischen Behandlung (Green et al. 2004; Gray u. Roth 2007). Aktuelle Studien deuten auf ein generelles Defizit in der Informationsverarbeitung hin. Allerdings scheinen das episodische, deklarative Gedächtnis und die Verarbeitungsgeschwindigkeit am stärksten betroffen zu sein. Das implizite Gedächtnis und visuell-räumliche Fähigkeiten gelten hingegen als relativ intakt (Palmer et al. 2009; Kern et al. 2010). Im Vergleich zu Personen mit der Diagnose einer schizoaffektiven oder bipolaren Störung weisen schizophren Erkrankte quantitativ betrachtet meist schlechtere Testleistungen auf. Qualitative Unterschiede in der Testleistung oder ein schizophreniespezifisches Profil ließen sich bislang aber nicht identifizieren (Krabbendam et al. 2005; Bora et al. 2009).

Prozesse der menschlichen Informationsverarbeitung rückten zudem als mögliche Vulnerabilitätsindikatoren innerhalb ätiologischer Erklärungsmodelle der Schizophrenie und damit als intermediäre phänotypische Marker für die Früherkennung der Erkrankung in den Mittelpunkt (Nuechterlein et al. 1994). Dafür spricht, dass Personen, die später die Diagnose einer Schizophrenie erhielten, schon in der Kindheit (Niendam et al. 2003; Osler et al. 2007), in der Adoleszenz (Osler et al. 2007) und in der Prodromalphase der Erkrankung (Becker et al. 2010; Woodberry et al. 2010; Carrion et al. 2011) kognitive Funktionseinbußen aufweisen. Auch psychiatrisch unauffällige, biologische Verwandte schizophren Erkrankter sind zumindest teilweise beeinträchtigt (Keshevan et al. 2010; Eack et al. 2010; Bhojraj et al. 2011). In Übereinstimmung mit der Vulnerabilitätshypothese kam es vermehrt bei den Risikopersonen zum Ausbruch einer Psychose, die schwere kognitive Funktionseinbußen aufwiesen (Seidman et al. 2010). Das kognitive Funktionsniveau scheint sich nach der ersten psychotischen Episode bezüglich des Ausprägungsgrades der kognitiven Defizite zumindest bis ins Alter von 65 Jahren zu stabilisieren. Einige spezifische kognitive Funktionen weisen aber auch Fluktuationen mit der psychotischen Symptomatik auf oder erholen sich vollständig nach der ersten Krankheitsepisode (Wykes u. van der Gaag 2001; Palmer et al. 2009).

Die wachsende Erkenntnis über die Bedeutung von Kognitionen führte zur Entwicklung von mehreren Therapieansätzen und Messmitteln. Die Uneinigkeit darüber, welche kognitiven Domänen relevant sind und wie sie reliabel und valide erfasst werden können, wurde zum Hemmnis für die weitere Erforschung und Evaluierung von neuen Therapieprogrammen. Vor diesem Hintergrund hatte es sich die MATRICS-Initiative (Measurement and Treatment Research to Improve Cognition in Schizophrenia) des National Institute of Mental Health (NIMH) zum Ziel gesetzt, einen Konsens über die Definition der wichtigsten kognitiven Domänen zu finden und darauf aufbauend eine standardisierte Testbatterie zu entwickeln. Dadurch sollte die Evaluierung von neuen, zunächst vorwiegend pharmakologischen Interventionsformen zur Verbesserung kognitiver Beeinträchtigungen forciert werden (Green u. Nuechterlein 2004; Nuechterlein et al. 2004; Kern u. Horan 2010). Basierend auf Expertenbefragungen und faktorenanalytischen Studien konnten sechs voneinander relativ unabhängige neurokognitive Funktionsbereiche identifiziert werden (Nuechterlein et al. 2004; Roder et al. 2010, 2011; ◘ Tab. 1.1):

◘ **Tab. 1.1** Neurokognitive MATRICS-Bereiche (Nuechterlein et al. 2004; Roder et al. 2010)

Neurokognitive Bereiche	Beschreibung	Beeinträchtigungen
Geschwindigkeit der Informationsverarbeitung	Schnelligkeit der zu erarbeitenden Informationen	Weniger Informationen pro Zeiteinheit
Aufmerksamkeit/Vigilanz	Filterung der Informationen selektive Aufmerksamkeit/ Daueraufmerksamkeit (Vigilanz)	Mangelnde Filterung und Hemmung irrelevanter Reize; Längere Reaktionszeiten, erhöhte Ablenkbarkeit und mangelnde Reaktion auf Zielreize
Verbales und visuelles Lernen und Gedächtnis	Aufnahme und Abspeicherung verbaler und nonverbaler Informationen	Beeinträchtigte Lern- und Erinnerungsleistung; Relativ intaktes implizites, prozedurales Gedächtnis
Arbeitsgedächtnis	Verbaler, visueller und räumlicher Kurzzeitspeicher	Mangelnde Aufrechterhaltung und Manipulation von visuellräumlichen und verbalen Informationen
Denken und Problemlösen	Komplexe Strategien zur Planung und Entscheidungsfindung	Beeinträchtigungen bei der kognitiven Flexibilität; Mängel in Handlungsplanung

- **Geschwindigkeit der Informationsverarbeitung:** Dieser Bereich erfasst die Schnelligkeit, mit der Informationen verarbeitet werden, und erfordert dabei sowohl motorische als auch perzeptuelle Fähigkeiten.
- **Aufmerksamkeit/Vigilanz:** Die selektive Aufmerksamkeit bezeichnet die Fähigkeit, Reize nach ihrer Relevanz auszuwählen und sich Zielreizen zuzuwenden und gleichzeitig störende Reize (Distraktoren) zu ignorieren. Vigilanz bezeichnet dagegen den Zustand der Aufrechterhaltung der Aufmerksamkeit über eine längere Zeitspanne in Situationen mit einer niedrigen Reizfrequenz.
- **Verbales und visuelles Lernen und Gedächtnis:** Diese beiden neurokognitiven Domänen umfassen die Wahrnehmung und Speicherung von verbalen und nonverbalen Informationen. Die MATRICS-

Initiative entschied sich für zwei getrennte Bereiche für die Verarbeitung von verbalen und visuellen Informationen, da schizophren Erkrankte differenzielle Beeinträchtigungen in beiden Bereichen aufweisen.

- **Arbeitsgedächtnis:** Das Arbeitsgedächtnis hat die Funktion eines Speichers für verbale und räumliche Informationen, die handlungsrelevant sind. Diese werden beständig an die aktuelle Situation angepasst und ermöglichen eine planvolle Verhaltenssteuerung.
- **Denken und Problemlösen:** Zusammen mit dem Arbeitsgedächtnis wird dieser Bereich unter dem Begriff Exekutivfunktionen zusammengefasst. Er erfasst kognitive Flexibilität sowie Konzeptbildung, Planungs- und Problemlösefähigkeit sowie die Fähigkeit, eigene Handlungsschritte zu überwachen und sie zugunsten neuer Zielsetzungen zu unterdrücken.

Die MATRICS-Initiative konzentrierte sich zunächst nur auf die Ausdifferenzierung der neurokognitiven Bereiche. Das Konstrukt der sozialen Kognition wurde später aufgrund seiner wachsenden theoretischen und praktischen Bedeutung für Forschung und Behandlung schizophren Erkrankter ausdifferenziert. Sozialkognitive Prozesse beziehen sich auf Informationsverarbeitungsprozesse, die sozialen Interaktionen zugrunde liegen. Dazu zählt die Fähigkeit, Intentionen, Eigenschaften und Verhaltensweisen anderer Personen wahrzunehmen, zu interpretieren und angemessen darauf zu reagieren (Brothers 1990; Green et al. 2005, 2008). Unter dem Bereich der Neurokognition können dagegen allgemein Prozesse der menschlichen Informationsverarbeitung subsumiert werden, also Abläufe der Zuordnung, Verknüpfung und Bewertung von Informationen, die dem menschlichen Erleben und Verhalten zugrunde liegen. Sie beziehen sich allerdings nur auf nicht-soziale Inhalte (Roder et al. 2008a). Die MATRICS-Initiative führte zur Entwicklung einer standardisierten, kommerziell erhältlichen Testbatterie (Matrics Assessment, Inc. 2006; www.matrics.ucla.edu) (Buchanan et al. 2011). Sie besteht bislang aus zehn Messinstrumenten zur Erfassung der sechs neurokognitiven Bereiche und der sozialkognitiven Domäne der Emotionswahrnehmung. Die MATRICS-Initiative entwickelte das Konstrukt der sozialen Kognition weiter und unterscheidet derzeit fünf sozialkognitive Bereiche (Green et al. 2005, 2008; Roder et al. 2010) (▶ Abschn. 1.2; ◘ Tab. 1.2):

- **Emotionsverarbeitung:** Dieser Bereich umfasst die Wahrnehmung und Verwendung von Emotionen. Besonders oft wurde die Emotionswahrnehmung bei schizophren Erkrankten anhand von Gesichtsausdrücken untersucht.
- **Soziale Wahrnehmung:** Darunter versteht man die Fähigkeit, zentrale Merkmale sozialer Situationen und Interaktionen zu verstehen.

◘ **Tab. 1.2** Sozialkognitive MATRICS-Bereiche (Green et al. 2005; Schmidt et al. 2011)

Sozialkognitive Bereiche	Beschreibung	Beeinträchtigungen
Emotionswahrnehmung	Wahrnehmung und Verwendung von Emotionen	Langsameres und weniger akurates Erkennen von emotionalen Reizen; Beeinträchtigte Regulierung emotionaler Reaktionen
Soziale Wahrnehmung	Erkennen und Bewerten sozialer Rollen und Regeln in interpersonellen Situationen	Beeinträchtigtes Erkennen von sozialen Hinweisreizen; Defizitäre Verarbeitung von Kontextinformationen
Theory of Mind (ToM)	Fähigkeit, sich gedanklich in andere Menschen hineinzuversetzen und ihre Intentionen zu erschließen	Schwierigkeiten, Fehlannahmen, Täuschung, Ironie, Metaphern oder Hinweise zu verstehen
Soziale Schemata	Wissensrepräsentationen über soziale Normen und Rollen	Fehlerhafte Wissenrepräsentationen; Beeinträchtigter Zugang und/oder Ausführung von diesen Informationen
Soziale Attributionen	Ursachenzuschreibung bei Erfolgs- und Misserfolgserlebnissen	Übersteigerte Form internaler Attribution bei positiven Ereignissen; Externale Attribution bei Misserfolgen („self-serving bias")

- **Theory of Mind (ToM):** Dieses Konstrukt beschreibt die Fähigkeit, durch Perspektivenübernahme die Absichten, Eigenschaften und Annahmen anderer Personen gedanklich zu repräsentieren und so zu erschließen. Dies ist wichtig, um das Verhalten anderer vorherzusagen, zu erklären oder auch zu beeinflussen.
- **Soziale Schemata/Soziales Wissen:** Bei sozialen Schemata handelt es sich um Wissensstrukturen im Langzeitgedächtnis, die deklarative oder prozedurale Informationen darüber beinhalten, welche Rollen,

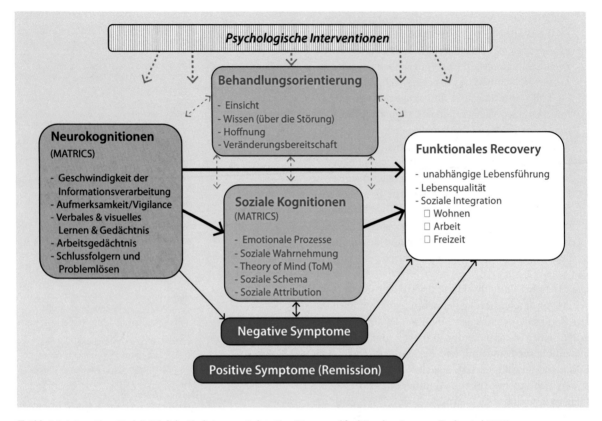

Abb. 1.1 Integratives Modell: Mögliche Mediatoren zwischen Kognitionen und funktionalem Recovery (Roder et al. 2010)

Regeln und Ziele bestimmte soziale Situationen charakterisieren. Damit sind sie entscheidend an der Enkodierung der einströmenden Informationen beteiligt und haben eine handlungsleitende Funktion.

- **Soziale Attributionsstile:** Dies umfasst die kausalen Erklärungen, die eine Person für bestimmte Erfolgs- oder Misserfolgserlebnisse generiert, um soziale Situationen und Ereignisse zu verstehen.

Sozialkognitive Prozesse schizophren Erkrankter riefen seit Mitte der 1990er Jahre zunehmend Interesse hervor. Die Geschichte ihrer Erforschung begann jedoch schon deutlich früher (Penn et al. 1997, 2006). So wurde beispielsweise in den 50ern und 60ern des letzten Jahrhunderts der Einfluss des experimentellen und sozialen Kontexts auf die Testleistung (Cromwell u. Spaulding 1978), auf die Wahrnehmung emotionaler Bilder (Buss u. Lang 1965) und auf soziale Schlussfolgerungsprozesse (Gillis et al. 1969) bei schizophren Erkrankten untersucht. Diese Arbeiten schufen zwar wichtige Grundlagen, allerdings waren die Ergebnisse kaum zu interpretieren, da es an operationalen Definitionen der einzelnen untersuchten Konstrukte und geeigneten Messinstrumenten fehlte. Grund für das erneute Interesse am Bereich der sozialen Kognition in der Schizophrenieforschung scheint vor allem ihre zent-

rale Rolle in integrativen Modellen für das psychosoziale Funktionsniveau und für Recovery zu sein (◘ Abb. 1.1).

Gemäß diesem Modell wird das psychosoziale Funktionsniveau bei schizophren Erkrankten von multiplen Faktoren determiniert: Neuro- und sozialkognitive Funktionen, Positiv- und Negativsymptomatik sowie der Behandlungsorientierung. Empirische Querschnitt- und Längsschnittstudien konnten den im Modell postulierten Zusammenhang zwischen neurokognitiven Bereichen und dem psychosozialen Funktionsniveau bestätigen (Green et al. 2000, 2004; Milev et al. 2005; Bowie et al. 2006; Cohen et al. 2006; Brekke u. Nakagami 2010). Der Betrag an erklärter Varianz des psychosozialen Funktionsniveaus variiert zwischen 20 und 40 % (Couture et al. 2006). Folglich können 60 bis 80 % der Varianz des psychosozialen Funktionsniveaus nicht durch Leistungsunterschiede in neurokognitiven Tests erklärt werden. Dies regte die Suche nach weiteren Einflussfaktoren und der Beantwortung der Frage, wie diese Zusammenhänge zustande kommen, an. Sozialkognitive Funktionen rückten dabei in den Mittelpunkt, da sie konsistente Assoziationen mit neurokognitiven Bereichen aufweisen (Brüne et al. 2007) und als wesentliche Determinante des psychosozialen Funktionsniveaus gelten (Couture et al. 2006; Fett et al. 2011). Obwohl es sich bei Neuro- und sozialer Kognition um miteinander verbundene Konstrukte handelt, gibt es empirische Belege dafür, dass sie nicht redundant sind:

- Die Korrelationen sind nur in mittlerer Höhe (Wykes u. Reeder 2005).
- Es scheint ein neuronales Netzwerk zu geben, das auf die Verarbeitung von sozialen Informationen spezialisiert ist (Brunet-Gouet u. Decety 2006; Pinkham et al. 2008).
- Differenzielle Beeinträchtigungen in neuro- oder sozialkognitiven Funktionen sind möglich (Pinkham et al. 2003).
- Sozialkognitive Funktionen konnten nach Kontrolle des Einflusses von neurokognitiven Funktionen einen zusätzlichen Anteil an Varianz des psychosozialen Funktionsniveaus aufklären (Addington et al. 2006; Pinkham u. Penn 2006).

Aktuelle Studien fanden Evidenz dafür, dass der Zusammenhang zwischen basalen neurokognitiven Funktionen und dem psychosozialen Funktionsniveau bei schizophren Erkrankten durch sozialkognitive Funktionen vermittelt wird. Sozialkognitive Funktionen fungieren damit als eine Mediatorvariable dieser Beziehung (Schmidt et al. 2011). Als weitere Mediatorvariable wird der Bereich der Negativsymptomatik diskutiert (Ventura et al. 2009; Couture et al. 2011; Rassovsky et al. 2011). In Studien ergaben sich zumindest moderate Zusammenhänge zwischen neuro- und sozialkognitiven Bereichen und der Negativsymptomatik. Zwar bleibt die Kausalitätsfrage bislang noch ungeklärt, aber Studienergebnisse sprechen dafür, dass kognitive Beeinträchtigungen eher Ursache als Folge der Negativsymptomatik darstellen (Bowie u. Harvey 2005; Kirkpatrick et al. 2006; Sergi et al. 2007). In Längsschnittstudien erwiesen sich Veränderungen in der Negativsymptomatik als relativ unabhängig von kognitiven Veränderungen und erbrachten differenzielle Korrelationen mit dem psychosozialen Funktionsniveau, was ebenfalls für separate Bereiche spricht (Bowie et al. 2010; Foussias u. Remington, 2010). Das Ausmaß an Positivsymptomatik weist dagegen niedrigere Zusammenhänge mit kognitiven Funktionen und dem psychosozialen Funktionsniveau als die Negativsymptomatik aus. Einzelne kognitive Parameter scheinen jedoch mit den akuten psychotischen Episoden zu fluktuieren und bei einer Remission mit einer Verbesserung des funktionalen Recovery einherzugehen (Wykes u. van der Gaag 2001; Bertrand et al. 2007; Ventura et al. 2010).

Das Recovery-Konzept betont zudem die Bedeutung der individuellen Behandlungsorientierung des Betroffenen für die Therapieansprechbarkeit. Dazu zählen die Einsicht in die Probleme, das eigene Wissen über die Störung und derer Bewältigung. Als weitere Einflussfaktoren scheinen vor allem Motivation (Medalia u. Lim 2004; Velligan et al. 2006; Gard et al. 2009; Choi u. Medalia 2010), Empowerment/Selbstwirksamkeitserwartungen sowie Hoffnung und Wissen (Resnick et al. 2005; Sibitz et al. 2011) entscheidend für den Therapieerfolg zu sein.

Dieses integrative Modell (◘ Abb. 1.1) verdeutlicht, dass psychologische Therapieansätze an jedem dieser Bereiche mittels neuro- und sozialkognitiver Remediationstherapie, kognitiv-behavioraler Therapie für die Behandlung von persistierender Positivsymptomatik, Therapie sozialer Kompetenzen oder durch Psychoedukation und Familientherapie ansetzen können (Roder et al. 2010). Aufgrund der Vielzahl an Einflussfaktoren auf das psychosoziale Funktionsniveau erscheinen insbesondere integrative Ansätze vielversprechend, die kognitive und soziale Faktoren in ein multimodales Therapiekonzept einbetten. Unsere Definition von integrativen neurokognitiven Ansätzen umfasst daher zwei Aspekte: Eine Intervention ist integrativ, wenn neben neurokognitiven Funktionen mindestens einer der folgenden Bereiche gezielt therapeutisch beeinflusst wird: soziale Kognition, Wissen über die Erkrankung/Schwierigkeiten/Ressourcen, soziale Fertigkeiten im Bereich Wohnen, Arbeit und Freizeit sowie kognitive Denkmuster (z. B. irrationale Beliefs). Außerdem verdeutlicht die Bezeichnung integrativ, dass sich die Therapie immer auf ein multimodales Behandlungskonzept, die individuellen Rehabilitationsziele sowie die kognitiven Ressourcen und Schwächen jedes Teilnehmers stützen sollte.

1.3 Die Weiterentwicklung des Integrierten Psychologischen Therapieprogramms IPT: INT und WAF

Ein Beispiel für ein solches integriertes neurokognitives Therapieprogramm stellt das Integrierte Psychologische Therapieprogramm (IPT) dar (Roder et al. 1988, 2008, 2010). Es verbindet die neuro- und sozialkognitive Remediationstherapie mit der Therapie von sozialen Kompetenzen und interpersonellen Problemlösefertigkeiten. Das IPT gliedert sich in fünf aufeinander aufbauende Unterprogramme zunehmender Komplexität (◘ Abb. 1.2): Im ersten Unterprogramm „Kognitive Differenzierung" sollen verschiedene neurokognitive Funktionen verbessert werden (z. B. Aufmerksamkeit, verbales Gedächtnis, kognitive Flexibilität, Konzeptformierung). Das zweite Unterprogramm „Soziale Wahrnehmung" spricht sozialkognitive Informationsverarbeitungsprozesse wie soziale und emotionale Wahrnehmung an. Die Verbindung zwischen den kognitiv orientierten ersten beiden Unterprogrammen und den eher verhaltensorientierten letzten beiden Unterprogrammen stellt das dritte Unterprogramm „Verbale Kommunikation" her. Es zielt auf eine Verbesserung der Wortflüssigkeit und Exekutivfunktionen ab, die für interpersonelle Beziehun-

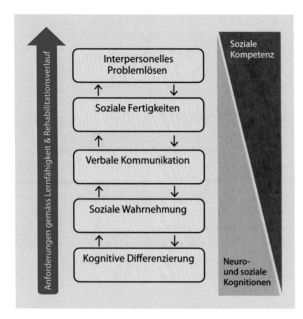

◻ Abb. 1.2 Integriertes Psychologisches Therapieprogramm (IPT)
– Inhalte und Therapiekonzeption (Roder et al. 2008a, 2010; mit
freundlicher Genehmigung des Beltz-Verlags)

gen nötig sind. In den letzten beiden Unterprogrammen,
„Soziale Fertigkeiten" und „Interpersonelles Problemlösen"
kommen vor allem Rollenspiele und Problemlöseübungen
in der Gruppe zum Einsatz, um den Erwerb von sozialen
Fertigkeiten zu fördern. Die Gruppe wird von einem Therapeuten und einem Co-Therapeuten geleitet und umfasst
fünf bis acht Teilnehmer. Sie sollte am besten zwei Mal pro
Woche à 60 Minuten über einen Zeitraum von mindestens
drei Monaten durchgeführt werden. Zusätzliche Hausaufgaben, In-Vivo-Übungen und Einzeltherapie ergänzen die
Gruppensitzungen.

Das IPT wurde in 36 unabhängigen publizierten Studien in zwölf Ländern in Europa, Amerika und Asien
evaluiert (Roder et al. 2006, 2011). Das Manual liegt mittlerweile in 13 Sprachen vor. Die Zusammenfassung dieser einzelnen Studienergebnisse durch meta-analytische
Techniken spricht für die Wirksamkeit des IPT im Vergleich zu Plazebo-Attention- oder Leerkontrollgruppen im
Bereich der Neuro- und sozialen Kognition, der Negativsymptomatik sowie des psychosozialen Funktionsniveaus.
Diese Effekte hatten auch über einen Follow-up-Zeitraum
hinweg Bestand (Roder et al. 2006, 2010). Damit stellt
das IPT einen der ersten systematischen, manualisierten
kognitiven Gruppentherapieansätze für schizophren Erkrankte dar. Eine erste IPT-Konzeption entstand bereits
vor über 30 Jahren (Brenner et al. 1980). Damit nahm die
Konzeption des IPT die wachsende Bedeutung der sozialen Kognition und eines integrativen Behandlungsansatzes
vorweg. Auf Basis der IPT-Konzeption entstanden vor dem
Hintergrund des beschriebenen neuen empirischen und

theoretischen Kenntnisstands zwei Weiterentwicklungen
(◻ Abb. 1.3).

In einem ersten Schritt erweiterte unsere Arbeitsgruppe die beiden IPT-Unterprogramme „Soziale Fertigkeiten" und „Interpersonelles Problemlösen", indem
sie spezifische Gruppentherapieprogramme für soziale
Kompetenzen in den Bereichen Wohnen, Arbeit und Freizeit (WAF) entwickelte (Roder et al. 2008a). WAF hat das
Ziel, die Wahrnehmung in diesen drei Alltagsbereichen
für die eigenen Bedürfnisse zu sensibilisieren und darauf
aufbauend die Zielfindung für eine bestimmte Wohn-, Ar-
beits- oder Freizeitsituation zu unterstützen. Für die Ent-
scheidungsumsetzung werden in der Gruppe die dafür er-
forderlichen sozialen Kompetenzen eingeübt und mögliche
Schwierigkeiten sowie vorhandene Ressourcen aktiviert.
Auch WAF wurde in Effektivitätsstudien evaluiert. Dabei
zeigte sich übereinstimmend mit der Recovery-Perspek-
tive, dass vor allem der Alltagsbezug der Therapieinhalte zu
einer Erhöhung der Therapiemotivation beitrug. Dies war
eine entscheidende Voraussetzung für eine Verbesserung
der sozialen Kompetenzen und eine Reduktion der Negativsymptomatik (Mueller u. Roder 2005; Roder et al. 2006).

Einen weiteren Entwicklungsschritt stellt die Integrierte Neurokognitive Therapie (INT) dar. Das IPT nahm
auch auf das Behandlungskonzept und die Therapieme-
thoden der INT Einfluss. So umfasst die INT alle elf von
der MATRICS-Initiative definierten neuro- und sozialkognitiven Bereiche und erweitert damit die beiden ersten
IPT-Unterprogramme. Die kombinierte Behandlung von
neuro- und sozialkognitiven Funktionen lässt sich auch
aus den Ergebnissen der IPT-Forschung ableiten: Die Verwendung des gesamten IPT mit allen fünf Unterprogrammen erzielte bei gleicher Therapiedauer größere und länger
anhaltende Effekte als einzelne neurokognitive Unterprogramme (Roder et al. 2006, 2010; Müller et al. 2007). Therapieinhalte im IPT sind zunächst basale neurokognitive
Funktionen, bevor sich der Fokus zunehmend auf sozialkognitive Prozesse und schließlich auf komplexe interpersonelle Fertigkeiten verschiebt. Diese didaktische Struktur
ermöglicht es zum einen, dass sich die Teilnehmer an den
Gruppenkontext gewöhnen und durch die klar strukturierten und emotional nicht belastenden Aufgaben schon
zu Beginn des Therapieprozesses Erfolgserlebnisse erzielen
können. Die Verbesserung basaler neurokognitiver Funktionen scheint dabei eine notwenige Voraussetzung für die
Rehabilitation von sozialkognitiven Funktionen und sozialen Fertigkeiten zu sein, da sie als begrenzende Faktoren
für den Therapieerfolg gelten. Entsprechend sind auch in
der INT die Therapieinhalte in aufeinander aufbauenden
Modulen zusammengefasst. Im Therapieprozess steigen
mit zunehmender Therapiedauer der emotionale Aktivierungsgrad und die Komplexität der Übungen bei gleichzeitig abnehmender Strukturierung durch den Therapeuten.

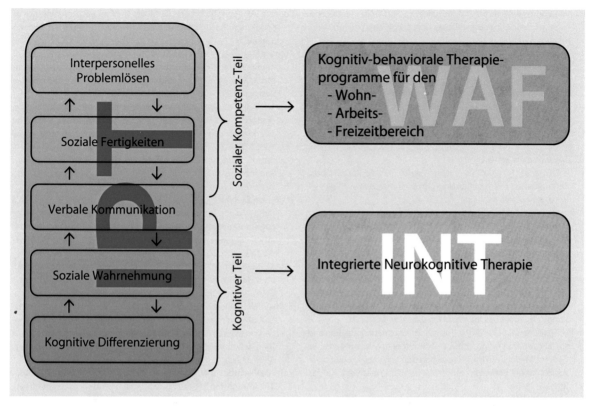

Abb. 1.3 Weiterentwicklungen des Integrierten Psychologischen Therapieprogramms (IPT) (Roder et al. 2008a, 2010; mit freundlicher Genehmigung des Beltz-Verlags)

In Übereinstimmung mit dem IPT wurde auch die INT als kognitiv-behavioraler Gruppentherapieansatz konzipiert. Grund dafür ist, dass in diesem Setting Gruppenprozesse entstehen, die alltagsnahe, aber dennoch geschützte Bedingungen schaffen und damit das Erlernen sozialer Fertigkeiten erleichtern (Mueller et al. 2011).

Vor dem oben skizzierten theoretischen Hintergrund sowie dem heutigen empirischen Wissensstand erscheint zukünftig eine integrative und gut aufeinander abgestimmte Behandlung und Rehabilitation schizophren Erkrankter unter den Gesichtspunkten eines funktionalen und subjektiven Recovery wichtig. Die medikamentöse Behandlung mittels typischer und atypischer Neuroleptika wies in Studien nur geringe positive Effekte auf das kognitive Funktionsniveau und moderate Effekte auf die Negativsymptomatik sowie das psychosoziale Funktionsniveau auf (Bowie u. Harvey 2005; Harvey et al. 2007; Keefe et al. 2007, 2011). Entsprechend dürfte die Bedeutung von mehrdimensionalen, integrativen psychologischen Behandlungsansätzen, die auf die krankheitsbedingten kognitiven und sozialen Beeinträchtigungen fokussieren, in den nächsten Jahren erheblich zunehmen.

Literatur

Addington J, Saeedi H, Addington D (2006) Facial affect recognition: a mediator between cognitive and social functioning in psychosis. Schizophrenia Research 85(1–3):142–150

Aleman A, Agrawal N, Morgan KD, Davis AS (2006) Insight in psychosis and neuropsychological function. British Journal of Psychiatry 189:204–212

Amering M, Schmolke M (2009) Recovery in mental health. Reshaping scientific and clinical responsibilities. Wiley-Blackwell, London

Andreasen NC, Carpenter WTJ, Kane JM, Lasser RA, Marder SR, Weinberger DR (2005) Remission in Schizophrenia: Proposed criteria and rationale for consensus. American Journal of Psychiatry 162:441–449

Barch DM, Keefe RS (2010) Anticipating DSM-V: opportunities and challenges for cognition and psychosis. Schizophrenia Bulletin 36(1):43–47

Becker HE, Nieman DH, Wiltink S, Dingemans PM, van de Fliert L, van Amelsvoort TA, Linszen DH (2010) Neurocognitive functioning before and after the first psychotic episode: does psychosis result in cognitive deterioration? Psychological Medicine 40:1599–1606

Bellack AS, Green MF, Cook JA, Fenton W, Harvey PW, Heaton RK, Laughren T, Leon AC, Mayo DJ, Patrick DL, Patterson TL, Rose A, Stover E, Wykes T (2007) Assessment of Community Functioning in People With Schizophrenia and Other Severe Mental Illnesses: A White Paper Based on an NIMH-Sponsored Workshop. Schizophrenia Bulletin 33:805–822

Bertrand MC, Sutton H, Achim AM, Malla AK, Lepage M (2007) Social cognitive impairments in first episode psychosis. Schizophrenia Research 95:124–133

Bhojraj T, Francis A, Montrose DM, Keshavan MS (2011) Grey matter and cognitive deficits in young relatives of schizophrenia patients. NeuroImage 54(1):287–292

Bleuler E (1911) Dementia Praecox oder die Gruppe der Schizophrenien. Deuticke, Leipzig

Bora E, Yucel M, Pantelis C (2009) Cognitive endophenotypes of bipolar disorder: a meta-analysis of neuropsychological deficits in euthymic patients and their first-degree relatives. Journal of Affective Disorders 113:1–20

Bottlender R, Strauß A, Möller H-J (2010) Social disability in schizophrenic, schizoaffective and affective disorders 15 years after admission. Schizophrenia Research 116:9–15

Bowie CR, Harvey PD (2005) Cognition in schizophrenia: impairments, determinants, and functional importance. Psychiatric Clinics of North America 28:613–633

Bowie CR, Depp C, McGrath JA, Wolyniec P, Mausbach BT, Thornquist MH, Luke J, Patterson TL, Harvey PD, Pulver AE (2010) Prediction of real-world functional disability in chronic mental disorders: A comparison of schizophrenia and bipolar disorder. American Journal of Psychiatry 167(9):1116–1124

Bowie CR, Reichenberg A, Patterson TL, Heaton BK, Havey PD (2006) Determinants of real-world functional performance in schizophrenia subjects: correlations with cognition, functional capacity, and symptoms. American Journal of Psychiatry 163:418–425

Brekke J, Nakagami E et al (2010) The relevance of neurocognition and social cognition for outcome and recovery in schizophrenia. In: Roder V, Medalia A (Hrsg) Neurocognition and social cognition in schizophrenia patients. Comprehension and treatment. Karger, Basel, S. 23–36

Brenner HD, Stramke WG, Mewes J, Liese F, Seeger G (1980) Erfahrungen mit einem spezifischen Therapieprogramm zum Training kognitiver und kommunikativer Fahigkeiten in der Rehabilitation chronisch schizophrener Patienten. Nervenarzt 51:106–112

Brothers L (1990) The social brain: A project for integrating primate behavior and neurophysiology in a new domain. Concepts in Neuroscience 1:27–51

Brüne M, Abdel-Hamid M, Lehmkämper C, Sonntag C (2007) Mental state attribution, neurocognitive functioning, and psychopathology: What predicts poor social competence in schizophrenia best? Schizophrenia Research 92:151–159

Brunet-Gouet E, Decety J (2006) Social brain dysfunctions in schizophrenia: A review of neuroimaging studies. Psychiatry Research 148(2-3):75–92

Buchanan RW, Keefe RS, Umbricht D, Green MF, Laughren T, Marder SR (2011) The FDA-NIMH-MATRICS guidelines for clinical trial design of cognitive-enhancing drugs: what do we know 5 years later? Schizophrenia Bulletin 37(6):1209–1217

Buss A, Lang P (1965) Psychological deficit in schizophrenia: Affect reinforcement and concept attainment. Journal of Abnormal Psychology 70:2–24

Carrión RE, Goldberg TE, McLaughlin D, Auther AM, Correll CU, Cornblatt BA (2011) Impact of Neurocognition on Social and Role Functioning in Individuals at Clinical High Risk for Psychosis. American Journal of Psychiatry AiA:1–8

Chapman LJ, Chapman JP (1973) Disordered thought in schizophrenia. Prentice Hall, Englewood Cliffs

Choi J, Medalia A (2010) Intrinsic motivation and learning in a schizophrenia spectrum sample. Schizophrenia Research 118:12–19

Cohen AS, Forbes CB, Mann MC, Blanchard JJ (2006) Specific cognitive deficits and differential domains of social functioning in schizophrenia. Schizophrenia Research 81:227–238

Couture SM, Penn DL, Roberts DL (2006) The functional significance of social cognition in schizophrenia: A Review. Schizophrenia Bulletin 32:44–63

Couture SM, Granholm EL, Fish SC (2011) A path model investigation of neurocognition, theory of mind, social competence, negative symptoms and real-world functioning in schizophrenia. Schizophrenia Research 125(2–3):152–160

Cromwell RL, Spaulding W (1978) How schizophrenics handle information. In: Fann WE, Karacan I, Pokorny AD, Williams RL (Hrsg) The phenomenology and treatment of schizophrenia. Spectrum, New York, S. 127–162

Davidson L, Schmutte T, Dinzeo T, Andres-Hyman R (2008) Remission and recovery in schizophrenia: Practitioner and patient perspectives. Schizophrenia Bulletin 34:5–8

Dickinson D, Ramsey ME, Gold JM (2007) Overlooking the obvious: a meta-analytic comparison of digit symbol coding tasks and other cognitive measures in schizophrenia. Archives of General Psychiatry 64:532–542

Eack SM, Mermon DE, Montrose DM, Miewal J, Gur RE, Gur RC, Sweeney JA, Keshavan MS (2010) Social cognition deficits among individuals at familial high risk for schizophrenia. Schizophrenia Bulletin 36(6):1081–1088

Emsley R, Oosthuizen P, Koen L, Niehaus D, Medori R, Rabinowitz J (2008) Remission in patients with first-episode schizophrenia receiving assured antipsychotic medication: a study with risperidone long-acting injection. International Clinical Psychopharmacology 23(6):325–331

Fett AK, Viechtbauer W, Dominguez MD, Penn DL, van Os J et al (2011) The relationship between neurocognition and social cognition with functional outcomes in schizophrenia: A meta-analysis. Neuroscience u Biobehavioral Review 35:573–588

Fioravanti M, Carlone O, Vitale B, Cinti ME, Clare L (2005) A meta-analysis of cognitive deficits in adults with a diagnosis of schizophrenia. Neuropsychology Review 15:73–95

Foussias G, Remington G (2010) Negative symptoms in schizophrenia: avolition and Occam's razor. Schizophrenia Bulletin 36(2):359–369

Gard DE, Fisher M, Garrett C, Genevsky A, Vinogradov S (2009) Motivation and its relationship to neurocognition, social cognition, and functional outcome in schizophrenia. Schizophrenia Research 115:74–81

Gillis JS (1969) Schizophrenic thinking in a probabilistic situation. Psychological Record 19:211–224

Goldberg TE, Berman KF, Mohr E, Weinberger DR (1990) Regional cerebral blood flow and cognitive function in Huntington's disease and schizophrenia: A comparison of patients matched for performance on a prefrontal-type task. Archives of Neurology 47:418–422

Gray JA, Roth BL (2007) Molecular targets for treating cognitive dysfunction in schizophrenia. Schizophrenia Bulletin 33:1100–1119

Green MF, Nuechterlein KH (2004) The MATRICS initiative: developing a consensus cognitive battery for clinical trials. Schizophrenia Research 72:1–3

Green MF, Kern RS, Braf DL, Mintz J (2000) Neurocognitive Deficits and Functional Outcome in Schizophrenia: Are We Measuring the "Right Stuff"? Schizophrenia Bulletin 26(1):119–136

Green MF, Kern RS, Heaton RK (2004) Longitudinal studies of cognition and functional outcome in schizophrenia: Implications for MATRICS. Schizophrenia Research 72(1):41–51

Green MF, Olivier B, Crawley JN, Penn DL, Silverstein S (2005) Social cognition in schizophrenia: Recommendations from the Measurement and Treatment Research to Improve Cognition in Schizophrenia New Approaches Conference. Schizophrenia Research 31:882–887

Green MF, Nuechterlein KH, Kern RS, Baade LE, Fenton WS, Gold JM, Keefe RSE, Mesholam-Gately R, Seidman LJ, Stover E, Marder SR

(2008) Functional co-primary measures for clinical trials in schizophrenia: Results from the MATRICS psychometric and standardization study. American Journal of Psychiatry 165(2):221–228

Green MF, Schooler MR, Kern RS, Frese FJ, Granberry W, Harvey PD, Karson CN, Peters N, Stewart M, Seidman LJ, Sonnenberg J, Stone WS, Walling D, Stover E, Marder SR (2011) Evaluation of functionally meaningful measures for clinical trials of cognition enhancement in schizophrenia. American Journal of Psychiatry 168:400–407

Häfner H (2005) Das Rätsel Schizophrenie – Eine Krankheit wird entschlüsselt, 3. Aufl. Beck, München

Harvey PD, Velligan DI, Bellack AS (2007) Performance-based measures of functional skills: usefulness in clinical treatment studies. Schizophrenia Bulletin 33(5):1138–1148

Hemsley DR (1977) What have cognitive deficits to do with schizophrenic symptoms? British Journal of Psychiatry 130:167–173

Keefe RSE, Bilder RM, Davis SM, Harvey PD, Green MF, Gold JM, Meltzer HY, Palmer BW et al (2007) Neurocognitive effects of antipsychotic medications in patients with chronic schizophrenia in the CATIE trial. Archives of General Psychiatry 64:633–647

Keefe RSE, Fox KH, Harvey PD, Cuchiaro J, Siu C, Loebel A (2011) Characteristics of the MATRICS consensus cognitive battery in a 29-site antiphlogistic schizophrenia clinical trial. Schizophrenia Research 125:161–168

Kern RS, Horan WP (2010) Definition and measurement of neurocognition and social cognition. In: Roder V, Medalia A (Hrsg) Neurocognition and social cognition in schizophrenia patients. Comprehension and treatment. Karger, Basel

Kern RS, Hartzell AM, Izaguirre B, Hamilton AH (2010) Declarative and non-declarative memory in schizophrenia: What is impaired? What is spared? Journal of Clinical and Experimental Neuropsychology 32:1017–1027

Keshavan MS, Kulkarni S, Bhojraj T, Francis A, Diwadkar V, Montrose DM, Seidman LJ, Sweeney J (2010) Premorbid cognitive deficits in young relatives of schizophrenia patients. Frontiers in Human Neuroscience 3(62):1–14

Kirkpatrick B, Fenton W, Carpenter WT, Marder SR (2006) The NIMH-MATRICS consensus statement on negative symptoms. Schizophrenia Bulletin 32:296–303

Krabbendam L, Myin-Germeys I, Bak M, Van Os J (2005) Explaining transitions over the hypothesized psychosis continuum. Australian and New Zealand Journal of Psychiatry 39:180–186

Kraepelin E (1913) Psychiatrie. Ein Lehrbuch für Studierende und Ärzte. Barth, Leipzig (3. Band: Klinische Psychiatrie, 2. Teil)

Leifker FR, Patterson TL, Heaton RK, Harvey PD (2011) Validating Measures of Real-World Outcome: The Results of the VALERO Expert Survey and RAND Panel. Schizophrenia Bulletin 37(2):334–343

Leucht S, Lasser R (2006) The Concepts of Remission and Recovery in Schizophrenia. Pharmacopsychiatry 39:161–170

Mausbach BT, Moore R, Bowie C, Cardenas V, Patterson TL (2009) A review of instruments for measuring functional recovery in those diagnosed with psychosis. Schizophrenia Bulletin 35(2):307–318

McGlashan TH (1988) A selective review of recent North American longterm followup studies of schizophrenia. Schizophrenia Bulletin 14(4):515–542

Medalia A, Lim RW (2004) Self-awareness of cognitive functioning in schizophrenia. Schizophrenia Research 71:331–338

Medalia A, Thysen J, Freilich B (2008) Do people with schizophrenia who have objective cognitive impairments identify cognitive deficits on a self-report measure? Schizophrenia Research 105:156–164

Mesholam-Gately RI, Giuliano AJ, Goff KP, Faraone SV, Seidman LJ (2009) Neurocognition in first-episode schizophrenia: a meta-analytic review. Neuropsychology 23:315–336

Milev P, Ho BC, Arndt S, Andreasen NC (2005) Predictive values of neurocognition and negatvie symptoms on functional outcome in schizophrenia: a longitudinal first-episode study with 7-year follow-up. American Journal of Psychiatry 162:495–506

Mueller DR, Roder V (2005) Social skills training in recreational rehabilitation of schizophrenia patients. American Journal of Recreation Therapy 4(3):11–19

Mueller DR, Roder V, Brenner HD (2007) Effektivität des Integrierten Psychologischen Therapieprogramms (IPT). Eine Meta-Analyse über 28 unabhängige Studien. Nervenarzt 78(1):62–73

Mueller DR, Schmidt SJ, Roder V (in press) Integrated Neurocognitive Therapy (INT). In: Penn DL, Roberts D (Hrsg) Social cognition in schizophrenia. Elsevier, New York

Murray CJL, Lopez AD (1996) Evidence-Based Health Policy: Lessons from the Global Burden of Disease Study. Science 274(5288):740–743

Nasrallah HA, Targum SD, Tandon R, McCombs JS, Ross R (2005) Defining and Measuring Clinical Effectiveness in the Treatment of Schizophrenia. Psychiatric Services 56:273–282

Niendam TA, Bearden CE, Rosso IM, Sanchez LE, Hadley T, Nuechterlein KH, Cannon TD (2003) A prospective study of childhood neurocognitive functioning in schizophrenic patients and their siblings. American Journal of Psychiatry 160(11):2060–2062

Nuechterlein KH, Dawson ME, Green MF (1994) Information-processing abnormalities as neuropsychological vulnerability indicators for schizophrenia. Acta Psychiatrica Scandinavica/Supplementum 384:71–79

Nuechterlein KH, Barch DM, Gold JM, Goldberg TE, Green MF, Heaton TE (2004) Identification of separable cognitive factors in schizophrenia. Schizophrenia Research 72:29–39

van Os J, Burns T, Cavallaro R, Leucht S, Peuskens J, Helldin L, Bernardo M, Arango C, Fleischhacker W, Lachaux B, Kane JM (2006) Standardized remission criteria in schizophrenia. Acta Psychiatrica Scandinavica 113:91–95

Osler M, Lawlor DA, Nordentoft M (2007) Cognitive function in childhood and early adulthood and hospital admission for schizophrenia and bipolar disorders in Danish men born in 1953. Schizophrenia Research 92(1–3):132–141

Palmer BW, Dawes SE, Heaton RK (2009) What do we know about neuropsychological aspects of schizophrenia? Neuropsychology Review 19(3):365–384

Penn DL, Corrigan PW, Bentall RP, Racenstein JM, Newman L (1997) Social cognition in schizophrenia. Psychological Bulletin 121(1):114–132

Penn DL, Addington J, Pinkham A (2006) Social cognitive impairments. In: Lieberman JA, Stroup TS, Perkins DO (Hrsg) The American psychiatric publishing textbook of schizophrenia. American Psychiatric Publishing, Inc., London, S. 261–274

Pinkham AE, Penn DL (2006) Neurocognitive and social cognitive predictors of interpersonal skill in schizophrenia. Psychiatry Research 143:167–178

Pinkham AE, Penn DL, Perkins DO, Lieberman J (2003) Implications for the neural basis of social cognition for the study of schizophrenia. American Journal of Psychiatry 160(5):815–824

Pinkham AE, Hopfinger JB, Pelphrey KA, Piven J, Penn DL (2008) Neural bases for impaired social cognition in schizophrenia and autism spectrum disorders. Schizophrenia Research 99(1–3):164–175

Rabinowitz J, Levine SZ, Haim R, Häfner H (2007) The course of schizophrenia: Progressive deterioration, amelioration or both? Schizophrenia Research 91:254–258

Rassovsky Y, Horan WP, Lee J, Sergi MJ, Green MF (2011) Pathways between early visual processing and functional outcome in schizophrenia. Psychological Medicine 41:487–497

Resnick S, Fontana A, Lehman AF, Rosenheck R (2005) An empirical conceptualization of the recovery orientation. Schizophrenia Research 75:119–128

Roder V, Brenner HD, Kienzle N, Hodel B (1988) Integriertes Psychologisches Therapieprogramm (IPT) für schizophrene Patienten. Psychologie Verlags Union, Weinheim

Roder V, Mueller DR, Mueser KT, Brenner HD (2006) Integrated Psychological Therapy (IPT) for Schizophrenia: Is it Effective? Schizophrenia Bulletin 32(1):81–93

Roder V, Brenner HD, Kienzle N (2008) Integriertes Psychologisches Therapieprogramm bei schizophren Erkrankten IPT. Beltz, Weinheim

Roder V, Mueller DR, Brenner HD, Spaulding W (2010) Integrated Psychological Therapy (IPT) for the treatment of neurocognition, social cognition and social competency in schizophrenia patients. Hogrefe u. Huber, Göttingen, Seattle

Roder V, Mueller DR, Schmidt SJ (2011) Effectiveness of Integrated Psychological Therapy (INT) for Schizophrenia patients: a research update. Schizophrenia Bulletin 37(2):71–79

Ruckstuhl U (1981) Schizophrenieforschung. Beltz, Weinheim

San L, Ciudad A, Alvarez E, Bobes J, Gilaberte I (2007) Symptomatic remission and social/vocational functioning in outpatients with schizophrenia: prevalence and associations in a cross-sectional study. European Psychiatry 22:490–498

Saß H, Wittchen H-U, Zaudig M (Hrsg.) (1994) Diagnostisches und Statistisches Manual Psychischer Störungen (DSM-IV). Hogrefe, Göttingen

Schmidt S, Mueller DR, Roder V (2011) Social Cognition as a Mediator Variable Between Neurocognition and Functional Outcome in Schizophrenia: Empirical Review and New Results by Structural Equation Modeling. Schizophrenia Bulletin 37(2):41–54

Seidman LJ, Giuliano AJAJ, Meyer EC, Addington J, Cadenhead KS, Cannon TD, Mcglashan TH, Perkins DO, Tsuang MT, Walker EF, Woods SW, Bearden CE, Christensen BK, Hawkins K, Heaton R, Keefe RS, Heinssen R, Cornblatt BA (2010) Neuropsychology of the prodrome to psychosis in the NAPLS consortium: relationship to family history and conversion to psychosis. Archives of General Psychiatry 67:578–588

Sergi MJ, Rassovsky Y, Widmark C, Reist C, Erhart S, Braff DL, Marder SR, Green MF (2007) Social cognition in schizophrenia: relationships with neurocognition and negative symptoms. Schizophrenia Research 90:316–324

Shrivastava A, Johnston M, Shah N, Bureau Y (2010) Redefining outcome measures in schizophrenia: integrating social and clinical parameters. Current Opinion in Psychiatry 23:120–126

Sibitz I, Amering M, Unger A, Seyringer ME, Bachmann A, Schrank B, Benesch T, Schulze B, Woppmann A (2011) The impact of the social network, stigma and empowerment on the quality of life in patients with schizophrenia. European Psychiatry 26(1):28–33

Strik W, Schmidt SJ, Roder V (2012) Cognition and schizophrenia. In: Pallanti S, Lauriello J (Hrsg) Clinical manual of schizophrenia. American. Psychiatric Publishing, Arlington, VA

Velligan DI, Kern RS, Gold JM (2006) Cognitive rehabilitation for schizophrenia and the putative role of motivation and expectancies. Schizophrenia Bulletin 32:474–485

Ventura J, Hellemann GS, Thames AD, Koellner V, Nuechterlein KH (2009) Symptoms as mediators of the relationship between neurocognition and functional outcome in schizophrenia. Schizophrenia Research 113:189–199

Ventura J, Reise SP, Keefe R, Baade LE, Gold JM, Green MF, Kern RS, Mesholam-Gately R, Nuechterlein KH, Seidman LJ, Bilder RM (2010) The Cognitive Assessment Interview (CAI): Development and validation of an empirically derived, brief interview-based measure of cognition. Schizophrenia Research 121:24–31

Woodberry KA, Seidman LJ, Giuliano AJ, Verdi MB, Cook WL, McFarlane WR (2010) Neuropsychological profiles in individuals at clinical high risk for psychosis: Relationship to psychosis and intelligence. Schizophrenia Research 123:188–198

Wykes T, van der Gaag M (2001) Is it time to develop a new cognitive therapy for psychosis cognitive remediation therapy (CRT)? Clinical Psychology Review 21(8):1227–1256

Wykes T, Reeder C (2005) Cognitive Remediation Therapy for Schizophrenia. Routledge, London, New York

Praktische Durchführung der INT

D. R. Müller, S. J. Schmidt, M. Lächler, V. Roder

V. Roder, D. Müller (Hrsg.), *INT – Integrierte neurokognitive Therapie bei schizophren Erkrankten*,
DOI 10.1007/978-3-642-21440-0_2, © Springer-Verlag Berlin Heidelberg 2013

Dieses Kapitel dient der Vermittlung des klinischen Wissens und der praktischen Durchführung der Integrierten Neurokognitiven Therapie (INT). Aufbauend auf dem theoretischen und empirischen Hintergrund (▶ Kap. 1) stellt das 2. Kapitel zunächst das Therapiekonzept der INT vor. Die einzelnen Therapiebereiche (Module), die Handhabung der Therapiematerialien, die didaktische Gestaltung und die infrastrukturellen Anforderungen für die Durchführung werden praxisorientiert und anhand von Beispielen erläutert. Der Anwender kann sich dabei schrittweise mit den therapeutischen Interventionen vertraut machen und an den 30 Beispielsitzungen orientieren. Abschließende Inhalte sind die für die INT – wie für Gruppentherapien im Allgemeinen – zentralen Aspekte des Motivationsaufbaus, der Beziehungsgestaltung sowie der Gruppenprozesse.

2.1 Überblick, Aufbau und Didaktik zur Integrierten Neurokognitiven Therapie

2.1.1 Therapiekonzept

Das Therapiekonzept der INT orientiert sich an demjenigen des IPT (Roder et al. 2008a, 2010). Es basiert auf einem hierarchischen Modell, welches die verschiedenen schizophrenierelevanten Funktions- und Symptombereiche in ein umfassendes Konzept integriert (◘ Abb. 1.1). Die höchste Stufe der schizophreniespezifischen Funktionalität und gleichzeitig das oberste Rehabilitationsziel stellt demnach das funktionale Recovery bzw. die erfolgreiche Lebensbewältigung im Alltag dar. Es wird erreicht, wenn der Betroffene sein Leben unabhängiger gestalten kann, eine Verbesserung der Lebensqualität aufweist und sozial besser integriert ist. Neuro- und sozialkognitive Beeinträchtigungen sowie Ressourcen, Negativsymptomatik und die Behandlungsorientierung determinieren den Erfolg einer Rehabilitation in diesem Bereich.

Als Gruppentherapieansatz nutzt die INT in jedem Modul (Therapiebereich) Gruppenprozesse und Gruppendynamik. Bei der Behandlung der kognitiven Therapieinhalte ist der Fokus stets sowohl auf die individuell vorhandenen kognitiven Defizite als auch auf die individuellen Ressourcen der Patienten gerichtet. Die INT entspricht somit einem ressourcenorientierten Gruppentherapieansatz mit breitem Interventionsspektrum und breiten Interventionszielen.

2.1.2 Therapieziele

Die Therapieziele der INT lassen sich von dem bereits vorgestellten integrativen Recovery-Modell ableiten (◘ Abb. 1.1):

Neurokognitionen Ein primäres Ziel stellt die Verbesserung der von der MATRICS-Initiative definierten neurokognitiven Funktionen dar (◘ Tab. 1.1). Dadurch soll die Basis für eine nachfolgende Rehabilitation gelegt werden, da neurokognitive Einschränkungen als begrenzende Faktoren für den Therapieerfolg gelten. Die INT entspricht somit einem neurokognitiven Remediationstherapieansatz.

Soziale Kognitionen Ein zweites primäres Ziel der INT ist die Verbesserung der von der MATRICS-Initiative genannten sozialkognitiven Funktionen (◘ Tab. 1.2). Dadurch wird über die Verbesserung der sozialkognitiven Funktionsfähigkeit der soziale Kontext und damit einhergehend auch emotionale und zwischenmenschliche Belastungsfaktoren in den Therapieablauf integriert. Die konsequente Nutzung von Gruppenressourcen und Gruppendynamik fördert zudem soziale Kognitionen im gesamten Therapieverlauf. Die INT stellt somit auch einen sozialkognitiven Remediationstherapieansatz dar.

Schließlich zielt die INT auch auf eine Verbesserung mediierender Faktoren aus dem Bereich der Behandlungsorientierung ab.

Einsicht Die Einsicht in Problemstellungen, die im Alltag schizophren Erkrankter gehäuft im Zusammenhang mit kognitiven Defiziten und Ressourcen auftreten, wird gefördert. Eine adäquatere und realitätsnahe Einschätzung des eigenen Funktionsniveaus in den unterschiedlichen kognitiven Funktionsbereichen wird über die Erstellung eines individuellen kognitiven Profils unterstützt. Bei dieser Patientengruppe stimmen häufig die selbst eingeschätzten kognitiven Leistungsfähigkeiten der Betroffenen nicht mit objektiven Testergebnissen überein (Medalia u. Thysen 2008). Aus diesem Grund stellt der Einbezug der Einsicht in die kognitive Leistungsfähigkeit bei dieser Patientengruppe ein wichtiges Interventionsziel innerhalb einer integrierten Intervention wie der INT dar.

Wissen Eine erfolgreiche Verbesserung der Einsicht geht mit einer Erhöhung des Wissens über die Störung sowie über die entsprechenden Bewältigungsmöglichkeiten einher. Die INT unterscheidet sich von herkömmlichen psychoedukativen Programmen, indem nicht die schizophrene Störung, sondern die kognitiven Funktionen im Zentrum der Edukation stehen. Entsprechend zielen die Interventionen nicht auf die Bewältigung von (Positiv-)Symptomen, sondern auf die Kompensation von kognitiven Defiziten und auf die Optimierung von kognitiven Ressourcen ab.

Motivation Die Verbesserung der Einsicht und des Wissens über die eigne kognitive Funktionsfähigkeit soll zudem zu einer Erhöhung der intrinsischen Motivation der

INT-Teilnehmer führen. Schizophren Erkrankte zeigen oft eine geringe Therapiemotivation, was die erfolgreiche Behandlung erschwert. Die intrinsische Motivation gilt daher als wirksamer unspezifischer Wirkmechanismus in der psychotherapeutischen Behandlung (Barch u. Carter 2005; Velligan et al. 2006; Nakagami et al. 2008). In der INT wird daher der Verbesserung und Aufrechterhaltung der Motivation in besonderem Maße Rechnung getragen (▶ Abschn. 2.5).

Selbstwirksamkeitserwartung Ein weiteres Interventionsziel der INT stellt die Verbesserung der Selbstwirksamkeitserwartung dar. Die Etablierung der Erwartung, selbst etwas bewirken zu können, gilt für jede psychotherapeutische Intervention als wichtiger Wirkfaktor. Die INT bezieht konsequent den Alltag der Patienten in den Gruppentherapieprozess mit ein und versucht, die erlernten Verbesserungen für die Patienten insbesondere in Gruppenübungen erfahrbar zu machen. Durch diese Erfahrung erfolgreicher Problembewältigung und einer verbesserten Nutzung eigener Ressourcen erlangen die Patienten das Bewusstsein, selbständig etwas bewirken zu können.

Funktionales Recovery (▶ Kap. 1) und Negativsymptomatik Sie gelten nicht als unmittelbare Interventionsziele der INT. Unsere langjährige Erfahrung mit dem IPT zeigt jedoch, dass integrierte neuro- und sozialkognitive Remediationstherapie auch eine Verbesserung des psychosozialen Funktionsniveaus und eine Reduktion der Negativsymptomatik bewirken kann (Roder et al. 2010, 2011; Mueller u. Roder 2008). Daher ist es ein Sekundärziel der INT, durch eine Verbesserung neuro- und sozialkognitiver Funktionen die Grundlage für die (Re-)Etablierung von sozialen Fertigkeiten zu legen.

Zusammenfassung der Therapieziele
- Verbesserung neurokognitiver Funktionen als Grundlage für weitere Therapieschritte: Geschwindigkeit der Informationsverarbeitung, Aufmerksamkeit und Vigilanz, verbales und visuelles Lernen und Gedächtnis, Denken und Problemlösen, Arbeitsgedächtnis (MATRICS)
- Verbesserung sozialkognitiver Funktionen: emotionale Prozesse, soziale Wahrnehmung, Theory of Mind (ToM), soziale Schemata und soziale Attributionen (MATRICS)
- Förderung von Einsicht, Wissen, Motivation, Selbstwirksamkeitserwartung
- Reduktion von Negativsymptomatik als sekundäres Behandlungsziel
- Verbesserung des psychosozialen Funktionsniveaus als sekundäres Behandlungsziel

---

2.1.3 Therapiebausteine

Die von der MATRICS-Initiative definierten sechs neurokognitiven und fünf sozialkognitiven Funktionsbereiche sind in der INT in ein einheitliches Therapiekonzept integriert. Jedem kognitiven Funktionsbereich sind entsprechende kognitiv-verhaltenstherapeutische Übungen zugeordnet. Die elf kognitiven Funktionsbereiche wurden in vier Therapiebereiche (Module) gegliedert. Jeder Therapiebereich beginnt zunächst mit einem neurokognitiven Teil, gefolgt von einem sozialkognitiven Teil. Eine schematische Darstellung der vier INT-Module zeigt ☐ Abb. 2.1.

Die Abfolge der vier Therapiebereiche wurde anhand folgender Kriterien festgelegt:
- Zunahme des Schwierigkeitsgrades der Therapieinhalte
- Zunahme der emotionalen Belastung durch die Therapieinhalte
- Graduelle Abnahme des therapeutischen Strukturierungsgrades über den Therapieverlauf hinweg

Mit anderen Worten: Die INT beginnt mit wenig komplexen und affektiv nicht betonten neurokognitiven Inhalten in einem hoch strukturierten Gruppensetting und endet mit komplexen, potenziell emotional belastenden Inhalten in interaktiven Übungen in weniger strukturierter Umgebung.

Die schematische Darstellung der INT verdeutlicht zudem die Charakteristik eines Bottom-up- und Top-down-Ansatzes: Die Inhalte der eher grundlegenden ersten Module werden in den folgenden komplexeren Modulen erneut implizit thematisiert. Dieses Vorgehen bewirkt dadurch positive Rückkoppelungseffekte auf die vorgängig behandelten Interventionsbereiche.

2.1.4 Didaktische Struktur der INT-Module

Die vier Therapiebereiche beginnen jeweils mit einem neurokognitiven Teil. Erst danach folgt der sozialkognitive Teil des entsprechenden Moduls im Wechsel mit weiteren neurokognitiven Übungen. Jedes der vier INT-Module und jede Interventionseinheit zu den einzelnen elf neuro- und sozialkognitiven Funktionsbereichen innerhalb dieser Therapiebereiche folgt der gleichen didaktischen Struktur. Diese setzt sich aus den beiden Therapiekomponenten Einführungs- und Folgesitzungen zusammen. Die Folgesitzungen sind zusätzlich in die drei Bereiche Kompensation, Restitution und In-vivo-Übungen/selbständige Übungen unterteilt. ☐ Tab. 2.1 gibt einen Überblick über die didaktische Struktur der INT anhand der einzelnen Therapiekomponenten:

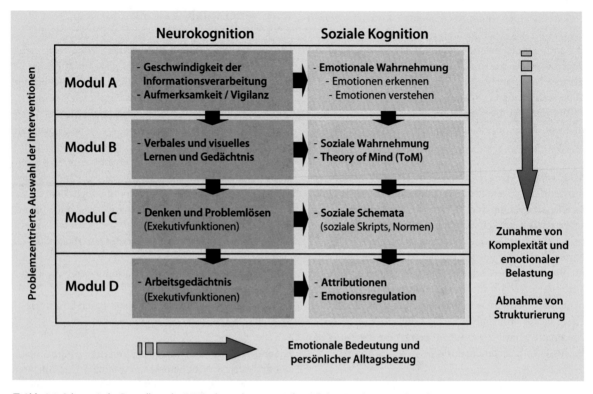

Abb. 2.1 Schematische Darstellung der INT (Roder et al. 2008a; mit freundlicher Genehmigung des Beltz-Verlags)

Tab. 2.1 Therapiekomponenten und Therapiematerialien der vier INT-Module

Therapiekomponenten	Materialien
Einführungssitzung	
Selbstwahrnehmung des subjektiven Erlebens von Ressourcen und Defiziten sowie Optimierungsmöglichkeiten im Alltag	Fallvignetten
Therapiebereichsspezifische Edukation zur Verbesserung der Einsicht in Probleme/Ressourcen und Defiziten	Informationsblätter
	Arbeitsblätter
Folgesitzungen	
Kompensation: Erarbeiten von Copingstrategien und interaktives Anwenden im Gruppensetting	Arbeitsblätter
	Informationsblätter
	Filmmaterialien
Restitution: Wiederholtes Üben teilweise mittels PC-gestützter Übungen nach dem „Errorless-learning-Prinzip" zur Habituation erlernter Fertigkeiten (rehearsal learning)	Beschriebene Karten
	Bildlich dargestellte Stimuli
	PC-Programm
In-vivo-Übungen und selbständige Übungen: Fördern des Transfers in den Alltag und der Generalisierung auf weitere Funktionsbereiche	Arbeitsblätter

■ **Einführungssitzungen**

Jede Interventionseinheit zu einem der elf kognitiven MATRICS-Funktionsbereiche beginnt mit einer Einführung zur Erhöhung und Homogenisierung des Wissens der Teilnehmer. Die Einführungssitzungen zielen außerdem auf die Förderung der Selbstwahrnehmung der Patienten bezüglich eigener Ressourcen und Schwierigkeiten im Alltag ab. Nebst kognitiven Funktionsdefiziten stehen in der INT stets auch individuelle kognitive Stärken (Ressourcen) im Behandlungsfokus. Das Aufzeigen von (neuen) Möglichkeiten zur Bewältigung von Schwierigkeiten im Alltag auf der Grundlage einer optimierten Nutzung eigener Ressourcen, unterstützt von einer komplementären Beziehungsgestaltung seitens der Therapeuten, trägt weiter zu einem Motivationsaufbau bei. Ergänzend zum konsequenten Alltagsbezug stellt die individuelle Einschätzung der Übungen bezüglich ihres Schwierigkeitsgrades durch die Patienten einen weiteren motivationsfördernden Faktor dar. Mögliche Leitfragen zur individuellen Einschätzung von Übungen sind:

❓ **Beispiele für Leitfragen**
- Ist mir die Übung leicht gefallen?
- Hat mir die Übung gefallen?
- Weshalb?
Oder
- Ist mir die Übung schwer gefallen?

- War sie (zu) schwierig?
- Hat mir die Übung nicht gefallen?

Dazu stehen verschiedene Therapiematerialien wie Fallvignetten, Informations- und Arbeitsblätter zur Verfügung (▶ Abschn. 2.1.5). Ergänzend besteht im neurokognitiven Teil jedes Moduls die Möglichkeit, nach der Einführung des Kernthemas eine bereichsspezifische PC-gestützte Übung durchzuführen. Die daraus gewonnenen Erfahrungen bezüglich der eigenen Defizite und Ressourcen können nachfolgend in der Gruppe als Ausgangspunkt für die weitere Elaboration des jeweiligen kognitiven Funktionsbereiches verwendet werden. Klar strukturierte und einfach verständliche PC-Übungen haben den Vorteil, weitgehend frei von sozialen Belastungen insbesondere auch Patienten mit ausgeprägter Negativsymptomatik zu aktivieren. Ein weiterer Vorteil ist die Möglichkeit, die Ergebnisse vor und nach dem Einsatz von Kompensationsstrategien miteinander zu vergleichen. Es ist jedoch zu beachten, dass vor allem leistungsschwächere Patienten die erlernten Kompensationsstrategien oft nicht sofort umzusetzen vermögen. Um Negativerlebnisse zu vermeiden, empfiehlt es sich, nur verbesserte Leistungen durch wiederholtes Üben (Habituation) mit solchen aus den Einführungssitzungen zu vergleichen. Es obliegt daher den Therapeuten einzuschätzen, inwieweit dieses methodische Vorgehen in den Einführungssitzungen angebracht ist.

Zusammenfassend ist das Ziel der Einführungssitzungen, dass die Patienten wissen, welche grundlegenden kognitiven Fertigkeiten in den entsprechenden Sitzungen im Zentrum stehen, wie sie diese Fertigkeiten im Alltag erleben und wie sie mit entsprechenden Schwierigkeiten – wenn überhaupt – umzugehen versuchen. Wissen und Einsicht in die eigene kognitive Leistungsfähigkeit in alltagsrelevanten Situationen stellen weitere Interventionsziele dar. Zentrale Bedeutung kommt in dieser Therapiephase zudem der Förderung der Motivation und Veränderungsbereitschaft zu, um die aktive Gruppenteilnahme zu sichern und neue Bewältigungsstrategien auszutesten. Besonders hervorgehoben wird hier nochmals das zu Therapiebeginn für schizophren Erkrankte notwendige Thematisieren von Ressourcen in den jeweiligen Funktionsbereichen (▶ Abschn. 2.5). Dadurch können in der Regel Beziehungsaufbau und Motivation besser bewirkt werden.

■ Folgesitzungen

Nach den Einführungssitzungen beinhaltet die INT Folgesitzungen mit unterschiedlichen Therapiekomponenten für jede bereichsspezifische Interventionseinheit: Kompensationsteil, Restitutionsteil, In-vivo-Übungen und selbständige Übungen.

■■ Kompensation

In den Einführungssitzungen wurden bereits persönliche Bewältigungsstrategien im Umgang mit kognitiven Defiziten aus dem Alltag der Patienten gesammelt und ein lösungsorientiertes Bewusstsein etabliert. Darauf aufbauend sammelt die Gruppe weitere Bewältigungsstrategien und ergänzt die vorhandenen Lösungsansätze. Die Bewältigungsstrategien sollten stets konkret formuliert und für den Alltag handlungsrelevant sein. In einem zweiten Schritt erfolgt die Anpassung der zusammengefassten und dokumentierten Bewältigungsstrategien an die einzelne Person. Jeder Gruppenteilnehmer schätzt dabei ein, welche Bewältigungsstrategie zu ihm passt, und welche Strategien er für anwendbar hält. In einem Problemlösemodell werden individuelle Vor- und Nachteile diskutiert, zu erwartende oder befürchtete Schwierigkeiten antizipiert und schließlich jede der gesammelten Bewältigungsstrategien in interaktiven Übungen ausprobiert. Durch die konsequente Verwendung von Rollenspielen in diesem Interventionsbaustein wird das implizite Lernen der Patienten unterstützt. Solche interaktiven Übungen ermöglichen den Patienten erste Erfahrungen mit der Anwendung erlernter Strategien in einer die Realität simulierenden Umgebung. Rückmeldungen von und Diskussionen mit anderen Gruppenmitgliedern unterstützen zudem die Selbstreflexion der eigenen Handlung. Dabei werden die Patienten angehalten, Argumente und Fakten zu verwenden sowie auf Vermutungen und Annahmen zu verzichten. Fortlaufende Motivierung, positive Verstärkung und Coaching durch Rückfragen bezüglich der gemachten Bewältigungserfahrungen sind eine notwendige Voraussetzung, die aktive Partizipation der Patienten zu gewährleisten und somit Selbstwirksamkeitserwartungen zu verbessern. Das Ziel des Kompensationsteils der INT besteht darin, dass sich die Patienten zutrauen, die erlernten Bewältigungsfertigkeiten aktiv anzuwenden. Die hierfür zur Verfügung stehenden Therapiematerialien werden im nächsten Abschnitt ausführlich beschrieben.

■■ Restitution

Der Begriff der Restitution bezeichnet die Wiederherstellung einer Funktion durch Übung. Dieses wiederholte Üben folgt dem Grundsatz „Übung macht den Meister" („rehearsal learning"). Mit diesem Lernprinzip können bei schizophren Erkrankten nachweislich kognitive Funktionsverbesserungen in den trainierten Bereichen erzielt werden. Allerdings wird oft kritisiert, dass entsprechende Verbesserungen nach Beendigung der Therapie nicht stabil sind. Die INT unterscheidet sich hierbei von anderen klassischen kognitiven Remediationsansätzen, in denen ein Patient ein abstraktes Problem meist ohne Unterstützung immer besser und schneller zu lösen versucht. Der Restitutionsteil der INT dient in erster Linie dem praktischen Einüben von Bewältigungsstrategien anhand unterschiedlicher Aufgaben. Dabei wird ein Strategielernansatz verwendet. Die erlernten Strategien sollen durch wiederholtes Üben gefestigt und automatisiert werden. Ein weiterer Unterschied zu herkömmlichen Trainings besteht darin, dass in der INT mehr als die Hälfte der Übungen im Gruppensetting stattfindet und der Alltagsbezug im Mittelpunkt steht. Beispielsweise werden Übungen zur Verbesserung der Vigilanz in Zusammenhang mit den Anforderungen und Charakteristika der Arbeitsstelle gesetzt. In der INT arbeiten die Teilnehmer einzeln oder in Gruppen maximal 30 Minuten am PC. Danach nimmt meist die Konzentrationsfähigkeit selbst bei stabilisierten ambulanten Patienten stetig ab. Zusammenfassend besteht das übergeordnete Ziel des Restitutionsteils der INT in der wiederholten Anwendung und Festigung erlernter Bewältigungsstrategien.

■■ In-vivo-Übungen und selbständige Übungen

Schließlich endet jede Interventionseinheit mit In-vivo-Übungen und selbständigen Übungen. Falls möglich, begleitet die Gruppe die einzelnen Teilnehmer bei den In-vivo-Übungen in realen Situationen. Ergänzend wenden die Patienten die in der Gruppe bereits individualisierten und eingeübten Bewältigungsstrategien als selbständige Übungen in ihrem realen sozialen Umfeld an. In der nächsten Gruppensitzung erfolgt dann eine gezielte Nachbesprechung der selbständigen Übungen hinsichtlich des Erfolgsgrades, der emotionalen Belastung, der situationsspezifischen Bedingungen sowie der aufgetretenen und befürchteten Schwierigkeiten bei der Anwendung der Bewältigungsstrategien. Ziel ist es, die Patienten in der Anwendung neu erlernter Bewältigungsstrategien auch im Alltag zu unterstützen.

2.1.5   Therapiematerialien

Das vorliegende Therapiemanual enthält eine Fülle von Therapiematerialien (auf beiliegender ▶ CD) zu jedem der vier Therapiebereiche. Diese sind in ▶ Kap. 6 einzeln aufgelistet und liegen auf ▶ CD bei. ▢ Tab. 2.1 gibt einen Überblick der verwendeten Arten von Therapiematerialien. Im edukativen Einführungsteil sowie im darauf folgenden kompensatorischen Teil der INT kommen folgende Arten von Therapiematerialien zur Anwendung:

Fallvignetten   Zur thematischen Einführung in einen spezifischen Therapiebereich stehen prototypische Kurzgeschichten zur Verfügung. Die Kurzgeschichten beschreiben individuelle kognitive Funktionsdefizite und kognitive Ressourcen anhand von Alltagserlebnissen des Protagonisten, namens Peter. Durch das gemeinsame Lesen und Be-

sprechen der Kurzgeschichten werden die Patienten in eine Thematik eingeführt, ohne dass ein direkter Bezug zum oft stressigen, mit emotionalen Belastungen assoziierten Alltag der Betroffenen hergestellt wird. Die Gruppenmitglieder diskutieren zunächst über die Erlebnisse von Peter und nicht über sich selbst. Erst in einem weiterführenden Schritt berichten die Patienten von eigenen Alltagserfahrungen, die mit den in der Kurzgeschichte beschriebenen übereinstimmen oder eher unterschiedlich sind.

Informationsblätter   Diese beinhalten Informationen über Therapieinhalte zur Optimierung und Homogenisierung des Wissensstandes der Teilnehmer. Weiter beinhalten sie Begriffsdefinitionen und Erklärungsmodelle von kognitiven Funktionen und deren Relevanz für den Alltag sowie Zusammenfassungen möglicher Bewältigungsstrategien im Umgang mit kognitiven Defiziten. Bei der Exploration der individuellen Alltagsrelevanz der Bewältigungsstrategien für jeden Gruppenteilnehmer ist es möglich, diese Strategien individuell zu ergänzen.

Arbeitsblätter   Arbeitsblätter dienen als Grundlage für Gruppen- oder für individuelle Übungen im Rahmen von selbständigen Übungen. Arbeitsblätter fördern die aktive Partizipation der Patienten. Weiter dienen sie zur Individualisierung von allgemeinen Informationen: Patienten dokumentieren ihre erlebten kognitiven Schwierigkeiten in konkreten Alltagssituationen und reflektieren den Erfolg bei ihrer Anwendung. In der Gruppe formulierte Zielstellungen sowie deren Anwendungserfolg werden ebenfalls auf Arbeitsblättern festgehalten. Vignetten, Informations- und Arbeitsblätter liegen auf ▶ CD bei.

Standardisierte beschriebene Karten   Auf Karten geschriebene Wörter, Sätze und Kurztexte dienen als sprachbasierte Stimuli für Gruppenübungen. Eine spezifische und detaillierte Anleitung zur Verwendung der beschriebenen Karten in jeder Übung findet sich im praktischen Teil dieses Manuals (▶ Abschn. 2.3). Diese Therapiematerialien liegen ebenfalls druckbereit auf ▶ CD bei.

Bildlich dargestellte Stimuli   Insbesondere die sozialkognitiven Teile der vier INT-Module enthalten eine Fülle bildlich dargestellter Stimuli, die alle im PDF-Format auf CD-ROM vorhanden sind. Diese können mittels Beamer projiziert (▶ CD e-Materialien) oder auch ausgedruckt werden (▶ CD Materialien). Zusätzlich werden die mit verschiedenen Merkmalen bedruckten Karten (Kärtchenübung) des ersten Unterprogrammes des IPT (Roder et al. 1988, 2008a, 2010) verwendet. Diese interaktive Kartensortieraufgabe zur gezielten Förderung von Gruppenprozessen ist in Papierform erhältlich.

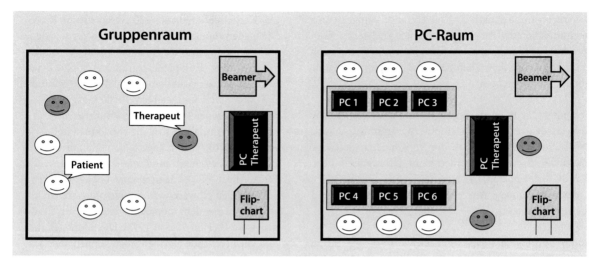

◨ Abb. 2.2 Benötigte Materialien und Räumlichkeiten (Müller u. Roder 2010; mit freundlicher Genehmigung von Karger Publishers)

Filmmaterial Im sozialkognitiven Teil der INT-Module kommen auch Ausschnitte aus kommerziell erhältlichen Spielfilmen zur Anwendung. Aus urheberrechtlichen Gründen müssen die Filme von den Anwendern selbst erworben werden. Die Filme, die sich bereits in den INT-Gruppen bewährten, werden in den praktischen Manualteilen (► Abschn. 2.3) genannt.

Computerprogramm Ein Computerprogramm steht für den neurokognitiven Interventionsteil der vier INT-Module zur Verfügung. Die INT stützt sich dabei auf das von der Firma Marker Software vertriebene CogPack-Programm (Olbrich 1996, 1998, 1999). Dieses Programm ist aus lizenztechnischen Gründen nicht im Manual enthalten und muss von den Anwendern selbst angeschafft werden (www.markersoftware.com). Das CogPack stellt Übungen zu allen sechs neurokognitiven MATRICS-Dimensionen zur Verfügung. Die Bearbeitung jeder Übung erfolgt nach den „Errorless-learning-Prinzipien" (Kern et al. 2002, 2003, 2005): Um Fehler der Patienten während der Übung möglichst zu vermeiden, wird stets mit der einfachsten Anforderungsstufe begonnen und erst zur nächst höheren Stufe gewechselt, wenn 80–90 % der Aufgaben korrekt gelöst wurden. Dies zielt darauf ab, dass emotional belastend erlebte Fehler minimiert werden und eine individualisierte Automatisierung der erlernten Fertigkeit unterstützt wird. Das CogPack-Programm gibt nach der Bearbeitung jeder einzelnen Aufgabe eine unmittelbare Leistungsrückmeldung (ist die Lösung richtig oder falsch, welches wäre die richtige Lösung gewesen, die Bearbeitungsgeschwindigkeit usw.). Dieses unmittelbare Feedback des Programms ist therapeutisch zur Förderung einer realistischen Selbstwahrnehmung und -bewertung der eigenen Leistungsfähigkeit im entsprechenden Zielbereich nutzbar. Eine praxisnahe Beschreibung des CogPack ist sowohl in individuellen Übungen als auch in Gruppenübungen in ► Abschn. 2.3 zu finden.

2.2 Therapeutische Infrastruktur

2.2.1 Allgemeine Rahmenbedingungen

Die Implementierung von INT-Gruppen ist an mehrere Rahmenbedingungen geknüpft. Spezielle institutionelle Rahmenbedingungen, eine differenzielle Indikationsstellung für die Teilnahme an der INT, Risiken der Gruppenzusammenstellung und Anforderungen an die Therapeuten werden später in ► Kap. 3 ausführlich beschrieben. Hier soll der Fokus zunächst auf allgemeinen Rahmenbedingungen liegen. Noch bevor die Patientenrekrutierung beginnen kann, müssen zunächst infrastrukturelle Abklärungen hinsichtlich nutzbarer Räumlichkeiten und gegebenenfalls auch die Organisation oder Anschaffung von Ausstattungsmaterialien wie Computer, PC-Programm, Beamer, Therapie- und Gruppenmaterialien getätigt werden.

Räumliche Bedingungen Die INT beinhaltet Gruppenübungen und PC-gestützte Übungen. Entsprechend findet die Gruppe sowohl in einem Standardgruppenraum, vorzugsweise mit einer kreis- oder hufeisenförmigen Bestuhlung und in einem nahe gelegenen Computerraum statt. Im Computerraum werden pro Patient und für den Haupttherapeuten je ein PC mit Tastatur und Maus benötigt. Auch der Standardtherapieraum sollte mit einem PC ausgestattet sein (◨ Abb. 2.2). Therapiesitzungen der INT dauern in der Regel 90 Minuten mit einer zusätzlichen Pause. Innerhalb einer Therapiesitzung empfehlen wir nicht länger als 30 Minuten ununterbrochen am PC zu verbringen, da danach die Konzentrationsfähigkeit und die Motivation der Patienten markant zurückgehen. Entsprechend wird während einer Therapiesitzung mindestens einmal zwischen dem Therapieraum und dem PC-Raum hin und her gewechselt.

Computer Die PC-Anforderungen sind insofern bescheiden, als das verwendete Computerprogramm CogPack (► Abschn. 2.1.5) bereits ab der verwendeten Software Windows 95 installiert werden kann. Die weiteren über den PC verwendeten Therapiematerialien sind als PDF-Dateien vorhanden. Ältere, ausgediente Computer sind meist ausreichend.

Computerprogramm Das CogPack wird von der Firma Marker Software vertrieben. Weitere Informationen auch zum Beziehen der Benutzerlizenz sind auf der Firmen-Homepage erhältlich: www.markersoftware.com.

Beamer In Gruppenübungen werden eine Fülle von bildlich dargestellten Stimuli und Filmausschnitten verwendet und von einem PC mit einem Beamer an die Wand projiziert. Sowohl der Gruppenraum als auch der PC-Raum sollten somit über einen Beamer verfügen, oder ein Beamer wird bei Bedarf zwischen den beiden Räumen hin und her transportiert.

Flipchart Bei Gruppeninteraktionen und -diskussionen stellt das Flipchart ein unverzichtbares Hilfsmittel für die übersichtliche Zusammenstellung genannter Diskussionsbeiträge dar. Weiter ermöglicht es, die darauf festgehaltenen Therapieinhalte vorausgehender Therapiesitzungen zu einem späteren Zeitpunkt erneut zu aktualisieren.

Therapie- und Gruppenmaterialien Sämtliche Therapiematerialien befinden sich mit drei Ausnahmen auf der beiliegenden ► CD.
— Eine erste Ausnahme bilden aus urheberrechtlichen Gründen die kommerziell vertriebenen Filme, aus denen einzelne Sequenzen therapeutisch verwendet werden. Diese Filme müssen von den Therapeuten selbst angeschafft werden. Eine Auflistung von sich bereits bewährten Filmen findet sich in ► Abschn. 2.3 (Beschreibung der vier INT-Module).
— Eine zweite Ausnahme stellen die bestens bewährten, mit vier verschiedenen Merkmalen bedruckten Karten (IPT-Kärtchenübung) sowie die Bildserien zur sozialen Wahrnehmung des Integrierten Psychologischen Therapieprogramms dar (IPT, erstes und zweites Unterprogramm; Roder et al. 1988, 2002, 2008a, 2010). Die einfach zu diskriminierenden Merkmale der IPT-Kärtchenübung variieren in den abgebildeten Farben, Formen, Zahlen und Wochentagen.

Das Kartenset besteht aus 230 verschiedenen Karten. Die beiden standardisierten Bildserien zur sozialen Wahrnehmung des IPT enthalten jeweils 40 standardisierte Bilder (Komplexitätsgrad, emotionale Belastung, enthaltene Grundemotion usw.). Die erwähnten IPT-Materialien können beim Erstherausgeber dieses Manuals bezogen werden (roder@sunrise.ch).
— Eine dritte Ausnahme sind die von Ekman und Friesen (1976) zusammengestellten und normierten Bilder von Gesichtern mit Emotionen (Pictures Of Facial Affect, PFA). Die insgesamt 110 elektronisch vorliegenden schwarz-weiß Fotographien stellen jeweils eine Grundemotion oder keinen affektiven Ausdruck dar (© Paul Ekman 1993). Die Bildmaterialien und entsprechende Normangaben können über das Internet erworben werden (www.paulekman.com).

Da die INT verschiedene Arbeits- und Informationsblätter beinhaltet, empfiehlt es sich, jedem Patienten eingangs einen mit Namen beschrifteten Ordner oder eine mit Namen beschriftete Klarsichtmappe auszuhändigen. Darin werden die Arbeits- und Informationsblätter gesammelt und stellen nach Abschluss der INT ein individualisiertes Handout zum Gebrauch auch nach der Therapie dar.

2.3   Therapiebereiche A–D zu Neurokognitionen und sozialen Kognitionen

Jeder kognitive Zielbereich der vier INT-Module ist anhand derselben didaktischen Struktur gegliedert (◘ Tab. 2.1): Einführungssitzungen beinhalten eine bereichsspezifische Edukation und zielen auf die Selbstwahrnehmung kognitiver Ressourcen und Defizite ab. Die Folgesitzungen beginnen mit einem Kompensationsteil, gefolgt von einem Restitutionsteil und schließen mit In-vivo-Übungen/selbständigen Übungen ab. Die verschiedenen Interventionstechniken werden in den folgenden Interventionsteilen des Moduls A ausführlich beschrieben. In den darauf folgenden Modulen B–D finden sich dann nur noch Kurzbeschreibungen mit einem Verweis auf das Modul A.

2.3.1   INT-Modul A

Modul A zielt auf die Intervention in den beiden neurokognitiven Zielbereichen Geschwindigkeit der Informationsverarbeitung und Aufmerksamkeit/Vigilanz ab. In den Einführungssitzungen wird zunächst die Geschwindigkeit der Informationsverarbeitung thematisiert und in den Zusammenhang mit der Aufmerksamkeitsaktivierung (Alertness) gestellt, bevor der Zielbereich der Aufmerksamkeit und Vigilanz (Konzentration) eingeführt wird. In den nachfolgenden Kompensations- und Restitutionsteilen werden dann die beiden neurokognitiven Zielbereiche aufgrund von inhaltlichen Überschneidungen zusammengefasst behandelt. Zusätzlich beinhaltet das Modul A zu Beginn auch die allgemeine Einführung der Patienten in die INT sowie das gegenseitige Kennenlernen der Teilnehmer untereinander.

Neurokognitiver Interventionsbereich Geschwindigkeit der Informationsverarbeitung und Aufmerksamkeit/Vigilanz

> **Modul A: Neurokognitiver Interventionsbereich Geschwindigkeit der Informationsverarbeitung und Aufmerksamkeit/Vigilanz**
> **I. Übersicht zu den Therapieinhalten und Kennenlernen**
> ▬ Kennenlernen
> ▬ Etablieren von Gruppenregeln
> **II. Geschwindigkeit der Informationsverarbeitung und Aufmerksamkeit/Vigilanz**
> 1. Einführung
>   – Geschwindigkeit der Informationsverarbeitung
>   – Definition: Geschwindigkeit der Informationsverarbeitung
>   – Selbstwahrnehmung im Zielbereich
>   – Ressourcenorientiertes individuelles kognitives Profil: Vergleich der subjektiven Einschätzung mit der objektiven Testergebnissen in PC- und Gruppenübungen
>   – Alltags- und Selbstbezug: Fallvignette
>   – Aufmerksamkeit/Vigilanz
>   – Definition: Aufmerksamkeit/Vigilanz
>   – Selbstwahrnehmung im Zielbereich: Übergeordnetes Thema Unterstimulation/Reizarmut
>   – Alltags- und Selbstbezug: Fallvignette
>   – Einflussfaktoren auf die Leistungsfähigkeit: Wachheit, Medikamente, Interesse und Motivation, Stimmung, Tagesrhythmus (Edukation zur Homogenisierung des Wissens)
> 2. Kompensation
>   – Lernen und Individualisieren von Bewältigungsstrategien: Geschwindigkeit der Informationsverarbeitung und Aufmerksamkeitsaktivierung
>   – Bewältigungsstrategien zur Aufrechterhaltung der Vigilanz
>   – Bereichsspezifische Bewältigungsstrategien:
>   – Freizeitbereich
>   – Leseschwierigkeiten
>   – Schlafqualität und Lebensstil
>   – Arbeitsbereich
>   – Konzeptbildung: Stimmung und Konzentration

> 3. Restitution
>   – Habituieren der erlernten Bewältigungsstrategien:
>   – Repetition von PC-Übungen
>   – Repetition von Gruppenübungen
> 4. In-vivo-Übungen und selbständige Übungen
>   – Transfer der individualisierten Bewältigungsstrategien in konkrete Alltagssituationen

▪ **I. Übersicht zu den Therapieinhalten und Kennenlernen**

> **Hinweise**
>
> ▬ Infrastruktur: Gruppentherapieraum, Flipchart
> ▬ Therapiematerialien: ► CD Informationsblatt 1
> ▬ Didaktik: Hochstrukturierte Gruppendiskussion

▪▪ **Therapieinhalte**

Die Patienten werden über den Inhalt der Therapie, die verwendeten Therapiematerialien und -formate sowie über die Gestaltung und den Ablauf der Sitzungen informiert. Die Informationen sollten knapp gehalten werden um eine Überforderung zu vermeiden. Ein Beispiel für eine Kurzinformation zur INT ist auf dem ► CD Informationsblatt 1 auf beiliegender CD-ROM enthalten. Ergänzungen seitens der Teilnehmer oder der Therapeuten sind gegebenenfalls auf dem ► CD Informationsblatt 1 zu notieren. In der Regel gibt es immer wieder Patienten, die nachfragen, was INT eigentlich bedeutet. Falls dies nicht bereits im individuellen Aufnahmegespräch mit jedem Patienten erklärt wurde, sollten die Therapeuten den Begriff INT mit allgemein verständlichen Worten kurz erläutern und dabei Fremdwörter vermeiden.

Einführungsbeispiel
INT steht für Integrierte Neurokognitive Therapie: Der Begriff „kognitiv" steht für verschiedene Funktionen, die beim Denken wichtig sind; der Begriff „neuro" meint den Bezug dieser Denkfunktionen zum Gehirn, wo Denkfunktionen wie z. B. das Gedächtnis („ich versuche mich an etwas zu erinnern") abgebildet werden können. Schließlich bezeichnet der Begriff „integriert" das Zusammenfassen, gemeinsame Thematisieren und Üben der verschiedenen Denkfunktionen innerhalb eines Therapieprogramms, da sich die verschiedenen Denkfunktionen gegenseitig beeinflussen.

In Gruppen mit ambulanten und teilstationären Patienten ist oft die Stigmatisierung der von der Krankheit Betroffenen ein Diskussionsthema. Wir verwenden deshalb anstatt der Begriffe „(Psycho-)Therapiegruppe" und „Patient" die neutralen Begriffe „Kurs" und „(Kurs-)Teilnehmer".

▪▪ Kennenlernen

In einer Kennenlernrunde stellen sich die Teilnehmer und das Therapeutenteam gegenseitig vor. Weiter werden auch die Erfahrungen und Erwartungen der Patienten an eine Gruppentherapie erfragt und wertneutral gesammelt. Jeder erfahrene Therapeut benutzt bei der Kennenlernrunde seine bevorzugte Methode. Als Beispiel sei die Ballmethode illustriert: Der Haupttherapeut wirft einem Patienten den Ball zu und fragt: „Darf ich Sie bitten Ihren Namen zu nennen? Weiter interessiert mich, welche Hobbys und Interessen Sie haben." Der antwortende Teilnehmer wirft danach einem weiteren Teilnehmer den Ball zu und stellt dieselben Fragen. Dieses Vorgehen kann bei homogenen Gruppen mit geringer Symptomatik und mittlerem bis hohem Leistungsvermögen angebracht sein. Bei anderer Gruppenzusammensetzung ist ein hoch strukturiertes Vorgehen zu bevorzugen, bei dem die Teilnehmer nacheinander reihum vom Therapeuten befragt werden. Zusätzliche Fragen sind beispielsweise: „Und schließlich möchte ich gerne wissen, was Sie von diesem Kurs erwarten? Oder gibt es etwas, was Sie speziell befürchten?"

▪▪ Etablieren von Gruppenregeln

Weiter sind Gruppenregeln zum formalen Ablauf der Therapiesitzung zu definieren. Die folgenden Gruppenregeln haben sich bisher in den INT-Gruppen bewährt, können jedoch durch weitere von der Gruppe oder den Therapeuten eingebrachte Regeln ergänzt werden:

Gruppenregeln

- **Kein Sprechzwang:** Jedem Teilnehmer wird die Möglichkeit eingeräumt, sich eine Auszeit zu nehmen (und dies den Therapeuten mitzuteilen) und bei einer Übung passiv, d. h. ohne aktive Teilnahme beizuwohnen.
- **Fehler sind erlaubt:** Die Gruppe ist als Schutz- und Schonraum zu etablieren, wo Fehler während der Übungen ausdrücklich erlaubt sind. Aus Fehlern lernt man.
- **Gegenseitige Unterstützung:** Die Teilnehmer unterstützen sich gegenseitig; nur konstruktive inhaltliche Kritik ist erlaubt, nicht jedoch persönliche Vorwürfe.
- **Selbstauferlegte Schweigepflicht der Teilnehmer:** Inhalte und persönliche Beiträge der Teilnehmer werden nicht aus der Gruppe hinausgetragen, sondern bleiben im Gruppenraum.
- …

Diesem formalen Einstieg in die Gruppentherapie kommt insbesondere bei der psychotherapeutischen Behandlung schizophren erkrankter Patienten eine besondere Bedeutung zu und hat folgende Ziele: Der Aufbau einer tragfähigen Gruppenbeziehung zwischen den Teilnehmern, eine supportive komplementäre Beziehungsgestaltung seitens der Therapeuten, die Förderung der Therapiemotivation und die Schaffung einer weitgehend angstfreien Atmosphäre, was den Patienten erlaubt, sich auf die Gruppe und die Therapieinhalte einlassen zu können.

● II. Geschwindigkeit der Informationsverarbeitung und Aufmerksamkeit/Vigilanz

---

Hinweise

- Infrastruktur: Gruppentherapie- und PC-Raum, Flipchart, Beamer
- Therapiematerialien: ► CD Informationsblätter 2–5, ► CD Arbeitsblätter 1–5, ► CD Vignetten 1–3
- Kartenübungen: IPT (► CD Materialien 1), Geschwindigkeit (► CD Materialien 2a–l), Konzentration und Wachheit (► CD Materialien 3a–b)
- CogPack-Programm: Geschwindigkeit: VISUMOTOR, UFO, STERNTALER, SPRINGBALL, STOPPEN, REAKTION
- Aufmerksamkeit/Vigilanz: AKKORD, FOLGE, MATRIX
- Didaktik: Hochstrukturierte Gruppendiskussion, individuelle PC-Übungen

---

Einführungssitzungen
Geschwindigkeit der Informationsverarbeitung

Definition des Zielbereichs Geschwindigkeit der Informationsverarbeitung

Der Begriff der neurokognitiven Funktion „Geschwindigkeit der Informationsverarbeitung" wird einführend in einfachen, leicht verständlichen Worten beschrieben.

Geschwindigkeit wird hier als individuelles Tempo bei der Aufnahme und Verarbeitung von Informationen sowie der darauf folgenden Reaktion und Handlung verstanden.

Zur Veranschaulichung werden Beispiele aus dem Alltag angefügt:

- Wie schnell erledige ich meine alltäglichen Aufgaben?
- Wie schnell erkenne ich, was ein anderer zu mir sagt?
- Wie schnell reagiere ich, wenn eine Straßenampel von rot auf grün wechselt?
- Wie schnell ich vermag zu arbeiten oder zu lesen? usw.

Bei der Bearbeitung von Aufgaben in der Freizeit oder bei der Arbeit wird bereits auf die Unterscheidung zwischen „Genauigkeit" (Aufmerksamkeit, Konzentration) und „Geschwindigkeit" eingegangen:

- Wer sehr schnell, vielleicht sogar hastig arbeitet, ist anfälliger für Fehler.

— Wer dagegen sehr genau und exakt arbeitet, ist dafür langsamer, macht dabei womöglich weniger Fehler.

■ **Förderung der Selbstwahrnehmung im kognitiven Zielbereich**

Anschließend berichten die Teilnehmer reihum, wie sie ihre eigene Leistungsfähigkeit in der oben definierten Geschwindigkeit subjektiv einschätzen und in welchen Situationen sie eher Schwächen oder Stärken bei sich sehen. Die Aussagen werden auf dem Flipchart festgehalten. Zusätzlich erhält jeder Teilnehmer das ▶ CD Arbeitsblatt 1 („Wie schnell bin ich?") und beantwortet zunächst nur die darauf enthaltenen Fragen. Auf dem Arbeitsblatt sind auch zwei Fragen zum Vergleich mit anderen („Ich bin in der Regel schneller als andere") und zur Zufriedenheit („Ich bin zufrieden mit meiner Geschwindigkeit") vorhanden, um auch eine soziale Komponente und die subjektive Bewertung bei der Leistungseinschätzung zu thematisieren. Diese können für das Belastungspotenzial erlebter Leistungen maßgebend sein. Die Gruppe diskutiert die Fragen des Arbeitsblattes, um die Selbstwahrnehmung auch auf die genannten Themenbereiche auszuweiten. Das ▶ CD Arbeitsblatt 1 dient zunächst lediglich zur ersten Bestandsaufnahme der individuellen Selbsteinschätzung. Ein erweiterter Selbstbezug sowie ein Alltagsbezug erfolgt später durch die ersten PC-Übungserfahrungen sowie durch die Bearbeitung der entsprechenden Fallvignette.

Die Einführungssitzungen zum Bereich Geschwindigkeit der Informationsverarbeitung dienen zusätzlich zur bereichsspezifischen Edukation auch zum Motivations- und Kohäsionsaufbau der Gruppe. Dabei sind insbesondere das womöglich überhöhte Misstrauen aufgrund persistierender Positivsymptome, das durch Negativsymptome bedingte reduzierte Interesse und Aktivierungsniveau sowie die angstinduzierende Gruppenunerfahrenheit einzelner Teilnehmer zu berücksichtigen. Je nach Gruppenzusammensetzung ist deshalb bei Teilnehmern mit überhöhtem Misstrauen zu empfehlen, die einzelnen Bewertungen im Arbeitsblatt nicht offen zu legen und stattdessen ohne Nennung der konkreten Einschätzung mittels Zahlen allgemein über die Inhalte und Fragen zu sprechen.

■ **PC-Übungen**

Entgegen der später beschriebenen allgemeinen didaktischen Vorgehensweise der INT in der Einführung und Bearbeitung der einzelnen kognitiven Interventionseinheiten wird hier bei der Geschwindigkeit der Informationsverarbeitung bereits in den Einführungssitzungen vom Gruppenraum in den PC-Raum gewechselt. Dies aus drei Gründen:

— Die Teilnehmer werden in das CogPack-Programm eingeführt und lernen die Handhabung des Programms. Grundlegende PC-Kenntnisse werden vermittelt und helfen bei unerfahrenen Teilnehmern, die Ängstlichkeit im Umgang mit dem Computer zu reduzieren.

— Die einfachen, hoch strukturierten und zielorientierten Übungen des CogPacks helfen die angstbesetzten Erwartungen an den Gruppenkontext relativ frei von sozialem und emotionalem Stress zu reduzieren.

— Die unmittelbar rückgemeldete objektive Testleistung lässt sich mit den vorher erhobenen subjektiven Einschätzungen der eigenen Leistungsfähigkeit im kognitiven Zielbereich vergleichen.

Folgende CogPack-Übungen haben sich bewährt: Insbesondere die Übung VISUMOTOR eignet sich in besonderem Maße, den Teilnehmern erste Erfahrungen mit der Bedienung des Programms und der PC-Maus zu ermöglichen und bei PC-unerfahrenen Teilnehmern vorhandene Ängste abzubauen. Weiter werden die Übungen UFO, STERNTALER oder SPRINGBALL empfohlen, da diese spielerisch gestaltet sind und die Teilnehmer eher aktivieren sowie die Motivation fördern. Die genannten Übungen werden zusammen mit weiteren Übungen im unten folgenden Restitutionsteil ausführlich beschrieben. Das direkte Feedback des Programms unmittelbar nach Abschluss einer Übung (z. B. Verbesserungen in der zweiten Hälfte gegenüber der ersten Hälfte der Übung, oder Verbesserungen im zweiten Durchgang gegenüber dem ersten anhand von Vergleichswerten) stellt ein wichtiges Element für die Verbesserung einer adäquaten Selbstwahrnehmung der Teilnehmer dar. Aus psychotherapeutischer Sicht ist es zudem unabdingbar, die Teilnehmer möglichst oft für ihre Testleistung positiv zu verstärken. Die Patienten sollen beispielsweise auch Lob und Anerkennung erfahren, sich überhaupt auf die Übungen einzulassen und diese bis zum Schluss durchzuführen. Bei Schwierigkeiten in der Bearbeitung der Übungen oder bei erhöhter Belastung unterstützen die Therapeuten die Betroffenen und lösen die Übung mit diesen gemeinsam mit dem Ziel, eine Überforderungssituation zu vermeiden.

Nach dieser zumeist kurz gehaltenen PC-Übung wechselt die Gruppe zurück in den Gruppenraum. Die Selbstwahrnehmung wird durch eine anschließende kurze Reflexion individueller Erfahrungen gefördert. Die Erfahrungen der Teilnehmer sollen validierend aufgenommen werden:

Es werden Fragen diskutiert wie: „Erlebte ich mich als schnell oder langsam?", „Habe ich versucht, möglichst genau zu sein?", „Was fiel mir leicht?", „Wo hatte ich Schwierigkeiten?" Hier werden in der Regel bereits Bewertungen der eigenen Leistungsfähigkeit genannt („Ich war zu langsam", „Ich reagierte zu schnell", aber auch „Ich war überdurchschnittlich schnell in der PC-Übung").

Dabei sollten als therapeutische Grundregel die Selbstabwertungen nach dem Verstärkerprinzip positiv konnotiert werden („Wer [zu] schnell arbeitet, ist dafür fehleranfällig") und auf Optimierungsmöglichkeiten („Geschwindigkeit lässt sich trainieren") verwiesen werden. Entsprechend wird der funktionale Zusammenhang zwischen Tempo und Genauigkeit im Alltag der Teilnehmer thematisiert. Die Spannbreite markieren die beiden Extreme: „Ich bin schnell und trotzdem fehlerfrei" und „Ich gelte als langsam und mir unterlaufen zudem oft Fehler".

Die diskutierten Erfahrungen am PC werden dann mit den vorher festgehaltenen subjektiven Leistungseinschätzungen (▶ CD Arbeitsblatt 1) verglichen. Dabei gilt es zu berücksichtigen, dass die Leistungen in den PC-Übungen in laborähnlichen Bedingungen innerhalb des Schonraums der Therapiegruppe erhoben wurden. Diese Leistung kann daher nicht direkt mit der Leistung im Alltag, wo zusätzliche interaktionelle und kontextuelle Anforderungen vorhanden sind, verglichen werden. Deshalb wird in einem zweiten Schritt gemeinsam eine erste Fallvignette gelesen.

- **Fallvignette**

Ein oder mehrere Gruppenteilnehmer lesen die ▶ CD Vignette 1 absatzweise vor. Nach jedem Abschnitt fassen die Teilnehmer die zentralen Inhalte zusammen. Die Therapeuten lenken dabei den Fokus auf den Zusammenhang zwischen Geschwindigkeit und Wachheit („Nur weil Peter sehr wach war, konnte er mit dem Fahrrad rechtzeitig bremsen"). Nach dem Lesen der Fallvignette folgt eine Gruppendiskussion mit den Zielen:

- **Selbstbezug:** Die Teilnehmer identifizieren sich mit einzelnen Inhalten der Geschichte („Bei mir ist das genau gleich"), oder grenzen sich davon ab („Das fällt mir im Allgemeinen schwerer/leichter").
- **Alltagsbezug:** Die Teilnehmer sollen konkrete Situationen aus dem Alltag identifizieren und benennen, die sie in ähnlicher oder auch konträrer Weise zum Protagonisten Peter der Fallvignette erlebt haben. Am Ende soll die Gruppe ein gemeinsames Fazit und einen Titel zu den Beispielsituationen finden, der als Leitfaden für die nachfolgenden Inhalte dient.

Aufmerksamkeit/Vigilanz

Die Aufmerksamkeit/Vigilanz, der zweite neurokognitive Zielbereich von Modul A, wurde bereits in der Einführung in den ersten Zielbereich zur Geschwindigkeit der Informationsverarbeitung thematisiert (z. B. „Wer sehr schnell arbeitet, macht dafür mehr Fehler und umgekehrt"). Um thematische Überschneidungen zu vermeiden, wird zunächst in den neurokognitiven Funktionsbereich der Aufmerksamkeit/Vigilanz eingeführt, danach werden die Einflussfaktoren auf die Geschwindigkeit der Informationsverarbeitung und die Aufmerksamkeit/Vigilanz gemeinsam erarbeitet.

- **Definition des Zielbereichs Aufmerksamkeit/Vigilanz**

Der Begriff der neurokognitiven Funktion „Aufmerksamkeit" wird kurz und allgemein verständlich definiert. Dabei ist zwischen Aufmerksamkeitsaktivierung, also der kurzzeitigen Konzentrationsfähigkeit, und der lange andauernden Aufmerksamkeitsaufrechterhaltung (Vigilanz) zu unterscheiden:

Einführungsbeispiel

Unter Aufmerksamkeit verstehen wir hier, sich bei einem Gespräch, bei der Arbeit oder beim Lösen einer Aufgabe auf das Wesentliche konzentrieren zu können. Damit sind z. B. das Hören und Verstehen der Gesprächsinhalte, das Ausüben einer Tätigkeit bei der Arbeit oder das zielgerichtete Bearbeiten einer Aufgabe angesprochen. Bei einem Gespräch müssen wir beispielsweise unsere Aufmerksamkeit sofort aktivieren, sobald uns jemand anspricht. Bei einem längeren Gespräch müssen wir die Konzentration über eine längere Zeit aufrechterhalten können.

Zur Veranschaulichung werden Beispiele aus dem Alltag zu Defiziten und Ressourcen angefügt:
- Wie viele Fehler unterlaufen mir beim Lösen von Aufgaben?
- Wie exakt arbeite ich in der Regel, etwas erledige?
- Wie gut kann ich mich bei alltäglichen Aufgaben konzentrieren, z. B. beim Lesen eines Zeitungsartikels oder Briefes, beim Zuhören eines Gespräches, beim Führen des Haushaltes, beim Aufpassen im Straßenverkehr?

Es kann ebenfalls auf die Erfahrungen der bisher bearbeiteten PC-Übungen verwiesen werden.

❓ Leitfrage
- Sind mir während der Computerübungen in der zweiten Hälfte mehr Fehler unterlaufen als in der ersten Hälfte? (Hinweis auf die Rückmeldung des Programms nach abgeschlossenem Aufgabendurchlauf)

- **Förderung der Selbstwahrnehmung im kognitiven Zielbereich**

Anschließend werden die Teilnehmer reihum gefragt, wie sie ihre eigene Konzentrationsfähigkeit einschätzen und in welchen Situationen sie eher Schwächen oder Stärken bei sich sehen. Die Aussagen zu konkreten Situationen der Teilnehmer werden auf dem Flipchart festgehalten. Zusätzlich füllt jeder Teilnehmer das ▶ CD Arbeitsblatt 2 („Wie gut kann ich mich konzentrieren?") aus. Die Didaktik ist analog wie in der Interventionseinheit zur Geschwindigkeit der Informationsverarbeitung beschrieben (▶ siehe oben).

Zusätzlich ist hier noch zwischen kurzzeitiger Aufmerksamkeitsfokussierung und länger andauernder Konzentrationsfähigkeit bei Reizarmut zu unterscheiden.

■ **Fallvignette**

Erneut liest die Gruppe absatzweise die Fallvignetten (► CD Vignette 2 und 3). Diese stellen inhaltlich eine Fortführung der ► CD Vignette 1 dar, wobei sich die ► CD Vignette 3 auf den arbeitsrehabilitativen Bereich bezieht. Der Protagonist Peter sieht sich darin mit dem Problem konfrontiert, seine Konzentrationsleistung über einen längeren Zeitraum aufrecht halten zu müssen.

Nach dem Lesen der ► CD Vignette 2 folgt eine Gruppendiskussion mit den Zielen:

▬ **Selbstbezug:** Die Teilnehmer identifizieren sich mit einzelnen Inhalten der Geschichte („Bei mir ist das genau gleich") oder grenzen sich davon ab („Das fällt mir im Allgemeinen schwerer/leichter").
▬ **Alltagsbezug:** Die Gruppe trägt alltagsrelevante Situationen zusammen. Den Schluss bilden ein gemeinsames Fazit und ein Titel zu den Beispielsituationen.

Erst danach wird die ► CD Vignette 3 gelesen, die die kompetitive Arbeit als konkreten Zielbereich im praktischen Umgang mit Vigilanzschwierigkeiten einführt. Erneut stellt das Erfragen von ähnlichen oder konträren Erlebnissen der Teilnehmer den Alltags- und Selbstbezug her. In ► CD Vignette 3 werden auch Einflussfaktoren (Interesse, Befindlichkeit wie Langeweile) auf die Vigilanzleistung erstmals thematisiert. In der nach wie vor hoch strukturierten Gruppendiskussion liegt der Fokus auch auf den Einflussfaktoren, die auf die eigene Konzentrationsfähigkeit Einfluss nehmen.

❓ **Beispiele für Leitfragen**
▬ Ist meine Konzentrationsleistung immer gleich gut?
▬ Wovon hängt meine Konzentrationsfähigkeit ab?
▬ Möchten Sie uns sowohl ein positives Beispiel, in welchem Sie sich gut konzentrieren konnten, als auch ein negatives Beispiel nennen, und dabei die Situationen genau beschreiben?

Die von den Teilnehmern berichteten erlebten Alltagserfahrungen zum kognitiven Zielbereich werden auf dem Flipchart zusammengetragen und analysiert. Das Ziel dabei ist eine differenzierte Betrachtungsweise möglicher Einflüsse auf die Aufmerksamkeitsleistung.

❓ **Beispiele für Leitfragen**
▬ In welcher Stimmung war ich in dieser Situation?
▬ Hat mich diese Tätigkeit interessiert und motiviert oder eher gelangweilt?
▬ Fühlte ich mich überfordert oder unterfordert?

▬ War ich eher müde oder wach?
▬ Wie sah mein Tagesrhythmus zu dieser Zeit aus?

■ **Einflussfaktoren auf die Leistungsfähigkeit in den Zielbereichen**

Während der oben beschriebenen Förderung des Selbst- und Alltagsbezugs, wird in den Gruppendiskussionen von den Teilnehmern oft berechtigterweise eingebracht, die eigene kognitive Leistungsfähigkeit in den Zielbereichen hänge von verschiedenen Einflussfaktoren wie z. B. der Stimmung, der Müdigkeit oder der Medikation ab. Im Folgenden explorieren die Therapeuten daher verschiedene Einflussfaktoren, die die Teilnehmer während der Alltagsgestaltung erleben. Das Ziel ist, einen expliziten Zusammenhang der Tempo- und Aufmerksamkeitsleistung mit den Einflussfaktoren Wachheit, Tagesrhythmus, Stimmung, Medikamente, Schlaf und Lebensstil herzustellen.

■ **Einflussfaktor Wachheit**

Vor dem Hintergrund der strikten Ressourcenorientierung der INT verwenden wir hier den Begriff „Wachheit" anstelle von „Müdigkeit". Um den Zusammenhang des Wachheitsgrads mit der individuellen Geschwindigkeits- und Aufmerksamkeitsleistung im Tagesverlauf zu demonstrieren, wird am Flipchart als Modell beispielhaft die Wachheitskurve des Co-Therapeuten oder eines Teilnehmers vom Erwachen am Morgen bis zum Einschlafen am Abend aufgezeichnet. Danach trägt jeder Teilnehmer auf dem ► CD Arbeitsblatt 3 („Wachheit und Geschwindigkeit/Aufmerksamkeit") seine durchschnittliche persönliche Wachheitskurve ein. Diese ist entweder auf einen durchschnittlichen Werktag oder auf das Wochenende zu beschränken. Das Ausfüllen dieses Arbeitsblattes kann auch eine selbständige Übung sein. Dies empfiehlt sich jedoch nur bei bereits hoch motivierten und aktivierten Teilnehmern. Das ausgefüllte ► CD Arbeitsblatt 3 dient als Grundlage für den Selbst- und Alltagsbezug.

Den Leitfaden für die Therapeuten zur Strukturierung der Selbstreflexionen der Teilnehmer bilden die Fragen:
▬ Wann und wo erlebe ich Müdigkeit, Langsamkeit und Aufmerksamkeitsschwierigkeiten im Alltag?
▬ Wann und wo nicht?

Im Plenum wird dadurch das subjektive Erleben von Stärken und Schwächen bezüglich Wachheit, Geschwindigkeit und Konzentration im Alltag exploriert und auf dem ► CD Arbeitsblatt 3 ergänzt. Abschließend erfolgt eine Gegenüberstellung der nun auch alltagsnah erlebten Leistungen in der Zielfunktion gegenüber den vorherigen Einschätzungen des eigenen Leistungsvermögens. Die Therapeuten heben dabei die situationsspezifischen Ressourcen jedes Teilnehmers hervor und verstärken diese positiv. Schließlich erfolgt der Hinweis auf das kognitive

Leistungsprofil jedes Teilnehmers, das durch individuelle Stärken und Schwächen charakterisiert ist, ganz nach dem Leitsatz „Nobody is perfect!"

In Abgrenzung zur Geschwindigkeit der Informationsverarbeitung und der Aufmerksamkeitsaktivierung ist abschließend die Aufrechterhaltung der Aufmerksamkeit (Konzentration) über einen längeren Zeitraum das Thema („Während wir vorher bei einer Tätigkeit möglichst wach und schnell sein wollten, geht es nun darum über eine längere Zeit – etwa bei der Arbeit – möglichst wach zu bleiben und dabei möglichst wenig Fehler bei dieser Tätigkeit zu machen"). Beispiele wie das Folgende können zu Demonstrationszwecken angefügt werden:

Im Cockpit

Ein Pilot fliegt mit seinem Co-Piloten und 100 Fluggästen von Frankfurt über den Atlantik nach New York. Die Flugzeit dauert neun Stunden. Nach dem Start aktivieren die Piloten den Autopilot, so etwas wie ein Computerprogramm, so dass das Flugzeug entlang der vorgegebenen Route fliegt. Man könnte nun meinen, die Piloten hätten bis zur Landung in Amerika nichts mehr zu tun, könnten Zeitung lesen oder schlafen. Auch gibt es kaum Abwechslung. Hoch über den Wolken fliegend sehen die Piloten fast nur weiße Wolken unter und den blauen Himmel über sich. Es herrscht Reizarmut und es ist langweilig. Leider dürfen die Piloten nicht schlafen, denn sie tragen die Verantwortung für über 100 Passagiere und die Flugbegleiterinnen. Falls etwas passieren würde, zum Beispiel könnte das Flugzeug in Windturbulenzen geraten, müssten die Piloten möglichst schnell reagieren und die Flugzeugsteuerung vom Autopiloten wieder übernehmen. Sie müssen also immer wach und fähig sein, sehr schnell zu reagieren – darüber sprachen wir beim Thema Geschwindigkeit – und sie müssen ihre Wachheit und Aufmerksamkeit über zehn Stunden hinweg aufrechterhalten können, auch wenn es eigentlich langweilig ist und nichts passiert – davon werden wir jetzt sprechen.

Zudem kann an dieser Stelle erneut auf die beiden ▶ CD Vignetten 2 und 3 verwiesen werden. Ziel ist es erneut, den Zusammenhang von Wachheit und Daueraufmerksamkeit (Vigilanz) im individuellen Alltag der Teilnehmer zu verankern.

❓ **Beispiele für Leitfragen**
- ▬ Wo in meiner Alltagsgestaltung spielt die Daueraufmerksamkeit eine wichtige Rolle? Bei der Arbeit? In Freizeitaktivitäten? Wenn ich alleine bin?
- ▬ Kann ich das in der Regel gut?
- ▬ Und fühle ich mich dabei wach und fit?

▪ Einflussfaktor Medikamente
Oft werden hier von den Teilnehmern auch negative Nebenwirkungen von Neuroleptika als Einfluss auf die

Konzentrations- und Geschwindigkeitsleistung eingebracht. Subjektive Erfahrungen der Teilnehmer bezüglich solcher Nebenwirkungen auf die Neurokognition sollten die Therapeuten validierend und transparent besprechen. Zur Förderung der Medikamenten-Compliance sollte der Hinweis auf den Nutzen neuroleptischer Medikation für die Bewältigung der Krankheitssymptome sowie die positiven subjektiven Erfahrungen mit Neuroleptika der neueren Generation nicht fehlen. Dazu eignen sich einfach verständliche Modelle und Metaphern, wie sie von verschiedenen psychoedukativen Ansätzen verwendet werden (Übersicht bei Bäuml u. Pitschel-Walz 2008). Als Beispiel sei hier in reduzierter Form das Inselmodell zur Beschreibung der Dopaminhypothese nach Bäuml und Kollegen (2010) erwähnt:

Inselmodell zur Dopaminhypothese

Unser Gehirn hat einen hohen Anteil an Wasser. Die Nervenzellen im Gehirn kann man sich daher als Inseln in einem Meer vorstellen, die miteinander in Kontakt stehen. Wenn wir also Denken oder uns unterhalten, werden die Nachrichten (Informationen) über Boote (Neurotransmitter, Botenstoffe) von einer Insel zur nächsten gebracht. Die Boote legen an verschiedenen Häfen (Rezeptoren) auf jeder Insel an und die Fracht (Nachricht) wird ausgeladen. Das Problem ist nun, dass bei zu viel Dopaminausschüttung unter Stress zu viele Boote unterwegs sind und die Inseln mit Nachrichten überschüttet werden. Die Aufgabe der Neuroleptika besteht nun darin, die Häfen auf den Inseln zu blockieren und somit das Anlegen der Boote zu reduzieren, damit die Überflutung mit Nachrichten verhindert wird. Ältere Medikamente blockieren manchmal zu viele Häfen, was wir mit der Zeit als gedämpft sein empfinden. Medikamente der neueren Generation blockieren daher gezielt nicht alle Häfen und unterstützen somit die von uns als normal empfundene Kommunikation.

Das Inselmodell wird zur besseren Illustration während der Präsentation auf dem Flipchart schematisch dargestellt.

Bei erhöhter Medikamenten-Incompliance von Teilnehmern ist der Kontakt mit dem behandelnden Arzt zu suchen. Das übergeordnete Ziel der Therapeuten ist es, auf die unterstützende Wirkung der INT und vergleichbarer Verfahren zum Wiedererlangen einer besseren kognitiven Leistungsfähigkeit hinzuweisen. Psychotherapie stellt zusammen mit soziotherapeutischen Maßnahmen und Medikamenten die Eckpfeiler einer erfolgreichen multiprofessionellen Behandlung dar.

▪ Einflussfaktor Interesse und Motivation
Der Zusammenhang von Interesse und Motivation mit der Daueraufmerksamkeit stellt einen weiteren Themenblock dar. Zur Förderung der Selbstwahrnehmung kann folgende Ressourcen-aktivierende Übung durchgeführt werden: Der

Aufenthalt im Wartezimmer eines Arztes oder in einer öffentlichen Behörde wird simuliert. Dazu werden verschiedene aktuelle Tageszeitungen und Wochenzeitschriften zu unterschiedlichen Themen zur Verfügung gestellt. Die Teilnehmer sollen sich eine Zeitung oder Zeitschrift nehmen und darin herumblättern. Ziel ist es, die Teilnehmer zu aktivieren und den Zusammenhang von individuellen Interessen mit der Aufmerksamkeit zu verdeutlichen.

❓ **Beispiele für Leitfragen**
— Was weckt meine Aufmerksamkeit?
— Wo verweilt meine Aufmerksamkeit?
— Was weckt mein Interesse?
— Was reizt mich?
— Was motiviert mich?

▪ **Einflussfaktor Stimmung**
Das Thema Stimmung dient hier auch als erster Bezug zur sozialkognitiven Komponente der Emotionswahrnehmung des INT-Moduls A. Die Therapeuten weisen darauf hin, dass die eigene Gemütslage oder Stimmung die Aufmerksamkeit beeinflusst und ihrerseits von der Verarbeitung innerer und äußerer Reize abhängt. Eigene, auch auf vergangene Erfahrungen oder die Zukunft gerichtete Gedanken und Gefühle, aber auch Körperwahrnehmungen („Ich fühle mich krank, habe Kopfschmerzen") bestimmen unsere Stimmung. Ebenso können über- oder unterstimulierende Reize zu Stress oder Teilnahmslosigkeit und Langeweile führen. Zur Illustration des Zusammenhangs zwischen kognitiver Leistungsfähigkeit und der Stimmung wird das ► CD Informationsblatt 2 („Leistungsvermögen und Stimmung") verteilt. Das Arbeitsblatt stellt den Einfluss der individuellen Stimmung und dem damit einhergehenden Erregungsniveau (Grad der Aktivierung; Arousal) auf das (kognitive) Leistungsvermögen dar. Insbesondere hoch chronifizierte Patienten bedürfen einer ausführlichen Erklärung der Funktion der Aktivierungskurve.

Die Therapeuten weisen auf das Zusammenwirken zwischen innerem Aktivierungsniveau, Gefühlen oder Stimmungen und der kognitiven Leistungsfähigkeit hin. In dieser Interventionseinheit der INT liegt der Fokus zunächst auf dem unteren (linken) Bereich der Aktivierungskurve des Arbeitsblattes, wo das Aktivierungsniveau zu gering ist, um eine gute kognitiv-emotionale Bewältigungsleistung zu erbringen. Ziel ist die Exploration von Stimmungszuständen, welche die Konzentrationsfähigkeit beispielsweise bei monotonen Aufgaben im beruflichen Umfeld negativ beeinflussen, sich aber auch im Freizeitbereich negativ auf das Erleben positiver Aktivitäten auswirken. Das übergeordnete Gruppenthema ist also zunächst die Vigilanz bei Reizarmut (Unterstimulation). In nahezu jeder Gruppenkonstellation gibt es Teilnehmer, die eher ein erhöhtes Aktivierungsniveau aufweisen, ängstlich und misstrauisch sind und eher nervös werden, wenn sie einer überstimulierenden Situation ausgesetzt sind. Diese Teilnehmer erleben entsprechend auch bei Tätigkeiten, die sie eigentlich interessieren und motivieren, oft Aufmerksamkeits- und Konzentrationsprobleme aufgrund einer erhöhten Ablenkbarkeit. Diese Erfahrungen überhöhter Aktivierung und Belastung werden mit dem Hinweis aufgenommen, dass eine vertiefte Bearbeitung des Themas Ablenkbarkeit und Überstimulation erst im letzten Teil der INT erfolgen wird (► Abschn. 2.1). Es ist deshalb wichtig, dass die Patienten in dieser Anfangsphase der INT positive Erfahrungen ohne zu hohes Stresserleben machen können.

Das Erkennen des funktionalen Zusammenhangs von Stimmung, Aktivierung und kognitiver Leistungsfähigkeit stellt die Grundvoraussetzung dar, um anschließend den Selbst- und Alltagsbezug der Teilnehmer herzustellen. Wiederum fassen die Therapeuten die genannten Alltagserfahrungen der Teilnehmer auf dem Flipchart zusammen.

Schließlich wird als weiterer Einflussfaktor auf die Aufmerksamkeitsleistung der Tagerhythmus thematisiert, der vom individuellen Lebensstil und der Alltagsstrukturierung abhängt. Dazu kann auch auf die individuellen Wachheitskurven zurückgegriffen werden, die jeder Teilnehmer bereits auf dem ► CD Arbeitsblatt 2 festhielt: Die Aufmerksamkeitsleistung verändert sich während eines Tages ähnlich wie die der Grad der Wachheit (z. B. „Am Morgen nach dem Aufstehen könnte ich kein Buch lesen, gegen Abend in der Regel schon"). Bei der Einführung des Themas sind stets auch positive, mit Erfolgserlebnissen assoziierte Beispiele zu nennen: Der Tagesrhythmus wird maßgeblich von der Schlafqualität mitbestimmt (z. B. „Wenn ich wenig geschlafen habe, bekomme ich manchmal kaum mit, was andere zu mir sagen" aber auch „Wenn ich gut geschlafen habe, könnte ich manchmal schon morgens Bäume ausreißen"). Letztlich manifestiert sich im Tagesrhythmus auch der individuelle Lebensstil. Die Ernährungsgewohnheiten und der Konsum von Genussmitteln wie Kaffee, Zigaretten, Alkohol und illegale Drogen beeinflussten nachhaltig die Konzentrationsleistung. Entsprechende Erfahrungen der Teilnehmer werden gesammelt und dokumentiert. Auch wenn der Konsum von Alkohol und Cannabis kein primäres Interventionsziel der INT darstellen, sollte diesen Themen bei Bedarf seitens der Teilnehmer Platz eingeräumt werden und etwa subjektiv erlebte Vor- und Nachteile des Konsums elaboriert werden. Als Ziel gilt dabei die Konsumreduktion oder Abstinenz. Hinweise zur Behandlung von Patienten, bei denen ein Alkohol- oder Drogenabusus im Vordergrund steht, sind in ► Kap. 3 beschrieben.

Kompensation

Auf der Grundlage des Selbst- und Alltagsbezugs des kognitiven Zielbereichs der Geschwindigkeit der Informationsverarbeitung werden im Kompensationsabschnitt Bewältigungsstrategien erarbeitet. In einem zweiten Schritt gilt es, diese zu individualisieren.

- **Bewältigungsstrategien zur Verbesserung der Geschwindigkeit und Aufmerksamkeitsaktivierung**

Auf dem bereits in den Einführungssitzungen verwendeten ► CD Arbeitsblatt 3 haben die Teilnehmer eigene Bewältigungsstrategien zur Verbesserung der Wachheit und damit zur Verbesserung der Geschwindigkeit und Aufmerksamkeit notiert (3. Frage: „Was kann ich verändern, um wacher, schneller und aufmerksamer zu sein?"). Diese Strategien werden nun in der Gruppe gesammelt und zunächst wertneutral auf dem Flipchart zusammengefasst. Erst im Anschluss diskutiert die Gruppe diese Vorschläge und bewertet sie für den eigenen Bedarf in konkreten Situationen.

❓ Beispiele für Leitfragen
- Welche Strategie ist erfolgversprechend und weshalb?
- Mit welcher Strategie verbessere ich meine Geschwindigkeits- und Aufmerksamkeitsleistung?
- Welche Strategien traue ich mir zu, in einer bestimmten Situation einmal auszuprobieren?
- Welche Strategie passt zu mir und welche nicht?

Ergänzend erhält jeder Teilnehmer das ► CD Informationsblatt 3 („Wie werde ich schneller und konzentrierter"). Darauf sind Strategien zur direkten Verbesserung und vorbeugende Maßnahmen zur indirekten Verbesserung der Geschwindigkeit aufgelistet sowie ein Zusammenhang zur Konzentrationsfähigkeit dargestellt, welcher jedoch erst in der nächsten Interventionseinheit thematisiert wird:

Wiederholtes Üben Dies bedeutet die Habituation einer Tätigkeit, bis sie zur Routine wird. In der Gruppe werden simple Übungen zu Demonstrationszwecken durchgeführt. Beispielsweise wird ein Teilnehmer gebeten, so schnell wie möglich das Alphabet oder die Zahlenreihe von 1 bis 50 laut aufzusagen, wobei andere Teilnehmer die Verständlichkeit der Artikulation der Buchstaben oder Zahlen kontrollieren und die benötigte Zeit messen. Die Übung wird wiederholt, um den Übungseffekt zu demonstrieren. Das Anspruchsniveau lässt sich steigern, indem das Alphabet oder die Zahlenfolge rückwärts aufgesagt wird. Nach jedem Durchgang erfolgt eine Rückmelderunde, wobei sich zuerst der aktive Teilnehmer, dann die Beobachter und schließlich die Therapeuten zu Wort melden. Eine weitere Möglichkeit zur Veranschaulichung des Übungseffekts bietet sich in der Verwendung der IPT-Kärtchenübung (Roder et al. 1988, 2002, 2008a, 2010) an: Die insgesamt 230 Karten enthalten je vier Merkmale: Form (rund, drei- oder rechteckig), Farbe (blau, gelb oder rot), Zahl sowie kein

zusätzliches Merkmal oder den Namen eines Wochentages. Keines der Kärtchen ist identisch mit einem anderen. Beispiele der IPT-Karten sind auf beiliegender CD-ROM dokumentiert (► CD Materialien 1). Die Aufgabe besteht darin, so schnell wie möglich die Karten nach einem bestimmten Merkmal, z. B. alle Karten mit einer blauen Figur, zu sortieren (◧ Abb. 2.3). Dabei wird die Zeit gestoppt und die anderen Gruppenmitglieder überprüfen, ob Fehler beim Sortieren aufgetreten sind. Der Schwierigkeitsgrad dieser Übung lässt sich durch die Anzahl der zu sortierenden Karten oder Merkmale variieren. Bei sehr geringer Gruppenkohäsion oder leistungsschwächeren Teilnehmern kann zur Bestimmung der Zielperson die Übung eingangs kurz vorgestellt werden. Die Teilnehmer werden dann reihum gefragt, wie schwierig sie diese Übung auf einer Skala zwischen 1 und 6 einschätzen, wobei 6 dem höchsten Schwierigkeitsgrad entspricht. Teilnehmer mit als gering eingeschätztem Schwierigkeitsgrad sind entsprechend für die Übung vorzuziehen. Wie in allen nachfolgenden Übungen endet auch diese mit der Frage nach der Alltagsrelevanz dieser Strategie.

Ablenkung verhindern Dies bedeutet in diesem Zusammenhang, sich auf die Aufgabe zu fixieren (Aufmerksamkeitslenkung) und sich die Zielstellung wiederholt zu vergegenwärtigen. Verschiedene Strategien wie Selbstverbalisationen („Meine Aufgabe während dieser Tätigkeit ist …"; „Ich will mich jetzt auf diese Aufgabe konzentrieren"), notieren der Zielstellung oder Inhalte der Tätigkeit und bewusste körperliche An- und Entspannung (zusammenkneifen der Fäuste oder Muskelanspannung der Arme, gefolgt von wiederholtem tiefen Durchatmen und Lockerung der Muskulatur) werden in der Gruppe praktiziert.

Eine kurze Pause machen Hierbei geht es in erster Linie um die bewusste Gestaltung der Pause innerhalb eines Arbeitsprozesses sowie die Unterteilung der Aufgabe in Zwischenschritte und Teilziele. Autosuggestionen wie „Ich darf jetzt eine Auszeit nehmen, mich entspannen, nicht an die Aufgabe denken" oder „Ich will mich nun entspannen" können am Beispiel oben genannter Übungen durchgeführt werden. Dazu werden zum Beispiel die Zahlenreihen oder die zu sortierenden IPT-Karten verwendet: „Nachdem ich 20 Einheiten abgezählt oder sortiert habe, gönne ich mir eine kurze Pause, atme tief durch und schüttle die Arme, bevor ich weiterzähle". Dabei gilt der Fokus dem Gesamtprozess des Zählens. Richtig eingesetzte Pausen, zum Beispiel zwischen zwei PC-Übungsdurchgängen, ermöglichen eine dauerhaft hohe Be- und Verarbeitungsgeschwindigkeit und führen letztendlich schneller zum finalen Ziel. Eine differenziertere Bearbeitung der Funktion von Pausen in relevanten Lebensbereichen wie Arbeit, Freizeit und beim Lesen erfolgt im anschließenden

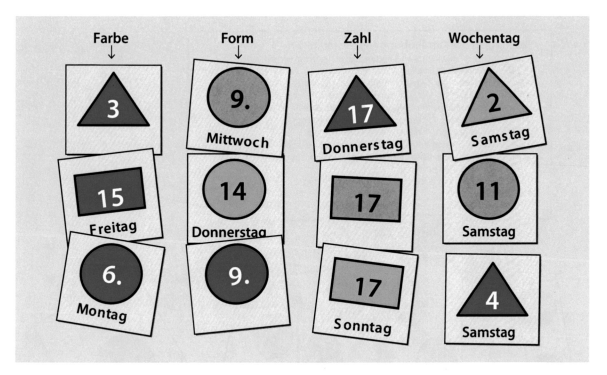

◘ **Abb. 2.3** IPT-Kärtchenübung (Integriertes Psychologisches Therapieprogramm IPT, 1. Unterprogramm; Roder et al. 1988, 2008a, 2010; mit freundlicher Genehmigung des Beltz-Verlags)

▶ Abschnitt „Bewältigungsstrategien zur Aufrechterhaltung der Aufmerksamkeit/Vigilanz".

Sich selbst motivieren Gemäß dem Prinzip der Selbstverstärkung werden vor der Tätigkeit bereits Verstärker bzw. Belohnungen für vollendete Tätigkeiten vorgenommen: sich nach der Tätigkeit mit etwas Angenehmem beschäftigen, sich etwas gönnen oder auch sich erholen, nichts tun dürfen. Dabei steht das etwas tun „dürfen" und nicht etwas tun „müssen", also die Selbstbestimmung, im Vordergrund. Motivationsfördernd kann auch sein, wenn eine Tätigkeit als Wettkampf mit sich selbst („Ich will besser sein als beim letzten Mal") oder, wie in der folgenden Übung praktiziert, als Wettkampf im Spiel mit anderen, definiert wird. Die interaktionsfördernde Kärtchenübung „Geschwindigkeit" (▶ CD Materialien 3a–l) besteht aus 96 Karten mit je unterschiedlichen Gesichtern, Farben und Anzahl von Gesichtern. Die Gesichter drücken schematisch dargestellte Emotionen aus, was zusätzlich als Vorbereitung auf den sozialkognitiven Teil des Moduls verwendet werden kann („Welche Emotionen sind dargestellt?"). Zusätzlich liegt eine Karte mit den Spielregeln bei, die in der Gruppe aufgelegt wird (◘ Abb. 2.4). Bei sehr großen Gruppen können die Gruppen auch halbiert und die Übung von den beiden Therapeuten parallel in zwei Kleingruppen durchgeführt werden. Dazu werden die Karten zwei Mal ausgedruckt. Jeder Teilnehmer erhält einen Stapel verdeckt liegender Karten und eine zufällig ausgewählte Karte von der ge-

samten Gruppe wird in der Mitte aufgedeckt platziert. Das Ziel ist es, die eigenen Karten anhand übereinstimmender Merkmale (entweder gleiche Farbe, gleiches Gesicht, gleiche Anzahl der Gesichter wie die Karte auf dem Spielstapel in der Mitte; siehe Spielregeln) so schnell wie möglich auf den Spielstapel in der Mitte abzulegen. Es ist jeweils die zuoberst auf dem Spielstapel liegende Karte ausschlaggebend (womit das Zielkriterium während der Übung fortwährend wechseln kann). Um eine Reizüberlastung zu vermeiden, deckt jeder Mitspieler vorerst nur zwei seiner Karten auf. Erst wenn diese gespielt sind, deckt er erneut zwei Karten seines Stapels auf. Die besondere Schwierigkeit dieser zumeist sehr aktivierenden Übung besteht in der Interaktion der Mitspieler: Jeder Teilnehmer legt seine Karten gleichzeitig ab, wer schneller ist und zuerst eine Karte ablegt, bestimmt die Spielkarte in der Mitte! Wer zuerst alle Karten seines Stapels abgelegt hat, hat gewonnen. Diese Übung birgt auch Risiken: Weniger leistungsfähigere und sozial zurückhaltende Teilnehmer könnten überfordert werden. Die Therapeuten unterstützen daher entsprechende Teilnehmer (soufflieren, im Zweierteam mitspielen, etc.).

Reduktion von Angst Diese Strategie sollte zuletzt besprochen werden. Die anderen, bereits besprochenen Strategien wirkten indirekt einem übergroßen Respekt gegenüber einer angstbesetzten Tätigkeit entgegen. Ergänzend kann nun darauf verwiesen werden, eine komplexe, als schwierig eingeschätzte Tätigkeit zu unterteilen und stets mit der

2

Spielregeln der Kartenübung Geschwindigkeit:
- Jeder Spieler erhält einen Stapel Karten, den er *verdeckt* vor sich legt. *2* dieser *Karten deckt er auf.*
- Eine zufällig gewählte Karte liegt aufgedeckt in der Mitte.
- Auf Kommando legt *jeder Spieler gleichzeitig* (oder reihum) so schnell wie möglich eine seiner beiden aufgedeckten Karten (oder wenn möglich beide Karten) auf die Karte in der Mitte, die zuoberst liegt.
- Wer schneller reagiert, darf zuerst eine Karte ablegen!
- Die einzige *Bedingung* zum Ablegen einer Karte ist, dass entweder das *Gesicht, die Farbe oder die Anzahl der Gesichter* mit der zuoberst liegenden Karte übereinstimmt.
- Sind die beiden aufgedeckten Karten abgelegt, dürfen *2 neue vom Stapel aufgedeckt* werden.
- *Wer zuerst keine Karten mehr hat, hat gewonnen!*

☑ **Abb. 2.4** Kärtchenübung Geschwindigkeit

einfachsten Anforderungsstufe zu beginnen. Diese Vorgehensweise wird in der INT insbesondere auch in den nachfolgenden PC-Übungen praktiziert. Die dadurch reduzierte Fehlerquote ermöglicht vermehrt Erfolgserlebnisse und reduziert somit die Angst. Es bleibt hierzu anzumerken, dass paranoid-wahnhafte Verzerrungen nicht im Vordergrund dieser Intervention stehen. Eine standardisierte kognitive Umstrukturierung ist dennoch möglich: Was löst die Angst aus, welche automatischen Bewertungen folgen darauf und welche alternativen Bewertungen sind möglich, die jeweils unterschiedliche Konsequenzen im Denken, Fühlen und Verhalten bewirken? Ist eine entsprechende Bearbeitung in der Gruppe aufgrund erhöhten Misstrauens nicht möglich, erfolgt diese in zusätzlichen Einzelgesprächen oder wird an den zuständigen Einzeltherapeuten delegiert.

Erhöhung der Wachheit durch Motivation und Interesse an der zu erledigenden Tätigkeit Über den Zusammenhang von Wachheit und Geschwindigkeit wurde bereits eingehend diskutiert. Der Zielbereich Motivation und Interesse

wird im nachfolgenden Interventionsbereich eingeführt. Die Therapeuten sollten daher darauf hinweisen, dass eine lösungsorientierte Einstellung oft zu einer Erhörung des Interesses an einer Tätigkeit führt. Die Grundlage dazu bildet die Einsicht der Teilnehmer in die eigenen Defizite sowie Ressourcen und entsprechenden Problemstellungen im kognitiven Zielbereich. Dabei dürfte insbesondere das wiederholte Hervorheben individueller Ressourcen einen motivationalen Faktor darstellen.

Genügend Erholung Ein ausgewogener Lebensrhythmus, basierend auf einer Wochenstruktur und regelmäßigem Schlafrhythmus, kann eine positive Voraussetzung für die Geschwindigkeit im Denken darstellen.

Das ► CD Informationsblatt 3 wird gegebenenfalls durch weitere Strategien ergänzt. Schließlich erfolgt eine Individualisierung der Bewältigungsstrategien, indem jeder Teilnehmer einschätzt, welche Strategien er ausprobieren möchte und welche er sich nicht zutraut, oder als wenig Erfolg versprechend einstuft. Das Ziel dieser Intervention ist es, ein für jeden Teilnehmer individuelles Bewältigungsrepertoire zu erstellen. Diese Strategien sind im Verlauf des Kurses immer wieder Thema und kommen wiederholt zur Anwendung, da die Geschwindigkeit auch mit anderen Denkfunktionen in Zusammenhang steht. Somit besteht auch weiterhin Anwendungsbedarf für diese Bewältigungsstrategien.

- **Bewältigungsstrategien zur Aufrechterhaltung der Aufmerksamkeit/Vigilanz**

Das übergeordnete Grundthema ist die Aufrechterhaltung der Aufmerksamkeitsleistung unter Reizarmut. Im Modul D dagegen steht die Bewältigung von Belastungen bei Überstimulation im Behandlungsfokus. Im nun folgenden Bewältigungsteil werden unter Bezugnahme der bereits auf dem Flipchart im Einführungsteil festgehaltenen Alltagssituationen individuell angewandte erfolgreiche und weniger Erfolg versprechende Bewältigungsstrategien zur Aufmerksamkeitsaufrechterhaltung erfragt und auf dem Flipchart zusammengefasst. Wiederum ist das Vorgehen ressourcenorientiert.

❓ **Beispiele für Leitfragen**
- Was habe ich in der beschriebenen Situation versucht, um meine Konzentration aufrechtzuerhalten?
- Aus welchen Gründen und in welchen Situationen konnte ich mich besonders gut konzentrierten? Können Sie uns den Trick verraten, wie sie das gemacht haben?

- **Bereichsspezifische Bewältigungsstrategien**

Diese lassen sich in der Regel, nicht zuletzt aufgrund der verwendeten Therapiematerialien, in die zentralen Rehabilitationsthemen Arbeit („In der geschützten Arbeitswerkstätte ist die Arbeit manchmal langweilig, da drifte ich in Gedanken oft ab und benötige eine Pause; danach geht es wieder besser mit der Konzentration"), Freizeit („Bei längeren Tätigkeiten, an denen mir etwas liegt, bin ich sehr motiviert, wie beispielsweise dem Sortieren meiner umfangreichen CD-Sammlung", oder „Auch beim Lesen eines interessanten Buches konnte ich mich höchstens drei Seiten lang konzentrieren; deshalb lese ich nicht mehr") und Wohnen („Beim Aufräumen meines Zimmers/meiner Wohnung werde ich schnell müde; ich lege mich dann hin und setze am nächsten Tag das Putzen fort") unterteilen. Die Therapeuten nehmen die Beiträge der Teilnehmer zunächst wertfrei auf und halten sie fest. Diese werden unter Zuhilfenahme des bereits diskutierten ▶ CD Informationsblattes 2 („Wie werde ich schneller und konzentrierter?") ergänzt. Die gesammelten Bewältigungsstrategien werden nun in der Gruppe diskutiert, individualisiert und ein konkreter Alltagsbezug gefördert.

❓ **Beispiele für Leitfragen**
- Wir haben sämtliche genannten Strategien zur Verbesserung der Konzentration zusammengefasst und einige dem Arbeitsbereich, andere dem Freizeit- und Wohnbereich zugeordnet. Welche dieser Strategien erachten Sie für sich selbst als Erfolg versprechend für Ihren Alltag? Können Sie uns sagen wieso?

Bei der sich anschließenden Diskussion fördern die Therapeuten gezielt die Verwendung von Argumenten anstelle von Behauptungen und Vermutungen.

- **Bewältigung im Freizeitbereich**

Der Einbezug des Freizeitbereichs unterstützt die differenzierte Benennung individueller Ressourcen und Einflussfaktoren im Bereich der Konzentration, die sich möglicherweise von denen des Arbeitsbereichs unterschieden. Von Teilnehmerseite wird bezüglich des Freizeitbereichs als Beispiel immer wieder auf Konzentrationsschwierigkeiten beim Lesen eines längeren Textes oder eines Buches hingewiesen. Anhand dieses Problempunktes wird im Folgenden die Einführung und erstmalige Einübung der zusammengetragenen Bewältigungsstrategien bei Konzentrationsdefiziten veranschaulicht.

- **Konzentrationsprobleme beim Lesen**

Diese Intervention ist optional und nur bei vorliegenden Schwierigkeiten beim Lesen einzuführen. Zunächst wird das Leseverhalten und -bedürfnis der Teilnehmer ressourcenorientiert elaboriert.

❓ **Beispiele für Leitfragen**
- Lese ich gerne?
- Was lese ich gerne?
- Wann und wo lese ich am liebsten?
- Wie viel lese ich am Stück?
- Welche Funktion erfüllt bei mir das Lesen? Oder: Wieso lese ich nicht?

Die Interessen und Funktionen des Lesens können sehr unterschiedlich sein und werden in der Gruppe diskutiert (z. B. „Ich lese gerne einen Krimi", „In meiner Ausbildung muss ich Fachbücher lesen", oder „Ich lese, um einschlafen zu können"). Beweggründe, die gegen das Lesen sprechen, werden ebenfalls eruiert (z. B. „Ich habe noch nie ein Buch gelesen, das ist nichts für mich", oder „Ich lese nicht, weil ich mich nicht konzentrieren kann, meine Gedanken abschweifen und ich am Ende der Seite nicht mehr weiß, was ich vorher gerade gelesen habe"). Teilnehmer, die keine Schwierigkeiten beim Lesen bekunden, können als Modell und Ressource für die Gruppe fungieren. Die Gruppe sammelt mögliche Hilfestellungen beim Lesen und ergänzt sowie diskutiert diese mithilfe des ▶ CD Informationsblattes 2 („Wie werde ich schneller und konzentrierter?"). In der Regel lassen sich in der Gruppe drei Kategorien an Hilfestellungen zusammenfassen:

- ▬ **Ablenkung verhindern:** Selbstverbalisationen zur Aufmerksamkeitslenkung, lautes Lesen, Notizen zum Inhalt machen, einen interessanten Text wählen etc.
- ▬ **Teilziele festlegen und Erwartungen an sich selbst reduzieren:** sich vornehmen, ein Kapitel oder einen Abschnitt zu lesen, Pausen einlegen etc.
- ▬ **Memorieren des Inhalts:** aktives Bearbeiten des Inhalts (mit Leuchtstift hervorheben oder unterstreichen von zentralen Aussagen des Textes, Notizen machen und Zusammenfassungen schreiben, mit eigenen Worten den Inhalt zusammenfassen, wichtige Passagen wiederholen etc.)

Die erarbeiteten Strategien übt die Gruppe anschließend anhand von Kurztexten aus Zeitschriften oder vorliegender Bücher ein (implizites Lernen). Ziel dieser Intervention ist es, die Lesefähigkeit zu verbessern und entsprechende Versagensängste zu reduzieren.

- ▪ **Schlafqualität und Lebensstil**

In einem weiteren Schritt folgt die Bearbeitung der im Einführungsteil bereits thematisierten Begriffe Schlafqualität und Lebensstil. Anhand des ▶ CD Informationsblattes 4 („Einfluss von Schlafqualität und Lebensstil") werden die Schlafhygiene und die Ernährung als mögliche hilfreiche Bewältigungsstrategien sowie Risikofaktoren für die Konzentrationsfähigkeit diskutiert. Die Gruppe liest den Text abschnittsweise und diskutiert jeden Punkt einzeln. Das Informationsblatt dient als Orientierungshilfe. Ziel dieser Intervention ist zunächst eine kritisch sachliche Betrachtung der eigenen Lebens- und Schlafgewohnheiten. In einem weiteren Schritt versuchen die Therapeuten, ein Problembewusstsein für einen unregelmäßigen Lebensrhythmus und für einen übermäßigen Konsum von Genussmitteln zu etablieren. Schließlich wird eine Verhaltensänderung angestrebt, um die genannten Risikofaktoren zu reduzieren. Die Bereitschaft der Teilnehmer wird fokussiert, in kleinen Schritten konkrete Veränderungen als selbständige Übungen in der Alltagsgestaltung auszuprobieren (siehe unten: Selbständige Übung). Es obliegt den Therapeuten, zu hohe und belastende Veränderungserwartungen der Betroffenen zu verhindern (z. B. „Ab Morgen rauche ich nicht mehr!") oder diese durch realistische Zielsetzungen zu ersetzen (z. B. „Ab Morgen versuche ich vor dem zu Bett gehen nicht zu rauchen."). Werden hier bereits individuelle Ziele zu den bearbeiteten Themenbereichen eingebracht, z. B. Enthaltung oder Reduktion des Konsums von Zigaretten oder Alkohol, werden diese von den Therapeuten notiert und unterstützt. Hier steht jedoch die Förderung der

Selbstwahrnehmung und der Veränderungsbereitschaft im Vordergrund. Es folgt der Hinweis, dass eine konkrete, lösungsorientierte Realisierung individueller Ziele jedoch erst im Zielbereich Problemlösen des Therapiebereichs C erfolgen wird.

- ▪ **Bewältigungsstrategien während der Arbeit**

Die Arbeit ist Gegenstand vieler Rehabilitationsbemühungen und soll hier gesondert thematisiert werden. Auf den bereits gesammelten Bewältigungsstrategien der Teilnehmer aufbauend, werden anhand des ▶ CD Informationsblattes 5 („Wie kann ich mich bei der Arbeit besser konzentrieren?") verschiedene Formen von Pausen sowie Ablenkungsstrategien als Bewältigungsstrategien zur Vigilanzförderung eingeführt. Hier werden dieselben, leicht modifizierten Gruppenübungen wie in der vorherigen Interventionseinheit durchgeführt. Diese unterscheiden sich jedoch hinsichtlich der Zielstellung: Nicht die Geschwindigkeit, sondern die Konzentration, d. h. die Fehlerzahl steht im Zentrum der Intervention. Wiederum liegt der Fokus auf dem impliziten Lernen der Teilnehmer aufgrund aktiver Erfahrungen durch interaktives Üben. Folgende Übungen sind möglich:

Zahlenreihe oder Alphabet aufsagen Ein Teilnehmer wird gebeten, möglichst fehlerfrei die Zahlenreihe von 1 bis 200 oder das Alphabet laut aufzusagen, wobei andere Teilnehmer die Verständlichkeit der Artikulation und mögliche Fehler kontrollieren. Die Zeit wird hier nicht gemessen. Stattdessen werden Pausen, Teilziele, Selbstverbalisationen und andere erwähnte Strategien bewusst angewandt. Das Anspruchsniveau lässt sich steigern, indem das Alphabet oder die Zahlenfolge rückwärts aufgesagt wird. Unmittelbar nach der Übung folgt eine Rückmelderunde, wobei sich zuerst der aktive Teilnehmer, dann die Beobachter und schließlich die Therapeuten zu Wort melden.

Kärtchenübung Auch die Karten der IPT-Kärtchenübung (Roder et al. 1988, 2008a, 2010) werden hier in modifizierter Form verwendet. Jeder Teilnehmer erhält 10 bis 20 Karten, wobei jede durch vier Merkmale charakterisiert ist: Form (rund, drei- oder rechteckig), Farbe (blau, gelb oder rot), Zahl sowie kein zusätzliches Merkmal oder den Namen eines Wochentages. Jeder Teilnehmer sortiert nun seinen Kartenstapel nach einem vorgegebenen Merkmal („Sortieren Sie bitte alle Karten mit einer roten Form aus"). Erneut können die individualisierten Strategien zur Konzentrationsverbesserung bzw. Fehlerreduktion eingeübt werden (z. B. Selbstverbalisationen wie „Was ist die Aufgabenstellung, nach welchen Kriterien muss ich die Karten sortieren?"). Reihum kontrolliert dann jeder Teilnehmer, ob sein Nachbar alle Karten richtig sortierte. Der Schwierigkeitsgrad dieser Übung lässt sich graduell steigern, indem zusätzliche Sortierkriterien und mehr Karten vorgegeben werden. Zudem sollen die Teilnehmer möglichst ein Erfolgserlebnis haben, so dass die Herausforderung zur Motivierung, aber nicht zur Überbelastung beiträgt.

Ablenkungsstrategien Die beiden nun beschriebenen Übungen werden auch dazu verwendet, die auf dem ► CD Informationsblatt 5 enthaltenen Ablenkungsstrategien erstmalig auszuprobieren. Im Gegensatz zur Aufmerksamkeitsaktivierung bei Geschwindigkeitsübungen dient die bewusste und gezielte Ablenkung als Strategie zur Steigerung der Aufmerksamkeit bei monotoner Tätigkeit unter Reizarmut.

Erneut werden die Erfahrungen der Teilnehmer gesammelt, Schwierigkeiten analysiert und gezeigte Ressourcen gefördert. Der Bezug zur individuellen Arbeitssituation oder Beschäftigungsprogrammen wird hergestellt.

❓ **Beispiele für Leitfragen**
 ▬ Habe ich bisher während der Arbeit, in der Werkstätte oder im Atelier bewusst Pausen eingelegt?
 ▬ Wie oft und wie lange benötige ich Pausen, um mich erholen und besser konzentrieren zu können?
 ▬ Welche Ablenkungsstrategien zur Verbesserung der Konzentration möchte ich einmal während der Arbeit ausprobieren?
 ▬ Welche Schwierigkeiten erwarte ich?

▪ **Kärtchenübung zu Stimmung und Konzentration**
Am Ende des Kompensationsteils zu dieser Interventionseinheit wird der direkte Bezug zur sozialkognitiven Komponente des Moduls A hergestellt, indem die Konzentrationsleistung in Zusammenhang mit der eigenen Stimmung gebracht wird. Damit wird direkt Bezug auf die bereits eingeführten Themenbereiche Wachheit und Geschwindigkeit/Aufmerksamkeit (► CD Arbeitsblatt 3) sowie kognitives Leistungsvermögen und Stimmung (► CD Informationsblatt 2) genommen und an die entsprechenden Erfahrungen der Teilnehmer angeknüpft. Die Kärtchenübung „Stimmung und Konzentration" wird in der Gruppe durchgeführt. Insgesamt 29 Karten befinden sich auf beiliegender CD-ROM (► CD Materialien 3a und 3b). Auf den 27 kleineren Karten stehen Begriffe zu Emotionszuständen. Auf den beiden großen Karten sind die beiden Zustandspole „Wach und Konzentriert" sowie „Müde und Unkonzentriert" festgehalten. Die beiden letztgenannten Karten werden entweder an das Flipchart geheftet oder je einem der beiden Therapeuten zugeordnet. Ein Therapeut gilt dann als wach, der andere als müde. Die Karten mit Emotionszuständen werden an die Teilnehmer verteilt. Karte für Karte wird nun vom jeweiligen Teilnehmer reihum einem der beiden Wachheitspole zugeordnet. Wiederum werden die gerade aktiven Teilnehmer aufge-

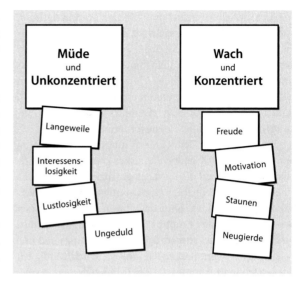

◻ **Abb. 2.5** Kärtchenübung Stimmung und Konzentration

fordert, die Zuordnung mit Argumenten zu legitimieren. Dabei steht der Selbst- und Alltagsbezug im Vordergrund. Kärtchen, für die in der folgenden Gruppendiskussion kein Konsens entsteht und die sich nicht eindeutig einem der Wachheitspole zuordnen lassen, werden zwischen die beiden großen Karten gelegt. Ziel ist hier nicht der Gruppenkonsens, sondern die Förderung von nachvollziehbaren Argumenten basierend auf eigenen Erfahrungen (◻ Abb. 2.5).

Unter Nutzung der Gruppendynamik, lässt sich die Übung alternativ auch in zwei Gruppenhälften durchführen. Eine Hälfte der Gruppe erhält die „Wach-und-Konzentriert"-Karte, die andere Gruppe die „Müde-und-Unkonzentriert"-Karte. Zur differenzierten Einschätzung der Karten mit Emotionszuständen wird vorab von den Therapeuten mithilfe des ► CD Arbeitsblattes 2 und des ► CD Informationsblattes 3 der Zusammenhang zwischen den beiden Wachheitspolen mit dem inneren Aktivierungsniveau (Erregung, Arousal) aktualisiert. Die beiden Gruppenhälften bestimmen dann, welches Aktivierungsniveau ihrem Wachheitspol entspricht. Die Kärtchen werden sortiert und zufällig verteilt. Die Aufgabe der beiden Gruppen besteht darin, untereinander zu diskutieren, welche Kärtchen nicht zu ihrem Aktivierungsniveau gehören, und sie mit der anderen Gruppe zu tauschen. Wenn die Gruppe sich einig ist, werden die Emotionen vorgelesen und diskutiert, ob die Zuordnung realistisch erscheint. Ziel der Übung ist es, dass die Teilnehmer verschiedenen Emotionen entsprechende innere Aktivierungsstärken zuordnen können. Der Selbstbezug der Patienten beschränkt sich in dieser Phase der INT weiterhin auf motivationale Gefühlszustände, die eher mit einer Untererregung einhergehen, wie z. B. Langeweile, Motivationslosigkeit, Lustlosigkeit, Desinteresse, Apathie, Niedergeschlagenheit, Energielosigkeit. Um die Selbstwahrnehmung solcher Stimmungslagen und die Veränderungsbereitschaft zu fördern, ist es wichtig, diesen Zugang zunächst über positive Stimmungslagen herzustellen. Es gilt den Teilnehmern zu vermitteln, dass eine erhöhte innere Erregung (Arousal) und Konzentration nicht nur mit negativen Emotionen verbunden sein muss, sondern ebenso mit positiven Gefühlszuständen wie Hoffnung, Interesse, Freude, Herausforderung, Motivation etc.

Bei motivierten Teilnehmern mit vielen Ressourcen und bereits hoher Gruppenkohäsion können die Emotionszustände, die auf die Kärtchen geschrieben sind, durch einen oder zwei Teilnehmer gleichzeitig zunächst nonverbal dargestellt werden, ohne dass die anderen Teilnehmer den darzustellenden Emotionsbegriff sehen. Die Gruppe bestimmt dann den ausgedrückten Aktivierungsgrad und versucht, den vermittelten Gefühlsausdruck Müdigkeit oder Wachheit zuzuordnen. Dabei wird zwischen der Beschreibungs-, Wahrnehmungs- und Interpretationsebene unterschieden.

❓ Beispiele für Leitfragen
- ▬ Welche Mimik, Gestik und Verhaltensweisen werden dargestellt?
- ▬ Wenn ich solche Verhaltensweisen sehe, führt dies in der Regel zur Wahrnehmung welcher Emotionsausdrücke?
- ▬ Wenn ich oder andere eine solche Emotion empfinden, bin ich dann eher aufgeregt (hohe Aktivierung) oder eher nicht?
- ▬ Steht der Emotionsausdruck (und der damit verbundene Aktivierungsgrad) eher mit Müdigkeit oder eher mit Wachheit in Zusammenhang?

Zusammenfassend verfolgt diese Übung zwei Ziele:
1. die Teilnehmer für die Unterscheidung von subjektivem Erleben und objektiven, sichtbaren Verhaltensbeobachtungen von Emotionen zu sensibilisieren und diese in Zusammenhang mit der Konzentrationsfähigkeit zu stellen und
2. die Teilnehmer auf den Inhalt des sozialkognitiven Teils des Moduls A, die Emotionswahrnehmung, vorzubereiten.

Restitution
- **Wiederholtes Üben im Bereich Geschwindigkeit der Informationsverarbeitung**

Der Bereich der Restitution umfasst zu diesem Zielbereich vor allem die wiederholte Bearbeitung der PC-gestützten Übungen, die bereits in den Einführungssitzungen kurz bearbeitet wurden. Auch die oben beschriebenen Kartenübungen (▶ CD Materialien 1, 2a–l) können hier zur Auflockerung wiederholt werden. Der Restitutionsteil dient dazu, die im Kompensationsteil erarbeiteten Bewäl-

tigungsstrategien bis zur Habituation einzuüben. Während der Vorbereitung einer Übung ist jeweils individuell das ▶ CD Arbeitsblatt 4 („Meine hilfreichen Strategien für den Bereich …") auszufüllen.

- **PC-gestützte Übungen**

Das Vorgehen folgt stets „Errorless-learning-Prinzipien": Jeder Teilnehmer beginnt mit der jeweils einfachsten Übungsstufe, um die Fehleranzahl gering zu halten und möglichst Erfolgserlebnisse zu erzielen. Erst wenn ein Teilnehmer diese Grundstufe gut bewältigen kann, wechselt er zur nächsten Stufe. Als Erfolgskriterium gilt dabei die Regel, mindestens 80 % der bearbeiteten Aufgaben innerhalb einer Übung richtig gelöst zu haben. Bei den folgenden Geschwindigkeitsübungen ist die Leistung teilweise kaum zu messen und unterliegt daher der Einschätzung der Therapeuten. Durch die individuelle Bearbeitung variieren auch das Tempo und die Anzahl der bearbeiteten Aufgaben zwischen den Teilnehmern. Während einige alle zur Verfügung stehenden Aufgaben gelöst haben, kommen andere nicht über die ersten zwei Schwierigkeitsstufen hinaus. Die Therapeuten sollen daher insbesondere die langsameren Teilnehmer kontinuierlich positiv verstärken und gegebenenfalls einzeln bei der Bearbeitung temporär unterstützen. Bevor jeder Teilnehmer im PC-Raum an seinem PC mit den Übungen beginnt, demonstriert der Haupttherapeut die Übung an seinem PC, dessen Bild mittels Beamer an die Wand projiziert wird. Dazu eignet sich der in jeder CogPack-Übung enthaltene Probelauf. Die problemzentrierte Auswahl der Übungen erfolgt durch die Therapeuten. Der Umfang der Übungen sollte in Abhängigkeit des Schweregrades der kognitiven Beeinträchtigungen und Ressourcen der Teilnehmer gewählt werden. Folgende bereits bewährte CogPack-Übungen stehen zur Verfügung:

VISUMOTOR Es ist zu empfehlen, mit dieser CogPack-Übung zu beginnen, da sie sich besonders gut eignet, die Teilnehmer in die Handhabung des Programms einzuführen. Die ersten beiden Unterübungen sind relativ einfach zu bewältigen. Dies hilft, Ängste zu reduzieren, und ist für erste Erfolgserlebnisse der Teilnehmer förderlich. Am einfachsten zu bearbeiten ist die Übung a (Weg gehen). Weiter sind der Reihe nach auch die Übungen b (Floß steuern leicht) und c (Floß steuern schwer) zu bearbeiten. Aufgrund des erhöhten Schwierigkeitsgrades sind die Übungen d und e (Ziel verfolgen) nur optional bei besonders leistungsstarken Teilnehmern zu empfehlen.

UFO Diese klassische Reaktionsgeschwindigkeitsübung ist durch die sich bewegenden Stimuli und den Spielcharakter sehr stimulierend. Folgende Aufgaben werden empfohlen: a (langsame große UFOs), b (kleine schnelle UFOs) und c (hypers). Der Schwierigkeitsgrad steigt von a bis c. Die nächste Aufgabe d (ultras) ist nicht geeignet, da je nach Bildschirmqualität eine korrekte Bearbeitung dieser Aufgabe kaum möglich ist. Bei e (adaptive UFOs) verändert das Programm das Anspruchsniveau entsprechend den vorangegangenen Leistungen des Teilnehmers.

STERNTALER Diese Übung ist ähnlich aufgebaut wie die oben beschriebene Übung UFO: Eine graduelle Steigerung des Anspruchsniveaus von a (leicht) über b (mittel) bis zu c (schwer), wobei die Übung „schwer" hier mit etwas Übung zu bewältigen ist. Bei d (adaptiv) verändert das Programm das Anspruchsniveau entsprechend den vorangegangenen Leistungen des Teilnehmers.

SPRINGBALL Alternativ zu den UFO- und STERNTALER-Übungen können auch die ebenfalls aktivierenden SPRING-BALL-Übungen eingesetzt werden: Der Schwierigkeitsgrad steigt ebenfalls von Aufgabe a bis Aufgabe f, wobei jeweils Übungen mit und ohne Ton ausgewählt werden können.

STOPPEN Es stehen je drei Schwierigkeitsstufen für das Stoppen einer vorgegebenen Zeit mit einer Zeigeruhr (a–c) und einer Digitaluhr (d–f) zur Verfügung.

REAKTION Fünf Reaktionsübungen werden empfohlen (a–e). Dabei werden jeweils die Reaktionszeit bis zum korrekten Anklicken sowie die Anzahl der Fehler gemessen. Diese Aufgabe ermöglicht es, den Zusammenhang zwischen Geschwindigkeit und Fehleranzahl herzustellen.

Es werden meist nicht alle der oben beschriebenen Übungen durchgeführt. Nach maximal 30 Minuten wechselt die Gruppe zurück in den Gruppenraum. In einer Feedbackrunde diskutiert die Gruppe die Erfahrungen mit den Übungen. Dabei richten die Therapeuten den Fokus sowohl auf die dabei eingeübten Bewältigungsstrategien als auch auf aufgetretene Schwierigkeiten und Erfolgserlebnisse durch das wiederholte Üben.

❓ Beispiele für Leitfragen
- Welche Strategien habe ich eingesetzt, welche waren hilfreich und welche nicht, konnte ich die Strategien sogleich anwenden oder benötigte ich dazu wiederholtes Üben?
- Wie habe ich die Übungen erlebt, wurde ich mit der Zeit besser oder nicht, worauf ist dies zurückzuführen?
- Konnte ich vom wiederholten Üben genügend profitieren oder benötige ich weitere Übungen?

Die Therapeuten, die die individuellen Übungen aktiv begleitet und zu jedem Teilnehmer bereits während den Übungen (möglichst positive) Rückmeldungen zur Leis-

tung gegeben haben, strukturieren die Diskussion dahingehend, dass die Teilnehmer ihre eigene Leistung möglichst adäquat einschätzen. Dazu können nochmals die in den Einführungssitzungen festgehaltenen ersten Selbsteinschätzungen der eigenen Geschwindigkeit der Informationsverarbeitung beigezogen werden und das ► CD Arbeitsblatt 1 zur Hand genommen werden.

❓ Beispiele für Leitfragen
- Hat sich meine Geschwindigkeit während der letzten Sitzungen verbessert?
- Schätze ich meine eigene Geschwindigkeit jetzt genau gleich ein wie zu Beginn dieses Themas?

Jeder Teilnehmer notiert entsprechende Veränderungen auf dem ► CD Arbeitsblatt 1 und gegebenenfalls korrigiert die vorgängigen Selbsteinschätzungen.

▪ Wiederholtes Üben im Bereich Aufrechterhaltung der Aufmerksamkeit/Vigilanz
Der Restitutionsteil zur Vigilanz gliedert sich in die wiederholte Durchführung von CogPack-Übungen im PC-Raum und den oben genannten Kärtchenübungen im Gruppentherapieraum. Das Ziel ist es, die von den Teilnehmern eingebrachten sowie die auf den ► CD Informationsblättern 2–5 und dem ► CD Arbeitsblatt 3 enthaltenen Strategien zur Verbesserung der Vigilanz bis zur Habituation einzuüben.

▪ Kärtchenübungen
Die oben beschriebenen Kärtchenübungen (► CD Materialien 1, 3a–b) werden vollständig oder erneut durchgeführt. Eine weitere Variationsmöglichkeit der IPT-Kärtchenübung (► CD Materialien 1) (Beschreibung in Roder et al. 2010) ist folgende Übung: Jeder Teilnehmer und beide Therapeuten erhalten je 6 bis 8 IPT-Karten (► CD Materialien 1), die sie gut sichtbar vor sich ausbreiten. Der Co-Therapeut oder ein Teilnehmer erhält nun den Auftrag, sich eine der aufgedeckten Karten zu merken. Bei einer Gruppengröße von acht Teilnehmern und zwei Therapeuten stehen dazu 60 bis 80 Karten zur Verfügung. Die ausgewählte Karte notiert er anhand ihrer Kriterien auf einem Blatt, ohne dass die anderen Teilnehmer die Notizen sehen können. Die Aufgabe der restlichen Gruppenteilnehmer besteht nun darin, mit gezielten Fragen nach den Kriterien der Zielkarte herauszufinden, welches die Zielkarte ist. Der Teilnehmer, der sich die Karte merkte, darf jedoch nur mit „ja" oder „nein" antworten. Die meisten Gruppen kommen schnell selbst auf die Idee, die durch die Fragen ausgeschlossenen Karten umzudrehen, um die Auswahl an Karten einzuschränken. Das Anforderungsniveau der Übung lässt sich steigern, indem die Teilnehmer „Nein"-Antworten vermeiden sollen oder sie zunächst bestimmt sollen, welche Person die Zielkarte vor sich liegen hat.

■ PC-gestützte Übungen

Das CogPack-Programm beinhaltet verschiedene Vigilanz-
übungen. Für die Verwendung innerhalb der INT haben
sich die folgenden bewährt:

AKKORD Die verschiedenen Aussortierübungen simulieren die Akkordarbeit an einem Fließband unter Reizarmut. Der Grad der Reizarmut lässt sich variieren, indem
die Geschwindigkeit des Fließbandes verändert wird.
Diese Manipulationsmöglichkeit wird zur Förderung der
Selbstwahrnehmung folgendermaßen genutzt: 1. Jeder
Teilnehmer wählt die Geschwindigkeit, mit der er sich am
wohlsten fühlt und 2. jene Geschwindigkeit, die ihm am
meisten Unbehagen bereitet. Unter beiden Bedingungen
wird weiter geübt. Die Übungen a–d (hohe/niedrige Zäune
und große/kleine Blöcke) unterscheiden sich nur bezüglich
der dargebotenen Stimuli, jedoch nicht hinsichtlich des
Schwierigkeitsgrades. Die Übung e (Kacheln) beinhaltet
schwer zu differenzierende Musterblöcke. Diese Übung
wird daher erst gegen Ende der Intervention verwendet.

FOLGE Die Übung ist vergleichbar mit dem Continuous
Performance Test (MATRICS Assessment, Inc. 2006) aufgebaut. Eine Rückmeldung erfolgt erst nach Beenden einer
Übung. Insgesamt 19 FOLGE-Übungen von ca. 3 Minuten Dauer stehen zur Auswahl. Es wird empfohlen mit der
Übung a „Zahlen" zu beginnen, da diese das geringste Anspruchsniveau voraussetzt. Weiter bewährt haben sich die
Übungen b und c (Zahlen), d (Alphabet) sowie die Übungen e–h mit Reihenfolgen zu Wochentagen, Monaten, Jah-
reszeiten und Datum. Zusätzlich beinhaltet die Übung i
(Ampel) figurale Stimuli.

MATRIX Diese Übungen unterscheiden sich von den beiden oben erwähnten, da hier die Übungsdauer vom Bear-
beitungstempo der Teilnehmer abhängt. Gemessen wird
die Bearbeitungszeit. Fehler werden mit Strafsekunden ge-
ahndet. Durch die Masse dargebotener und zu bearbeiten-
der Stimuli ist auch eine Vigilanzleistung der Teilnehmer
gefordert. Die Aufgaben a–h unterscheiden sich hinsichtlich der definierten Zielreize.

Bei der Bearbeitung der beschriebenen Übungsaus-
wahl habituieren die Teilnehmer die im Kompensationsteil individualisierten Bewältigungsstrategien. Weiter wird
die Selbstwahrnehmung gefördert. Als didaktisches Mittel
dazu dient zunächst die unmittelbare Rückmeldung des
CogPack nach jeder Übungssequenz: Erfolgte ein Leis-
tungszuwachs oder ein Leistungsabfall von der ersten zur
zweiten Hälfte der Übungssequenz?

Nach einer in der Regel 30 Minuten dauernden PC-
Übungseinheit wird im Gruppenraum die Selbstwahrnehmung durch die Reflexion individueller Erfahrungen
fokussiert.

❓ für Leitfragen
- Empfand ich die Übung eher als leicht oder schwie-
  rig?
- War die Übung monoton und langweilig?
- Bin ich während der Übung ermüdet, zunehmend
  unkonzentrierter geworden?

Es folgt ein Bezug zu den im Kompensationsteil dieses
Moduls diskutierten Einflussfaktoren auf die Konzentrationsleistung.

❓ Beispiele für Leitfragen
- Was machte die Übungen langweilig?
- Wann waren sie interessant?
- Wieso konnte ich mich (nicht) dafür interessieren,
  motivieren, begeistern?
- Wie war meine Stimmung während der Übungen?

Schließlich sollten die Erfahrungen mit den eingeübten
Bewältigungsstrategien diskutiert werden:

❓ Beispiele für Leitfragen
- Konnte ich mich bis zuletzt gut auf die Aufgabe
  konzentrieren?
- Was hat mir dabei geholfen, was habe ich ausprobiert?
- Waren die besprochenen Strategien hilfreich,
  haben mich diese zusätzlich belastet oder vielleicht
  motiviert?

Die Gruppendiskussion zu den Übungserfahrungen sind
stets auch ressourcenfokussiert. Stärken einzelner Teilnehmer werden ebenso hervorgehoben wie erlebte Defizite.
Insbesondere die AKKORD-Übungen mit einer Dauer von
15 Minuten sind für einzelne Teilnehmer immer wieder
an der Grenze zur Überforderung. Es ist für diese Teilnehmer wichtig, die Möglichkeit zu erhalten, nicht die ganze
Übung bis ans Ende durchzuführen und stattdessen die
kürzer dauernden MATRIX- oder FOLGE-Übungen zu
bearbeiten. Sind die Schwierigkeiten einzelner Teilnehmer
auf Beeinträchtigungen der selektiven Aufmerksamkeit im
Zusammenhang mit Stresserleben zurückzuführen, wird
auf die Inhalte des Moduls D verwiesen. Schließlich ergänzt jeder Teilnehmer seine aktuelle Selbsteinschätzung
der Konzentrationsfähigkeit auf dem ▶ CD Arbeitsblatt 2.

In-vivo-Übungen und selbständige Übungen

Ein wichtiges Ziel in dieser ersten Interventionseinheit des
Moduls A war die Motivation der Teilnehmer zur aktiven
Teilnahme zu stärken sowie die Gruppenkohäsion zu fördern. Die Durchführung von In-vivo-Übungen und die
selbständigen Übungen sind daher zu diesem Zeitpunkt
des INT-Therapieprozesses als fakultativ anzusehen. Die

Teilnehmer sollten sich überlegen, welche der diskutierten Strategien und Erfahrungen der Gruppe sie auch in ihrem persönlichen Alltag verwenden können. Dazu wird das ▶ CD Arbeitsblatt 5 (selbständige Übung) von jedem Teilnehmer in der Gruppe ausgefüllt. Das Thema der selbständigen Übung wird beschrieben, die konkrete, zu erwartende Situation und die einzusetzende Strategie benannt sowie zu erwartende oder befürchtete Schwierigkeiten antizipiert. Nach der erlebten konkreten Situation haben die Teilnehmer zusätzlich die Möglichkeit, aufgetretene Schwierigkeiten zu vermerken. Werden selbständige Übungen verteilt, müssen diese in der nächsten Sitzung thematisiert werden. Schwierigkeiten und Erfolgserlebnisse werden diskutiert. Bei etablierter Gruppenkohäsion sind bei wiederholten selbständigen Übungen auch jene Teilnehmer dazu zu motivieren, die eingangs die selbständigen Übungen noch verweigert haben. Die Intensität und Frequenz von selbständigen Übungen ist jedoch der Gruppenzusammensetzung und dem Motivations- und Leistungsniveau der Teilnehmer anzupassen.

Als Ergänzung oder als Alternative zu den selbständigen Übungen sind In-vivo-Übungen vorgesehen, in welchen die Zielpersonen in einer realen Situation vor Ort die gelernten Bewältigungsstrategien zur Verbesserung der Geschwindigkeits- oder Aufmerksamkeits- und Vigilanzleistung anzuwenden versuchen. Diese Intervention hängt jedoch von der Gruppenzusammensetzung, von örtlichen Bedingungen und nicht zuletzt von den zeitlichen Ressourcen der Therapeuten und Teilnehmern ab, da In-vivo-Übungen sowohl in der Vorbereitung als auch in der Durchführung und Nachbesprechung zeitlich aufwändig sind. Liegen beispielsweise arbeitsrehabilitative Einrichtungen in der unmittelbaren Umgebung des Therapieraums, begleitet die Gruppe die betroffenen Teilnehmer in die geschützte Werk- oder Arbeitsstätte, wo die Bewältigungsstrategien vor Ort angewandt werden und die beobachtenden Teilnehmer am Modell lernen können. In-vivo-Übungen mit der Gruppe sind während eines gemeinsamen Kurzausflugs auch im Freizeit- und Wohnbereich möglich. Vor jeder dieser gemeinsamen Aktivitäten füllen die Zielpatienten das ▶ CD Arbeitsblatt 4 („Meine hilfreichen Strategien") aus, um sich die bevorstehende Aufgabe nochmals zu vergegenwärtigen. Jede In-vivo-Übung endet mit einer Nachbesprechung.

Sozialkognitiver Interventionsbereich Emotionswahrnehmung

> **Modul A: Sozialkognitiver Interventionsbereich Emotionswahrnehmung**
> 1. Einführung
>   – Definition: Emotionswahrnehmung
>   – Selbstwahrnehmung im Zielbereich
>   – Filtermodell
>   – Ressourcenorientiertes individuelles Profil im Zielbereich
>   – Selbst- und Alltagsbezug: Fallvignette
>   – Definition und Funktionen der Grundemotionen
> 2. Kompensation
>   – Lernen von Bewältigungsstrategien zur Affektdekodierung in 3 Stufen: Gesichtswahrnehmung, Mimik und Gestik, Emotionsabfolgen
>   – Eigener Emotionsausdruck in Gruppenübungen
>   – Emotionale Konzeptbildung
> 3. Restitution
>   – Habituation der erlernten Bewältigungsstrategien in wiederholten Gruppenübungen
> 4. In-vivo-Übungen und selbständige Übungen
>   – Transfer der erlernten Bewältigungsstrategien in konkrete Alltagssituationen

> **Hinweise**
>
> ▬ Infrastruktur: Gruppentherapieraum, Flipchart, Beamer
> ▬ Therapiematerialien: ▶ CD Informationsblätter 6–8, ▶ CD Arbeitsblätter 4–6, ▶ CD Vignette 4, Ekman-Bilder (▶ CD Materialien 4), ▶ CD e-Materialien 1–3; Kartenübung: emotionale Konzepte (▶ CD Materialen 5a–h)
> ▬ Didaktik: Hochstrukturierte Gruppendiskussion

Einführungssitzungen

▪ **Definition des Zielbereichs**

Die sozialkognitive Funktion der Emotionswahrnehmung wurde bereits im vorangegangenen neurokognitiven Interventionsteil des Moduls A über die Thematisierung des Einflusses der Stimmung auf die neurokognitive Funktionsleistung eingeführt. Hier geht es um das Erkennen von Gefühlen bzw. emotionalen Zuständen anderer Personen. Dazu wird eingangs der Begriff der Emotionswahrnehmung inhaltlich definiert.

Einführungsbeispiel

Unser Denken, Handeln und unsere Körperempfindungen stehen in Zusammenhang mit unseren Gefühlen. Wenn wir zum Beispiel lachen, weinen oder fluchen, drücken wir unsere Gefühle auch für andere gut erkennbar aus. Es ist schwierig, keine Gefühle auszudrücken. Jedes erlebte Gefühl oder jede Emotion ist durch bestimmte Ausdrucksweisen wie Gesichtsmimik, Gestik und Verhalten charakterisiert und kann von anderen identifiziert werden.

Weiter wird auf die Funktionalität dieser Fertigkeit hingewiesen, Emotionen anderer richtig wahrzunehmen:

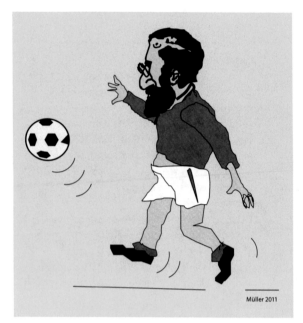

Müller 2011

Abb. 2.6 „Liebe oder Fußball, das ist hier die Frage!"

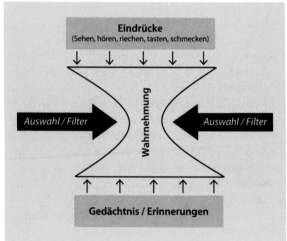

Abb. 2.7 Filtermodell: Wahrnehmung und Gedächtnis (Müller u. Roder 2012)

Einführungsbeispiel

In einem Gespräch oder unter Leuten die ausgedrückten Emotionen anderer richtig einschätzen zu können, verleiht Sicherheit und hilft, sich zu orientieren. Der Emotionsausdruck von jemandem kann oft auch erkannt werden, wenn dieser nichts sagt oder man nicht hört, was dieser sagt (nonverbales Verhalten). Eine Geste oder die Mimik sagen oft mehr als 1000 Worte. An den Emotionen erkennt man, wie es jemand mit einem meint: Ist er positiv oder negativ eingestellt, hegt er Groll oder ist er freundlich? Andererseits führt die falsche Interpretation von Emotionen oft zu Verunsicherung, Angst und schließlich zu unbegründetem Misstrauen.

■ **Optische Wahrnehmungstäuschungen (optional)**

Optional können hier zur Auflockerung und als Einführung in die Wahrnehmungsprozesse optische Täuschungen oder Kippbilder verwendet werden. Zahlreiche Bücher und Internetseiten beinhalten umfangreiches Illustrationsmaterial, welches von den Therapeuten verwendet werden kann. Als Illustrationsbeispiel ist ▢ Abb. 2.6 gedacht.

■ **Filtermodell**

Während der Durchführung des INT ist es ein übergeordnetes didaktisches Ziel, die verschiedenen, aufeinander folgenden Interventionsbereiche in Bezug zueinander zu setzten. Ein neu eingeführter Interventionsbereich bezieht sich daher stets auf die direkt vorangegangenen Einheiten. Dies dient wiederum zur Förderung der intrinsischen Motivation. Die Teilnehmer können gut nachvollziehen, wieso es wichtig ist, sich (gerade jetzt) mit diesem Interventionsbereich zu beschäftigen.

Hier wird nun nochmals Bezug genommen zu den vorgängig behandelten Einflussfaktoren auf die eigene Geschwindigkeits- und Aufmerksamkeitsleistung durch die aktuelle Stimmung und Gefühlslage, sowohl bei sich selbst wie auch bei Interaktionspartnern. Dazu wird ein Filtermodell der Wahrnehmung eingeführt, das sowohl als Material zur elektronischen Darstellung (▶ CD e-Materialien 1) sowie als Informationsblatt (▶ CD Informationsblatt 6) vorliegt, da es in den folgenden Interventionseinheiten immer wieder verwendet wird (▢ Abb. 2.7).

Anhand des Filtermodells werden basale Wahrnehmungsprozesse veranschaulicht. Es wird auf die Wahrnehmung mit den fünf Sinnen hingewiesen, der Zusammenhang der Wahrnehmung mit dem Gedächtnis (einem Interventionsbereich des Moduls B) erarbeitet, und schließlich die verschiedenen Filter diskutiert, die eine Auswahl der Informationen (selektive Wahrnehmung als Interventionsbereich in Modul D) beeinflussen. Bezüglich der genannten Filter durch Einstellungen und Persönlichkeit wird auf den sozialkognitiven Teil des Moduls C verwiesen. Schließlich gilt es auch erneut den Zusammenhang zur Aufmerksamkeit und zu den Interessen und dem Wachheitsgrad herzustellen. Mittels alltäglicher Beispiele der Teilnehmer wird die Bedeutung von Emotionen für die Wahrnehmung und das Gedächtnis sowie die verschiedenen genannten Filtermodalitäten individualisiert. Das übergeordnete Thema ist jedoch der Einfluss erlebter Emotionen auf die Wahrnehmung. Es empfiehlt sich, die Wissensinhalte durch einfache Beispiele zu veranschaulichen:

Filterung der Wahrnehmung

Ein Teilnehmer wird gefragt, ob er den neben ihm sitzenden Teilnehmer heute schon gesehen und mit ihm gesprochen habe. Dieser bejaht die Frage. Er wird gebeten, im Folgenden

Blickkontakt mit dem dozierenden Therapeuten zu halten, also nicht zum Nachbarn zu schauen. Es folgt die Frage, ob er uns detailliert die Schuhe beschreiben könne, die sein Nachbar heute trägt.

Emotionale Einflüsse bei der Wahrnehmung

Ein Teilnehmer wird gefragt, ob er gerne Pizza esse. Falls er bejaht, wird er nach seiner Lieblingspizza gefragt und ob er sich vorstellen könne, heute Abend auf dem Heimweg und mit knurrendem Magen beim Vorbeilaufen an einer Pizzeria mit richtigem Holzofen dem Geruch einer Pizza erliegen zu können. Falls der Teilnehmer bejaht, wird er nach seinen erlebten Emotionen in dieser Situation gefragt. Leider war jedoch eine der Pizzazutaten nicht mehr frisch und er musste dann die meiste Zeit der Nacht auf der Toilette verbringen. Schließlich sei er eine Woche später (nach der Gruppe) wieder an der Pizzeria vorbeigegangen und habe erneut den Duft von Pizzas aus dem Holzofen gerochen. Die Abschlussfrage wäre dann: „Hat der Holzofenpizzageruch wieder dieselben Emotionen ausgelöst wie in der Woche zuvor?"

■ **Förderung der Selbstwahrnehmung im kognitiven Zielbereich**

Der Fokus wird nun zunächst auf das Erkennen von Emotionsausdrücken anderer in der sozialen Interaktion gelegt. Innerhalb des Aufbaus der INT dient dies als Voraussetzung für die später in Modul B thematisierten sozialkognitiven Funktionen ToM und soziale Wahrnehmung, welche auf die Fertigkeit einer adäquaten Affektdekodierung aufbauen. So könnte eine mögliche Einführung durch die Therapeuten lauten:

Einführungsbeispiel

Wir haben uns nun mit der Wichtigkeit von Emotionen bei der Wahrnehmung und bei der Konzentrationsleistung beschäftigt. In sozialen Situationen, wenn wir andere Leute treffen, werden stets auch Emotionen ausgedrückt, die wir wahrnehmen und erkennen können. Das Erkennen der Emotionen von anderen ermöglicht es, uns sehr schnell zu orientieren, wie es dem anderen geht und wie er zu uns steht. Die emotionale Beteiligung von unseren Gesprächspartnern und von uns selbst helfen, uns später wieder an diese Situationen und Erlebnisse zu erinnern.

Mit der Verbindung der affektiven Aktivierung und der Gedächtnisleistung wird also bereits hier der später folgende Interventionsbereich des Moduls B (verbales und visuelles Gedächtnis) eingeführt. Hier geht es nun zunächst darum, den Fokus auf die Selbstwahrnehmung der Fertigkeit zur Emotionswahrnehmung zu lenken.

Die Teilnehmer werden reihum gefragt, wie sie ihre eigene Fertigkeit einschätzen, die von anderen Personen ausgedrückten Emotionen zu erkennen.

❓ **Beispiele für Leitfragen**
━ Wird es als einfach oder als schwierig erachtet, die ausgedrückten Emotionen anderer zu erkennen und richtig zu interpretieren?
━ In welchen konkreten Situationen und unter welchen Bedingungen fällt es leichter, dies zu tun?
━ Was sind die Vorteile und die Nachteile, Emotionen unmittelbar identifizieren zu können?
━ Führt eine ausgedrückte Emotion des Gegenübers zu Verunsicherungen?

Zusätzlich füllt jeder Teilnehmer das ▶ CD Arbeitsblatt 6 („Wie gut kann ich die Gefühle anderer erkennen?") aus, welches analog zum oben beschriebenen Verfahren besprochen wird.

■ **Fallvignette**

Jeweils ein Teilnehmer liest in der Gruppe die ▶ CD Vignette 5 abschnittweise vor. In der Kurzgeschichte hat der Protagonist Peter eine Verabredung mit Manuela, einer Frau die ihm gefällt. Anhand dieser Geschichte lässt sich das indirekte Thematisieren des Zielbereichs und der didaktischen Fragetechnik der INT demonstrieren:

Inhaltsbezug Zunächst wird das Verständnis des Inhalts der Geschichte durch abschnittweises Zusammenfassen und Diskutieren gefördert. Zusätzlich werden die Teilnehmer aktiviert, indem gefragt wird, wie sie die Chancen für ein erneutes Treffen mit Manuela einschätzen (offenes Ende der Geschichte).

Argumentationsförderung Die Therapeuten fördern die Bildung von Argumenten, die auf Fakten basieren (z. B. Peter hat gute Chancen, da Manuela zu früh am Treffpunkt war und sich mit einem warmen Händedruck verabschiedete). Behauptungen und Vermutungen werden mittels der vorliegenden Fakten hinterfragt (kognitive Gesprächstechniken; sokratischer Dialog).

Einführung des Zielbereichs Der gezeigte Emotionsausdruck von Manuela in der Geschichte wird als mögliche Argumentationshilfe thematisiert („Wie erkenne ich im Gesicht von Manuela, ob sie Freude, Ärger oder Ekel ausdrückt?").

Selbstbezug Die Teilnehmer werden nach eigenen Erfahrungen befragt und wie sie mit der Wahrnehmung von Emotionen umgehen. Positive und negative Erfahrungen werden gesammelt und mögliche Einflussfaktoren analysiert („Gibt es Situationen und Bedingungen, unter denen es mir besser gelingt, Emotionen einzuschätzen als in anderen? Wovon hängt dies ab?").

Alltagsbezug Hier geht es um die Sensibilisierung für die Relevanz des Zielbereichs zur Bewältigung des Alltags. Konkret erlebte Situationen aus dem individuellen Alltag werden detailliert beschrieben.

Wiederum dient das Flipchart dem Zusammentragen der Diskussionsbeiträge. Dabei ist darauf zu achten, sich nicht auf die oftmals zuerst genannte Mimik und Gestik zu beschränken, sondern die gesamte Palette menschlicher Verhaltensweisen zum Ausdrücken von Emotionen zu berücksichtigen. Werden konkrete Emotionen benannt, können diese auch von den Therapeuten und den Patienten dargestellt und ausgedrückt werden. Das Ausdrücken von Emotionszuständen in der Gruppe durch Mimik und Gestik oder durch die Lautstärke des Sprechens kann jedoch bei einzelnen Teilnehmern einen potenziellen Belastungsfaktor darstellen und bedarf der Strukturierung des Gruppenprozesses durch die Therapeuten. Der Co-Therapeut oder Teilnehmer mit entsprechenden Ressourcen können als Modell eingesetzt werden. Teilnehmer mit größeren Defiziten, etwa bei ausgeprägter Negativsymptomatik mit erhöhter Affektverflachung, sind in einer spielerischen Gruppenatmosphäre stets zu unterstützen und bei Darstellungen positiv zu verstärken.

- **Definition von Grundemotionen**

Das Ziel dieser Intervention ist es, den bislang eher unspezifisch gehandhabten Emotionsbegriff zu differenzieren und schließlich zu kategorisieren. Die Gruppe definiert die kulturunabhängigen Grundemotionen gemeinsam.

❓ Beispiele für Leitfragen

- Welche Grundemotionen gibt es, die in allen Kulturen mehr oder weniger gleich ausgedrückt und erlebt werden?
- Was bewirken diese Emotionen in mir?
- Nehme ich diese eher als angenehm wahr oder nicht?
- Wie gehe ich üblicherweise damit um?

Die genannten Emotionsbegriffe werden gesammelt und auf dem Flipchart festgehalten. In der Regel kann so eine Vielzahl von Emotionsbegriffen zusammengetragen werden, welche die Zahl der in der Literatur definierten Grundemotionen bei weitem übertrifft. Es liegt daher an den Therapeuten, durch gezieltes Fragen die anschließende Diskussion dahingehend zu leiten, dass die genannten Begriffe Kategorien zugeordnet werden (z. B. der Begriff „Spaß" kann dem Oberbegriff „Freude", „missmutig sein" dem Oberbegriff „Ärger", „staunen" dem Oberbegriff „Überraschung" oder „depressiv sein" dem Oberbegriff „Trauer" zugeordnet werden). Diese Kategorien entsprechen den Grundemotionen. Die beschriebene Konzeptualisierung der Emotionen wird im anschließenden Kompen-

sationsteil nochmals Gegenstand einer Kartenübung sein. Folgende Grundemotionen sind Zielbereiche bei der sich anschließenden Emotionserkennung in der INT:

- Freude
- Ärger/Wut
- Angst/Furcht
- Ekel
- Trauer
- Überraschung

Weitere Emotionen, wie zum Beispiel Scham oder Liebe, werden auch aufgenommen, sind jedoch zunächst noch nicht Gegenstand der nachfolgenden Kompensationsübungen (Stufe 1). In der Anfangsphase dieser Interventionseinheit sollte der Belastungsgrad der Teilnehmer zunächst möglichst gering gehalten werden. Schamgefühle und bei vielen Teilnehmern auch die Liebe sind mit individuellen unangenehmen Belastungserfahrungen verknüpft. Die Emotionszustände werden diskutiert, die damit assoziierten Belastungen sind jedoch erst Gegenstand von Interventionen im Modul D (Emotionsregulation). Dasselbe gilt auch für das subjektive Erleben der Teilnehmer bei negativen Emotionen wie Trauer oder stark aktivierenden negativen Gefühlen wie Angst, Wut und Ärger. Weiter ist zu beachten, dass selbst an und für sich positive Emotionen wie Freude von den Betroffenen als belastend wahrgenommen werden können („Ich kann mich nicht mehr freuen", „Ich habe ein schlechtes Gewissen, wenn ich mich freue"). Schließlich ist darauf hinzuweisen, dass die Grundemotion Überraschung sowohl eine positive wie auch eine negative Komponente haben kann („Es ist eine geglückte Überraschung, mich zu einem Kaffee einzuladen" vs. „Ich werde nicht gerne überraschend zu einem Getränk eingeladen, ich weiß dann nicht, was die andere Person dafür von mir verlangt").

- **Funktion von Emotionen**

Von einzelnen Teilnehmern kann eingebracht werden, dass Emotionen unnütz seien, da sie oft mit Stress und Belastung auftreten und selbst als solche wahrgenommen werden. Daher ist es notwendig, auch die Funktion von Emotionen zu thematisieren. Schließlich geht es hier zunächst um das Erkennen von Emotionen und später in Modul D um die Regulation von Emotionen. Mögliche Leitlinien sind:

- **Jede Emotion erfüllt prinzipiell eine bestimmte Funktion:** Wenn wir ein eigenes Gefühl erleben oder die Emotionen anderer wahrnehmen, erhalten wir dadurch wichtige Informationen. Emotionen sind Boten von nützlichen Informationen.
- **Freude:** Freude empfinden gibt uns ein Glücksgefühl. Freude wird gerne mitgeteilt und kann auch ansteckend sein.

- **Ärger:** Wenn wir mit uns selbst nicht zufrieden sind, uns von unserer Umwelt provoziert fühlen, signalisieren wir dies, indem wir Ärger zeigen. Jeder erkennt dann sofort, dass uns etwas nicht passt und mit uns im Moment „nicht gut Kirschen essen" ist. Ärger und Wut sind ebenfalls ein Ventil, um Druck abzulassen.
- **Angst:** Dieses Gefühl warnt uns vor Gefahr und mahnt uns zur Vorsicht. Das, was passieren könnte, kann vorhersehbar sein oder nicht (z. B. „Ein Reh ist auf seine Angst angewiesen, damit es vorsichtig ist und nicht zur Beute von Raubtieren oder Jägern wird.")
- **Ekel:** Wie Angst warnt uns auch Ekel vor Gefahr. Ekel warnt uns, bestimmten Dingen nicht zu nahe zu kommen oder etwas nicht zu essen, was uns vielleicht nicht bekommt. Ekel richtet sich auf ein konkretes Ekelobjekt und wird durch dessen Geruch, Geschmack, Berührung oder Anblick hervorgerufen.
- **Trauer:** Damit drücken wir den Verlust von uns nahe stehenden Personen aus, nicht nur wenn jemand verstorben ist, sondern auch wenn uns jemand verlassen hat. Die Trauer hält dann meist sehr lange an und hilft uns, die Sehnsucht nach der verlorenen Person und den Schmerz zu verarbeiten. Auch wenn wir ein Ziel nicht erreicht haben, können wir mit Trauer reagieren. Dieses Gefühl ist jedoch von kürzerer Dauer.
- **Überraschung:** Dieses Gefühl stellt eine unmittelbare Reaktion auf etwas Unerwartetes dar, das nicht mit unseren Erfahrungen übereinstimmt. Dies kann sowohl positiv wie auch negativ erlebt werden. Werden wir überrascht, sind wir zunächst wie erstarrt, bevor wir staunend die Situation einzuordnen versuchen und anschließend reagieren. Mit Überraschung signalisieren wir, dass wir nicht mit dem Geschehenen gerechnet haben und unsere Reaktionen darauf spontan ausfallen können.

Es folgt ein Selbst- und Alltagsbezug der Teilnehmer. In der Gruppe werden Alltagserlebnisse zu den einzelnen Grundemotionen gesammelt. Weiter wird diskutiert, wie hoch in diesen Situationen das Aktivierungsniveau (innere Erregung), der Grad der Wachheit sowie die Auswirkungen auf die Konzentrationsleistung gewesen sind. Dabei steht nicht die Einordnung in „richtig" oder „falsch" im Vordergrund, sondern die Selbstwahrnehmung erlebter Emotionen im Alltag.

Kompensation

Im Kompensationsteil werden nun Techniken zur Emotionserkennung anhand des Gesichtsausdrucks von anderen Personen erarbeitet. Nebst der Mimik wird auch die Gestik als Möglichkeit zum Ausdrücken von Emotionen thematisiert. Schließlich soll ein Augenmerk auch auf die im Alltag oft erlebten und beobachtbaren Emotionsabfolgen gerichtet werden. Die Emotionsdekodierung ist in drei Stufen gegliedert:

1. Affektdekodierung anhand von Gesichtsausdrücken
2. Affektdekodierung anhand von Mimik und Gestik
3. Emotionsabfolgen

Dazu steht eine Fülle von bildlich dargestellten Stimuli zu Verfügung, die in elektronischer Form zur Präsentation mittels Beamer beiliegen (▶ CD e-Materialien) oder in Stufe 1 über das Internet erworben werden müssen. Ziel des Kompensationsteils ist, dass jeder Teilnehmer Kompensationsstrategien kennenlernt und die erarbeiteten Affektdekodierungstechniken im Gruppenkontext erstmals anwendet. Der Kompensationsteil endet schließlich mit einer Kartenübung zur emotionalen Konzeptbildung, in welcher weitere Emotionen sowie Ausdrucksweisen der Grundemotionen geklärt werden.

- **Affektdekodierung Stufe 1: Gesichtsausdrücke**

Der Fokus wird zunächst auf die Gesichtswahrnehmung beim Erkennen von Emotionen gelegt. Zur Illustration können einzelne Bilder mit Gesichtsausdrücken aus beiliegender CD-ROM verwendet werden (▶ CD e-Materialien 2; Bilder mit Emotionen; Stufe 1).

? **Beispiele für Leitfragen**
- An welchen Gesichtsmerkmalen können wir ein ausgedrücktes Gefühl erkennen?
- Wie unterscheiden sich die erwähnten Grundemotionen hinsichtlich dieser Merkmale? Zum Beispiel: Wie unterscheidet sich Angst von Freude oder Trauer?

Die Beiträge werden gesammelt und mit den Hinweisen auf dem ▶ CD Informationsblatt 7 („Wie erkenne ich die Gefühle anderer?") ergänzt. Die Gruppe diskutiert die verschiedenen Merkmale der Mimik zu jeder der sechs Grundemotionen: Form und Stellung der Augen, Augenbrauen, Augenlider, Nase und Mund sowie die Gesichtsfalten in den Mundwinkeln, auf der Nase, zischen den Augenbrauen und auf der Stirn. Als Ankerpunkt zur Abgrenzung des Affektausdrucks wird zusätzlich das affektneutrale Gesicht eingeführt (▶ CD Informationsblatt 7). Ziel ist, dass jeder Teilnehmer die Grundemotionen anhand verschiedener Merkmalen der Mimik erkennen und voneinander unterscheiden kann.

Die erlernten Affektdekodierungstechniken werden nun erstmals in der Gruppe eingeübt. Dazu eigenen sich in besonderem Maße die auf beiliegender CD-ROM enthaltenen Bilder mit Gesichtern, die je eine Grundemotion darstellen (▶ CD Materialien 4a–b; Affektdekodierung Stufe 1; Gesichtsausdrücke). Diese oft verwendeten Bilder von

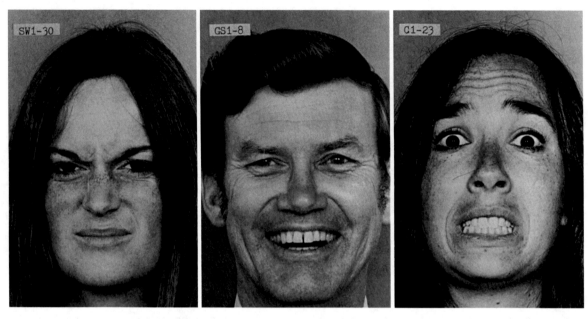

Abb. 2.8 Affektdekodierung Stufe 1: Gesichtsausdrücke (Pictures Of Facial Affect PFA; Ekman 1993; mit freundlicher Genehmigung der Paul Ekman Group; www.paulekman.com)

Ekman und Friesen (1976) wurden normiert. Es sind nur Bilder enthalten, welche In einer Normierungspopulation zu mindestens 70 % übereinstimmend einer der Grundemotionen zugeordnet wurden. Insgesamt liegen 82 Bilder vor (Abb. 2.8). Diese sind aufgeteilt in Bilder mit Gesichtern, die entweder Angst, Ärger, Ekel, Freude, Trauer oder Überraschung ausdrücken. Als Kontrollstimuli sind auch emotionsneutrale Gesichter abgebildet, die keine Emotion darstellen.

Im Kompensationsteil geht es zunächst darum, die Emotionserkennungstechniken erstmals anzuwenden und die Selbstwahrnehmung der eigenen Fertigkeiten in diesem kognitiven Funktionsbereich zu fördern. Eine Habituation der erlernten Techniken durch wiederholtes Üben erfolgt im nachfolgenden Restitutionsteil. Deshalb werden zunächst zu jeder Grundemotion nur 1–2 Bilder verwendet. Über den Beamer werden die Bilder präsentiert. Die Gruppe soll die dargestellte Grundemotion gemeinsam identifizieren. Dabei steht die Verwendung der objektiv feststellbaren Merkmale der Mimik im Vordergrund. Erneut geht es darum, objektive Tatsachen der Wahrnehmung von Gefühlen zu erarbeiten und von Spekulationen und Hypothesen zu trennen. Schließlich werden Bilder mit Grundemotionen miteinander verglichen und die entsprechenden Merkmale unterschiedlicher Emotionen abgegrenzt. Zum Beispiel zeigen einzelne Teilnehmer oft Schwierigkeiten in der Unterscheidung zwischen Angst und Überraschung sowie zwischen Ärger und Ekel.

Optional können die Teilnehmer die verschiedenen Grundemotionen durch den eigenen Gesichtsausdruck darstellen. Es empfiehlt sich jedoch nicht, eingangs einen Teilnehmer direkt aufzufordern eine der Grundemotionen darzustellen. Zunächst sollte der Selbst- und Alltagsbezug hergestellt werden.

? **Beispiele für Leitfragen**
- Fällt es mir leicht, meine Gefühle vor anderen Leuten auszudrücken?
- Fühle ich mich im Allgemeinen gut verstanden?
- Reagieren die anderen adäquat auf meine ausgedrückten Gefühle? Bemerken sie zum Beispiel, wenn mich etwas sehr freut?

Zudem wird die individuelle Emotionsausdrucksübung durch einen externen Stimulus unterstützt (oder provoziert). Als Stimulus kann eine kurze fiktive Situation durch den Haupttherapeuten oder eine erlebte Situation von einem Teilnehmer fungieren. Dieses im Gruppenkontext sehr aktivierende didaktische Element zur Förderung der Selbst- und Fremdwahrnehmung affektiver Zustände bedarf jedoch eines hohen Strukturierungsgrades durch die Therapeuten. Teilnehmer mit ausgeprägter Negativsymptomatik zeigen dabei oft erhebliche Defizite (Affektverflachung) und sind positiv zu verstärken sowie vor zu negativen Bewertungen und Interpretationen der anderen Teilnehmer zu schützen („Die Intensität des Emotionsausdrucks variiert zwischen Individuen und ist abhängig von Situationen"). Andere Teilnehmer zeigen wiederum erhebliche Defizite in der Affektdekodierung, was zu Fehlinterpretationen führt. Hier führen die Therapeuten dieselben, auf Gesichtsmerkmalen basierenden Emotionserkennungstechniken ein, die bei der Bearbeitung der

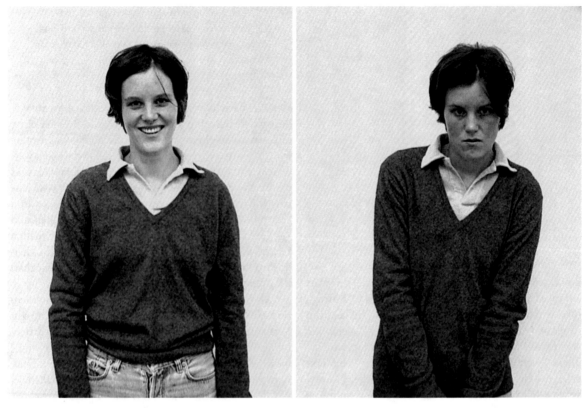

■ **Abb. 2.9** Affektdekodierung Stufe 2: Mimik und Gestik (Hodel 1998; mit freundlicher Genehmigung von B. Hodel)

standardisierten Bilder bereits verwendet wurden (▶ CD Informationsblatt 7: „Wie erkenne ich die Gefühle anderer?").

■ **Affektdekodierung Stufe 2: Mimik und Gestik**
Aufbauend auf der Emotionserkennung von Gesichtsausdrücken folgt auf einer höheren Anforderungsstufe die Identifikation von Mimik und Gestik. Die Intention dieser Interventionseinheit ist in erster Linie der Einbezug des beobachtbaren nonverbalen Verhaltens zur Emotionserkennung. In einer Gruppendiskussion führen die Therapeuten die Gestik als weitere emotionale Ausdrucksmöglichkeit ein (▶ CD Informationsblatt 8 „Oft sagt eine Geste mehr als 1000 Worte"). Die auf ▶ CD Arbeitsblatt 8 enthaltenen Beispiele von Gesten und ihrer Bedeutung werden in der Gruppe diskutiert und die Selbstwahrnehmung der Teilnehmer durch das Erfragen eigener Erfahrungen gefördert. Die Auswahl von Gesten und ihrer Bedeutung auf dem ▶ CD Arbeitsblatt 8 werden bei entsprechenden Nennungen seitens der Teilnehmer ergänzt. Zusätzlich werden die Grundemotionen um weitere emotionale Zustände wie beispielsweise Scham und Interesse erweitert. Das Erkennen und Interpretieren der Gefühle anhand der Gestik in Kombination mit der Mimik stellt das Ziel der folgenden Übung dar.

Dazu werden die auf beiliegender CD-ROM enthaltenen neun Fotografien verwendet (▶ CD e-Materialien 2a–i).

Auf diesen Schwarz-Weiß-Fotografien ist die Gestik und Mimik einer jungen Frau für verschiedene emotionale Zustände dargestellt (■ Abb. 2.9). Zusätzlich zu den bisher verwendeten Grundemotionen werden auch die emotionalen Zustände Scham, Interesse und körperlicher Schmerz dargestellt. Ein emotions-neutrales Bild vervollständigt die Bildserie.

Die Bildserie wurde anhand von 100 gesunden Versuchspersonen evaluiert (Hodel 1998): 28 Männer und 72 Frauen, zwischen 15 und 51 Jahren. Die Einschätzung erfolgte anhand eines Multiple-Choice-Verfahrens, wobei die erwähnten Kategorien mit Ausnahme der Kategorie „Neutral" ausgewählt werden konnten. Frauen erkannten die dargestellten Zielemotionen tendenziell etwas besser als Männer (Ausnahme: Freude). Der Unterschied war jedoch nicht signifikant. Die Ergebnisse richtig eingeschätzter Emotionen der Gesamtpopulation werden in ■ Tab. 2.2 zusammengefasst. Die Fotografie mit einer emotionsneutralen Darstellung (▶ CD e-Materialien 2i) wurde klinisch erprobt, für die Analyse jedoch nicht berücksichtigt.

Die Bearbeitung der auf den Bildern durch Gestik und Mimik ausgerückten Emotionen erfolgt nach dem gleichen Prozedere wie bei den Bildern mit Gesichtsausdrücken. Die Teilnehmer werden angehalten, die dargestellten Emotionen anhand der Merkmale von Mimik und Gestik zu identifizieren. Erneut wird das Argumentieren anhand

◻ **Tab. 2.2** Evaluation der Bildserie Affektdekodierung Stufe 2: Mimik und Gestik (*n*=100) (Hodel 1998)

Bildnummer	Zielemotion	Richtige Einschätzungen
e-2a	Freude	98 %
e-2b	Angst	76 %
e-2c	Ärger/Wut	77 %
e-2d	Ekel	75 %
e-2e	Trauer	90 %
e-2f	Interesse	96 %
e-2g	Scham	73 %
e-2h	Körperlicher Schmerz	68 %

von Fakten (auf dem Bild ersichtliche Merkmale) gefördert und spontane Annahmen und Behauptungen hinterfragt. Außerdem weisen die Therapeuten auf den Einklang von Gestik und Mimik bei der Identifikation der Zielemotion hin, um ein Gesamtbild des nonverbalen emotionalen Ausdrucks abzubilden. Oft führt erst der Einbezug von Merkmalen der Gestik und Mimik in ein einheitliches Konzept einzelne Teilnehmer dazu, die dargestellte Zielemotion zu erkennen.

Zur Förderung des Selbst- und Alltagsbezugs können optional wiederum die eine Emotion begleitende Gestik und Mimik in der Gruppe in einem Rollenspiel dargestellt und anschließend diskutiert werden. Das Vorgehen, aber auch die damit einhergehenden Risiken, wurden oben beschrieben (Affektdekodierung Stufe 1: Gesichtsausdrücke).

▪ **Affektdekodierung Stufe 3: Emotionsabfolgen**
Als komplexere Stufe der Affektdekodierung werden an Stelle von einzelnen Bildern nun Bilderfolgen mit wechselnden Emotionsausdrücken bearbeitet. Damit werden die im Alltag oft erlebten Emotionsabfolgen, die eine adäquate Dekodierung erschweren, in die Therapie einbezogen.

❓ **Beispiele für Leitfragen**
- Im Alltag ist man manchmal mit Situationen konfrontiert, in denen sich die Gefühlslage des Gesprächspartners in rascher Abfolge verändert. Wenn er beispielsweise ein Geschenk erhält, drückt dieser zunächst mit Mimik und Gestik seine Überraschung aus, auf welche dann Freude folgt, und nachdem er den Inhalt des Geschenkes gesehen und darüber nachgedacht hat, schließlich Ärger. Haben Sie solche Situationen auch schon beobachtet?
- Ist es Ihnen auch schon passiert, dass Sie selbst zunächst überrascht, dann erfreut und schließlich doch verärgert waren?

- Wenn Sie nun versuchen, sich daran zu erinnern, welche dieser Emotionen hat Sie und ihren Gesprächspartner in dieser Situation am meisten geprägt und ist am besten in Erinnerung geblieben?

Das Ziel besteht erneut darin, den Selbst- und Alltagsbezug der Teilnehmer herzustellen. Als Beispiel einer möglichen Gefühlsabfolge kann die bereits bearbeitete ▶ CD Vignette 1 („Verabredung im Café") verwendet werden. Wichtig ist, den Teilnehmern zu vermitteln, dass es hier nicht um stabile Gefühlszustände geht, wie etwa eine lang anhaltende Trauer, sondern dass Gefühlszustände in Zusammenhang mit eigenen Gedanken, Verhalten und Körperwahrnehmung oft auch innerhalb einer Situation relativ rasch wechseln können. Die eingebrachten individuellen Erfahrungen werden wiederum auf dem Flipchart zusammengefasst.

Als didaktisches Mittel stehen auch für diese Interventionseinheit Materialien auf beiliegender CD-ROM zur Verfügung (▶ CD e-Materialien 3a–b: Emotionswahrnehmung Stufe 3: Gefühlsabfolgen). Auf je einer Folie sind 4 bis 5 Bilder derselben Person mit unterschiedlichem Emotionsausdruck oder ohne Emotionsausdruck enthalten. Jedes dieser Bilder ist mit einem Buchstaben gekennzeichnet. Die Aufgabe besteht nun darin, die Bilder in die richtige Reihenfolge zu bringen und dabei zu argumentieren, wieso die vorgeschlagene Gefühlsabfolge die Richtige ist.

❓ **Beispiele für Leitfragen**
- Stellen Sie sich vor, die Bilder die Sie sehen, sind Schnappschüsse aus einem Film. Das heißt, wir wissen nicht, was genau zwischen den Bildern im Film geschehen ist. Trotzdem geben uns die Bilder Informationen, anhand derer wir uns eine Vorstellung davon machen können, wie die Handlung im Film möglicherweise abgelaufen ist. Jedes Bild drückt nämlich eine bestimmte Emotion aus. Welche?
- Haben Sie einen Vorschlag, mit welcher Reihenfolge die Emotionsabfolge erklärt werden kann?
- Gibt es alternative Emotionsabfolgen?

Jedes Bild wird also zunächst einzeln hinsichtlich des ausgedrückten Affekts analysiert. Darauf folgt das Zusammentragen möglicher Reihenfolgen. Das Ziel ist, die Bilder in eine richtige Abfolge im Sinne eines Übergangs zwischen zwei verschiedenen Emotionen zu bringen (▶ CD e-Materialien 3a: z. B. von nachdenklich, traurig zu freudig, strahlend). Jede von den Teilnehmern genannte Alternativfolge wird zunächst wertfrei festgehalten. Erst danach folgt eine Begründung. Wiederum sind mehrere plausible Reihenfolgen möglich, in der Regel kann eine Reihenfolge auch umgekehrt werden (▶ CD e-Materialien 3a: z. B. von

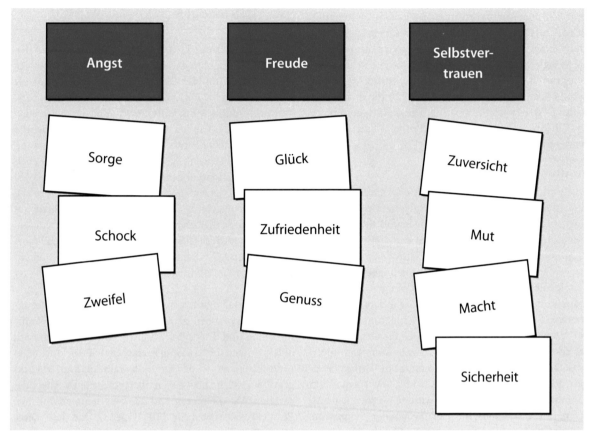

◘ **Abb. 2.10** Kärtchenübung Emotionskonzepte

freudig, strahlend zu nachdenklich, traurig). Bei der Argumentation setzen die Teilnehmer in der Regel bereits ToM-Fertigkeiten ein (z. B. „Die abgebildete Frau hatte einen guten Tag und war sehr glücklich. Als sie jedoch über etwas nachdachte oder etwas passierte, wurde sie nachdenklich. In ihrem Gesichtsausdruck verflog die Freude, der Ausdruck war zuerst neutral, bevor er zunehmend nachdenklich und schließlich auch melancholisch wurde.“). Diese Übung dient somit auch zur Einführung des Konzeptes der ToM und sozialen Wahrnehmung, welche den sozialkognitiven Zielbereichen des Moduls B entsprechen.

▪ **Emotionale Konzeptbildung**
Als abschließende Intervention zum Zielbereich werden verschiedene Emotionsspektren eingeführt. Der Fokus soll nun auf die differenzierte Betrachtung von Gefühlsspektren mit all ihren Variationen und Schattierungen gelegt werden, die sich auch in verschiedenen Begriffen manifestieren.

Dazu wird die Kärtchenübung „Emotionskonzepte" durchgeführt (► CD Materialien 5a–h). Auf insgesamt 97 Kärtchen sind jeweils affektive Begriffe aufgeführt. Die acht, je ein Gefühlsspektrum bezeichnenden Oberbegriffe, stehen auf grün eingefärbten Karten. Die verwendeten Ge-

fühlsspektren sind die oben definierten Grundemotionen Angst, Freude, Ekel, Trauer, Überraschung und Wut, die mit den Gefühlsspektren Liebe und Selbstvertrauen ergänzt wurden. Die restlichen 89 Kärtchen sind weiß und enthalten je einen Unterbegriff zu einem der grünen Kärtchen (◘ Abb. 2.10).

Die 97 Kärtchen werden nun zufällig ausgeteilt. Jeder Teilnehmer legt die erhaltenen Kärtchen offen vor sich hin.

❓ **Beispiele für Leitfragen**
▬ Jeder von Ihnen hat nun verschiedene Kärtchen erhalten. Fällt ihnen etwas auf? Haben alle Kärtchen dieselbe Farbe?
▬ Wir haben nun alle 8 grünen Karten in die Mitte gelegt. Auf den grünen Karten stehen unter anderem alle von uns definierten Grundemotionen. Lassen sich die weißen Karten diesen Grundemotionen zuordnen? Falls ja, können sie die Zuordnung begründen?

Jeder Teilnehmer ordnet nun reihum eine seiner weißen Kärtchen mit Unterbegriffen einer der grünen Kärtchen zu und begründet dies (z. B. „Wenn ich glücklich bin, verspüre ich auch Freude" oder „Wenn ich mutig bin, habe ich auch Selbstvertrauen"). Ordnen Teilnehmer einen Unterbegriff unterschiedlichen Oberbegriffen zu und klingen beide Argumentationsweisen plausibel, wird die besagte weiße Karte zwischen die zwei entsprechenden grünen Karten gelegt. Erneut steht die Argumentationsweise im Vordergrund und nicht die dichotome Richtig-oder-falsch-Bewertung. Diese Kärtchenübung wird in Modul C (Denken und Problemlösen) erneut verwendet.

Restitution

Im Restitutionsteil werden nun die erlernten Strategien zur Affektdekodierung bis zur Habituation wiederholt eingeübt. Vom Umfang her füllt die Stufe 1 der Affektdekodierung von Gesichtsausdrücken den größten Teil der Restitution aus. Aus didaktischen Gründen und zur abwechslungsreichen Gestaltung der Sitzungen sollten die Therapeuten jedoch immer wieder Übungen der 2. Stufe (Mimik und Gestik) und 3. Stufe (Gefühlsabfolgen) einstreuen. Schließlich schätzt jeder Teilnehmer auf dem ▶ CD Arbeitsblatt 6 („Wie gut kann ich die Gefühle anderer erkennen?") erneut sein aktuelles Leistungsvermögen bezüglich der Emotionswahrnehmung ein. Verbesserungen bezüglich der Selbsteinschätzung, die vormals im Einführungsteil vorgenommen wurden, werden genauso thematisiert wie Verschlechterungen oder Stagnation. Letztere sind oft ein Hinweis für die Überforderung der Betroffenen bei den Interventionen oder zeigen eine noch nicht etablierte Motivation. Beides ist gegebenenfalls auch in begleiteten Einzelgesprächen zu klären.

In-vivo-Übungen und selbständige Übungen

Im sozialkognitiven Zielbereichen wie der Emotionswahrnehmung bergen In-vivo-Übungen oft das Risiko, für die Teilnehmer zu aktivierend und zu belastend zu sein, da sie auf sozialen Interaktionen basieren. Daher ist es manchmal vorzuziehen, Übungen zur Emotionswahrnehmung passiv mit der Perspektive des rein Beobachtenden zu gestalten. So können zum Beispiel gemeinsam Filme geschaut werden, wobei die Teilnehmer den Auftrag erhalten, sich speziell auf die durch Mimik und Gestik ausgedrückten Emotionen zu konzentrieren sowie allenfalls Widersprüche zum gesprochenen Text zu identifizieren („Das nonverbale Verhalten lügt nie"). Eine solche gemeinsame Aktivität erfordert eine ausführliche Nachbesprechung.

Als selbständige Übung können die Teilnehmer weitere Beobachterfunktionen in ihrem Alltagsleben übernehmen. Dazu wird vorgängig das ▶ CD Arbeitsblatt 5 (selbständige Übung) zur Aufarbeitung und Vorbereitung ausgefüllt. Die Nachbesprechung folgt dem in der vorhergehenden Interventionseinheit beschriebenen Schema.

2.3.2   INT-Modul B

Im neurokognitiven Zielbereich des Moduls B steht das Gedächtnis im Mittelpunkt der Intervention. Genauer gesagt geht es um das Lernen und das Gedächtnis als Zielfunktionen, da im Kompensationsteilauch Lern- bzw. Memorisierungstechniken als Bewältigungsstrategien erarbeitet werden. Inhaltlich werden das verbale und visuelle Gedächtnis thematisiert. Zusätzlich wird als Ergänzung zum verbalen Lernen und Gedächtnis insbesondere auch im Kompensationsteil das prospektive Gedächtnis eingeführt, da es für eine möglichst selbständige Lebensführung der Betroffenen von Bedeutung ist. Das Modul B greift auf Inhalte zurück, die bereits im Modul A bearbeitet wurden: das Filtermodell, das den Zusammenhang zwischen Wahrnehmung und Gedächtnis beschreibt, sowie die Einflussfaktoren auf die kognitive Leistungsfähigkeit, die als Filter wirken.

Der sozialkognitive Teil des Moduls B beinhaltet Interventionen zu den beiden Zielbereichen soziale Wahrnehmung und Theory of Mind (ToM). Wiederum wird didaktisch auf die in Modul A erarbeiteten Affektdekodierungstechniken bei der Emotionswahrnehmung zurückgegriffen, welche hier in den übergeordneten Kontext der sozialen Wahrnehmung und der zwischenmenschlichen Perspektivenübernahme (ToM) gesetzt werden. Diese Interventionen orientieren sich in erster Linie am Unterprogramm „Soziale Wahrnehmung" des Integrierten Psychologischen Therapieprogramms IPT (Roder et al. 2008a, 2010).

Neurokognitiver Interventionsbereich verbales und visuelles Lernen und Gedächtnis

> **Modul B: Neurokognitiver Interventionsbereich verbales und visuelles Lernen und Gedächtnis**
> 1. Einführung
>   – Definition des Zielbereichs verbales und visuelles Gedächtnis
>   – Gedächtnisformen und -inhalte: prospektives Gedächtnis
>   – Selbstwahrnehmung im Zielbereich (kognitives Profil)
>   – Alltags- und Selbstbezug: Fallvignette
> 2. Kompensation
>   – Lernen und Individualisieren von Bewältigungsstrategien:
>   – Schriftliche Gedächtnishilfen
>   – Benutzen der Sinne
>   – Gedächtnistricks bei Aufzählungen
>   – Behalten von Textinformationen

- – Gedächtnistricks bei Zahlen
- – Einem Gespräch folgen
- – Gedächtnistricks zum Einhalten von Terminen
- – Visuelle Gedächtnistricks
3. Restitution
    - – Habituieren der erlernten Bewältigungsstrategien:
        - – Repetition von Gruppenübungen
        - – PC-Übungen
4. In-vivo-Übungen und selbständige Übungen
    - – Transfer der individualisierten Bewältigungsstrategien in konkrete Alltagssituationen

---

Hinweise

- ▬ Infrastruktur: Gruppentherapie- und PC-Raum, Flipchart, Beamer
- ▬ Therapiematerialien: ► CD Informationsblätter 6, 9–15, ► CD Arbeitsblätter 4–5, 7–10, ► CD Vignetten 5–8, ► CD Materialien 6–8, ► CD e-Materialien 4–5
- ▬ CogPack-Programm: MERKEN, NEUoderNICHT, BILDARCHIV, SCHILDERWALD, AUGENZEUGE, ROUTE, BUCHSTABIERE, KFZ-ZEICHEN, EINWOHNER, LESEN
- ▬ Didaktik: Strukturierte Gruppendiskussion, Gruppenübungen, PC-Übungen individuell und in Gruppe

Einführungssitzungen

- ▪ **Definition des Zielbereichs verbales und visuelles Gedächtnis**

Der Begriff der neurokognitiven Funktion „Gedächtnis" wird einführend beschrieben. Dabei wird zunächst auf die Relevanz des Gedächtnisses, nicht nur für die Alltagsbewältigung und -planung, sondern auch für die Identitätsbildung durch gespeicherte Erfahrungen, hingewiesen:

Einführungsbeispiel

Wir benötigen im Alltag das Gedächtnis, um Namen, Telefonnummern, Geburtstage oder Gesichter und Gegenstände zu merken, an die wir uns später erinnern können. Das Gedächtnis umfasst jedoch noch viel mehr. Kurz gesagt, unser Gedächtnis bestimmt alles, was wir wissen. Im Gedächtnis sind auch all unsere Erfahrungen abgespeichert, die unseren Charakter geformt haben. Das Gedächtnis bildet die Identität eines Menschen ab. Erinnern Sie sich an das Filtermodell, das Sie auf einem Blatt ausgeteilt bekamen? Was in unserem Gedächtnis abgespeichert ist, bestimmt auch, wie wir Dinge wahrnehmen, wie wir darauf reagieren.

Das ► CD Informationsblatt 6 (Modul A: Filtermodell der Wahrnehmung) wird kurz rekapituliert, um den Teilnehmern den Zusammenhang von Gedächtnisfunktion mit anderen kognitiven Funktionsbereichen zu erläutern. Die in

Modul A besprochenen Einflussfaktoren auf das Gedächtnis (Stimmung, Emotionen, Wachheit, Medikamente usw.) können in einfachen Beispielen veranschaulicht werden.

Beispielübung Die Teilnehmer werden nach einem Erlebnis der letzten 7 oder 14 Tage gefragt, das ihnen spontan in den Sinn kommt. In der Regel werden hier entweder besonders schöne, positive (z. B. zu einem guten Essen eingeladen werden, bei einem Fußballspiel hat die „richtige" Mannschaft gewonnen) oder aber negative Erlebnisse (z. B. Streit, Krankheitssymptome) genannt. Entsprechend wird dann die erhöhte Gedächtnisleistung bei prägenden, emotionsauslösenden Ereignissen diskutiert.

Weitere Einflussfaktoren wie Wachheit und Tagesrhythmus oder die Stimmung werden ebenfalls kurz thematisiert. Je nach Gruppenkonstellation ist dabei der negative Einfluss des Konsums von Substanzmitteln wie Alkohol oder Cannabis auf das Erinnerungsvermögen von hoher Relevanz. Folgende Fragen zur Aktualisierung der Einflussfaktoren auf die Gedächtnisleistung sind möglich:

❓ Beispiele für Leitfragen
- ▬ Fällt es Ihnen am Morgen, während des Tages oder am Abend gleich einfach, Dinge im Gedächtnis zu behalten?
- ▬ Wenn Sie schlecht drauf sind, können Sie sich dann Dinge gleich gut merken wie wenn Sie gut gelaunt sind?
- ▬ Kann es sein, dass jemand, der sehr viel Alkohol konsumiert hat, sich kaum mehr erinnern kann, was er dabei erlebte?

Ziel ist es, bei den Teilnehmern ein Bewusstsein zu etablieren, dass durch diese Faktoren die Aufmerksamkeit und dadurch auch die Aufnahme- und Gedächtnisleistung beeinflusst werden.

Als Weiterführung des Filtermodells wird das Gedächtnismodell (► CD e-Materialien 4) in der Gruppe eingeführt (◻ Abb. 2.11). Zusätzlich zur Interdependenz zwischen Wahrnehmung und Gedächtnis liegt der Fokus auf der Unterteilung des Gedächtnisprozesses in das Einprägen/Lernen, das Behalten und das Abrufen. Diese Gliederung dient als Grundlage für die Ressourcenförderung und Gedächtnisleistung im nachfolgenden Kompensationsteil. Dabei liegt der Fokus auf dem Lernen und Behalten von Gedächtnisinhalten in Modul B, wohingegen der Fokus auf die Abrufkapazität erst in Modul D ausführlicher thematisiert wird, wenn das Arbeitsgedächtnis im Zentrum der Intervention steht.

- ▪ **Gedächtnisformen**

Aufgrund verschiedener Gedächtnisformen sowie der unterschiedlichen Verwendung des Begriffs Gedächtnis in der Alltagssprache besteht die Schwierigkeit, einen einfa-

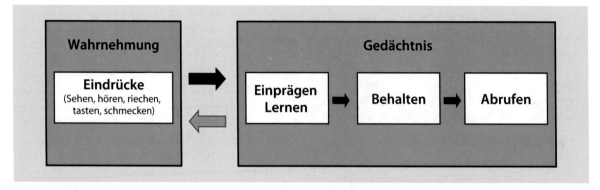

■ **Abb. 2.11** Erklärungsmodell Gedächtnis

chen, allgemein verständlichen Nenner für die nachfolgenden Interventionen zu finden. In der Regel gibt jeder Teilnehmer vor, zu wissen, was unter Gedächtnisleistung zu verstehen ist. Doch sind die unterschiedlich verwendeten Gedächtnisformen und -merkmale identisch? Es geht hier nicht darum, gedächtnispsychologisches Fachwissen zu vermitteln, sondern hinsichtlich einer Homogenisierung des Wissens der Teilnehmer sowie als Vorbereitung auf die nachfolgenden Interventionen eine gemeinsame Sprache zu definieren. Anhand des ▶ CD Informationsblattes 9 (Gedächtnis) wird das bereits eingeführte Gedächtnismodell den Teilnehmern als Informationsquelle zu Verfügung gestellt und zwischen Kurzzeit- und Langzeitgedächtnis unterschieden. Das Informationsblatt wird vom Haupttherapeuten kurz eingeführt, gemeinsam abschnittsweise gelesen und schließlich von der Gruppe zusammengefasst. Hier ein Beispiel für eine Einführung durch den Therapeuten:

Einführungsbeispiel
Wenn wir uns erinnern, was wir erlebt, gesehen, gehört, gefühlt oder gelernt haben, so macht es einen Unterschied, ob wir dies vor 5 Sekunden (Kuzzeitgedächtnis) oder vor 5 Minuten (Langzeitgedächtnis) erlebt haben. (Die Abgrenzung zum Arbeitsgedächtnis als Schaltzentrale und Ultrakurzzeitspeicher erfolgt in Modul D). Das Kurzzeitgedächtnis ist von geringer Kapazität und die Behaltensdauer kaum länger als 20 Sekunden. Behalten wir etwas länger im Gedächtnis, so sprechen wir von einer Leistung des Langzeitgedächtnisses. Beiden gemeinsam ist, dass die Gedächtnisleistung darin besteht, Informationen einzuprägen bzw. zu lernen, dann zu speichern und später wieder abzurufen, um sie im Alltag nutzen zu können.

Zur Aktivierung der Teilnehmer und zur Veranschaulichung der begrenzten Speicherkapazität des Kurzzeitgedächtnisses kann hier eine einfache Wortliste mit 20 Wörtern vom Co-Therapeuten vorgelesen werden. Beispiele finden sich auf beiliegender CD-ROM (▶ CD Materia-

■ **Tab. 2.3** Kategorien von Gedächtnisinhalten

1.	Verbales Lernen und Gedächtnis	Worte Zahlen(reihen) Wortlisten
2.	Visuelles Lernen und Gedächtnis	Gesichter, Orte, Gegenstände (visuelles und räumlich-örtliches Gedächtnis)
3.	Prospektives Gedächtnis	Erinnerung an zukünftige Ereignisse, die vereinbart wurden (Termine) oder die feststehen (z. B. Geburtstage)

lien 6a–b). Die Thematisierung von Memorisierungstechniken erfolgt jedoch erst im später folgenden Kompensationsteil. Um eventuell vorliegenden sozialen Ängsten oder Versagensängsten vorzubeugen, wird diese Übung in der Gruppe und mit mindestens zwei Teilnehmern gemeinsam durchgeführt, welche nach einer kurzen Ablenkung, z. B. dem Lösen einer einfachen Rechenaufgabe, versuchen, die eingeprägten Begriffe wiederzugeben.

■ **Gedächtnisinhalte**
Zur Vorbereitung der im Kompensationsteil zu erarbeitenden Memorisierungstechniken (Gedächtnistricks) und zur Vervollständigung des Gedächtnismodells werden verschiedene Gedächtnisinhalte zusammengefasst. Dazu steht das ▶ CD Informationsblatt 10 („Gedächtnisinhalte") zur Verfügung. Didaktisch wird zwischen folgenden drei Kategorien von Gedächtnisinhalten unterschieden (■ Tab. 2.3).

Es folgt der Hinweis, dass die verschiedenen Inhalte im Gedächtnis vernetzt abgespeichert werden: Worte, Zahlen, ein Gesicht oder ein Ort werden mit bereits gespeicherten Inhalten verglichen und erhalten dadurch eine Bedeutung.

Beispiel
Wenn Sie zum Beispiel das Ihnen geläufige Wort Tiger hören, so können Sie sich unmittelbar etwas darunter vorstellen. Sie wissen, dass dies eine ganz schön große und gefährliche Katze ist, die in Asien lebt, und Sie können sich auch ein inneres Bild

dieser Großkatze machen, da Sie bestimmt in einem Buch, im Fernsehen oder im Zoo bereits einen Tiger gesehen haben.

■ **Förderung des Selbst- und Alltagsbezugs im kognitiven Zielbereich**

Der Selbst- und Alltagsbezug wird mit denselben didaktischen Mitteln unterstützt, die bereits in Modul A beschrieben wurden. Die Teilnehmer werden zunächst reihum gefragt, wie sie ihre eigene Gedächtnisleistung beim Behalten der auf dem ▶ CD Informationsblatt 10 („Gedächtnisinhalte") aufgelisteten Gedächtnisinhalte einschätzen. Gleichzeitig schildern sie nach Möglichkeit jeweils eine konkrete Situation oder einen Erfahrungsbericht aus ihrem Alltag. In der Regel wird hier von den Teilnehmern die eigene Leistungsfähigkeit unterschätzt. Die Aussagen zu konkreten Situationen der Teilnehmer werden auf dem Flipchart festgehalten. Zusätzlich füllt jeder Teilnehmer das ▶ CD Arbeitsblatt 7 („Wie gut ist mein Gedächtnis?") aus.

■ **Fallvignetten**

Es folgt das gemeinsame absatzweise Lesen von Fallvignetten in der Gruppe (▶ CD Vignetten 5–8). ▶ CD Vignette 5 („Ein Tag zum Vergessen") fasst verschiedene Gedächtnisinhalte zusammen (Namen, Telefonnummern, Einkaufsliste vergessen). Die ▶ CD Vignetten 6 („Telefonanruf für Daniel") und 7 („Gestern im italienischen Restaurant") beschreiben typische Alltagssituationen, in denen das Kurzzeitgedächtnis und die Merkfähigkeit gefordert sind. ▶ CD Vignette 8 („Einen Arzttermin vergessen") zielt schließlich auf das prospektive Gedächtnis ab. Es empfiehlt sich jedoch, nicht alle vier Vignetten am Stück lesen zu lassen. Die einzelnen Inhalte könnten von den meisten Teilnehmern nicht aufgenommen werden. In der Regel können jedoch die ersten beiden Vignetten nacheinander eingesetzt werden. Die ▶ CD Vignetten 7 und 8 werden dann als Einstieg zur Erarbeitung von Bewältigungsstrategien im nachfolgenden Kompensationsteil verwendet.

Nach dem Lesen der ▶ CD Vignetten (7–8) folgt eine Gruppendiskussion mit den Zielen:

■ **Selbstbezug:** Die Teilnehmer stellen einen Bezug zu selbst erlebten, eigenen Ressourcen oder Defiziten ihrer Gedächtnisleistung her, was auch in Abgrenzung zur Geschichte der Vignette führen kann („Bei mir ist es gerade umgekehrt").

■ **Alltagsbezug:** Die Teilnehmer stellen den Inhalt der Geschichte in den Kontext der eigenen Lebenserfahrung und schildern beispielhafte Situationen aus ihrem Alltag.

Den Leitfaden für die Therapeuten zur Strukturierung der Selbstreflexion zu diesen beiden Punkten bilden beispielhaft folgende Fragen:

❓ Beispiele für Leitfragen

━ Woran kann ich mich im Alltag gut erinnern? Sind es eher Namen, Gesprächsinhalte, Telefonnummern oder Personen, Gesichter oder Orte?

━ Wann und wo erlebe ich Erinnerungsprobleme im Alltag?

━ Wo brauche ich solche Fähigkeiten im Alltag überhaupt?

━ Gibt es Alltagsbereiche, in denen meine Erinnerung besonders gut ist?

━ Spielen Stimmungen und Emotionen, wie sie in den vorangehenden Sitzungen besprochen wurden, eine Rolle für meine Erinnerungsfähigkeit?

━ An was oder wen erinnere ich mich besonders gut, und an was oder wen besonders schlecht? Weitere Leitfragen zum prospektiven Gedächtnis:

━ Wo im Alltag brauche ich die Fähigkeit, mich an Termine wie Arzttermin oder Geburtstage zu erinnern?

━ Fällt es mir leicht, mich an Termine zu halten?

━ Wie helfe ich mir dabei?

Im Plenum wird dann das individuelle, subjektive Erleben von Stärken und Schwächen bezüglich des Gedächtnisses im Alltag exploriert. Wichtig ist an dieser Stelle, eine Verbindung zum sozialkognitiven Teil dieses Moduls herzustellen, indem die Wahrnehmung und die darauf folgenden Gedächtnisprozesse (einprägen, behalten, abrufen) in den sozialen Kontext konkreter Situationen gestellt werden. Wie immer bei der INT-Methodik bleibt die Selbstreflexion der Teilnehmer nicht auf die Darstellung eigener Defizite reduziert. Vielmehr werden Ressourcen in den Mittelpunkt gestellt und für die anderen Teilnehmer zu nutzen versucht.

❓ Beispiele für Leitfragen

━ Sie haben keine Gedächtnisschwierigkeiten in diesem Bereich. Können Sie uns sagen, wie Sie das machen? Gibt es einen Gedächtnistrick, den Sie uns verraten könnten?

━ Sie haben gesagt, dass Sie mit Ihrer Gedächtnisleistung bei diesen Gedächtnisinhalten sehr zufrieden seien. Ist das immer so? Wovon hängt es ab?

Kompensation

Ziel des Einführungsteils ist es, eine gemeinsame Sprache der verwendeten Gedächtnistermini zu vermitteln sowie einen Selbst- und Alltagsbezug der vermittelten Gedächtnisformen und -inhalte durch die Teilnehmer zu unterstützen, was zugleich als Vorbereitung auf die nun folgende Erarbeitung von Bewältigungsstrategien dient.

Peter:

„Guten Tag. Können Sie mir eine Zugverbindung für von Bern auf das Jungfraujoch sagen? Für morgen früh, bitte."

Auskunft:

„Gerne. Einen Moment bitte. Also, Sie fahren morgen um 08:35 Uhr ab Bern, Gleis 4, mit dem IC nach Interlaken. Dort sind Sie um 09:35 Uhr und steigen um in den Regionalzug nach Lauterbrunnen. Der fährt um 09:50 Uhr auf Gleis 2A. In Lauterbrunnen kommen Sie um 10 nach 10 an und steigen das zweite Mal um. Der Zug fährt um 10:20 Uhr über Wengen auf die Kleine Scheidegg, welche Sie um 11:05 Uhr erreichen. Hier wechseln Sie zum dritten Mal den Zug und fahren um 11:15 Uhr Richtung Jungfraujoch, wo Sie schliesslich um 12:07 Uhr ankommen. Vielen Dank. Auf Wiedersehen."

◘ Abb. 2.12 Gedächtnisübung: nachfragen, wiederholen und aufschreiben

■ **Bewältigungsstrategien zur Verbesserung der Gedächtnisleistung**

Die Teilnehmer werden eingangs gefragt, welche Bewältigungsstrategien, Memorisierungstechniken oder vereinfacht ausgedrückt, welche Gedächtnistricks sie kennen und in ihrem Alltag bereits anwenden. Dabei werden in der Regel die bereits im Einführungsteil genannten und festgehaltenen Gedächtnistricks zusammengetragen. Erneut werden auch wenig verheißungsvolle Nennungen zunächst vorbehaltlos aufgenommen. Jede genannte Strategie wird zusammen mit der individuell erlebten Situation, in der die Strategie angewandt wurde, auf dem Flipchart festgehalten. Anschließend erfolgt eine Gruppendiskussion zur Evidenz der gesammelten Strategie. Um Kränkungen von Teilnehmern vorzubeugen, sollten Aussagen wie „Diese Strategie bringt nichts" vermieden werden. Vielmehr werden die Teilnehmer mittels strukturierter Gesprächsführung gefragt, bei welcher genannten Strategie sie sich vorstellen könnten, diese einmal auszuprobieren, ob sie sich dies ohne weiteres zutrauen und welche Vorteile sie darin sehen. Als Ergänzung stehen verschiedene didaktische Hilfsmittel zur Verfügung (▶ CD Informationsblätter 11–15b).

■ **Schriftliche Gedächtnishilfen**

Vor dem Hintergrund des oben beschriebenen Gedächtnismodells (◘ Abb. 2.12) beginnt der Speicherprozess mit dem Einprägen bzw. Lernen der wahrgenommenen Informationen. Im Kontext eines Gesprächs wird daher als erster Schritt zur Optimierung der Gedächtnisleistung in der Gruppe die Funktion des Verstehens der zu speichernden Information besprochen („Ich muss genau wissen und verstehen, was ich mir merken muss"). Als didaktisches Mittel wird dazu das ▶ CD Informationsblatt 11 („Gedächtnistricks: Nachfragen, wiederholen und alles aufschreiben") verwendet. Zur Vervollständigung oder zur Überprüfung der Richtigkeit einer Information liegt dabei der Fokus einerseits auf der Technik des Nachfragens und des Wiederholens von Informationen und andererseits auf dem Aufschreiben von Informationen als externe Gedächtnisstütze. Zusätzlich ist es für die Teilnehmer von hoher Alltagsrelevanz, die Informationen zu reduzieren und sich nur die für die Zielerreichung und Speicherung wichtigen Informationen zu notieren.

Zur Veranschaulichung der Vorteile dieser Gedächtnistricks kann die folgende Übung im Rollenspiel durchgeführt werden (◘ Abb. 2.12). Diese ist nicht auf beiliegender ▶ CD aufgeführt, da sie für die Teilnehmer optimal an regionale Bedingungen (Ausflugsziel; Zug- oder Busverbindungen) angepasst werden sollte.

■■ **Übung: Wiederholen, nachfragen, aufschreiben**
Inhalt Der Protagonist Peter der Fallvignetten hat sich entschlossen, morgen einen Ausflug mit dem Zug zu machen. Er hat bereits den Zielort bestimmt (von Bern auf das

---

Arztbesuch

Julia ist mit Halsweh, Husten und Fieber beim Arzt. Er hat sie abgehorcht und in den Rachen geschaut.

Arzt: „Ja, da haben Sie sich eine schöne Erkältung eingefangen. Aber Sie haben Glück. Es ist noch keine Angina. Halten Sie die nächsten Tage Bettruhe, dann sind Sie bald wieder fit. Ich verschreibe Ihnen ein Halsspray. Den nehmen Sie dreimal täglich. Bitte eine halbe Stunde danach nichts essen oder trinken."

Julia: „Gut. Und gegen den quälenden Hustenreiz, was kann ich da machen?"

Arzt: „Da gebe ich Ihnen am besten einen Hustenlöser mit. Den nehmen Sie morgens und mittags. Und für den Abend verschreibe ich Ihnen noch diese Hustentropfen. Die nehmen Sie nach Bedarf in der Nacht, wenn der Hustenreiz wieder so stark ist."

Julia: „Gut. Vielen Dank."

Arzt: „Und wenn es bis Freitag noch nicht besser ist, kommen Sie bitte noch mal vorbei. Gute Besserung!"

Fragen:
1. An was leidet Julia?
2. Welche Medikamente bekommt Julia?
3. Wann soll Julia welches Medikament einnehmen?
4. Was muss sie dabei beachten?
5. Wann soll Julia wieder zum Arzt?

◘ Abb. 2.13 Konversationsbeispiele

Jungfraujoch, das höchstgelegene Restaurant der Alpen, welches daher auch „Top of Europe" genannt wird). Um sich über die genaue Reiseroute und die Abfahrtszeiten zu erkundigen (der sehr komplizierte und lange Reiseweg ist dem offiziellen Schweizer Fahrplan entnommen), ruft er die Bahnauskunft an. Die Auskunftsperson ist jedoch gestresst und liest ihm die Informationen ziemlich schnell vor.

Ziel Im Rollenspiel soll das Nachfragen und Aufschreiben von Informationen ausprobiert werden.

Vorgehen

1. Zunächst wird ein Teilnehmer für die Rolle von Peter bestimmt. Der Co-Therapeut übernimmt zunächst die Rolle der Auskunftsperson. Beide erhalten ihren Text in schriftlicher Form.
2. In einem ersten Durchgang ruft Peter die Auskunft an, ohne vorgängig instruiert worden zu sein oder einen Text zu erhalten. Der Co-Therapeut als Auskunftsperson liest seinen Text sehr zügig vor und verabschiedet sich. Peter dürfte dabei wenige Informationen gespeichert haben.
3. In der Gruppe wird diskutiert, welche Informationen wichtig sind, damit Peter sicher an den Zielort gelangt.
4. Ab dem 2. Durchgang wird eingeübt, wie die Auskunftsperson am Telefon zu unterbrechen ist, wie nachgefragt werden kann, um die wichtigen Informationen zu den Abfahrts- und Umsteigezeiten sowie Bahnsteiginformationen aufzuschreiben. Die Rolle der Auskunftsperson kann dann von einem anderen Teilnehmer übernommen werden.
5. Jedes Rollenspiel wird ausführlich in der Gruppe nachbesprochen, wobei in der Reihenfolge zuerst der aktive Akteur (Peter), der passive (Auskunftsperson), die anderen Gruppenteilnehmer, denen eventuell zuvor Beobachterrollen mit konkreten

Funktionen zugeteilt wurden, und schließlich die Therapeuten eine Rückmeldung geben.

Als weitere Übung zum Einschränken und Behalten der wichtigsten Informationen stehen auf beiliegender CD-ROM Materialien mit kurzen Textpassagen zu alltäglichen Konversationsbeispielen zur Verfügung (▶ CD Materialien 7a–h):

Vorgehen In dieser Übung liest jeweils ein Teilnehmer den anderen eine Textpassage vor, z. B. über ein Gespräch beim Hausarzt (❏ Abb. 2.13). Derweil machen sich die anderen Teilnehmer Notizen und versuchen dann in der Gruppe, die wichtigsten Informationen unter gegenseitiger Unterstützung wiederzugeben. Am Ende jeder Textpassage sind Beispielfragen aufgelistet, die auf die wesentlichen Inhalte des im Text dargestellten Gesprächs abzielen.

- **Benutzen der Sinne als Gedächtnisstütze**

Weitere Gedächtnishilfen lassen sich unter der Bezeichnung „Benutzen der Sinne" zusammenfassen. Die didaktische Verwendung dieses Begriffs erleichtert es den Teilnehmern, sich verschiedene Bewältigungsstrategien zum Funktionsbereich des Gedächtnisses unter einem Schlagwort einzuprägen. Dabei liegt der Fokus in erster Linie auf dem Sehen, dem Hören und bereits etwas reduziert auch auf dem taktilen Sinn. Es sollten jedoch auch das Riechen und Schmecken als weitere Sinnesmodalitäten einbezogen werden. Als Einstiegsübung zu Veranschaulichung der Sinnesmodalitäten als Gedächtnishilfe kann folgendes Beispiel dienen, welches vom Haupttherapeuten erläutert wird:

Einstiegsübung
Stellen Sie sich vor, Sie lernen im Wartezimmer ihres Hausarztes einen Mann mittleren Alters kennen, der vornehm gekleidet ist, ein intensiv riechendes Aftershave benutzt und Ihnen zur Begrüßung kräftig die Hand drückt. Im Gespräch bietet er Ihnen eine köstliche Praline aus einer edlen Konfektschachtel an. Er hat sich Ihnen als Herr Barthuber-Stiegelmayer vorgestellt. Sie möchten sich danach gerne seine Person und natürlich seinen Namen merken. Zum Einprägen dieses nicht ganz einfachen Namens können Sie auch Ihre fünf Sinne gebrauchen:

1. **Hören:** Sie können den Namen laut oder innerlich wiederholen oder vielleicht auch in eine Melodie verpacken, so wie wir das oft in der Radio- oder TV-Werbung hören.
2. **Sehen:** Sie können sich den Namen aufschreiben und wiederholt lesen. Sie können den Namen in einem inneren Bild auch mit der eleganten Kleidung oder mit Körpermerkmalen der betreffenden Person verknüpfen oder sich vorstellen, wie der Name in schöner Schrift auf eine Wandtafel geschrieben aussieht.

3. **Körperempfinden:** Sie können den Namen auch mit dem starken Händedruck verknüpfen, der Sie vielleicht überraschte und etwas schmerzte.
4. **Riechen:** Sie können den Namen auch mit dem intensiven Aftershave der Person verbinden, das Sie nicht mochten, weil es zu aufdringlich war.
5. **Schmecken:** Schließlich kann auch der Geschmack der süßen Praline als Gedächtnishilfe dienen, die er Ihnen angeboten hat, wobei Sie sich gefragt haben, wieso er im Wartezimmer Pralinen isst.

Die Thematik der Verwendung der Sinne als Gedächtnistechnik ist auf dem ▶ CD Informationsblatt 12 („Gedächtnistricks: die Sinne gebrauchen") zusammengefasst. Dieses Informationsblatt wird in der Gruppe abschnittsweise gelesen, wobei zu jeder der aufgelisteten Techniken eine kurze Demonstrationsübung in der Gruppe durchgeführt wird. Beispiele dazu werden im Folgenden kurz beschrieben:

Wiederholen der Information Zur Veranschaulichung der begrenzten Kapazität des Kurzzeitgedächtnisses und des Unterstützungspotenzials des Wiederholens von zu merkenden Begriffen als Gedächtnishilfe eignet sich das an Baddeley (1986) angelehnte Verhaltensexperiment (zur phonologischen Schleife). Dies wird in zwei Schritten durchgeführt:

1. Die Gruppe übt zuerst, den Begriff „Coca-Cola" („Zebra" oder ein anderes zwei- bis dreisilbiges Wort) gemeinsam leise, repetitiv und rhythmisch aufzusagen. Dann liest der Therapeut eine Wortliste (▶ Arbeitsmaterial 6a–d) vor. Durch das rhythmische Wiederholen des Begriffs „Coca-Cola" wird verhindert, dass die Teilnehmer innerlich die Wörter der Wortliste wiederholen können (Verhindern der phonologischen Schleife). Anschließend wird geprüft, wie viele Worte sich die Teilnehmer merken konnten.
2. In einem zweiten Schritt wird den Teilnehmern erneut eine Wortliste vorgelesen, diesmal jedoch ohne rhythmisches Aussprechen des Begriffs „Coca-Cola", womit das innere Wiederholen (phonologische Schleife) ermöglicht wird. Die Erinnerungsleistung dürfte hier höher sein als im ersten Schritt des Experiments.

Dieses ursprünglich für den Bereich des Arbeitsgedächtnisses konzipierte Experiment veranschaulicht deutlich die unterstützende Wirkung des Wiederholens beim Einprägen von Begriffen. Mit diesem Experiment kann plausibel an die Alltagserfahrungen der Teilnehmer angeknüpft werden.

Sich ein inneres Bild vorstellen Zur Veranschaulichung kann hier die bekannte Übung „Koffer packen" (bei einem Umzug) in der Gruppe durchgeführt werden. Die Teilnehmer werden aufgefordert, reihum Gegenstände in ihren „mentalen Koffer" zu packen. Sie sollen versuchen, sich die bisher eingepackten Gegenstände mental in ihrem eigenen Zimmer oder der Wohnung angeordnet vorzustellen. Jeder Teilnehmer wiederholt jeweils die bisher genannten Gegenstände und fügt selbst einen neuen hinzu. Dabei ist zu beachten, dass schwächere Teilnehmer nicht überfordert werden. Flüstern oder Handzeichen sind daher nicht zu unterbinden, sondern sind durchaus erwünscht und dienen zur Förderung der Gruppenkohäsion. Jedem Teilnehmer wird zudem das Recht eingeräumt, auszusetzen, wenn er wieder an der Reihe ist. Je nach Gruppengröße können auch die Therapeuten an dieser Übung teilnehmen. Werden die Teilnehmer vor der Übung darüber befragt, wie viele Gegenstände gemerkt werden können, so wird die eigene Gedächtnisleistung in der Regel deutlich unterschätzt. Merkleistungen einzelner Teilnehmer von 20 bis 25 Gegenstände sind keine Seltenheit.

Assoziation von Begriffen mit Körperteilen oder Gegenständen Bei dieser Übung geht es nicht um einen Umzug, sondern um eine Reisevorbereitung, wobei ein Handkoffer gepackt wird. Die Leitfrage ist: „Was benötige ich für eine Reise oder ein verlängertes Wochenende?" Dabei geht jeder seinen Körper und die Mantel- oder Handtasche durch und überlegt sich, was man einpacken sollte: Zum Beispiel von oben nach unten, den Kamm für die Haare, die Seife für das Gesicht, die Zahnbürste und -pasta für den Mund, über den Pullover und Mantel für den Rumpf und das Portemonnaie und eventuell den Reisepass in der Mantel- oder Handtasche, bis hin zu den Ersatzsocken für die Füße. Dabei stellt sich jeder Teilnehmer die Frage, wie es sich anfühlt, ein dickes Portemonnaie in der Manteltasche (drückt und ist unangenehm), einen Wollpullover zu tragen (ist angenehm warm oder kratzt) oder sich zu kämmen (tut weh, wenn man Knoten im Haar hat). Je unsinniger oder je stärker emotional besetzt die Assoziation ist, desto besser lässt sich der Begriff einprägen.

■ **Gedächtnistricks bei Aufzählungen und Einkaufslisten**

Bei der Bewältigung des Alltags sind auch das Behalten können von mehreren Begriffen beim Lernen, Einkaufen oder in Gesprächen von zentraler Bedeutung. Auf ► CD Informationsblatt 13 (Gedächtnistricks beim Merken mehrerer Begriffe) sind Bewältigungsstrategien zum Merken von Begriffslisten zusammengefasst. Erneut werden diese mittels einfacher Übungen in der Gruppe ausprobiert:

Zusammenfassen von Begriffen in Kategorien zum Reduzieren der Anzahl zu merkenden Einheiten („chunking") In der Regel haben die Teilnehmer bereits bei der vorher beschriebenen Verwendung der Wortlisten auf den ► CD

Materialien 6a–c bemerkt, dass sich die Begriffe jeweils in zwei Kategorien unterteilen lassen und dass ein Begriff jeweils zu keiner Kategorie passt. Bei der Durchführung dieser Übung erinnern sich die Teilnehmer meist gut an den letztgenannten Begriff. Erneut gilt: Je auffälliger ein Begriff oder eine Assoziation ist, desto höher die Wahrscheinlichkeit, sich daran zu erinnern.

Gegenstände mit Orten verknüpfen Vorgehen analog zur oben beschriebenen Übung „Koffer packen".

Begriffe in eine zusammenhängende Geschichte verpacken Teilnehmer klagen oft über Schwierigkeiten, sich aus verschiedenen Begriffen eine Geschichte auszudenken und erleben dies als stressig. Daher empfiehlt es sich, diese Technik in der Gruppe wiederholt einzuüben und dabei die Ressourcen aller Teilnehmer zusammen zu nutzen. Eine einfache Übung bietet sich dazu an: Jeder Teilnehmer nennt einen Begriff zu einer (oder mehreren) Kategorien (z. B. Lieblingshaustier, Lieblingsessen, Lieblingsfarbe). Dabei kommen zum Beispiel folgende Tiernamen zusammen: dreimal Hund, zweimal Katze, Aquariumsfisch, Wellensittich und Hamster. Diese werden nun gemeinsam in eine Geschichte verpackt (z. B. „Der äußerst brutale Wellensittich unseres Nachbarn verfolgt unsere drei großen Schäferhunde, die laut bellend das Weite suchen und dabei über die zwei Katzen von nebenan stolpern, von denen eine gerade den Hamster von Oma erwischt hat und die andere im Aquarium nach den Fischen angelt. ,Glück gehabt' denken sich die Fische und der Hamster nickt und bedankt sich beim Wellensittich.").

Aus den Anfangsbuchstaben von Begriffen ein Wort bilden Bei dieser Übung sind dieselben Schwierigkeiten zu bewältigen wie bei der vorgängig beschriebenen Technik. Deshalb gilt auch hier: üben in der Gruppe. Ein Beispiel ist auf dem ► CD Informationsblatt 13 beschrieben.

■ **Behalten von Textinformationen**
Ein weiterer für den Alltag relevanter Gedächtnisbereich stellt das Merken von Texten dar, sei es beim Lesen einer Zeitung, eines Buches, bei Gebrauchsanweisungen oder schriftlichen Mitteilungen. Dieser Bereich stellt eine Fortsetzung des Abschnitts „Aufmerksamkeitsschwierigkeiten beim Lesen" aus Modul A dar. Ebenso geht es hier darum, sich sowohl an den zusammengefassten Kern des Textinhaltes zu erinnern als auch an wichtige Details, die für die Kernaussage relevant sind. Klagen Teilnehmer über Schwierigkeiten, sich an den Inhalt eines Textes zu erinnern, gehen in der Regel Aufmerksamkeitsdefizite mit verbalen Gedächtnisdefiziten einher, da diese Funktionen sich gegenseitig bedingen. Infolgedessen wird hier wie im erwähnten Bereich des Moduls A zunächst auf das Her-

ausstreichen (z. B. mit Leuchtstift) oder Unterstreichen wichtiger Inhalte hingewiesen („Wir müssen uns zuerst entscheiden, was wichtig ist, bevor wir es speichern können"). Die eigentliche Hauptinformation ist zumeist auf einige Begriffe oder, je nach Text, auch auf enthaltene Zahlen reduziert. Folgende Gruppenübungen bieten sich zur Veranschaulichung an:

Wichtige Textinhalte erkennen Die Therapeuten bringen verschiedene Zeitungen oder auch Zeitschriften mit in die Sitzung. Jede dieser Zeitungen sollte auch Nachrichten beinhalten. Ein oder zwei Teilnehmer erhalten eine Zeitung und suchen sich eine für sie interessante Story aus. Sie lesen die Kurzmitteilung und fassen sie für die restlichen Teilnehmer kurz zusammen. Wird die Übung im Zweierteam durchgeführt, müssen sich die beiden zuerst einigen, welches die zentrale Aussage der Nachricht ist. Markierstifte oder Ähnliches sind ausdrücklich erlaubt. Die anderen Gruppenmitglieder fassen dann die erhaltene Mitteilung in eigenen Worten zusammen. Die beiden Teilnehmer, welche die Nachricht mitgeteilt haben, kontrollieren nun, ob ihre Botschaft richtig verstanden wurde, und ergänzen diese bei Bedarf. Abschließend wird die Story vorgelesen und überprüft, ob sie inhaltlich richtig übermittelt wurde.

Wichtige Details erinnern In dieser Übung werden die Teilnehmer angewiesen, sich einen Satz auszudenken, in dem zwei Zahlen vorkommen (z. B. „Drei Katzen jagen fünf Mäusen hinterher." oder „Im Jahr 2020 werde ich 50 Jahre alt sein."). Jeder Teilnehmer nennt dann reihum seinen Satz. Bei größeren Gruppen kann der Haupttherapeut zwischendurch unterbrechen, und gezielt einzelne Teilnehmer fragen, welche Zahlen ein bestimmter anderer Teilnehmer genannt hat. Bei kleineren Gruppen können die Zahlen auch erst am Schluss erfragt werden.

■ **Gedächtnistricks bei Zahlen**
Als weiterer Gedächtnisinhalt werden Zahlen bzw. Zahlenreihen thematisiert. Zur Veranschaulichung können folgende Einführungsübungen in der Gruppe durchgeführt werden:

Telefonnummern Der Co-Therapeut schreibt vorgängig eine Telefonnummer auf das Flipchart. Eine Ziffer folgt auf die andere, ohne Auslassungen und Blockbildung. Die Nummer kann zur Vereinfachung mit der lokalen Vorwahl beginnen oder, zur Erhöhung des Schwierigkeitsgrades, mit der internationalen Vorwahl, gefolgt von der regionalen Vorwahl. Ein Teilnehmer liest die Zahlenreihe kurz vor. Dann wird diese abgedeckt und die Teilnehmer werden nach einer einfachen Rechenaufgabe zur Ablenkung gebeten, die Zahlenreihe wiederzugeben. Wie bei den meisten Gedächtnisübungen werden wahrscheinlich die

ersten und manchmal auch die letzten Ziffern richtig wiedergegeben. Auch die Strategie des Zusammenfassens von Ziffern („chunking") zu 2er-, 3er- oder 4er-Einheiten wird diskutiert und in einem zweiten Durchgang ausprobiert. Um einen Realitätsbezug herzustellen und damit die Motivation der Teilnehmer zu erhöhen, wird ab dem zweiten Durchgang die Telefonnummer eines Filmstars oder einer bekannten Persönlichkeit aus der Öffentlichkeit verwendet. Selbstverständlich geht es nicht darum, den Teilnehmern eine private Telefonnummern zu vermitteln, sondern eher jene eines Fanclubs oder eines offiziellen Sekretariats. Unserer Erfahrung nach konnten sich einzelne Teilnehmer noch drei Wochen danach an eine entsprechende Nummer erinnern.

Zahlenliste Eine der auf beiliegender CD-ROM aufgeführten Zahlenlisten (▶ CD Materialien 6e) kann als Ergänzung vom Co-Therapeuten laut vorgelesen werden. Die Aufgliederung der Zahlenliste in zwei Kategorien sowie das Zusammenfassen und aufeinander Beziehen ähnlicher Zahlen oder Zahlenabfolgen wird als Einprägungshilfe besprochen.

Zur weiteren Einführung in die Thematik, zur Förderung des Selbstbezugs und zum Sammeln von Bewältigungsstrategien können folgende Leitfragen gestellt werden:

❓ **Beispiele für Leitfragen**
▬ Wem fällt es in der Regel leichter Worte zu merken, und wem Zahlen?
▬ Wann und in welcher Situation konnten Sie sich letztmals Zahlen oder Zahlenreihen nicht merken?
▬ Welche Möglichkeiten kennen Sie zum besseren Einprägen von Zahlen? Welche haben Sie bereits einmal ausprobiert?

In der Regel werden die Teilnehmer das Merken von Zahlen als schwieriger einschätzen als das Behalten von Worten. Beispielsituationen und Erfahrungen mit Bewältigungsstrategien werden auf dem Flipchart gesammelt. Zur Ergänzung der von den Teilnehmern genannten Bewältigungsstrategien dient das ▶ CD Informationsblatt 14 („Gedächtnistricks bei Zahlen"). Wiederum werden zur besseren Veranschaulichung die beschriebenen Techniken in der Gruppe ausprobiert, um den Teilnehmern erste Erfahrungen zu ermöglichen:

Chunking/Reduzieren der Zahlenmenge Auf das Unterteilen einer Zahlenkolonne in Einheiten, die aus mehreren Ziffern bestehen, wurde bereits in den Einführungsübungen eingegangen.

Zahl-Melodie-Verknüpfungen: Diese in der Werbung angewandte Technik zum besseren Einprägen einer Te-

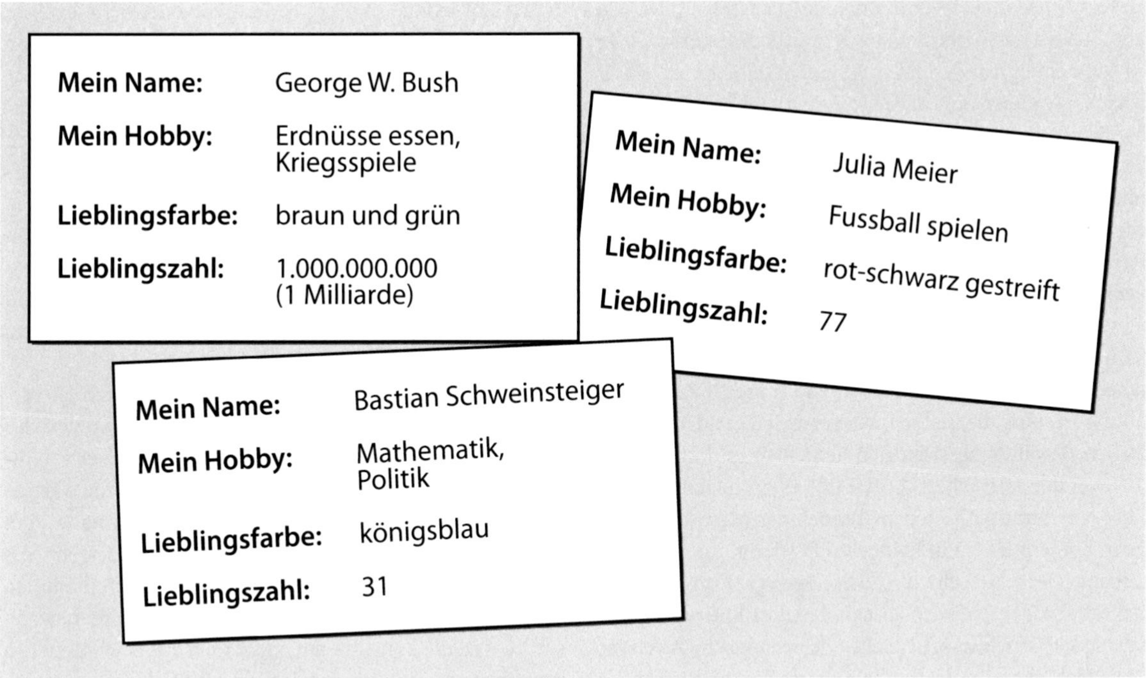

Mein Name:	George W. Bush
Mein Hobby:	Erdnüsse essen, Kriegsspiele
Lieblingsfarbe:	braun und grün
Lieblingszahl:	1.000.000.000 (1 Milliarde)

Mein Name:	Julia Meier
Mein Hobby:	Fussball spielen
Lieblingsfarbe:	rot-schwarz gestreift
Lieblingszahl:	77

Mein Name:	Bastian Schweinsteiger
Mein Hobby:	Mathematik, Politik
Lieblingsfarbe:	königsblau
Lieblingszahl:	31

Abb. 2.14 Gedächtnis-Konversationsübung „neue Identität"

lefonnummer sollte zunächst vom Co-Therapeuten vorgeführt werden, da die Teilnehmer aufgrund des hohen Aktivierungsgrades sonst eher zurückhaltend bei der Anwendung sind.

Zahl-Wort-Verknüpfungen Zu einer fiktiven Telefonnummer oder einem Bankcode werden Assoziationen aus dem Alltag der Gruppenteilnehmer gesucht (Beispiel: „Kennt jemand eine Bedeutung oder einen Bezug zur Zahl 75 aus seinem Umfeld?"). Ergänzend folgt der Hinweis auf Bank- und Geldautomaten oder auch (mobile) Telefone, welche den Zahlen jeweils auch drei Buchstaben zuordnen. Somit kann aus der Zahlenreihe mit etwas Phantasie ein Wort gebildet werden. Auch diese Technik wird in der Gruppe anhand einer Telefonnummer oder eines Bankcodes eingeübt.

Zahl-Bild-Verknüpfungen Diese Technik lässt sich ebenfalls als aktivierende Gruppenübung veranschaulichen. Die Teilnehmer ordnen jeder Zahl von 0 bis 9 einen Begriff zu. Als Grundlage dient das Beispiel auf dem ► CD Informationsblatt 14. Geburtstage oder Straßennummern der Wohnung der Teilnehmer werden dann durch die entsprechenden Begriffe ersetzt und der Gruppe vorgetragen. Die anderen Teilnehmer sind anschließend aufgefordert, diese in Zahlen zurück zu übersetzen.

■ **Einem Gespräch folgen**

Viele Teilnehmer beklagen Schwierigkeiten, in einem Gespräch dem folgen zu können, was das Gegenüber sagt.

Dies führt dann zu erlebten Belastungen, einem reduzierten Selbstwert und letztendlich zur Vermeidung von Konversationen und zu sozialer Isolation. Die Gedächtnisleistung in einem Gespräch unterscheidet sich von den bisher thematisierten Gedächtnisinhalten durch die erhöhte Anforderung, sich in kurzer, begrenzter Zeit etwas Neues einzuprägen und Vorhandenes im sozialen Kontext der Situation adäquat abzurufen. Die damit angesprochene kognitive Flexibilität wird in der INT später im Modul D ausführlich bearbeitet.

Die bisher erarbeiteten Bewältigungsstrategien werden bereits abschließend zum Themenbereich des verbalen Gedächtnisses in Gesprächssituationen eingeführt. Die gelernten Strategien der ► CD Informationsblätter 11–14 werden nun in einem hoch strukturierten Gruppengespräch nochmals geübt. Dazu wird die Konversationsübung „neue Identität" durchgeführt, die Aspekte einer möglichen realen Alltagssituation der Teilnehmer beinhaltet und sich daher von Gedächtnisübungen unter Laborbedingungen abgrenzt (☐ Abb. 2.14).

„Neue Identität" Jeder Teilnehmer erhält eine Karte (► CD Materialien 8a–b), auf welcher der Name einer Person sowie einige Merkmale notiert sind (Hobby, Lieblingsfarbe und -zahl). Der Haupttherapeut erläutert kurz eine soziale Situation („Stellen Sie sich vor, wildfremde Leute haben sich hier versammelt und stellen sich nun gegenseitig vor …"). Im Folgenden leitet der Haupttherapeut ein hoch strukturiertes Gruppengespräch und fragt zunächst durch direktes Ansprechen jeden Teilnehmer nach seinem Namen (der auf der Karte steht). Zwischenzeitlich unterbricht er die Vorstellungsrunde und fragt einen Teilnehmer gezielt danach, ob dieser ihm helfen könne, da er bereits wieder die Namen der sich bereits vorgestellten Gruppenmitglieder oder auch den Namen eines bestimmten Gruppenmitgliedes vergessen habe. In einer zweiten Runde nennt jeder Teilnehmer sein Hobby, in einer dritten und vierten Befragung seine Lieblingsfarbe und -zahl. Die Testung des Gedächtnisses durch den Haupttherapeuten erfolgt dabei wie oben beschrieben. Am Schluss versuchen sich die Teilnehmer jeweils an den gesamten auf den Karten enthaltenen Steckbrief jeder Person zu erinnern. Ziel dieser Übung ist, dass die Teilnehmer verschiedene der besprochenen Bewältigungsstrategien benennen und individuell anzuwenden versuchen. Dabei gilt es zu beachten, dass nicht jede Strategie zu jedem Teilnehmer passt und daher jeder Teilnehmer ein individuelles Bewältigungsrepertoire aufbaut. Der unterschiedliche Schwierigkeitsgrad der zu merkenden Begriffe wird abschließend diskutiert. So sind beispielsweise widersprüchliche oder unlogische Aussagen („Die Lieblingsfarbe des Fußballspielers Schweinsteiger von Bayern ist königsblau ") sowie prominente Namen mit zu erwartenden Hobbys („George Clooney und die Frauen") einfacher einzuprägen als unauffällige Namen („Heiner Steingrau") oder Durchschnittsmerkmale („Familie, Kochen, Garten"), außer man kann diese in Beziehung zu sich selbst oder einer nahe stehenden Person setzen.

■ **Gedächtnistricks zum Einhalten von Terminen**
Falls ▶ CD Vignette 8 („Der vergessene Arzttermin") im Einführungsteil noch nicht eingesetzt wurde, bietet sich hier die Gelegenheit. Zur Einführung des prospektiven Gedächtnisses eignet sich zusätzlich folgende Übung:

Einführungsübung Der Haupttherapeut bittet einen Teilnehmer der Gruppe, welcher eine Uhr trägt, ihm beispielsweise in genau vier Minuten ein Zeichen zu geben, da er dann etwas sagen müsse. Während der Haupttherapeut die Gruppe in das Thema einführt, meldet sich der entsprechende Teilnehmer in der Regel nach exakt der vorgegebenen Zeit. Er wird dann gefragt, wie er es geschafft hat, sich trotz Gruppengespräch derart genau an die vereinbarte Zeit zu halten. Letztendlich dürfte der wichtigste Grund sein, dass besagter Teilnehmer und allenfalls auch seine Nachbarn ununterbrochen oder immer wieder auf die Uhr geschaut haben, um den Termin ja nicht zu verpassen. Sie verwendeten also die Uhr wie eine Agenda.

Präzisere Bewältigungsstrategien sind auf den ▶ CD Informationsblättern 15a–b („Gedächtnistricks bei Terminen oder zukünftigen Ereignissen") zusammengefasst. Die externen Gedächtnisstützen Agenda, Kalender und Pinwand werden in der Gruppe besprochen.

Es gibt jedoch immer wieder Teilnehmer, die externe Gedächtnishilfen verwenden, also zum Beispiel eine Agenda oder ein Mobiltelefon mit Agendafunktion besitzen und darin Termine notieren, aber dennoch oft Termine nicht wahrnehmen. Die therapeutische Arbeit zielt in solchen Fällen eher darauf ab, Hilfsmittel an die individuelle Alltagsstruktur anzupassen und Anreiz zu bieten, den Umgang mit den bestehenden Hilfsmitteln zu schulen und zu verbessern. Dabei gilt es vorab abzuklären, welches die Gründe für das Versäumen von Terminen sind und welche Bewältigungsstrategien dabei nützlich sein können.

Gedächtnisdefizit Teilnehmer führen eine Agenda, vergessen dann jedoch kurzfristig die Termine wieder. Als Bewältigungsstrategie wird mit jedem Teilnehmer vereinbart, an welchen fixen Zeitpunkten jedes Tages die Agenda konsultiert wird (z. B. nach dem Frühstück, nach dem Mittagessen, um 16 Uhr und nach dem Abendessen). Als zusätzliche Bewältigungsstrategie lernen die Teilnehmer, sich die Termine am Abend davor oder am Morgen, wenn sie die Agenda konsultieren, zusätzlich auf einen Zettel zu schreiben, den sie bei sich tragen, als Stichwort-Vermerk auf die Hand zu schreiben oder auf einen gut sichtbar aufgehängten Zettel in der Wohnung oder am Arbeitsplatz zu schreiben.

Überforderung, eine Agenda zu führen Teilnehmer berichten, eine Agenda zu besitzen, es sie jedoch überfordere, die subjektiv erlebte Vielzahl an Terminen einzutragen und abzufragen. Sie vergessen immer wieder, Termine einzutragen, verlegen die Agenda oder vergessen diese zu Hause. Als Ergänzung zum Einüben eine Agenda zu führen, kann diesen Teilnehmern helfen, die Termine zu reduzieren („Welche Termine sind wichtig?") oder den Zeitrahmen auf jeweils die folgende Woche zu beschränken. Dazu stehen auf beiliegender CD-ROM ▶ CD Arbeitsblatt 8 („meine Erledigungsliste") und ▶ CD Arbeitsblatt 9 („mein Wochenplan") zu Verfügung. Auf der Erledigungsliste werden nur die als wichtig definierten Termine eingetragen, welche zusätzlich gewichtet werden können. Der Wochenplan reduziert die Termine auf eine Kalenderwoche und unterteilt die Tage in vormittags, nachmittags und abends, um auch Termine im Freizeitbereich abdecken zu können.

Vermeidung Stellt sich heraus, dass (einzelne) Termine mit empfundenen Belastungen einhergehen und deshalb vermieden werden, müssen zunächst die Belastungsursachen analysiert werden: Was löst beim entsprechenden Teilnehmer Angst oder ein unangenehmes Gefühl aus? Sind es die erlebten (Neben-)Wirkungen eines verabreichten Medikaments bei einem „verpassten" Arzttermin, ist es die Überbelastung am Arbeitsplatz bei einem nicht wahrgenommenen Termin mit dem Chef oder sind es (soziale) Ängste bei einer „vergessenen" Verabredung? Die Belastung einzelner Termine führt oft zur generellen Vermeidung von Terminen und zum sozialen Rückzug. Es ist daher wichtig, mit dem Teilnehmer gegebenenfalls auch in begleitenden Einzelgesprächen abzuklären, ob die mit der Belastungssituation verknüpften Gedanken und Ideen realistisch oder das Produkt von Fehlinterpretationen oder wahnhafter Symptomatik sind. Im Gruppenkontext gibt es in der Regel immer auch andere Teilnehmer, die vergleichbare Belastungen erleben und deren Bewältigungsstrategien als Ressourcen benutzt werden können. Bei einzelnen Teilnehmern mag es zudem angebracht sein, mittels der Technik der kognitiven Umstrukturierung die vermiedene und eine Belastung auslösende Situation zu analysieren und alternative Bewertungen unter Zuhilfenahme der Verhaltenskonsequenzen zu erarbeiten. Ziel ist, entsprechende Teilnehmer zu lösungsorientiertem Denken und Handeln zu geleiten. Dabei wird abschließend auf den Interventionsbereich Problemlösen (Modul C) und Emotionsregulation (Modul D) verwiesen, in denen später ein (interpersonales) Problemlösemodell und Stressbewältigungstechniken thematisiert werden.

Hier bleibt anzumerken, dass chronifizierte Patienten in ambulanter Behandlung zum Teil geringe Schwierigkeiten im prospektiven Gedächtnis aufweisen, wenn die wenigen Termine, die sie meist regelmäßig haben, wie beispielsweise ambulante Arzttermine oder Mittagessen bei der Familie, ihnen eine klare Struktur im Alltag und einen sicheren Halt geben. Diese Teilnehmer vergessen solche Termine daher eher selten. Falls dieser Bereich bei einer Gruppe deshalb eher wenig Alltagsrelevanz besitzt, kann anderen Therapiebereichen der INT mehr Raum gegeben werden.

- **Visuelle Gedächtnistricks**

Abschließend wird noch das visuelle Gedächtnis thematisiert, das dann im darauf folgenden Restitutionsteil ein größeres Gewicht erhält. Der Haupttherapeut leitet das Thema visuelles Gedächtnis mit Alltagsbeispielen ein.

Beispiel

Im Alltag sind wir manchmal gezwungen, uns Dinge bildlich, also nicht mit Worten, zu merken. Ein Beispiel dazu ist, wenn wir mit einem Bekannten mit seinem Auto zu einem Einkaufszentrum fahren und das Auto parken. Wir und der Bekannte erledigen im Einkaufszentrum unterschiedliche Dinge. Danach verabreden wir uns zu einem bestimmten Zeitpunkt beim Auto auf dem riesigen Parkplatz mit vielen Autos und sind gezwungen, uns genau an das Auto des Bekannten zu erinnern, um zwischen all den parkenden Autos am richtigen Ort zu warten. Das heißt, wir müssen uns die Merkmale des Autos (Größe, Farbe, usw.) des Bekannten gut eingeprägt haben und auch, wo es ungefähr abgestellt wurde. Hier sprechen wir vom visuellen und örtlichen Gedächtnis.

Themenblock schließt unmittelbar an die Techniken des verbalen Gedächtnisses sowie an die Techniken zur Wahrnehmung von Emotionen und zur Aufmerksamkeitsaktivierung aus dem Modul A an:

- **Aufmerksamkeitsfokussierung:** Die Aufmerksamkeit muss zwingend auf das zu merkende Objekt bzw. dessen charakteristische Eigenschaften gerichtet werden („Dieses Objekt mit seinen Eigenschaften will ich mir jetzt merken").
- **Inneres Bild machen:** Die Teilnehmer stellen sich mit geschlossenen Augen das zu merkende Objekt vor, verknüpfen es vor dem „inneren" Auge mit anderen Objekten oder mit bereits bekannten Objekten oder Orten der eigenen Erfahrung.
- **Objekt beschreiben:** Vergleichbar mit den Gesichtsmerkmalen eines Emotionsausdrucks bei der Emotionserkennung liegt hier der Fokus auf der detaillierten Beschreibung der Objekteigenschaften. Oder anders gesagt, die Objekteigenschaften werden sprachlich übersetzt: zum Beispiel Form, Farbe, Größe, Muster, Assoziationen zu bekannten Objekten, die man bereits kennt, usw.
- **Kategorisieren von Objekten:** Wenn man sich mehrere Objekte einprägen muss, ist es vorteilhaft, die Objekte anhand ihrer Merkmale zusammenzufassen: Zum Beispiel runde, eckige Objekte, Gegenstände derselben Farbe und Größe usw.
- **Örtliche Beschreibung:** Nicht nur die Merkmale eines Objektes eignen sich als Merkhilfe, sondern auch Position und Umgebung des Objektes, also die örtlichen Merkmale. Diese Technik wird unter anderem auch angewendet, wenn ein Stadtplan oder ein begangener Weg eingeprägt werden soll, damit man wieder zurückfindet. Hier geht es um die Abfolge verschiedener örtlicher Beschreibungen.

Zur Veranschaulichung der genannten Techniken sind verschiedene Übungen möglich. Zwei Übungen unter Verwendung der bereits beschriebenen Therapiematerialien werden im Folgenden dargestellt:

Karten erinnern Als Stimuli werden entweder die Karten der in Modul A beschriebenen IPT-Kärtchenübung (▶ CD Materialien 1) oder der Kärtchenübung „Geschwindigkeit" (▶ CD Materialien 2a–l) verwendet. Der Haupttherapeut legt mehrere Karten einer der beiden Kartenserien für alle Teilnehmer gut sichtbar auf. Nach wenigen Sekunden verdeckt er die Karten (mit einem großen Blatt). Die Teilnehmer werden nun gefragt, an welche der Karten sie sich erinnern können. Vor einem zweiten Durchgang werden die verschiedenen Gedächtnisstrategien nochmals erläutert und die Teilnehmer sollen diese anwenden. Zum Beispiel können alle gelben Karten, alle Karten mit runden

Merkmalen, alle Karten am unteren Rand, die zusammen aussehen wie …, usw. zusammengefasst werden. Die Anzahl dargebotener Karten und das Wiedergabeintervall für das Merken dieser Karten ermöglichen es, den Schwierigkeitsgrad der Übung zu variieren.

Wege einprägen und einzeichnen Als weitere Demonstrationsübung stehen Stadtpläne, Karten von U-Bahn-Netzen und Wanderwegen zur Verfügung (▶ CD e-Materialien 5a–x): Die Teilnehmer haben die Aufgabe, sich vorgegebene Wege zuerst einzuprägen (1. Abbildung) und sie dann einzuzeichnen (2. Abbildung). Um jedem Teilnehmer die Möglichkeit zu eröffnen, den gemerkten Weg individuell aufzuzeichnen, bevor die Lösung gemeinsam in der Gruppe erarbeitet wird, liegt zu jedem Stadtplan (ohne Weg) zusätzlich ein Arbeitsblatt vor (▶ CD Arbeitsblätter 10a–n).

Restitution

Der Bereich der Restitution umfasst in diesem Zielbereich sowohl die erneute Verwendung der bereits im Kompensationsteil beschriebenen Gruppenübungen sowie die wiederholte Bearbeitung verschiedener PC-gestützter Übungen. Im Folgenden werden zuerst die Gruppenübungen und danach die PC-Übungen beschrieben. Zur Unterstützung der bewussten und zielgerichteten Anwendung individuell ausgewählter Bewältigungsstrategien füllt jeder Teilnehmer vor der Bearbeitung einer Übung bzw. von Übungen zu einem Gedächtnisbereich ▶ CD Arbeitsblatt 4 („Meine hilfreichen Strategien") aus. Darauf werden die individuell ausgewählten Bewältigungsstrategien notiert und nach Beenden der Übungen bewertet. Die didaktische Handhabung des ▶ CD Arbeitsblattes 4 wurde im Modul A bereits ausführlich beschrieben.

▪ **Gruppenübungen**

Die folgenden bereits erwähnten Gruppenübungen eignen sich für den wiederholten Gebrauch:

Gruppenübungen
- Verbales Gedächtnis: Konversation
  - Textpassagen zu alltäglichen Konversationsbeispielen (▶ CD Materialien 7a–h)
  - Übung „Koffer packen"
- Verbales Gedächtnis: Aufzählungen und Einkaufslisten
  - Begriffs- und Namenslisten merken (▶ CD Materialen 6a–d)
  - Begriffe in eine zusammenhängende Geschichte verpacken
  - Aus den Anfangsbuchstaben von Begriffen ein Wort bilden

- Verbales Gedächtnis: Behalten von Textinformationen
  - Kurztexte aus Zeitungen behalten
  - Sich an wichtige Details eines Textes erinnern
- Verbales Gedächtnis: Zahlen merken
  - Zahlenlisten merken (▶ CD Material 6e)
- Verbales Gedächtnis: Einem Gespräch folgen
  - Übung „neue Identität" (▶ CD Material 8a–b): Die einzelnen Karten sollten hier neu gestaltet werden. Z. B. werden die Teilnehmer gebeten, ihren Lieblings-Filmstar, dessen bester Film, das geschätzte Alter und den vermuteten Wohnort/Land auf eine leere Karte zu schreiben. Weitere Beispiele sind die Verwendung von Spitzensportlern, Politikern oder auch Nachbarn. Das Vorgehen entspricht jenem, das im Kompensationsteil beschrieben wurde.
- Visuelles Gedächtnis
  - IPT-Kärtchenübung (▶ CD Materialien 1)
  - Kärtchenübung Geschwindigkeit (▶ CD Materialien 2a–l)
  - Stadtpläne, U-Bahn Netze, Wanderwege (▶ CD e-Materialien 5a–x; ▶ CD Arbeitsblätter 10a–n)

▪ **PC-gestützte Übungen**

Das Vorgehen folgt den im Modul A beschriebenen „Errorless-learning-Prinzipien". Im Folgenden werden die entsprechenden Übungen des CogPack-Programms beschrieben. Wiederum steht jedem Teilnehmer idealerweise ein PC zur Verfügung. Die wiederholte Bearbeitung der Übungen erfolgt individuell. Einige der PC-Übungen werden jedoch auch in der Gruppe durchgeführt. Die Übung wird dann über den Beamer projiziert und von der Gruppe gemeinsam gelöst. Zur Aktivierung und zur Förderung der Motivation sind auch kompetitive Übungen vorgesehen, wobei die eine Hälfte der Gruppe gegen die andere antritt. Bewertungskriterien sind, welches Team schneller antwortet, weniger Fehler macht, sich an mehr erinnern kann oder schneller arbeitet. Folgende bereits bewährte CogPack-Übungen stehen zur Verfügung:

MERKEN Diese typische Gedächtnisübung besteht aus 17 Unterübungen zu unterschiedlichen Gedächtnisformen. Folgende Übungen werden empfohlen:
- **Verbales Gedächtnis**
  - **Worte einzeln (Übung g) und Einkaufsliste einzeln (Übung h):** Hier geht es darum, sich zehn nacheinander eingeblendeten Worten zu merken, die anschließend eingetippt werden müssen. Diese Übung stellt an die Teilnehmer die Anforderung, die PC-Tastatur zum Schreiben zu benutzen.

Weisen einzelne Teilnehmer eine Anfälligkeit für Schreibfehler auf, werden von den Therapeuten die richtig erinnerten Begriffe, die jedoch falsch geschrieben wurden, als „richtig" bewertet. Zur Aktivierung kann diese Übungen auch in der Gruppe oder als Wettkampf zwischen zwei Untergruppen durchgeführt werden: Die Gruppe wird halbiert und ein Beamer wird eingesetzt. In einem ersten Durchgang versucht die erste Untergruppe und in einem zweiten Durchgang die zweite Untergruppe, sich gemeinsam an die dargebotenen Begriffe zu erinnern. Die Begriffe werden vom Therapeuten eingetippt. Die Gruppe mit mehr korrekt erinnerten Begriffen hat gewonnen.

- **Einkaufsliste 1 page (Übung i) und Namensliste 1 page (Übung j):** Während zwei Minuten wird eine Einkaufsliste mit 20 Begriffen oder eine Namensliste mit zehn Namen eingeblendet. Danach müssen die Teilnehmer die erinnerten Begriffe bzw. Namen eintippen. Die therapeutische Vorgehensweise entspricht der oben beschriebenen.
- **Namen 4erPacks:** Vier Namen sind zu merken und müssen nach zehn Sekunden Pause aus zwölf eingeblendeten Namen durch Anklicken identifiziert werden.
- **Worte gesprochen (Übung p) und Einkauf gesprochen (Übung q):** Zehn Worte werden von einer PC-generierten Stimme gesprochen und müssen dann wiedergegeben werden. Diese beiden Übungen sind aufgrund der akustischen Darbietung eher als Gruppenübung oder Teamwettkampf geeignet. Das Vorgehen entspricht dabei dem oben Beschriebenen.
- **Visuelles Gedächtnis**
  - **Verkehrszeichen 6er-Packs (Übung l) und Flaggen 6er-Packs (Übung m):** Sechs Verkehrszeichen oder Flaggen sind zu merken und müssen nach 10 Sekunden Pause aus zwölf eingeblendeten Items durch Anklicken identifiziert werden.
  - **Formen 3er-Packs (Übung n) und Muster 4er-Packs (Übung o):** 3 Formen oder 4 Muster müssen nach 10 Sekunden aus zwölf ähnlichen Items wiedererkannt werden.

Die ersten sechs Unterübungen (Übungen a–f) sind nur bedingt geeignet, da sie auf den Gedächtnisabruf nach einer Pause oder einer Ablenkung, etwa durch Rechenaufgaben von 1–3 Minuten, abzielen und zum Teil nach Beendigung des gesamten Übungsablaufs eine eingangs gezeigte Adresse abfragen. Diese Übungen sind kaum mit einem „Errorless-learning-Ansatz" vereinbar und überfordern zumeist einige Teilnehmer. Daher werden diese Übungen nur für die individuelle Bearbeitung von Teilnehmern mit explizit sehr guter Gedächtnisleistung empfohlen.

NEUoderNICHT Diese Übung beinhaltet 20 Unterübungen (Übungen a–t), in denen 20–40 Stimuli nacheinander dargeboten werden. Die Aufgabe besteht darin, eine Taste zu drücken, wenn ein Stimulus vorher bereits einmal gezeigt wurde. Mit Ausnahme der Unterübung Vornamen (Übung q) zielen alle Unterübungen auf das visuelle Gedächtnis ab. Die beiden Unterübungen Muster (Übung p) und Chaos-Paintings (Übung o) weisen aufgrund sehr ähnlicher Stimuli bzw. sich bewegenden und flimmernden Linien ein höheres Anspruchsniveau auf und können bei einzelnen Teilnehmern zu visuellen Überforderungen oder Reizüberflutung führen.

BILDARCHIV Diese Übungen verknüpfen das visuelle mit dem verbalen Gedächtnis. Die Teilnehmer müssen einer Serie von nacheinander gezeigten Fotos pro Bild selbst bestimmte Namen oder Zahlen zuordnen. Anschließend werden die Bilder nochmals in anderer Reihenfolge gezeigt und die Teilnehmer gefragt, welchen Namen oder welche Zahl sie vorher welchem Bild zugeordnet haben.

SCHILDERWALD Diese in der Regel bei Teilnehmern sehr beliebte Übung überschneidet sich inhaltlich mit dem Interventionsbereich des Arbeitsgedächtnisses (Modul C), wird jedoch (wie die unten folgende Übung AUGENZEUGE) als willkommene Abwechslung im Restitutionsteil zum verbalen und visuellen Gedächtnis eingesetzt. Ähnlich einem PC-Game wird die Perspektive eines Autofahrers eingenommen, der auf seiner Fahrt verschiedenen Verkehrsschildern und Fahrzeugen begegnet. Anschließend werden Fragen gestellt, wie z. B. „Welche Geschwindigkeit ist erlaubt?" oder „Wie vielen Fahrzeugen sind Sie begegnet?" Verschiedene Antwortmöglichkeiten werden vorgegeben (Multiple Choice).

AUGENZEUGE Wie die oben beschriebene Übung SCHILDERWALD baut diese Übung auf bewegten Bildern auf. Dabei wird eine Straßenszene in der Stadt gezeigt, wo hupende Autos herumfahren, Reklameschriften auf Häusern blinken, usw. Die zu merkenden Stimuli werden visuell, als Schrift und/oder akustisch dargeboten. Erneut wird danach nach Details und Inhalten der gezeigten Szene gefragt (Multiple Choice).

ROUTE Der Inhalt der ersten 5 Unterübungen (Übungen a–e) ist vergleichbar mit dem der Übung Stadtplan (▶ CD e-Materialien 5a–x; ▶ CD Arbeitsblätter 10a–n). Hier ist jedoch das Abstraktionsniveau höher. Alle Straßen sind symmetrisch angeordnet. Ein vorher gezeigter Weg muss später aus dem Gedächtnis nachgefahren werden. Die beiden letzten Unterübungen (Übungen f–g: kürzester [Rund-]Weg) sind nur bedingt visuelle Gedächtnisübungen. Dies entspricht eher der Bearbeitung der Problemlösefunktion, wie sie in Modul C bearbeitet wird.

BUCHSTABIERE In den drei Unterübungen zum verbalen Lernen und Gedächtnis wird jedem Buchstaben des Alphabets ein Begriff mit demselben Anfangsbuchstaben zugeordnet. Diese vorgegebenen Buchstaben-Begriffs-Kombinationen werden anhand einer Buchstabiertafel gelernt und später abgefragt.

KFZ-ZEICHEN Analog zur Übung BUCHSTABIERE werden hier zunächst Autokennzeichen jeweils aus Deutschland, der Schweiz, Österreich oder Länderkennzeichen anhand einer Liste gelernt und danach einzeln abgefragt.

EINWOHNER Die insgesamt 8 Unterübungen (Übungen a–h) zielen auf das Merken von Zahlen ab.

LESEN Die 9 Unterübungen (Übungen a–j) fokussieren auf das Merken von Texten. Zuerst wird ein Text gelesen. Danach werden Details des Textes abgefragt (Multiple Choice). Aufgrund verwendeter Fremdwörter und mathematischer Begriffe eignen sich für schizophren Erkrankte eher die drei Unterübungen zu Kochrezepten (Übungen b–d).

Weitere CogPack-Übungen zum Gedächtnis (WEISHEIT, KALORIEN, VOKABELN) sind für schizophren Erkrankte zu anspruchsvoll oder beinhalten Begriffe von Fremdsprachen. Die Verwendung dieser Übungen kann daher nur für Teilnehmer mit entsprechenden Kenntnissen empfohlen werden.

Die optimale Dauer der Übungen zum Bereich des verbalen und visuellen Gedächtnisses ist in der Regel kürzer als diejenige in anderen Funktionsbereichen. Um die Teilnehmer nicht zu sehr zu belasten, empfiehlt es sich, weniger als 30 Minuten am Stück Gedächtnisübungen durchzuführen. Wie in Modul A ausführlich beschrieben, erfolgt nach jeder Übungssequenz eine gezielte Rückmelderunde im Gruppenraum. Die Selbsteinschätzung der eigenen Leistungsfähigkeit im Bereich des Gedächtnisses sowie die erfolgreiche und weniger erfolgreiche Anwendung der vorher auf dem ▶ CD Arbeitsblatt 4 festgehaltenen individuellen Bewältigungsstrategien werden besprochen und zusammengefasst. Die Therapeuten verstärken Erfolgserlebnisse und Ressourcen und suchen bei Misserfolgserlebnissen neue Bewältigungsstrategien, die in der nächsten PC-Sitzung angewendet werden. Zum Abschluss des Restitutionsteils überprüfen und korrigieren die Teilnehmer ihre zu Beginn des Moduls B vorgenommenen Einschätzungen der Leistungsfähigkeit ihres eigenen Gedächtnisses auf dem ▶ CD Arbeitsblatt 7 („Wie gut ist mein Gedächtnis?") und notieren darauf gegebenenfalls auch Veränderungen in diesem Funktionsbereich.

In-vivo-Übungen und selbständige Übungen

Ein übergeordnetes Ziel der INT Intervention besteht in der Anwendung der erlernten Kompensationsstrategien

zur Optimierung der Gedächtnisleistung durch die Teilnehmer in ihrem Alltag. Als Ergänzung zum Einüben individuell gewählter Strategien im Restitutionsteil werden In-vivo-Übungen durchgeführt und den Teilnehmern selbständige Übungen gegeben.

Die selbständigen Übungen berücksichtigen die von den Teilnehmern eingebrachten Beispiele erlebter Schwierigkeiten und Ressourcen aus dem individuellen Alltag. Zur Vorbereitung der selbständigen Übungen wird das ▶ CD Arbeitsblatt 5 („selbständige Übung") von jedem Teilnehmer vorgängig in der Gruppe ausgefüllt. Die selbständige Übung ist in konkreten Schritten individuell zu planen: Das Thema der selbständigen Übung wird mit einem Titel beschrieben. Die konkret zu erwartende Situation und die einzusetzende Strategie werden benannt und die erwarteten oder befürchteten Schwierigkeiten antizipiert. In der darauf folgenden Sitzung werden die selbständigen Übungen entsprechend der erwähnten Punkte ausführlich nachbesprochen. Mögliche Beispiele für selbständige Übungen zum Gedächtnisbereich sind nachfolgend beschrieben:

- Beim nächsten Arzttermin bewusst gezielt nachfragen, wichtige Informationen innerlich wiederholen, sich ein inneres Bild machen, sich wie der Arzt Notizen machen
- Die Einkaufsliste in Kategorien unterteilen und zusammenfassen oder bei kleineren Einkäufen versuchen, einmal auf eine Einkaufsliste zu verzichten und sich die Dinge in einer Geschichte verpackt zu merken
- Versuchen, ein interessantes Buch oder einen längeren Zeitschriftenartikel zu lesen und sich dabei Notizen zu machen, Markierungen im Text zu setzen
- Namen mittels der erwähnten Eselsbrücken merken, z. B. Vor- und Nachnamen von Nachbarn, Mitarbeitern oder Nachnamen der Gruppenteilnehmer auf die nächste Sitzung memorieren
- Objekte oder Personen, die im sozialen Kontext oder bei der Arbeit wiedererkannt werden sollen, mit Worten beschreiben und kategorisieren
- Neue oder bekannte und notierte Telefonnummern in Worte übersetzen
- Eine Agenda führen und dreimal pro Tag konsultieren; ergänzend eine Pinwand benutzen oder zu Hause Zettel mit wichtigen Terminen und Erledigungshinweisen aufhängen

Ergänzend zu den selbständigen Übungen können auch In-vivo-Übungen mit der Gruppe zu oben beschriebenen Beispielen durchgeführt werden. Dabei sollte der durch die Zielsituation ausgelöste Belastungsgrad zunächst möglichst gering gehalten werden; dieser kann danach graduell gesteigert werden. Der Belastungsgrad ist meist bei sozialen

Interaktionen mit emotionaler Involviertheit und bei Reizüberflutung am höchsten. Beispiel einer auf das Gedächtnis
abzielenden In-vivo-Übung:

Busausflug Die INT-Gruppe beschließt einen Kurzausflug
mit dem Bus in einen nahe gelegenen Park zu machen
und dort im Parkrestaurant einen Kaffee zu trinken. Zunächst wird der Busfahrplan studiert: „Wann ist die Ab-
fahrts- und wann die Rückfahrtszeit?" (Beispiel: Zahlen
merken). Während der Busfahrt führen die nebeneinander
Sitzenden ein Gespräch (Beispiel: einem Gespräch folgen
können). Bei der am Park vorbeiführenden Straße wird
darauf geachtet, ob ein Auto einer vorher bestimmten
Marke vorbeifährt und wie viele andere Autos vorbeifah-
ren (visuelles Gedächtnis, Zahlengedächtnis). Im Parkrestaurant mit Selbstbedienung werden zwei Teilnehmer
bestimmt, die die Bestellung für alle Gruppenmitglieder
inklusive Therapeuten aufnehmen und Getränke und
Essen an der Theke holen gehen (Kategorisieren von Begriffslisten). Schließlich werden die Teilnehmer gefragt, ob
sich noch jemand erinnern könne, wann der Bus zurück
zum Klinikum fährt. Jede In-vivo-Übung endet mit einer
Nachbesprechung unmittelbar danach oder in der nächsten Sitzung.

Sozialkognitiver Interventionsbereich soziale Wahrnehmung

**Modul B: Sozialkognitiver Interventionsbereich
soziale Wahrnehmung (Theory of Mind)**

1. Einführung
   - Definition: Soziale Wahrnehmung und Perspekti-
     venübernahme
   - Selbstwahrnehmung im Zielbereich
   - Ressourcenorientiertes individuelles Profil im
     Zielbereich
   - Selbst- und Alltagsbezug: Fallvignette
2. Kompensation
   - Lernen von Bewältigungsstrategien zur sozialen
     Wahrnehmung in 3 Schritten: Informationssamm-
     lung, Interpretation, Titelfindung
   - Die Sichtweise eines anderen übernehmen
3. Restitution
   - Habituation der erlernten Bewältigungsstrate-
     gien in wiederholten Gruppenübungen
4. In-vivo-Übungen und selbständige Übungen
   - Transfer der erlernten Bewältigungsstrategien in
     konkrete Alltagssituationen

Hinweise

- Infrastruktur: Gruppentherapieraum, Flipchart, Beamer
- Therapiematerialien: ► CD Informationsblätter 6–8,
  16–19, ► CD Arbeitsblätter 4–5, 11, ► CD Vignetten 9–10,
  IPT-Bildserien (► CD Materialien 9a–g), Karten: Sätze zur
  Perspektivenübernahme (► CD Materialien 10a–c), ► CD
  e-Materialien 6; kommerzielle Video-Filme (im Handel
  erhältlich)
- Didaktik: Strukturierte Gruppendiskussion

Einführungssitzungen

- **Definition des Zielbereichs**

Die Interventionen zu den sozialkognitiven Funktionen der
sozialen Wahrnehmung und der Theory of Mind (ToM), die
im Folgenden zur besseren Verständlichkeit für die Teilnehmer als Perspektivenübernahme bezeichnet wird, baut direkt
auf die im Modul A erworbenen Fertigkeiten der Emotionswahrnehmung auf. Der Emotionsausdruck wird nun in den
übergeordneten Kontext eines Gesprächs oder einer sozialen Handlung gestellt. Konzeptionell grenzt sich die soziale
Wahrnehmung von der Emotionswahrnehmung ab, indem
die zentrale und für den Betrachter relevante Bedeutung einer gesamthaft betrachteten sozialen Situation unmittelbar
erkannt und richtig eingeschätzt werden muss. Die Deutung
des Emotionsausdrucks beteiligter Personen trägt dabei zur
Interpretation der Situation bei. Die INT-Didaktik führt
beim Gruppenthema der Wahrnehmung und Interpretation
sozialer Stimuli zusätzlich das Konzept der Perspektivenübernahme ein. Das „Sich in den anderen Hineinversetzen", das
„Wissen oder die Annahme, was andere denken" und „was
dies bei einem selbst auslöst", fokussiert in direkter Weise die
den psychotischen Symptomen zugrunde liegenden kognitiven Verzerrungen, die oft auch bei stabilisierten schizophren
Erkrankten vorliegen. Zusammenfassend beziehen die nun
etwas weniger hoch strukturierten Interventionen zur sozialen Wahrnehmung auch Interventionen zur Emotionswahrnehmung und zur Perspektivenübernahme mit ein.

Wie bereits im Filtermodell der Wahrnehmung (► CD
Informationsblatt 6) des Moduls A dargelegt, wird die Wahrnehmung von individuellen Gedächtniserfahrungen beeinflusst. Didaktisch und für die Teilnehmer gut nachvollziehbar, stützt sich der sozialkognitive Interventionsbereich des
Moduls B der sozialen Wahrnehmung unmittelbar auf die
vorgängig erarbeiteten Fertigkeiten des neurokognitiven
Bereichs des verbalen und visuellen Gedächtnisses.

In der Gruppe wird zunächst ein Bezug zu den früher
bearbeiteten Therapieinhalten hergestellt und die Inhalte
werden an einem konkreten Beispiel veranschaulicht:

Einführungsbeispiel

Wir haben uns nun während einiger Sitzungen mit dem Gedächtnis und mit Strategien, wie wir das Gedächtnis besser

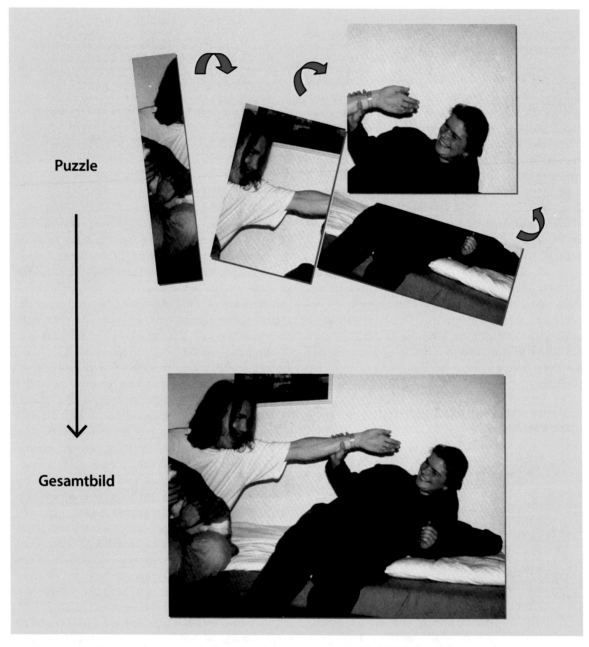

Puzzle

Gesamtbild

◨ **Abb. 2.15** Soziale Wahrnehmung: aus verschiedenen Teilen ein Gesamtbild herstellen (Fotos: V. Roder)

nutzen können, beschäftigt. Davor haben wir uns mit der Wahrnehmung von Gefühlen beschäftigt. Aus dem Filtermodell (▶ CD Informationsblatt 6) haben wir zudem gelernt, dass sich unsere Wahrnehmung und unser Gedächtnis gegenseitig beeinflussen. Nun wollen wir uns mit der Wahrnehmung und mit dem Gedächtnis in sozialen Situationen beschäftigen. Wie und was wir genau in der sozialen Situation eines Gesprächs wahrnehmen, also die Gefühle und geäußerten Gedanken anderer und von uns selbst, die Objekte und der Ort, wo das Gespräch stattfindet, bestimmt, an was wir uns später erinnern. Nehmen wir als Beispielsituation unsere Gruppe, wie wir sie

hier und jetzt erleben: Schauen Sie sich um und betrachten Sie das Mobiliar im Gruppenraum, die anderen Teilnehmer und die Gruppenleiter, und überlegen Sie sich, was für Sie und für andere das Zentrale und Wichtige ist. Woran orientieren Sie sich dabei? Ist es eher der Computer oder der Tisch, der Ihnen besonders gut gefällt, ist es der Gefühlsausdruck anderer Teilnehmer oder sind es Ihre persönlichen Erfahrungen aus den letzten Gruppensitzungen? Ist es dabei möglich einzuschätzen, was die anderen Personen im Gruppenraum gerade denken oder gedacht haben? Die Kernfrage ist also: Was nimmt jeder von uns in dieser sozialen Situation wahr?

Die Beiträge der Teilnehmer werden inhaltlich zusammengefasst und auf dem Flipchart festgehalten. Weiter wird der Begriff der sozialen Wahrnehmung inhaltlich definiert. Dazu steht auf beiliegender CD-ROM das ► CD Informationsblatt 16 („Eine Situation wahrnehmen") zur Verfügung. Darauf sind grundlegende soziale Wahrnehmungsprozesse zusammengefasst, wie z. B. verschiedene Informationen einer sozialen Situation zu einem Gesamtbild zusammenfügen (◘ Abb. 2.15).

Beispiel einer Begriffsdefinition
Wenn wir eine Situation oder eine Fotografie einer Situation mit mehreren Personen sehen und wir wissen möchten, um was es hier genau geht, so benötigen wir dazu die Fähigkeit sozial wahrzunehmen. Das heißt, wir müssen uns in die Situation hineinversetzen, um erkennen zu können, was zwischen den Beteiligten und anderen Personen gerade geschieht. Dies wird im Alltag dann besonders wichtig, wenn wir die Absicht haben, uns am Gespräch oder an der Handlung zu beteiligen. Dabei sind dieselben Fertigkeiten gefragt, wie wenn wir zu spät den TV einschalten oder ins Kino kommen und den Anfang des Films verpasst haben. Wir müssen uns zuerst orientieren und versuchen, uns baldmöglichst ein Bild davon zu machen, was im Film gerade abläuft und was bereits vorher gezeigt wurde, um der Handlung weiter folgen zu können. Dabei orientieren wir uns am Inhalt des Dialogs der Schauspieler („Wer sagt was?"), an der Örtlichkeit und an den zu sehenden Requisiten im Hintergrund („Wo spielt sich das Ganze ab?") und an den gezeigten Gefühlen („Wie stehen die Schauspieler zueinander oder was haben sie gerade erlebt?"). Dabei versuchen wir uns in die Schauspieler hineinzuversetzen, um in Erfahrung zu bringen, warum ein Schauspieler in der gerade gezeigten Situation etwas Bestimmtes sagt oder tut („Was denke ich, was die anderen (Schauspieler) gerade denken und fühlen?"). In einem guten Film mit guten Schauspielern ist es die Absicht des Regisseurs, uns dabei gezielt zu unterstützen (◘ Abb. 2.15).

- **Förderung der Selbstwahrnehmung im kognitiven Zielbereich**
Die Teilnehmer werden reihum gefragt, wie sie ihre eigene Fertigkeit einschätzen, sich in einer sozialen Situation orientieren und das Wesentliche erkennen zu können.

❓ **Beispiele für Leitfragen**
Kennen Sie eines der folgenden Beispiele aus Ihrem Alltag?
  - Wenn ich in der Zeitung eine Fotografie oder im Museum ein gemaltes Bild einer sozialen Situation betrachte, erkenne ich dann sogleich, was das Bild aussagen will? Macht es einen Unterschied, ob auf dem Bild nur eine oder zwei Personen abgebildet sind oder eine ganze Menschenmenge?
  - Wenn ich mit Bekannten ein Treffen vereinbart habe, etwas zu spät komme und sich die Bekannten bereits ausgiebig unterhalten, bereitet es mir dann Schwierigkeiten herauszufinden, wovon sie gerade sprechen? Welche Gefühle löst eine solche Situation bei mir aus? Macht es einen Unterschied, ob nur zwei oder eine Gruppe von Kollegen zusammen sprechen?
  - Wenn ich nach Hause komme, den Fernseher einschalte und mitten in einen bereits begonnen Film komme, kann ich der Handlung gut folgen und bekomme ich schnell mit, um was es vorher im Film ging, als ich noch nicht geschaut habe? Kann ich mir dabei Zeit lassen, bis ich mehr über die Handlung erfahren habe, oder wechsle ich in der Regel schnell den Sender?
  - Wenn mir jemand etwas erzählt und dabei Gefühle zeigt, zum Beispiel zu weinen beginnt, fällt es mir leicht, mich in diese Person hineinzuversetzen, um nachvollziehen zu können, wieso diese Person jetzt weint?

Gibt es bei der Herstellung des Selbst- und Alltagsbezugs Einwände seitens der Teilnehmer, dass die Schwierigkeit der sozialen Wahrnehmung besonders bei Situationen mit komplexen Stimuli bzw. einer größeren Anzahl von Personen auftritt und daher diese Situationen aufgrund der Reizüberflutung gemieden werden, verweisen die Therapeuten vorerst auf die Inhalte des Moduls D. Dort werden zum Abschluss des INT-Programms einerseits die selektive Aufmerksamkeit auch im sozialen Kontext thematisiert, andererseits lernen die Teilnehmer im sozialkognitiven Teil des Moduls D auch Emotionsregulations- und Stressbewältigungstechniken zum besseren Umgang des mit Reizüberflutung einhergehenden Stresses.

Zusätzlich füllt nun jeder Teilnehmer das ► CD Arbeitsblatt 11 aus („Wie gut kann ich erkennen, um was es in einer Situation oder einem Gespräch geht?"), welches analog zum bereits oben beschriebenen Verfahren besprochen wird.

- **Fallvignette**
Zum Bereich der sozialen Wahrnehmung und Perspektivenübernahme liegen auf beiliegender CD-ROM zwei Fallvignetten vor: ► CD Vignette 9 („Kunstvernissage") und ► CD Vignette 10 („Und wieder im Cafe Adonis"). Die Fallvignetten werden nach dem oben beschriebenen Verfahren abschnittsweise gelesen. Anschließend werden die Teilnehmer gefragt, ob sie vergleichbare Erfahrungen aus ihrem Alltag kennen. Wiederum werden die Beiträge der Teilnehmer auf dem Flipchart zusammengetragen.

► CD Vignette 9 zielt primär auf den Selbstbezug im Bereich der sozialen Wahrnehmung ab. Sie beinhaltet die Unterscheidung objektiv vorhandener Tatsachen (Stimuli) und

Serie 1   Serie 2

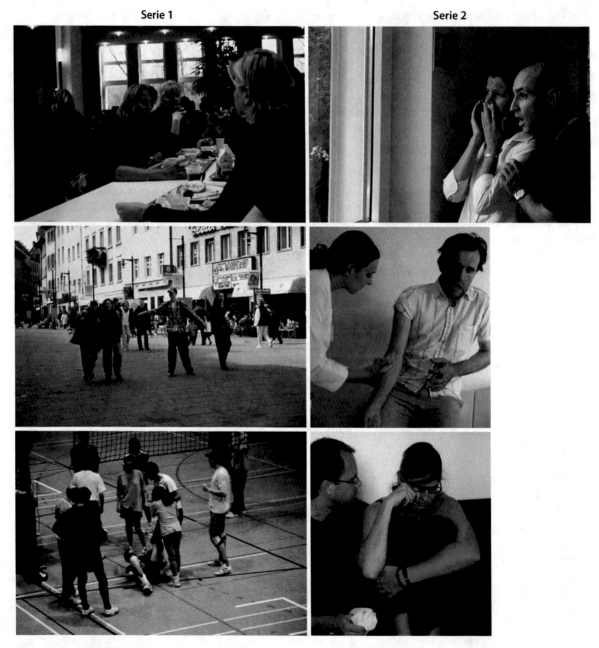

◘ **Abb. 2.16** Soziale Wahrnehmung: Beispiele der Bildserien 1 und 2 (Roder et al. 2002, 2008a; mit freundlicher Genehmigung des Beltz-Verlags, Fotos: V. Roder)

subjektiver Annahmen. Sie dient daher auch als Einführung in die später folgenden Übungen zur Wahrnehmung und Interpretation bildlich dargestellter Stimuli. ▶ CD Vignette 10 zielt zusätzlich auf die Funktion der Perspektivenübernahme ab. Sie bietet verschiedene Anhaltspunkte, an welchen sich der Protagonist Peter bei seiner Entscheidung orientieren kann, ob und wie er Manuela anspricht. Didaktisch kann daher ▶ CD Vignette 10 sowohl zum Herstellen des Selbst- und Alltagsbezug der Teilnehmer als auch zur Einführung des anschließenden Kompensationsteils genutzt werden.

Kompensation

Auf den Einführungsteil aufbauend werden nun Bewältigungsstrategien zur Optimierung der sozialkognitiven Fertigkeiten der sozialen Wahrnehmung und der Perspektivenübernahme erarbeitet. Dabei erhalten die Teilnehmer die Gelegenheit, Strategien in Gruppenübungen auszuprobieren. Ziel, dabei ist, dass jeder Teilnehmer ein individuelles Repertoire an Bewältigungsstrategien aufbaut.

Strategien zur sozialen Wahrnehmung

Als konzeptuelle und didaktische Grundlage dient hier das Unterprogramm „soziale Wahrnehmung" aus dem Integrierten Psychologischen Therapieprogramm IPT (Roder et al. 2002, 2008a). Das IPT-Unterprogramm basiert im Wesentlichen auf zwei standardisierten und vielfach bewährten Bildserien (◘ Abb. 2.16), die auch hier verwendet und beim Erstherausgeber bezogen werden können. Die erste Dia-Serie (Roder et al. 2002) besteht aus 40 Fotografien. Diese wurden von einer Normpopulation hinsichtlich des abgebildeten visuellen Komplexitätsgrades, der emotionalen Belastung und eines Titels eingeschätzt. Der Titel fasst den Bildinhalt prägnant zusammen. Die Einschätzungen sind auf beiliegender CD-ROM aufgelistet (► CD Materialen 9a–c) und dienen den Therapeuten als Entscheidungsgrundlage für die Bildauswahl. So empfiehlt es sich zunächst mit weniger komplexen und weniger emotional belastenden Bildern zu beginnen. Nach der weiter unten beschriebenen Verwendung der ersten Diaserie, folgt die Bearbeitung der zweiten Dia-Serie. Die zweite Serie (Roder et al. 2008a) besteht ebenfalls aus 40 Bildern. Diese unterscheidet sich von der ersten Serie durch den stärkeren Fokus auf die Darstellung sozialer Interaktionen. Dadurch erhält der Emotionsausdruck der abgebildeten Personen ein stärkeres Gewicht und stellt zugleich eine Fortsetzung der in Modul A verwendeten Bilder zur Affektdekodierung dar. Wiederum sind die Einschätzungen der Normpopulation auf beiliegender CD-ROM aufgelistet (► CD Materialen 9d–g): Bei der zweiten Diaserie wurden die kognitive Komplexität, die emotionale Belastung, zusätzlich die zu erkennende Grundemotion und ein prägnanter Titel zum Bildinhalt eingeschätzt. Wiederum orientieren sich die Therapeuten während der Sitzungsvorbereitung an den Einschätzungen der Normpopulation und beginnen mit der Präsentation von Bildern mit geringer kognitiver Komplexität und emotionaler Belastung sowie deutlich dargestellter, nicht ambivalenter Grundemotionen.

Unterscheidung zwischen Fakten und Annahmen

Zunächst werden die Teilnehmer sensibilisiert, zwischen Fakten und Annahmen zu unterscheiden. Beide sind bei der Interpretation einer sozialen Situation von zentraler Bedeutung. Dabei wird unter Bezug auf die bereits eingeführten Filter- und Gedächtnismodelle (► CD Informationsblätter 6 und 9) der Einfluss der individuellen Erfahrungen bei der Wahrnehmung thematisiert. Dazu bietet sich die einfache, weil bekannte und zumeist aktivierende Einführungsübung an, die gut veranschaulicht, wie wir innerhalb kürzester Zeit von unseren eigenen Erfahrungen direkt beeinflusst werden:

Einführungsübung

Der Haupttherapeut spricht einen Teilnehmer direkt an: „Ich werde Ihnen nun einige Begriffe nennen. Sie stellen sich dann diese Begriffe bildlich vor und nennen mir die Farbe, die sie sehen. Also, welche Farbe hat mein (weißes) Hemd?" „Weiß!" „Welche Farbe hat das bedruckte Informationsblatt, das vor ihnen liegt?" „Weiß!" „Welche Farbe hat Schnee?" „Weiß!" „Welche Farbe hat Milch?" „Weiß!" „Welche Farbe hat die Kuh, von der die Milch kommt?" „Weiß …" Die meisten Probanden nennen die letztgenannte Farbe. Falls die Zielperson das wider Erwarten nicht tut, wird in der Gruppe gefragt, wer als Antwort „weiß" gesagt hätte.

Unterscheidung zwischen Fakten und Annahmen wird schließlich mittels ► CD Informationsblatt 17 („Vermutungen sind nicht gleich Fakten!") weiter vertieft. Bei der Interpretation des darauf abgebildeten Bildes der Bildserie 1 (Roder et al. 2002) kristallisieren sich in vielen Gruppen die beiden Hypothesen heraus, dass der abgebildete Mann a) aus dem Fenster (auf ein Auto oder einen vorbeifliegenden Vogel) oder b) auf den Fernseher zeigt (in dem ein Fußballspiel läuft und dabei Tor oder Foul schreit). Die entsprechenden Parteien werden dann aufgefordert, ihre Argumente anhand von Fakten (Lichtquelle, Mimik der Frau usw.) zu belegen.

Soziale Wahrnehmung in drei Schritten

Die Bearbeitung der Bilder der beiden Serien erfolgt in drei Stufen:

1. Informationssammlung
2. Interpretation und Diskussion
3. Titelfindung

Das präzise Einhalten der dreistufigen Abfolge wird ausdrücklich empfohlen. Wird zu früh, d. h. bereits in der Informationsphase mit dem Interpretieren begonnen, besteht die Gefahr, dass bei der anschließenden Interpretation wichtige Informationen übersehen und als Argumentationsgrundlage in der Diskussion fehlen werden. Zudem tendieren dann evtl. einzelne Teilnehmer dazu, an Details zu haften und damit ihre alten, inadäquaten Wahrnehmungsmuster zu konsolidieren.

▪▪ Informationssammlung

Mit dem Beamer wird ein vorher ausgewähltes Bild mit geringer Komplexität und emotionaler Belastung (► CD Materialien 9) an die Wand projiziert. Der Haupttherapeut fordert einzelne Teilnehmer durch direktes Ansprechen auf, die Bildinhalte zu beschreiben. Beschreiben die Teilnehmer vor allem Details, werden diese zusammengefasst. Der Co-Therapeut notiert alle genannten Informationen auf dem Flipchart. Der Haupttherapeut fasst immer wieder selbst zusammen oder lässt die genannten Informationen von Teilnehmern zusammenfassen. Bei komplexen Bildern fokussiert der Haupttherapeut nacheinander verschiedene Bildsegmente, z. B.

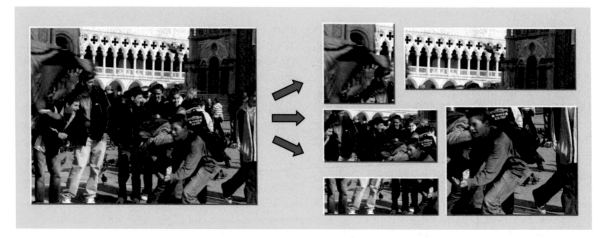

◘ Abb. 2.17 Soziale Wahrnehmung: Fokussieren auf Bildsegmente bei der Informationssammlung (Fotos: V. Roder)

zuerst oben links, dann in der Mitte des Bildes oder zunächst den Hintergrund, dann den Vordergrund usw. (◘ Abb. 2.17). Durch diese Technik lenkt der Haupttherapeut die Aufmerksamkeit auf relevante Zielreize. Ziel ist, dass die Teilnehmer lernen, zwischen relevanten und weniger relevanten Reizen zu unterscheiden. Zum Abschluss dieser ersten Stufe sollten sämtliche Bildinformationen auf dem Flipchart notiert sein. Diese werden abschließend nochmals im Überblick zusammengefasst. Nennen die Teilnehmer bereits während der Informationssammlung Interpretationen und Annahmen, werden diese von den Therapeuten zwar aufgenommen, dann jedoch zurückgestellt und auf die anschließende Interpretation und Diskussion verwiesen.

Beispiel
Das ist eine wichtige Bemerkung. Wenn ich das richtig verstehe, handelt es sich dabei um eine Interpretation. Sind Sie einverstanden, wenn wir deshalb ihre Bemerkung vorerst zurückstellen und später darauf zurückkommen? Wir wollen vorerst Einzelheiten sammeln. Der Co-Therapeut hat Ihre Bemerkung bereits auf dem Flipchart unter der Rubrik „Interpretation" notiert.

▪▪ Interpretation und Diskussion
Sind sämtliche Informationen gesammelt, beginnt die zweite Stufe, die Interpretation der Bildinhalte. Interpretationen dürfen nicht von den Therapeuten geäußert werden; dies betrifft auch Teilinterpretationen. Vielmehr hat der Haupttherapeut folgende drei Aufgaben:
- Anregung zur Interpretation (ggf. mittels Darstellung der auf dem Bild abgebildeten Situation im Rollenspiel)
- Begründung der Interpretation anhand der gesammelten Fakten aus Stufe 1
- Anregung zur Diskussion

Bei der Anregung zur Interpretation nutzt der Haupttherapeut die strukturierte Gesprächsführung und fokussiert wie bei der Informationssammlung bestimmte Bildsegmente oder -inhalte (z. B. „Sie haben vorhin gesagt, die Person links habe einen weit aufgerissenen Mund. Was könnte das bedeuten?"). Als zusätzliches didaktisches Mittel können die Therapeuten die Bildinhalte im Rollenspiel nachspielen lassen. Diese über die IPT-Konzeption hinausgehende Verwendung der Therapiematerialien verfolgt zwei Ziele:
1. **Reduzieren von Verständnisproblemen:** Wenn einzelne Teilnehmer Mühe bekunden, die Bildinhalte zu verstehen, was meist bei komplexeren Bildern und bei emotionsfokussierten Bildinhalten vorkommen kann, ermöglicht die aktive Nachstellung der Bildszene im Rollenspiel diesen Teilnehmern, die wesentlichen Bildinhalte aktiv zu erfahren und so besser zu verstehen. Die eigene Erfahrung während der aktivierenden Übung fördert das Erkennen von wesentlichen Aspekten einer sozialen Interaktion.
2. **Fördern der Perspektivenübernahme:** Die aktivierende Gruppendarstellung der Bildinhalte fordert von den beteiligten Teilnehmern, sich in die auf dem Ausgangsbild abgebildeten Personen hineinzuversetzen und deren Perspektive zu übernehmen. Die Interpretation, auf welche sich die Aufmerksamkeit der Teilnehmer richten soll, liegt hier auf der Beziehungs- und Gefühlsebene der verschiedenen Personen, die auf den Bildmaterialien dargestellt werden („Wie stehen die Hauptfiguren in Beziehung zueinander? Wie fühlen sie sich?"). Der Fokus liegt dabei auf der Unterscheidung zwischen objektiver Wahrnehmung von Fakten und subjektiven Annahmen der Beteiligten.

Weiter fragt der Haupttherapeut gezielt nach Begründungen genannter Interpretationen („Worauf stützen Sie ihre

Aussage, dass die beiden Personen auf dem Bild aufgeregt miteinander reden? Gibt es Beweise dafür?"). Schließlich regt der Haupttherapeut bei jeder genannten und begründeten Interpretation zu einer Diskussion an („Was sagen die anderen dazu? Sind Sie zur gleichen Interpretation gelangt oder gibt es alternative Betrachtungsmöglichkeiten?"). Manchmal erkennen die Teilnehmer wichtige Informationen erst während der Interpretationsstufe. Diese werden nachträglich in die Informationsliste aufgenommen.

In der Regel werden zwei oder drei alternative Interpretationen von Bildausschnitten genannt. Es ist von Vorteil, diese auf maximal drei zu beschränken. Das Ziel ist jedoch nicht, die Teilnehmer von einer vorgegebenen „richtigen" Interpretation zu überzeugen. Vielmehr sollen die Teilnehmer ihre eigene Interpretation gegenüber den anderen Gruppenmitgliedern mit Argumenten verteidigen. Können beispielsweise zwei Teilnehmer ihre unterschiedlichen Interpretationen schlüssig begründen, werden beide Interpretationsalternativen als „richtig" akzeptiert. Im therapeutischen Fokus steht also nicht „richtig" oder „falsch", sondern die logische Begründung auf der Grundlage der im Bild dargestellten Einzelheiten. Die Therapeuten achten in dieser Phase durch direktes Ansprechen darauf, dass einzelne Gruppenmitglieder die offensichtlich „richtigen" Fremdmeinungen (Interpretationen) nicht einfach übernehmen, sondern diese gedanklich auch nachvollziehen können bzw. die Perspektive des anderen bei der Begründung eingenommen wird. Ein direkt angesprochener Teilnehmer wird also aufgefordert, die Fremdmeinung eines anderen Gruppenmitgliedes mittels der gesammelten Informationen aus der Stufe 1 in eigenen Worten zu begründen.

■■   **Titelfindung**
Wurden die Stufen 1 und 2 ausreichend bearbeitet, fordert der Haupttherapeut jedes Gruppenmitglied auf, einen Titel bzw. eine Überschrift für das Bild zu formulieren. Im Titel soll das Wesentliche des Bildes prägnant wiedergegeben werden. In der Regel handelt es sich dabei um Personeninteraktionen, manchmal auch um Gefühlsausdrücke. Originelle Titel, z. B. Wortspiele, wie man sie etwa in der Werbung findet, werden ebenfalls akzeptiert, sofern sie sich auf den Bildinhalt beziehen. Die von jedem Teilnehmer genannten Titel werden auf dem Flipchart notiert und abschließend diskutiert. Analog dem Vorgehen in Stufe 2 werden die Teilnehmer dahingehend angeregt, ihre Titel mit Argumenten zu verteidigen und diese mit Fakten zu stützen.

■   **Selbst- und Alltagsbezug der Bildinhalte**
Nach der oben beschriebenen Bearbeitung eines Bildes der beiden Bildserien wird hier – im Gegensatz zum IPT-Unterprogramm „Soziale Wahrnehmung" – bewusst der Selbst- und Alltagsbezug durch die Teilnehmer gefördert. Jeder Bil-

dinhalt wird in Bezug zu entsprechenden Alltagserfahrungen und der damit verknüpften Selbstwahrnehmung gesetzt.

❓ **Beispiele für Leitfragen**
 ▬ Kenne ich solche Situationen?
 ▬ Welche Gefühle und Einstellungen habe ich bei den anderen wahrgenommen?
 ▬ Was habe ich dabei erlebt?
 ▬ Was habe ich dabei gedacht und gefühlt?
 ▬ Wie konnte ich damit umgehen und wie habe ich reagiert?
Oder, falls keine Erfahrungen mit der dargestellten Situation genannt werden:
 ▬ Wie würde ich in einer solchen Situation reagieren?

Ziel ist, die Therapie- bzw. Bildinhalte mit den Alltagserfahrungen der Teilnehmer zu verknüpfen, um eingeschliffene Wahrnehmungs- und Denkmuster auch im Alltag zu lockern. Dabei gilt es wiederum, zwischen objektiven Tatsachen und Annahmen oder Hypothesen zu unterscheiden, um automatisch aktivierten Wahrnehmungsmustern entgegenwirken zu können. Objektive Tatsachen und individuelle Hypothesen bei der Wahrnehmungsverarbeitung werden vom Co-Therapeuten auf dem Flipchart notiert. Anschließend werden die Hypothesen einer Realitätsprüfung unterzogen. Dazu fragt zunächst der Therapeut die anderen Teilnehmer, ob sie bei der Interpretation der Situation bzw. Interaktion der gleichen Meinung sind. Es folgt eine Gruppendiskussion. Dabei unterstützen die Therapeuten die Teilnehmer, sich jeweils auch in die Rolle des Interaktionspartners zu versetzen („Wie würde ich reagieren, was würde ich denken oder fühlen, wenn ich in der Rolle des anderen wäre? Würde ich die Dinge genauso sehen, wie ich das jetzt tue?"). Bei verzerrten oder inadäquaten Annahmen (Hypothesen) sucht und diskutiert die Gruppe schließlich alternative Hypothesen bei der Wahrnehmungsverarbeitung. Der Fokus liegt hier jedoch auf der Wahrnehmung sozialer Interaktionen und noch nicht auf der Attribution von Ereignissen, welche erst in Modul D thematisiert wird.

■   **Die Sichtweise eines anderen übernehmen**
Die Perspektivenübernahme (ToM) wurde bereits anhand der beiden Bildserien (▶ CD Materialien 9a–g) eingeführt. Dies wird nun weiter vertieft. Dabei greift der Therapeut zunächst auf die gelernten Techniken der Emotionswahrnehmung aus dem Modul A zurück (▶ CD Informationsblätter 7 und 8), um nochmals zu verdeutlichen, dass eine adäquate Affektdekodierung eine der Voraussetzungen zur Perspektivenübernahme ist.

Beispiel für eine Einleitungsübung
Gemäß der vorausgehenden Absprache mit dem Haupttherapeuten in der Sitzungsvorbereitung schreit plötzlich der Co-

Therapeut auf, schlägt sich mit der Hand auf den Nacken (so, als wäre er von einer Mücke gestochen worden) und flucht danach aufgeregt. Der Haupttherapeut fragt sogleich in die Gruppe: „Weiß jemand, was passiert ist?" In der Regel erkennen die Teilnehmer sofort, was dem Co-Therapeuten widerfahren sein könnte. Das Ziel in der Gruppendiskussion ist es, zu ergründen, wieso die Teilnehmer zu dieser korrekten Schlussfolgerung gelangt sind. Woran haben sie sich orientiert? Welche Fakten haben sie genutzt? War es die eigene Erfahrung mit Mückenstichen und dem darauf folgenden Emotionsausdruck (Aufschreien, Ärger), Körperempfinden (Schmerz), Handlungskonsequenzen (die Mücke erschlagen oder vertreiben) und verbalen Äußerungen („Scheiß Mücke!")?

Zusätzlich wird hier das ▶ CD Informationsblatt 18 („Sich in andere hineinversetzen") aus beiliegender CD-ROM verteilt und gelesen. Wiederum wird auf die Unterscheidung zwischen Fakten (objektive Tatsachen) und Annahmen (Hypothesen) hingewiesen. Das Ziel ist eine Auflistung möglicher Fakten, auf die man sich bei der Perspektivenübernahme unter Mithilfe der eigenen Erfahrung stützen kann. Nachfolgend ist eine Beispielliste dargestellt.

a. Soziale Regeln (z. B. „Das macht jeder so", Spielregeln)
b. Nonverbal
   — Affektausdruck der anderen (z. B. Mimik, Gestik)
   — Typische Verhaltensweisen (z. B. Bewegungsmuster, Blickkontakt)
c. Verbal
   — Inhalt des Gesagten oder Geschriebenen
   — Tonfall und Geschwindigkeit beim Sprechen
d. Situationsbedingungen (z. B. Örtlichkeit, Umgebung, andere Anwesende)

Die sozialen Regeln dienen hier nur als Orientierungshilfen bei der Perspektivenübernahme. Regelverletzungen werden später im Modul C (soziale Schemata) thematisiert. Die zusammengetragenen Fakten als Orientierungshilfe bei der Perspektivenübernahme werden auf dem Flipchart aufgelistet. Weiter bespricht der Therapeut Techniken, die es erleichtern, die Perspektiven von anderen zu übernehmen. Die Leitfrage dabei kann sein:

❓ Was hilft mir im Alltag, die Perspektive (Sichtweise) anderer zu übernehmen, mich in andere hineinzuversetzen?

Die Äußerungen der Teilnehmer werden wiederum auf dem Flipchart festgehalten. Als Grundlage für Ergänzungen dient das bereits gelesene ▶ CD Informationsblatt 18 („Sich in andere hineinversetzen") und das ▶ CD Informationsblatt 19 („Mögliche Hilfestellungen, um sich besser in andere hineinversetzen zu können"). Auf Letztgenanntem notieren die Teilnehmer zusätzliche, nicht enthaltene Hilfestellungen, die womöglich in der Gruppendiskussion zuvor genannt wurden.

Entsprechend der üblichen INT-Didaktik folgen nun praktische Gruppenübungen zum erstmaligen Ausprobieren der besprochenen Techniken (Hilfestellungen) zur Perspektivenübernahme. Drei Übungen werden im Folgenden dargestellt:
— Wasser, Spiegelungen, Berge, Altstadt, Vögel
   (▶ CD e-Materialien 6a–e)
— Sätze zur Perspektivenübernahme
   (▶ CD Materialien 10a–c)
— Filmausschnitte

Landschaften, Städte und Menschen Die Gruppe wird in zwei Untergruppen aufgeteilt (Teams). Ein Team verlässt für einige Minuten zusammen mit dem Co-Therapeuten den Raum und führt während dieser Zeit einfache Übungen durch (z. B. Gedächtnisübungen anhand der ▶ CD Materialien 9) oder macht eine Pause. Dem im Gruppenraum verbleibenden Team wird währenddessen vom Haupttherapeuten mittels Beamer ein einziges Bild (Zielbild) der Bildserien der ▶ CD e-Materialien 6a–e gezeigt. Die Aufgabe dieses Teams ist es, das Zielbild möglichst detailliert und prägnant zu beschreiben und sich dabei zu überlegen, welche (zentralen) Bildmerkmale dem anderen Team helfen könnten, das Zielbild wiederzuerkennen. Die Beiträge werden auf dem Flipchart notiert. Ein oder zwei Teilnehmer dieses Teams erhalten nun die Aufgabe, sich die gesammelten Bildbeschreibungen zu merken (Notizen sind erlaubt) und später dem anderen Team vorzustellen. Das Vorstellen wird kurz geübt und gegebenenfalls von den anderen Teammitgliedern ergänzt und korrigiert. Somit wird dieses Team zur „Sendergruppe" von Informationen über das Zielbild. Ist das Einüben des Sendens bzw. Vortragens abgeschlossen, entfernt der Haupttherapeut das projizierte Bild und das zweite Team mit dem Co-Therapeuten wird wieder in den Gruppenraum gebeten. Das nun wieder anwesende Team wird jetzt zur Empfängergruppe und erhält eine verbale Beschreibung des Zielbildes ohne dieses zu sehen. Die Empfängergruppe erhält die Instruktion, sich das beschriebene Bild möglichst gut vor dem inneren Auge einzuprägen und vorzustellen (inneres Bild) und das Beschriebene in eigene Worte zu fassen. Danach wird die gesamte Bildserie mit teilweise ähnlichen Bildern gezeigt (▶ CD e-Materialien 6a oder 6b). Die Aufgabe der „Empfängergruppe" besteht nun darin, bei jedem gezeigten Bild gemeinsam zu diskutieren, ob das gerade gezeigte Bild dem Zielbild entspricht. Dabei ist zu begründen, wieso ein Bild nicht dem Zielbild entspricht. Auslassungs- oder Verwechslungsfehler werden besprochen, ebenso Abweichungen zur eigenen Erinnerung bei richtig erkannten Bildern. Wurde das Zielbild identifiziert, wechseln die beiden Teams ihre vorher eingenommenen Rollen. Der Schwierigkeitsgrad der Übung lässt sich einmal durch

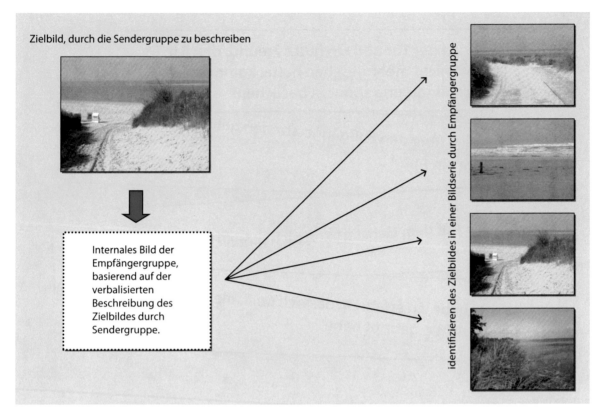

Zielbild, durch die Sendergruppe zu beschreiben

Internales Bild der Empfängergruppe, basierend auf der verbalisierten Beschreibung des Zielbildes durch Sendergruppe.

identifizieren des Zielbildes in einer Bildserie durch Empfängergruppe

◘ Abb. 2.18 Perspektivenübernahme: Übung „Landschaften und Städte" (Fotos: F. Perret und S. Schmidt, mit freundlicher Genehmigung)

die Auswahl des Zielbildes variieren (je ähnlicher das Zielbild mit einem oder mehreren anderen Zielbildern, desto schwieriger die Identifikation!). Weiterhin durch den Platz in der Reihenfolge der Bildserie (je später das Zielbild in der Bildserie gezeigt wird, desto größer die Wahrscheinlichkeit von Fehlschlüssen). Der schematische Ablauf der Übung ist in der ◘ Abb. 2.18 dargestellt.

Sätze zur Perspektivenübernahme Auf Karten stehen jeweils ein oder zwei Sätze, die prägnant eine Situation beschreiben, in der eine Person gerade etwas erlebt (▶ CD Materialien 10a–c). Beispiele solcher Karten mit Sätzen sind in ◘ Abb. 2.19 dargestellt. Zwei Verwendungsmöglichkeiten der Karten sind vorgesehen:

1. Ein Teilnehmer erhält eine Karte und liest den darauf stehenden Text der Gruppe laut vor. Die Gruppe diskutiert dann gemeinsam das zugehörige Gefühl („Was denkt und fühlt diese Person, wenn sie dies erlebt?"). Weiterhin wird der Selbst- und Alltagsbezug hergestellt („Was würde ich denken und fühlen und wie würde ich reagieren, wenn mir das im Alltag widerfahren würde?").

2. In einer höheren Anforderungsstufe werden die auf den Karten beschriebenen Situationen im Rollenspiel dargestellt. Dabei sind zwei Variationen möglich:
   a. Ein Teilnehmer erhält eine Karte und stellt die beschriebe Situation dar. Die anderen Gruppenmitglieder versuchen dann, sich in diesen hineinzuversetzen und zu erkennen, welche Situationsmerkmale dieser dargestellt hat, welche Gefühle er dabei ausgedrückt und was er sich gedacht hat.
   b. Einige Karten eigenen sich auch für Gruppenübungen, bei denen der Zielpatient unvorbereitet direkte alltagsnahe Erfahrungen macht. Dies soll am Beispiel der Karte mit dem Satz „Gerade als ich über den Fußgängerstreifen gehe, hupt ein Auto!" erläutert werden:

Beispiel
Ein Teilnehmer wird in Begleitung des Co-Therapeuten aus dem Gruppenraum geschickt, ohne Instruktion was ihn erwartet, wenn er zurückkommt. Der Rest der Gruppe wird in das bevorstehende Rollenspiel zu besagter Karte eingeführt. Der Therapeut instruiert die Teilnehmer sich vorzustellen, sie säßen jeweils in einem Auto ihrer Wahl, welches in einer Kolonne vor einem Fußgängerstreifen steht. In der Regel werden hier Luxus- und Sportautomarken gewählt. Im weiteren Verlauf erfahren die Teilnehmer, dass sich einige Fußgänger extrem Zeit nehmen, den Fußgängerstreifen zu überqueren, was die Autofahrer nervt, die besonders unter Termindruck stehen. Alle hätten es eilig. Wenn nun der Zielpatient zusammen mit dem Co-Therapeuten besonders langsam den imaginären Fußgängerstreifen überquere, so hupe jeder Teilnehmer so laut als möglich. Genau

2

> **Es klingelt an der Tür und ein guter Freund, den ich seit langem nicht mehr gesehen hatte, kommt mich ohne Vorankündigung spontan besuchen!**

> **Als ich über den Fußgängerstreifen gehe, hupt ein Auto!**

> **Auf dem Gehsteig trete ich plötzlich in Hundekot.**

> **Gerade habe ich erfahren, dass ich im Zahlenlotto 5 von 6 richtig getippt habe!**

◻ **Abb. 2.19** Perspektivenübernahme: Übung „Sätze zur Perspektivenübernahme"

dies geschieht, wenn der Zielpatient zurückkehrt und vom Co-Therapeuten ausschließlich instruiert wird, langsam über den imaginären Fußgängerstreifen zu gehen. Zum Abschluss dieser zumeist sehr aktivierenden Übung werden sowohl der Zielpatient als auch die „hupenden Autofahrer" gefragt, wie sie sich dabei gefühlt haben, was sie sich gedacht haben und wie sie im Alltag reagieren würden, wenn auf dem Fußgängerstreifen gehupt wird oder wenn sie in Eile lange vor dem Fußgängerstreifen im Auto warten müssten.

Filmausschnitte Über den Beamer wird den Teilnehmern eine Filmszene vorgespielt. Der Therapeut stellt den Teilnehmern dann folgende Aufgaben:

1. Die gesehene Szene detailliert beschreiben, insbesondere auch die Akteure
2. Die Akteure charakterisieren und dies anhand von Filmfakten begründen
3. Die Handlung bzw. die Interaktionen anhand der Filmfakten interpretieren
4. Sich in die gezeigte Handlung der Szene hineinversetzen und versuchen zu ergründen, um was es im Film vor der gezeigten Szene ging. Was war der Inhalt des Films, der zur gezeigten Szene führte?
5. Einen Selbst- und Alltagsbezug herstellen: Wie hätte ich in dieser Szene reagiert? Und, kenne ich solche Erlebnisse aus dem Alltag?

Für das Filmmaterial wird auf kommerziell vertriebene DVDs aus dem Handel zurückgegriffen. Prinzipiell eignen sich die meisten Filme dazu, vorausgesetzt, der Inhalt ist für die Teilnehmer nicht zu belastend und interferiert nicht mit vorliegenden Wahnsymptomen wie z. B. Geheimdienst- oder Polizeifilme. Dies bedingt eine gute Kenntnis des Therapeuten über mögliche persistierender Symptome der einzelnen Teilnehmer. In der Regel eignen sich Komödien gut für diesen Zweck, da sie relativ risikoarm sind und dennoch aktivieren.

Eine Auswahl empfohlener und bereits verwendeter Filme:

- Reine Nervensache („Analyze This" mit Robert De Niro und Billy Crystal, USA 1999)
- Reine Nervensache 2 („Analyze That" mit Robert De Niro und Billy Crystal, USA 2002)
- Verrückt nach Mary („There's Something About Mary" mit Cameron Diaz und Ben Stiller, USA 1998)
- Was ist mit Bob? („What about Bob?" mit Bill Murray und Richard DreyFuß, USA 1991)
- Und täglich grüßt das Murmeltier („Groundhog Day" mit Bill Murray und Andie MacDowell, USA 1993)
- Genie und Wahnsinn („A Beautiful Mind" mit Russell Crowe, USA 2001)

In den beiden Filmen „Reine Nervensache 1 und 2" sowie „Was ist mit Bob?" werden die Themen Psychiatrie und Psychotherapie thematisiert. Diese Thematik findet sich auch im Film „Genie und Wahnsinn". Jedoch sind hier in der Regel nur jene Szenen empfehlenswert, in denen die Situationskomik im Vordergrund steht. Bei der Auswahl der Szenen kann das DVD-Menü Szenenauswahl verwendet werden, da hier meist ein in sich geschlossener Filmabschnitt zusammengefasst ist. Der Schwierigkeitsgrad der Szenen lässt sich anhand der Komplexität der Handlung, der emotionalen Belastung sowie durch die Position der Szene innerhalb des Handlungsverlaufs des Films variieren (je früher die Szene, desto weniger Informationen fehlen über die Handlung).

Restitution

Im Restitutionsteil werden nun die erlernten Strategien zur sozialen Wahrnehmung und zur Perspektivenübernahme bis zur Habituation wiederholt angewendet. Dazu stehen in diesem Modulteil keine zusätzlichen Übungen zur Verfügung. Vielmehr wird auf die Übungen des Kompensationsteils zurückgegriffen. Sowohl die beiden Bildserien zur sozialen Wahrnehmung (▶ CD Materialien 9a–g) als auch die Bildserien zur Perspektivenübernahme (▶ CD e-Materialien 6), die Übungen „Sätze zur Perspektivenübernahme" (▶ CD Materialien 10a–c) und „Filmausschnitte" bieten genügend Materialien, um den Teilnehmern in der Gruppe ein wiederholtes Üben und Lernen zu ermöglichen. Der Schwierigkeitsgrad der Übungen kann nun graduiert nach dem oben beschriebenen Vorgehen gesteigert werden. Bezugnehmend auf die zu diesem Interventionsbereich eingeführten ▶ CD Informationsblätter 16–19 füllt jeder Teilnehmer vor jeder Übungseinheit das ▶ CD Arbeitsblatt 4 („Meine hilfreichen Strategien für den Bereich …") individuell erneut aus. Am Ende dieses Interventionsteils ergänzen oder korrigieren die Teilnehmer ihre eingangs getätigten Selbsteinschätzungen hinsichtlich ihrer sozialen Wahrnehmungs- und Perspektivenübernahmefertigkeiten auf dem ▶ CD Arbeitsblatt 11 („Wie gut kann ich erkennen, um was es in einer Situation oder in einem Gespräch geht?").

In-vivo-Übungen und selbständige Übungen

Eine In-vivo-Übung in der Gruppe, die sich nahtlos an den Inhalt des Kompensations- und Restitutionsteils anfügt, ist der gemeinsame Kinobesuch. Falls dieser aus organisatorischen Gründen nicht möglich ist, können die Teilnehmer auch dazu angeregt werden, zu zweit oder mit mehreren Teilnehmern einen Film ihrer Wahl anzusehen. Die Nachbesprechung des Films erfolgt nach demselben Schema wie für die Übung „Filmausschnitte". Der Unterschied besteht nun darin, dass hier ein ganzer Film und nicht nur eine Filmszene bearbeitet wird. Wie im vorausgegangenen so-

zialkognitiven Zielbereich der Emotionswahrnehmung besteht auch bei dieser In-vivo-Übung das Risiko, dass sie zu aktivierend und zu belastend für die Teilnehmer sein kann. Viele Teilnehmer vermeiden den Kinobesuch, weil sie diesen als belastend und angstbesetzt erachten. Daher ist es manchmal vorzuziehen, Übungen zur sozialen Wahrnehmung und Perspektivenübernahme eher passiv aus der Perspektive des Beobachtenden zu gestalten oder sich auf die vertraute Umgebung zu beziehen. Eine selbständige Übung wäre dann, beim Umschalten von einem TV-Kanal zum nächsten zu versuchen, bei einer bereits begonnen Sendung oder einem Film zu verweilen und herauszufinden, um was es dabei geht. Eine weitere selbständige Übung ist, im Bus, im Restaurant oder im Park, aber auch in der vertrauten häuslichen Umgebung oder bei der Arbeit andere Leute zu beobachten, um herauszufinden, was und wie diese miteinander kommunizieren (verbal und nonverbale Inhalte). Vor jeder selbständigen Übung und jeder In-vivo-Übung wird ▶ CD Arbeitsblatt 5 („selbständige Übung") zur Aufarbeitung und Vorbereitung ausgefüllt. Die Nachbesprechung folgt dem in der vorhergehenden Interventionseinheit beschriebenen Schema.

2.3.3 INT-Modul C

Das Modul C fokussiert zunächst auf den neurokognitiven Zielbereich der Exekutivfunktionen, insbesondere auf das Denken und Problemlösen. Denken umfasst kognitive Flexibilität und Konzeptbildung und wird entsprechend therapeutisch umgesetzt. Das Konzept des Problemlösens beinhaltet zusätzlich die Planungsfähigkeit. Wiederum stellen die in den vorausgegangenen Modulen erworbenen Bewältigungsfertigkeiten die Voraussetzung für eine erfolgreiche Intervention in diesem Bereich dar. Weisen einzelne Gruppenteilnehmer nach wie vor erhebliche Einschränkungen in den beschriebenen basalen kognitiven Funktionen auf und konnten sie sich die erarbeiteten Bewältigungsstrategien nur ungenügend aneignen, sollten einzelne Schritte der Module A und B vor Beginn des Moduls C wiederholt werden.

Der sozialkognitive Teil des Moduls B beinhaltet Interventionen zu den beiden Zielbereichen soziale Wahrnehmung und Theory of Mind (ToM). Wiederum wird didaktisch auf die in Modul A erarbeiteten Affektdekodierungstechniken bei der Emotionswahrnehmung zurückgegriffen, welche hier in den übergeordneten Kontext der sozialen Wahrnehmung und der zwischenmenschlichen Perspektivenübernahme (ToM) gesetzt werden. Diese Interventionen orientieren sich in erster Linie am Unterprogramm „Soziale Wahrnehmung" des Integrierten Psychologischen Therapieprogramms IPT (Roder et al. 2008a, 2010).

Neurokognitiver Interventionsbereich Denken und Problemlösen

Modul C: Neurokognitiver Interventionsbereich Denken und Problemlösen

1. Einführung: Denken und Problemlösen
   - Definition: kognitive Flexibilität und Konzeptbildung
   - Semantisches Netzwerkmodell
   - Zielorientierung
   - Selbstwahrnehmung im Zielbereich (kognitives Profil)
   - Alltags- und Selbstbezug: Fallvignette
2. Kompensation
   - Lernen und Individualisieren von Bewältigungsstrategien:
     - Zielorientierung und -definition
     - Hindernisse bei der Zielrealisierung
     - Zielrealisierung in 6 Schritten
     - Realisierung individueller Zielsetzung im Alltag
     - Handlungsplanung
     - Konzeptbildung: die richtigen Worte finden
3. Restitution
   - Habituieren der erlernten Bewältigungsstrategien:
     - Repetition von Gruppenübungen
     - PC-Übungen
4. In-vivo-Übungen und Hausaufgaben
   - Transfer der individualisierten Bewältigungsstrategien in konkrete Alltagssituationen

---

Hinweise

- Infrastruktur: Gruppentherapie- und PC-Raum, Flipchart, Beamer
- Therapiematerialien: ▶ CD Informationsblätter 3–15, 20–26, ▶ CD Arbeitsblätter 4, 12–15, ▶ CD Vignetten 5–8, ▶ CD Materialien 1–2, 5, 11–13
- CogPack-Programme: WAAGE, LABYRINTHE, ANAGRAMME, WORTRATEN, BEGRIFFE, WIRRWARR
- Didaktik: Strukturierte Gruppendiskussion, Gruppenübungen, PC-Übungen individuell und in Zweiergruppen

---

Einführungssitzungen

- Denken
- ∎ Definition des Zielbereichs Denken

Der Begriff des Denkens ist Gegenstand unterschiedlicher Wissenschaftsbereiche. In der INT liegt der Fokus auf der neurokognitiven Funktion des Denkens, welche in der Re-gel über die Fähigkeit der (verbalen) Konzeptbildung und der kognitiven Flexibilität gemessen wird und in der INT psychotherapeutisch operationalisiert ist. Konzeptbildung bezeichnet dabei die Fähigkeit, verschiedene sprachliche und emotionale Stimuli oder Symbole kategorisieren und voneinander abgrenzen zu können. Kognitive Flexibilität ist die Fähigkeit, Erlerntes und dadurch erworbenes Wissen flexibel und situationsadäquat einzusetzen.

Beim Lösen von konkreten Problemstellungen und beim Planen sind auch Denkprozesse (Konzeptbildung und kognitive Flexibilität) erforderlich. Die beiden neurokognitiven Funktionen Denken und Problemlösen werden in diesem Modul gemeinsam thematisiert. Die Begriffsdefinition beginnt zunächst mit der Funktion des Denkens.

Da der Begriff des Denkens in der Alltagssprache oft verwendet wird und insbesondere auch schizophren Erkrankte den Begriff zur subjektiven Beschreibung störungsrelevanter Symptome verwenden („Ich kann nicht mehr klar denken", „Ich habe wieder Gedankenkreisen"), bieten sich hier zwei Möglichkeiten zu einer einheitlichen Begriffsdefinition an:

- **Gruppendiskussion:** Ausgehend von der Leitfrage „Was verstehen Sie unter dem Begriff Denken?" definiert die Gruppe den Begriff unter der Leitung des Haupttherapeuten anhand von Alltagsbeispielen. Die Beiträge der Teilnehmer sind vom Co-Therapeuten auf dem Flipchart zusammenzufassen und zu kategorisieren. Diese eher zeitaufwändige Variante kann für die Teilnehmer sehr aktivierend und motivationsfördernd sein. Die Schwierigkeit besteht darin, den Fokus ausschließlich auf die neurokognitiven Aspekte des Denkens zu legen.
- Der Haupttherapeut gibt eine **Einführung in die Thematik**, wobei auch der Bezug zu den kognitiven Themen der Module A und B hergestellt wird:

Einführungsbeispiel

Wir beschäftigen uns im Folgenden mit dem Denken. Man kann sagen, jeder Mensch denkt. Doch was ist damit gemeint? Wir kennen und verwenden den Begriff im Alltag oft in unterschiedlicher Weise. Einige sagen: „Wenn wir denken, sind wir aktiv, darum werden wir müde, wenn wir zu viel denken", andere: „Denken benötigt Wissen! Wer weniger zu einem Thema weiß, kann sich weniger gut Gedanken dazu machen" oder „Denken ist logisch, aber manchmal denken wir auch spontan und automatisch, was dann nicht immer logisch ist". Wieder andere sagen: „Denken ist die Erkenntnis, die wir aus eignen Vorstellungen und Erfahrungen gewinnen" und „Denken geschieht im Gehirn." Diese Aussagen sind selbstverständlich alle richtig. Was für uns hier jedoch wichtig ist: Denken geschieht vor allem in Begriffen. Denken ist auch die flexible Anwendung von dem, was wir aus unseren Erfahrungen im

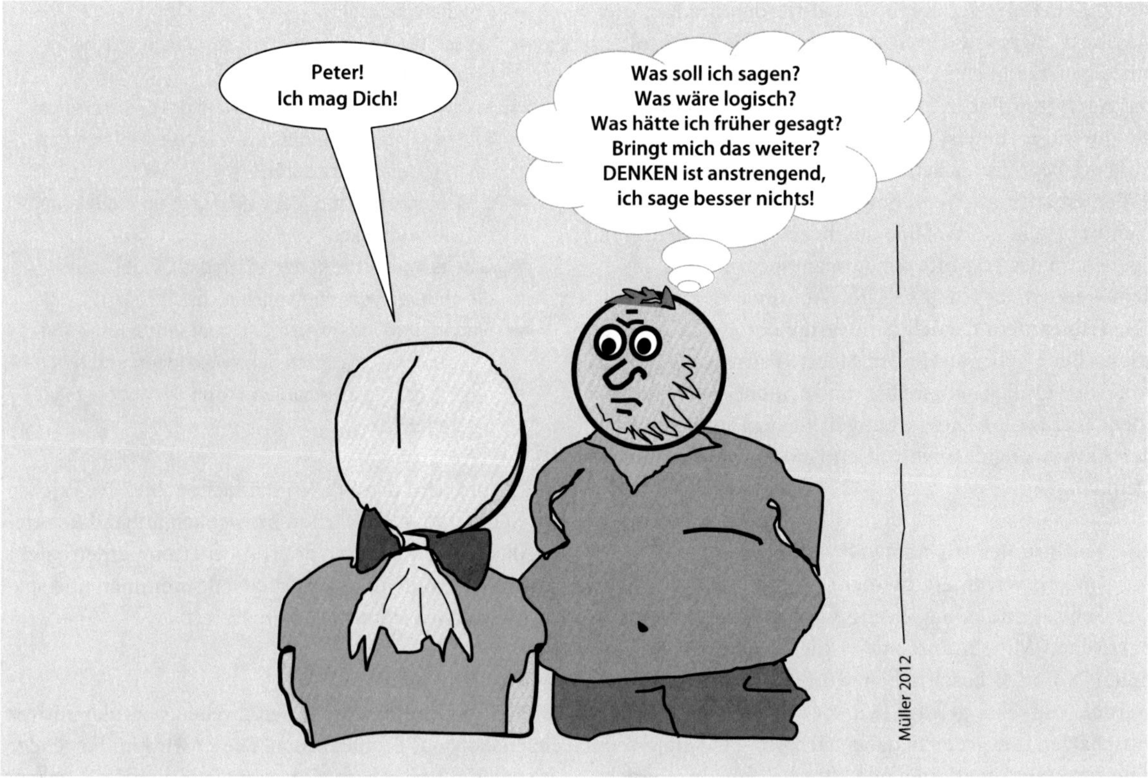

Abb. 2.20 Informationsblatt: flexible Nutzung der Sprache und Konzeptbildung in einer emotional belastenden Interaktion (Müller 2012)

Leben gelernt haben. Denken heißt aber auch, neue Informationen mit Bekanntem zu verknüpfen.

Therapeut stellt den Bezug zu den vorgängig behandelten kognitiven Themen her und führt die therapierelevanten Konstrukte der (verbalen) Konzeptbildung und kognitiven Flexibilität ein. Dazu findet sich auf beiliegender CD-ROM ▶ CD Informationsblatt 20 („Ich denke, also bin ich"). Mit diesem Informationsblatt wird der Fokus zunächst auf die flexible Nutzung von Worten in einer emotional belastenden Interaktion gelegt (Abb. 2.20). Nach gemeinsamem Lesen des Informationsblattes wird ein erster Selbstbezug der Teilnehmer in der Gruppendiskussion unterstützt.

Beispiele für Leitfragen

- Wie würden Sie in dieser Situation reagieren? Fänden Sie die richtigen Worte?
- Haben Sie bereits vergleichbare Erfahrungen erlebt? Was haben Sie damals getan?

Semantisches Netzwerkmodel

Die bereits eingeführte verbale Konzeptbildung wird nun im Zusammenhang mit neuronalen Netzwerken im Gehirn als semantisches Netzwerkmodell veranschaulicht. Dabei gilt es neurologische und medizinische Fachtermini zu vermeiden und stattdessen den Teilnehmern in vereinfachter Form eine Erklärung anzubieten, wieso es manchmal schwierig ist, in einem Gespräch oder einem Gedankenmodell die richtigen Worte zu finden. Hierzu steht ▶ CD Informationsblatt 21 („Denken, eine Sache des Gehirns") zur Verfügung. Den theoretischen Bezugsrahmen im Bereich des Abrufs und der Verwendung von Informationen aus dem Gedächtnis bilden semantische Netzwerkmodelle (Denken und kognitive Flexibilität). Gedächtnisinhalte sind nach diesen Modellen in Form von neuronalen Knoten netzwerkartig im Gehirn angeordnet. Der Zugriff auf gespeicherte Informationen (Repräsentationen, Begriffe) erfolgt durch Aktivierung dieser Knoten und damit assoziierten Repräsentationen. Ziel ist, dass die Teilnehmer eine Verbesserung in der Zuordnung semantischer Information erreichen (Konzeptbildung, Kategorienbildung).

Zur Veranschaulichung des semantischen Netzwerkmodells bietet sich nach dem Lesen des ▶ CD Informationsblattes 21 folgende Gruppenübung an:

Begriffszuordnung Der Haupttherapeut nennt einen Begriff (z. B. Auto, Milch, Tanzen etc.). Die Teilnehmer werden aufgefordert, sämtliche Begriffe zu nennen, die ihnen dazu einfallen. Diese werden analog dem Beispiel auf dem ▶ CD Informationsblatt 21 auf dem Flipchart notiert und miteinander verknüpft. Dabei werden die Begriffe, die direkt etwas mit dem Ausgangsbegriff (z. B. Auto) zu tun haben, räumlich näher zu diesem aufgeschrieben und verknüpft (z. B. Räder, Steuer, Fahrzeug) und die Begriffe, die nur vage, zumeist über einen Unterbegriff mit dem Ausgangsbegriff assoziiert sind (z. B. Fahrrad, das hat auch Räder, ist auch ein Verkehrsmittel), weiter weg notiert. Somit entsteht ein Gebilde aus Begriffen auf mehreren Ebenen, in dessen Mitte der Ausgangsbegriff steht. Nach dem Nennen des Hauptbegriffs (Auto) werden nun von den Teilnehmern danach die Begriffe der ersten Assoziationsebene genannt (Räder, Steuer, Fahrzeug), gefolgt von den Begriffen der zweiten (und dritten) Assoziationsebene (Fahrzeug). Diese Übung dient zur Demonstration der Aktivierung der neuronalen Knoten während eines Denkvorgangs.

▪▪ Förderung der Selbstwahrnehmung im kognitiven Zielbereich

Der Selbst- und Alltagsbezug wird mit denselben didaktischen Mitteln unterstützt, die bereits in den Modulen A und B beschrieben wurden. Die Teilnehmer werden zunächst gefragt, wie sie ihr eigenes Denken einschätzen und gebeten, dabei nach Möglichkeit jeweils eine konkrete Situationen oder einen Erfahrungsbericht aus ihrem Alltag zu schildern. Die Aussagen zu konkreten Situationen der Teilnehmer werden auf dem Flipchart festgehalten. Zusätzlich füllt jeder Teilnehmer das ▶ CD Arbeitsblatt 12 („Wie gut funktioniert mein Denken im Alltag?") aus.

▪▪ Fallvignetten

Es folgt das gemeinsame absatzweise Lesen der ▶ CD Vignette 11 („Ein Film – zwei Zusammenfassungen") in der Gruppe. Nach dem Lesen der Vignette folgt eine Gruppendiskussion mit den Zielen eines Alltags- und Selbstbezugs des Inhalts durch die Teilnehmer. Dabei liegt das Augenmerk auf dem sozialen Bezug des Denkens bzw. dessen Bedeutung in der Kommunikation. Da die Vignette zwei sehr unterschiedliche Zusammenfassungsversuche eines Films beinhaltet, wird zunächst gefragt, mit welcher Schilderung sich die Teilnehmer identifizieren oder von welcher sie sich klar abgrenzen können. Konkrete Lebenserfahrungen mit dem Thema werden zusammengefasst. Dabei sind besonders auch Ressourcen in den angesprochenen Denkfunktionen aufzunehmen. Mögliche Leitfragen zur Förderung der Selbstreflexion im individuellen Alltag sind:

❓ Beispiele für Leitfragen
- Gab es Situationen, in denen ich die richtigen Worte finden musste, um eine Geschichte von etwas Erlebtem prägnant zusammenzufassen, so dass die anderen diese nachvollziehen konnten?
- Geschah das oft?
- In welchen Situationen ging das gut, in welchen bekundete ich Mühe?

Sowie verallgemeinert, zur Förderung des Selbstbezugs:
- Fällt es mir leicht, anderen etwas zu erzählen, finde ich meist die Worte dafür?
- Bin ich eher jemand, der wenig sagt und Mühe hat, sich auszudrücken?
- Gibt es Momente, in denen ich das Gefühl habe, die anderen verstehen mich nicht?
- Sind meine Gedanken manchmal sehr schnell und phantasievoll, habe ich ganz viele Ideen und Mühe, das Wichtigste zu erzählen, damit der andere mich verstehen kann?

Im Plenum wird dann das individuelle subjektive Erleben von Stärken und Schwächen im Denken anhand konkreter Alltagssituationen exploriert. Wiederum werden bereits genannte Bewältigungsstrategien aufgenommen und später, im Kompensationsteil, thematisiert.

▪ Problemlösen

Es folgt die Einführung in den zweiten neurokognitiven Zielbereich, das Problemlösen. Dieser wird im Folgenden als weiterer Aspekt bzw. als weitere Funktion des Denkens beschrieben. Die später im Kompensationsteil erarbeiteten Bewältigungsstrategien werden entsprechend für die beiden Funktionen des Denkens und Problemlösens gemeinsam thematisiert.

▪▪ Definition des Zielbereichs Problemlösen

Bei der Begriffsdefinition steht die Planung, Vorbereitung und Durchführung von Handlungen zur Zielrealisation im Vordergrund. Dies wird in Abgrenzung zum spontanen Vorgehen beim Problemlösen ohne klares Handlungskonzept (Versuch – Irrtum) kontrastiert. Entsprechend liegt der didaktische Fokus auf der Entwicklung von Lösungsstrategien und der Aufteilung des Problemlöseprozesses in einzelne Lösungsschritte. Das übergeordnete Ziel besteht darin, die Teilnehmer für ein ziel- und lösungsorientiertes Denken und Verhalten im Alltag zu sensibilisieren, damit die individuellen Ziele besser geplant und umgesetzt sowie die eigenen Bedürfnisse besser befriedigt werden können.

Einführungsbeispiel

Die bereits besprochenen Denkfunktionen benötigen wir auch beim Versuch, im Alltag ein Problem zu lösen. Nun, wie ist ein Problem bzw. dessen Lösung definiert? Etwas abstrakt gedacht, besteht ein Problem aus der Diskrepanz zwischen dem vorliegenden IST-Zustand und dem angestrebten SOLL-Zustand. Die Überwindung dieser Diskrepanz bzw. die Erreichung des SOLL-Zustandes ist dann die Lösung des Problems. Nehmen wir beispielsweise an, unsere Schuhe sind kaputt

(IST-Zustand). Dann benötigen wir ein Paar neue Schuhe (SOLL-Zustand). Das Problem ist dann definiert durch die Frage, wie wir zu neuen Schuhen kommen und was wir dabei berücksichtigen müssen. Zur Lösung des Problems haben wir zwei Möglichkeiten:

- Wir können spontan, nach dem Versuch-Irrtum-Prinzip versuchen, das Problem zu lösen, also irgendwo und irgendwie Schuhe kaufen, ohne uns vorab Gedanken darüber zu machen. Der Nachteil dabei ist, dass wir keine Gewähr haben, in kurzer Zeit zu neuen Schuhen zu kommen.
- Wir planen die Handlung, indem wir uns ein konkretes Ziel setzen (z. B. schwarze, gefütterte Winterschuhe, die nicht zu teuer sein dürfen), mögliche Schwierigkeiten in der Planung berücksichtigen (ich benötige einen Fahrschein, um in die Stadt zu gelangen, habe nur übermorgen einen freien Termin etc.) und verschiedene alternative Strategien entwickeln, wann, wie und wo wir zu neuen Schuhen kommen (ich gehe am Wochenende mit meiner Schwester oder einem Freund in die Stadt in einen der drei mir bekannten Schuhdiscounter).

Wiederum empfiehlt es sich, auf individuelle Ressourcen und Schwierigkeiten beim Problemlösen hinzuweisen, da im nachfolgenden Kompensationsteil hier in besonderem Maße auf den Ressourcen der Teilnehmer aufgebaut wird. Zusätzlich sollte auch die Unterscheidung zwischen zeitlich gut zu planenden Lösungsmöglichkeiten und eher unmittelbaren Problemstellungen, die eine spontane Lösung bedingen, unterschieden werden.

▪▪ Förderung der Selbstwahrnehmung im kognitiven Zielbereich

Wiederum wird ein erster Selbst- und Alltagsbezug hergestellt, indem die Teilnehmer gefragt werden, wie sie ihre eigene Problemlösefertigkeit einschätzen und dabei zur Veranschaulichung eine konkrete Situationen aus ihrem Alltag schildern. Die Aussagen zu konkreten Situationen der Teilnehmer werden auf dem Flipchart festgehalten. Zusätzlich füllt jeder Teilnehmer das ► CD Arbeitsblatt 13 („Wie gut kann ich Probleme lösen?") aus.

▪▪ Fallvignetten

Die ► CD Vignette 12 („Ein Film – zwei Zusammenfassungen") wird als didaktisches Mittel benutzt, um sowohl Ressourcen bzw. Stärken als auch Schwächen im Alltag der Teilnehmer zu eruieren. Die Geschichte des Protagonisten Peter wird abschnittsweise in der Gruppe gelesen und diskutiert. Erneut folgen gezielte Fragen zur Förderung der Selbstreflexion im individuellen Alltag:

❓ Beispiele für Leitfragen

- Wie gehe ich vor, wenn ich ins Kino gehen will? Verlasse ich mich dabei auf andere, die den Besuch planen und den Film auswählen? Was ist dabei mein Beitrag oder was hält mich davon ab, ins Kino zu gehen?
- Fällt es mir leicht, mich für etwas zu entscheiden, aktiv zu sein? Was behindert mich dabei?
- Stelle ich mich den Problemen im Alltag und versuche, sie zu lösen oder tendiere ich oft dazu, die Probleme unter den Teppich zu kehren, um nicht daran zu denken? Wieso ist das so?

Im Plenum werden dann die genannten subjektiv erlebten Stärken und Schwächen beim Problemlösen zusammengefasst. Wiederum werden bereits genannte Bewältigungsstrategien aufgenommen und später im Kompensationsteil thematisiert.

▪▪ Einflussfaktoren auf das Denken und Problemlösen

Anhand der oben gesammelten Alltagserfahrungen der Teilnehmer in konkreten Situationen gilt es nun, mögliche Störeinflüsse zusammenzufassen, die ein situationsadäquates Denken und Problemlösen behindern. Wurden seitens der Teilnehmer zu wenig oder zu spezifische Alltagssituationen genannt, kann ergänzend auch eines der folgenden Themen zur Diskussion gestellt werden:

- **Aktive Freizeitgestaltung:** Hobbies, Aktivitäten, Alltagsstruktur, Interessen usw.
- **Arbeitssituation:** Zusammenarbeit mit Kollegen, Pausenunterhaltung, Anweisungen vom Chef, Arbeitszeit, Konflikte usw.
- **Wohnsituation:** Umgang mit Mitbewohnern und Nachbarn, Haushaltsführung, Einkauf usw.
- **Beziehungen:** Kontaktaufnahme, sich mit Kollegen unterhalten, sich durchsetzen, zwischenmenschliche Gefühle ausdrücken usw.

Das Ziel ist, die Teilnehmer für mögliche Einflüsse beim Denken und im Speziellen bei der Problembewältigung zu sensibilisieren. Dazu steht auf beiliegender CD-ROM das ► CD Informationsblatt 22 („Welchen Einflüssen ist unser Denken und Problemlösen im Alltag ausgesetzt?") zur Verfügung. Darauf sind die Einflüsse auf die Funktionen des Denkens und Problemlösens durch aktuelle emotionale Belastungen, Stimmung, Stresserleben sowie den bereits thematisierten neurokognitiven Funktionen Geschwindigkeit der Informationsverarbeitung, Aufmerksamkeit und Gedächtnis beschrieben. Entsprechend liegt eine zusätzliche Funktion des ► CD Informationsblattes 22 darin, einen Bezug zu den vorausgegangenen Modulen A und B herzustellen und somit den Teilnehmern einen „roten Faden"

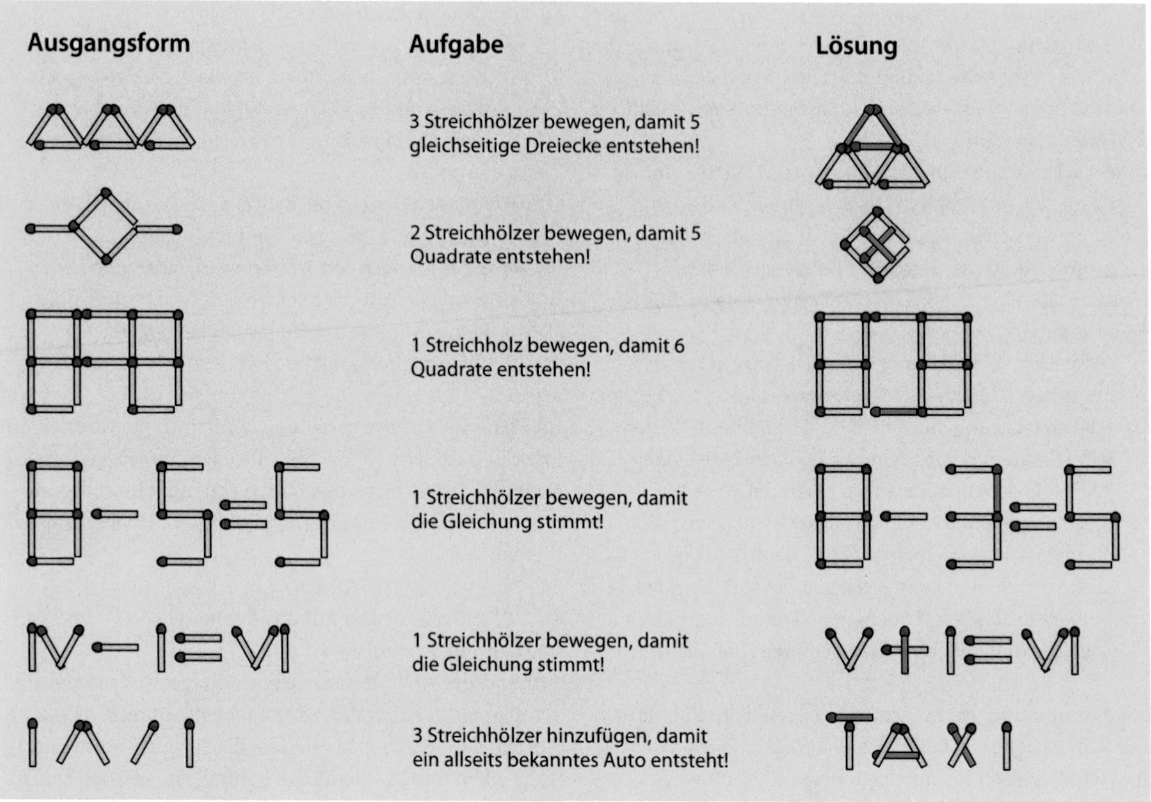

| Ausgangsform | Aufgabe | Lösung |

3 Streichhölzer bewegen, damit 5 gleichseitige Dreiecke entstehen!

2 Streichhölzer bewegen, damit 5 Quadrate entstehen!

1 Streichholz bewegen, damit 6 Quadrate entstehen!

1 Streichhölzer bewegen, damit die Gleichung stimmt!

1 Streichhölzer bewegen, damit die Gleichung stimmt!

3 Streichhölzer hinzufügen, damit ein allseits bekanntes Auto entsteht!

◘ Abb. 2.21 Streichholzübung in der Gruppe

innerhalb des Verlaufs der INT-Gruppe zu präsentieren. Weitere, von den Teilnehmern eingebrachte Einflüsse auf die Denk- und Problemlösefunktion, die sie im individuellen Alltag erlebt haben, können auf dem Informationsblatt ergänzt werden. Die analysierten und gesammelten Einflussfaktoren dienen als eine der Grundlagen für den nun folgenden Kompensationsteil. Eine Ausnahme bildet das Stresserleben, zu welchem erst im abschließenden Modul D entsprechende Bewältigungsstrategien erarbeitet werden.

Kompensation

Im Kompensationsteil werden die beiden neurokognitiven Funktionen Denken und Problemlösen zusammengefasst. Das Problemlösen ist dabei definiert als in der Planung und in konkreten Handlungsabfolgen manifestiertes Denken. Zunächst wird das zielorientierte Denken und Handeln eingeführt, welches als Voraussetzung für das nachfolgende Problemlösen dient. Abschließend folgt das Thematisieren der Schwierigkeit, im sozialen Kontext die richtigen Worte zu finden. Diese Schwierigkeit in zwischenmenschlichen Interaktionen dient zusätzlich als Verbindung zum nachfolgend behandelten sozialkognitiven Teil zu sozialen Schemata.

■ Zielorientierung

Es bedarf zunächst in der Gruppe einer didaktischen Begriffsklärung des Interventionsziels: Zielrealisierung anstelle von Problemlösen. Das Lösen eines Problems wird entsprechend als das Erreichen eines vorgängig definierten Ziels umformuliert. Ziel ist es, bei den Teilnehmern ein zielorientiertes Handeln und Denken zu etablieren. Zur Veranschaulichung und zur Ermöglichung konkreter Erfahrungen kann folgende Gruppenübung (► CD Materialien 11) durchgeführt werden:

Streichholzübung in der Gruppe Der Haupttherapeut hat eine Schachtel Streichhölzer oder Zahnstocher mitgebracht. Er legt diese zu einer in ◘ Abb. 2.21 dargestellten Ausgangsfigur oder Zahlengleichung und stellt dann die daneben geschriebene Aufgabe. (Die Lösungen stehen jeweils rechts). Die Gruppe versucht nun, die Aufgabe spontan zu lösen. Dabei strukturiert der Haupttherapeut die Gruppe dahingehend, zunächst das Ziel zu definieren (wie sollte die Figur oder die Gleichung aussehen?), die dazu zur Verfügung stehenden Mittel bzw. Regeln (wie viele Streichhölzer dürfen verschoben werden?) und mögliche Strategien (welche Streichhölzer eigenen sich besser und wieso?) zusammenzufassen sowie in der Gruppe konsensorientiert für eine dieser Strategien zu entscheiden. Nach dem Lösen von ein bis zwei Aufgaben fragt der Haupttherapeut die Gruppe, was beim Lösen der Aufgabe hilfreich und was hinderlich war. Konnten Strategien entwickelt werden? Zusätzlich wird gefragt, ob jeder in der Gruppe zu Wort kam, der dies wollte und was sich beim alleinigen Lösen dieser Aufgabe von der gemeinsamen Arbeit in der Gruppe unterschieden hätte.

■ **Hindernisse bei der Zielrealisierung**

Im Einführungsteil sowie in der vorgängig durchgeführten Übung sind von Teilnehmerseite möglicherweise bereits Hindernisse und Schwierigkeiten bei der Zielrealisierung eingebracht worden. Diese werden nun wieder aufgenommen. Zusätzlich verweist der Haupttherapeut auf die Selbsteinschätzungen der Funktionsfähigkeit in den verschiedenen kognitiven Domänen, insbesondere in den Bereichen Denken und Problemlösen (▶ CD Arbeitsblätter 12 und 13). Zusammengefasst ergeben diese das individuelle kognitive Profil jedes Teilnehmers. Darin sind Schwächen und Stärken enthalten. Selbstverständlich können die Betroffenen in der kognitiven Funktion des Denkens und Problemlösens eine Teilschwäche aufweisen. Genauso wie möglicherweise in anderen kognitiven Funktionen Stärken vorhanden sein können. Der Haupttherapeut fasst geäußerte Schwächen im Denken und Problemlösen entsprechend zusammen. Zudem ist es für die meisten Teilnehmer hilfreich und entlastend, wenn der Haupttherapeut immer wieder darauf hinweist, dass er noch niemanden kennengelernt hat, dessen Profil ausschließlich aus kognitiven Stärken besteht. Ziel ist es, solche Teilnehmer zu ermutigen, sich auch bei vorliegenden Schwächen im Zielbereich aktiv auf die Übungen einzulassen und durch das Ausprobieren der nun thematisierten Bewältigungsstrategien die eigene Funktionsfähigkeit zu verbessern.

Die auf dem ▶ CD Informationsblatt 22 („Welchen Einflüssen ist unser Denken und Problemlösen im Alltag ausgesetzt?") aufgelisteten und eventuell ergänzten Einflussfaktoren werden nun als mögliche Hindernisse zur Zielrealisierung thematisiert und entsprechende Bewältigungsmöglichkeiten zur Reduktion negativer Einflüsse diskutiert.

■■ **Emotionale Belastung**

Einführungsbeispiel

Löst eine Situation bzw. ein Problem eine (zu) hohe emotionale Belastung aus, z. B. wenn uns die Problemlösung sehr wichtig ist oder uns die Situation sehr nahe geht, entsteht ein Spannungszustand und wir fühlen uns unfähig das Problem zu lösen. Die einfachste Möglichkeit, die Spannung sofort abzubauen, wäre die Situation zu verlassen (Flucht) oder das Problem zu ignorieren (Vogel-Strauß-Taktik: den Kopf in den Sand stecken). Leider holen uns die Probleme meistens

wieder ein. Es ist daher nützlicher, sich den Schwierigkeiten bei der Zielrealisierung zu stellen und eine Lösung zu suchen und zu planen. Voraussetzung dazu ist, zuerst die Spannung abzubauen.

Es folgt das Zusammentragen möglicher Hilfeleistungen zum Spannungsabbau: Sich vom Problem distanzieren, indem man

- sich Zeit lässt, eine Pause macht, sich ablenkt;
- sich selbst positive oder neutrale Sätze sagt („Ich kann das, ich bin gut, ich finde eine Lösung etc."), um sich zu beruhigen;
- oder sich vornimmt, jemanden um Rat zu fragen („Ich bin ja nicht alleine!"), um den Druck von sich zu nehmen.

■■ **Stimmung**

Einführungsbeispiel

Manchmal haben wir einfach keine Lust uns über ein Problem den Kopf zu zerbrechen. In der Regel entscheiden wir uns dann für eine von zwei Möglichkeiten: Entweder wir verschieben das Anpacken eines Problems auf später, in der Hoffnung, dass es dann besser geht, oder wir versuchen, uns zu motivieren und dem Problem zu stellen.

Und:

Das Risiko bei der Option „Verschieben auf später" liegt darin, Probleme lange vor sich her zu schieben. Oft ist der einzige Ausweg aus diesem Dilemma, sich an fixe Termine zu halten, ähnlich wie Aufgabenstunden in der Schule.

Oder:

Wie motivieren wir uns? Oft hilft es, sich selbst zu verstärken, in dem man sich selbst mit etwas belohnt. Zudem hilft es, wenn man sich Gedanken darüber macht, dass, wenn man etwas erledigt hat, oft ein großer Druck von den Schultern fällt. Das tut gut!

■■ **Stresserleben**

Der Umgang mit Stress wird erst in Modul D thematisiert. Entsprechende Bewältigungserfahrungen und -vorschläge der Teilnehmer werden hier aufgenommen, jedoch zurückgestellt und in Modul D wieder eingebracht.

■■ **Konzentrations- und Gedächtnisschwierigkeiten**

Liegen basale kognitive Defizite vor, welche die exekutive Funktionsfähigkeit behindern, kann auf die bereits in Modul A und B behandelten Bewältigungsstrategien zur Verbesserung dieser Funktionen verwiesen werden (▶ CD Informationsblätter 3–15). Gegebenenfalls ist eine Auffrischung der bereits diskutierten Strategien notwendig.

Es folgt die Thematisierung jener Schwierigkeiten, die in direktem Zusammenhang mit dem nun einzuführenden Problemlösemodell bzw. Zielerreichungsmodell stehen. Die Rede ist von Schwierigkeiten im Problemlöseprozess und der Umsetzung der Zielrealisierung. Dazu steht auf beiliegender CD-ROM das ▶ CD Informationsblatt 23 („Schwierigkeiten ein Ziel zu erreichen") zur Verfügung. Darauf sind mögliche Schwierigkeiten bei jedem Schritt einer Zielrealisierung zusammengefasst, von der Zieldefinition bis hin zur Umsetzung einer Lösestrategie. Die Teilnehmer werden nach dem gemeinsamen Lesen des ▶ CD Informationsblattes 23 nach entsprechenden Alltagserfahrungen zu den aufgelisteten Hindernissen gefragt (Arbeit, Freizeitgestaltung, Wohnbereich, Beziehungen). Nach dieser Antizipation von möglichen Schwierigkeiten wird im Folgenden ein Modell zur Zielrealisierung in sechs Schritten eingeführt.

- **Bewältigungsstrategien zur Verbesserung der Zielrealisierung**

Ziel ist eine kognitive Vorbereitung von alltagsrelevanten Veränderungswünschen der Teilnehmer. Dazu wird ein standardisiertes Problemlösemodell eingeführt. Es lehnt sich an das Modell an, welches im letzten Unterprogramm des Integrierten Psychologischen Therapieprogramm (IPT; Roder et al. 2008a, 2010) angewandt wird. Aus den oben erwähnten didaktischen Gründen wird hier jedoch der Begriff der Zielrealisierung an Stelle des Begriffs Problemlösung verwendet.

Der Zielrealisierungsprozess ist dabei in sechs Schritte unterteilt:

1. Zieldefinition
2. Alternativen zur Zielrealisierung
3. Bewerten der Zielrealisierungsalternativen und deren Konsequenzen
4. Entscheidung für eine dieser Alternativen
5. Planung und Umsetzung
6. Überprüfung des Handlungserfolgs

Die sechs Schritte der Zielrealisierung sind auf dem ▶ CD Informationsblatt 24 („Schritte zum Erreichen eines Ziels") auf beiliegender CD-ROM zusammengefasst und werden im Folgenden beschrieben:

▪▪ 1. Zieldefinition

Zu Beginn der Intervention steht die Problemdefinition. Dabei gilt es zunächst erneut zwischen Annahmen (Vermutungen) und Tatsachen zu unterscheiden und gegebenenfalls idiosynkratische Perspektiven zu korrigieren. Komplexe Problemstellungen sind weiter in Teilprobleme zu unterteilen. Ziel dabei ist, pragmatische veränderungsorientierte Einstellungen bei den Teilnehmern zu fördern und daraus konkrete und realistische individuelle Zielsetzungen herauszuarbeiten. Dabei ist bei schizophren Erkrankten mit erfahrungs- und krankheitsbedingtem Widerstand zu rechnen: Die auf Vermutungen und Überzeugungen basierende Wahrnehmung – auch von realen

Problemstellungen – steht manchmal dem Zugang zu den eigenen Bedürfnissen und der daraus abgeleiteten Umsetzung der eigenen Ziele im Weg. Veränderungen sind bei vielen schizophren Erkrankten mit großer Belastung verknüpft, was Veränderungsversuche oftmals verhindert. Deshalb gilt es zu Beginn der Zielrealisierung, die Problemeinsicht der Teilnehmer zu fördern und diese zu motivieren, sich auf Veränderungen einzulassen und in der Definition realistischer Ziele zu unterstützen. Dabei hilft in der Regel das Aufzeigen der positiven Aspekte der Zielrealisierung („Wie würden Sie sich fühlen, wenn Sie das Ziel erreicht hätten?"). Als Modell zu jedem Schritt der Zielrealisierung sei hier ein Beispiel aus einer INT-Gruppe erwähnt:

Beispiel

Der Therapeut beschreibt eingangs ein Problem aus seinem Alltag. Er würde gerne an ein Spiel der Fußballeuropameisterschaft gehen, die u. a. auch in seiner Heimatstadt ausgetragen wird. Das Problem ist jedoch, dass er Mühe hat, seine Familie schon wieder alleine zu lassen. Zudem sind die Karten für die guten Spiele bereits ausverkauft. Die Gruppe wählt ein Teilproblem aus: das Besorgen einer Eintrittskarte.

▪▪ 2. Alternativen zur Zielrealisierung

Wenn das individuelle Ziel definiert ist, erfolgt in einem zweiten Schritt das Entwickeln von Möglichkeiten zur Zielrealisierung. Die kognitive Flexibilität wird hier in Form eines Brainstormings zur Entwicklung von möglichst vielen verschiedenen Alternativen angesprochen. Die verschiedenen Alternativen sind hier jedoch noch nicht zu bewerten. Das heißt auch, dass die Therapeuten alle genannten Alternativen verstärken. Zunächst geschieht das Sammeln von Alternativen im Kontext der gesamten Gruppe. Später sollen die Teilnehmer selbst die Fertigkeit erlangen, selbständig verschiedene Möglichkeiten zur Zielrealisierung zu generieren.

Beispiel (Fortsetzung)

In einem Brainstorming kommen folgende Alternativen zur Zielrealisierung zusammen:

a. Der Therapeut hypnotisiert die Kartenkontrolleure beim Fußballstadion.
b. Der Therapeut sagt dem Kartenkontrolleur, er müsse aus therapeutischen Gründen mit einem Psychiatriepatienten ins Stadion.
c. Der Therapeut klettert durch das Toilettenfenster unerlaubt ins Stadion.
d. Der Therapeut kauft ein (überteuertes) Ticket auf dem Schwarzmarkt unmittelbar vor dem Spiel.
e. Der Therapeut versucht ein im Internet angebotenes Ticket zu erwerben.

▪▪ 3. Bewerten der Zielrealisierungsalternativen und deren Konsequenzen

Erst nachdem die verschiedenen Alternativen zur Zielrealisierung gesammelt wurden, beginnt das Bewerten jeder Alternative und deren Konsequenzen. Die Bewertung sollte – wie bereits erwähnt – neben den eigenen Bedürfnissen und Wünschen auch rational sein und die Realisierbarkeit berücksichtigen. Insbesondere der Einbezug der Konsequenzen einer Handlung hilft den Teilnehmern, die alternativen Verhaltensweisen realistisch einzuschätzen und zu erwartende Schwierigkeiten besser zu antizipieren. Schließlich werden die verschiedenen Alternativen zur Zielrealisierung einzeln bewertet. Dabei steht der eigene Nutzen für den Betroffenen im Vordergrund. Es empfiehlt sich eine Standardzahlenskala von 1–10 oder 1–100 einzusetzen.

Beispiel (Fortsetzung)

Der Therapeut bewertet sämtliche auf dem Flipchart festgehaltenen Alternativen durch die Vergabe von Punkten (Skala 1–10; 10 = „das zu tun könnte ich mir sehr gut vorstellen").

▪▪ 4. Entscheidung für eine dieser Alternativen

Die Entscheidung für eine Alternative basiert auf der vorausgegangenen rationalen individuellen Bewertung, die endgültige Entscheidung trifft jedoch der Betroffene selbst. Der Haupttherapeut kann versuchen, korrigierend einzugreifen und nochmals die Realisierbarkeit, mögliche Schwierigkeiten oder die Erfolgswahrscheinlichkeit aufzuzeigen.

Beispiel (Fortsetzung)

Einzig die Alternative e „Der Therapeut versucht ein im Internet angebotenes Ticket zu erwerben" erhielt vom Therapeuten 10 Punkte und wird daher von ihm ausgewählt.

▪▪ 5. Planung und Umsetzung

Wurde eine Handlung zur Zielrealisierung bestimmt, erfolgt deren Umsetzung in die Praxis. Dieser Schritt ist in zwei Teile gegliedert: Vor der Umsetzung findet eine detaillierte Planung statt. Sind die ausgewählten Handlungen oder Verhaltensweisen komplex, werden diese in einzelne Handlungsschritte aufgeteilt und in eine Reihenfolge gebracht. Die zu erwartenden Schwierigkeiten werden nun zu jedem dieser Handlungsschritte konkretisiert.

Beispiel (Fortsetzung)

Der Versuch, ein Ticket im Internet zu erwerben, wurde in folgende Handlungsschritte unterteilt:

1. Jemanden fragen, wie und wo im Internet Tickets angeboten werden
2. Einen maximalen Geldbetrag bestimmen (wie viel darf es kosten?)
3. Angebot und Nachfrage: Wann ist es am günstigsten?
4. Gebot abgeben
5. Fragen, wann und wo das Ticket zugestellt wird
6. Fußballspiel besuchen

▪▪ 6. Überprüfung des Handlungserfolgs

Wurde eine Handlungsalternative ausprobiert, folgt eine Feedback-Sitzung. Die Teilnehmer erhalten die Gelegenheit, ihre Erfahrungen zu berichten. Wichtig dabei ist, jeglichen Ansatz von konkretem Bewältigungs- und Zielverhalten zu verstärken. Misserfolge und Handlungsabbrüche werden nicht als Scheitern sondern als Ansporn für eine notwendige Korrektur des Zielverhaltens interpretiert. Das bedeutet, dass der betroffene Teilnehmer im Modell der Zielrealisierung zurück zu Schritt 3 (▶ „3. Bewerten der Zielrealisierungsalternativen und deren Konsequenzen") begleitet wird, gegebenenfalls die Bewertungen korrigiert oder eine andere Alternative auswählt, die nun als erfolgsversprechender eingestuft wird.

Beispiel (Fortsetzung)

Der Therapeut erzählt vom komplizierten Erwerb des Tickets und schließlich vom Besuch des Fußballspiels.

An dieser Stelle stehen zwei sehr unterschiedliche Übungen zur Verfügung, damit die Teilnehmer erste Erfahrungen in der Anwendung des Modells zur Zielrealisierung machen können. Zum einen eine Gruppenübung mit Würfeln zur abstrakten Problemlösung. Zum anderen eine individuelle Übung zur Zielrealisierung im Alltag:

Würfelübung Auf beiliegender CD-ROM steht die Vorlage eines farbigen Würfels zur Verfügung (▶ CD Materialien 12a). Dieser ist insgesamt neunmal auszudrucken. Die neun auszuschneidenden Würfelvorlagen lassen sich dann einfach zu dreidimensionalen Würfeln zusammenfalten und an den vorgegebenen Falzen zusammenkleben. Die Aufgabenstellung ist auf dem nächsten Materialienblatt festgehalten (▶ CD Materialien 12b). Vier respektive neun Würfel sind in der Gruppe zu einem vorgegebenen Muster zu legen. Die Mustervorlagen sind ebenfalls vorher auszudrucken (▶ CD Materialien 12c: Blätter 12.1–12.20). Die Mustervorlagen weisen einen zunehmenden Schwierigkeitsgrad auf. Die Musterblätter 12.1–12.10 sind aus vier Würfeln zu legen, wobei die abschließenden Blätter 12.9–12.10 je ein Muster enthalten, welches mit den Würfeln nicht nachgebildet werden kann. Das Ziel dabei ist, dass die Teilnehmer erkennen, dass a) das Muster nicht gelegt werden kann, und b) dass sie argumentieren, wieso dies so ist. Die Mustervorlagen 12.11–12.20 sind mit neun Würfeln nachzulegen. Die beiden letzten Mustervorlagen (12.19–12.20) beinhalten dabei Muster, welche nur dreidimensional gelöst werden können, d. h. zwei Würfel (12.19) bzw. ein Würfel (12.20) sind jeweils auf die anderen sieben bzw. acht Würfel zu legen, damit aus der Vogelperspektive die Mustervorlage erkennbar ist. An dieser Stelle sind höchstens zwei bis drei Muster in der Gruppe zu legen. Die Übung wird später im Restitutionsteil wiederholt. Die Therapeuten sollten durch gezieltes Ansprechen alle Teilnehmer in den Lösungsprozess involvieren. Mögliche Lösungsstrategien (Alternativen zur Zielrealisierung) sind in der Gruppe zu erarbeiten (z. B. an den Ecken der Vorlage beginnen, sich die Vorlage imaginär in Würfelquadrate unterteilen etc.). Diese Übung kann als Wettkampf durchgeführt werden, bei dem jeweils eine Gruppenhälfte laut die Sekunden zählt, die die andere Hälfte benötigt, um als Team die Aufgabe zu lösen.

Individuelle Zielrealisierung im Alltag Bei dieser Intervention geht es darum, das Modell zur Zielrealisierung anhand eines individuell erlebten Problems im Alltag umzusetzen. Ziel ist, dass jeder Teilnehmer mindestens ein individuelles Alltagsproblem nennt und daraus eine persönliche Zielsetzung ableitet. Mit Ausnahme der praktischen Umsetzung erfolgt die Zielbearbeitung und Feedbackrunde in der Gruppe. Diese Intervention beansprucht in der Regel mehrere Sitzungen. Oft können pro Sitzung nur ein bis zwei Problemstellungen bearbeitet werden. Zwischen den Sitzungen erfolgt die Umsetzung in die Praxis. Die folgende Sitzung beginnt dann zuerst mit einer Feedbackrunde, bevor Problemstellungen weiterer Teilnehmer thematisiert werden. Als Orientierungshilfe für die Teilnehmer erhalten diese bei jeder Umsetzung das ▶ CD Arbeitsblatt 14 („Mein persönliches Ziel") aus der beiliegenden CD-ROM. Die größte Schwierigkeit bei dieser Übung stellt oft das Finden von realistischen Zielsetzungen in der Anfangsphase dar. Somit liegt es an den Therapeuten, die Teilnehmer zu klar strukturierten, kurzfristig realisierbaren Zielsetzungen anzuleiten. Reale Beispiele sind: Sozialkontakte verbessern, sein Recht durchsetzen, eine neue Freizeitaktivität ausprobieren, den Führerschein zurückerhalten.

■ **Handlungsplanung**
Aufgrund der oft auftretenden Schwierigkeiten einiger Teilnehmer, eine Handlung zu planen und in Teilschritte zu unterteilen, wird die kognitive Flexibilität in der Planung konkreter Handlungsschritte ergänzend zum Modell der Zielrealisierung thematisiert. Ziel dabei ist es vorerst, anhand konkreter Beispiele aus dem Alltag der Teilnehmer, Handlungsschritte zu generieren und anschließend in eine zielorientierte Reihenfolge zu bringen. Im Unterschied zu den komplexeren sozialen Handlungszielen der nachfolgenden Übung im sozialkognitiven Bereich zu sozialen Schemata, beschränken sich die Beispiele hier auf den rein kognitiven Bereich. Als Orientierungshilfe für die Teilnehmer steht auf beiliegender CD-ROM das ▶ CD

Informationsblatt 25 („Von einer komplizierten Handlung zu kleinen Handlungsschritten") zur Verfügung. Um den Teilnehmern erste Erfahrungen mit der zielorientierten Handlungsplanung in Teilschritten zu ermöglichen, kann folgende Gruppenübung durchgeführt werden:

Auf beiliegender CD-ROM (▶ CD Materialien 13a–p) ist auf je einem Blatt eine Handlung in Teilschritten aufgelistet, die es in die richtige Reihenfolge zu bringen gilt (Instruktion: „Welche Reihenfolge eignet sich am besten, um …?"). Für die ersten beiden Handlungen „Teigwaren kochen" (▶ CD Materialien 13a) wurde jeder der elf Teilschritte (A1–11) und für die Handlung „Geburtstagsparty" jeder der fünf Teilschritte (B1–5) auf ein separates Blatt geschrieben. An dieser Stelle werden nur die beiden letztgenannten Übungen (13a–b) durchgeführt. Die restlichen Übungen der Serie folgen im Restitutionsteil dieses Moduls. Der Haupttherapeut erklärt die Handlung (z. B. „Wir wollen Teigwaren kochen"). Jeder Teilnehmer – und bei kleineren Gruppen auch der Co-Therapeut – erhält ein bis zwei der Blätter mit je einem Handlungsschritt. Die Aufgabe ist nun, die einzelnen Handlungsschritte in eine richtige Reihenfolge zu bringen und entsprechend die Blätter zu ordnen. Ziel ist es, in der Gruppe einen Konsens zu finden.

■ **Konzeptbildung: die richtigen Worte finden**
Als Vorbereitung des nachfolgenden sozialkognitiven Teils im Modul C endet der Kompensationsteil zu Denken und Problemlösen mit Bewältigungsstrategien zur Verbesserung der Konzeptbildung im sozialen Kontext.

❓ **Beispiele für Leitfragen**
Wir denken meist in Worten. Auch wenn wir gelernt haben, dass das Verstehen und Ausdrücken von Gestik und Mimik in der Kommunikation wichtige Faktoren sind, tauschen wir im Alltag Informationen zumeist mit Worten aus. Wir wollen nun auf das Sprechen und auf das Schreiben fokussieren:
▬ Finden Sie in einem Gespräch oder beim Schreiben sofort die richtigen Worte?
▬ Gibt es bestimmte Situationen, in denen das besser oder weniger gut gelingt?
▬ An was liegt das, haben Sie eine Erklärung dafür?

Die Beiträge der Teilnehmer werden auf dem Flipchart gesammelt. Ziel dabei ist, dass die Teilnehmer jeweils konkrete Situationen aus ihrem Alltag zur Illustration persönlicher Stärken und Schwächen in der Wortfindung schildern. Wird in der Gruppendiskussion herausgearbeitet, dass die Schwierigkeit in einer geschilderten konkreten Situation in erster Linie durch die Stimmung, Gefühlslage, Stresserleben oder grundlegende kognitive Defizite bedingt ist, wiederholen die Therapeuten die Kompensationsstrategien aus dem vorangegangenen ► Abschnitt „Hindernisse bei der Zielrealisierung". Hier liegt der Fokus auf Strategien zur Verbesserung der Konzeptbildung als Grundlage für einen flexiblen Sprachgebrauch. Dazu steht auf beiliegender CD-ROM das ► CD Informationsblatt 26 („Wie kann ich die richtigen Worte besser finden?") zur Verfügung. Wiederum werden mit der Anwendung der gelernten Strategien in aktivierenden Gruppenübungen erste Erfahrungen gesammelt. Folgende Übungen stehen zur Verfügung:

Begriffe sammeln und kategorisieren Der Co-Therapeut schreibt einen Begriff auf den Flipchart. Beispiele dafür sind meist affektiv belastende Begriffe wie therapeutische Angebote, Medikamente, Packen für den Umzug, Chef, aber auch affektiv neutralere Begriffe wie Kofferpacken für die Ferien, Obst, Freizeitaktivitäten. Je nach Belastbarkeit der Gruppe empfiehlt es sich, mit einem affektiv neutralen Begriff zu beginnen. Wie bei der Übung „Begriffshierarchien" des Integrierten Psychologischen Therapieprogramms IPT (Roder et al. 2008a, 2011) werden nun die Teilnehmer aufgefordert, Begriffe zu nennen, die ihnen zum aufgeschriebenen Thema spontan einfallen (Brainstorming). Sind mindestens 20 Begriffe zusammengetragen und aufgeschrieben, werden diese im Gruppendiskurs zu Kategorien und entsprechenden Oberbegriffen zugeordnet. Weitere vergleichbare und gut geeignete Übungen sind im IPT-Manual (erstes Unterprogramm; Roder et al. 2008a) ausführlich beschrieben.

Activity In einer weiteren Übung werden die Teilnehmer zwei Gruppen zugeteilt. Bei ungleicher Teilnehmerzahl kann auch der Co-Therapeut mit eingeschlossen werden. Der Haupttherapeut schreibt einen Begriff auf ein Blatt und gibt dieses der ersten Gruppe, ohne dass die zweite Gruppe den aufgeschriebenen Begriff sieht. Die erste Gruppe bestimmt nun einen oder auch zwei Teilnehmer, die den aufgeschriebenen Begriff verbal zu beschreiben versuchen, ohne dabei den Zielbegriff zu verwenden. Die verbale Begriffsbeschreibung kann auch mit Gesten und Mimik untermalt werden. Die zweite Gruppe muss nun erraten, um welchen Begriff es sich handelt. Danach werden die Gruppenfunktionen getauscht. Die Begriffsbeschreibung kann auch non-verbal oder durch Verwendung von Zeichnungen durchgeführt werden. Wiederum empfiehlt es sich, mit affektiv neutralen Begriffen zu beginnen.

An dieser Stelle kann auch die Kärtchenübung „emotionale Konzeptbildung" (Materialien 5a–h) aus dem Modul A wiederholt werden.

Zum Abschluss des Kompensationsteils werden die kognitiven Funktionen des Denkens und Problemlösens im sozialen Kontext mit der Perspektivenübernahme (ToM) verknüpft. Dazu ist folgende Übung vorgesehen:

Anhand von kurzen Kriminalgeschichten versucht die Gruppe zwischen „Sein" und „Schein" zu unterscheiden, um aufgrund vorliegender Fakten zur korrekten Schlussfolgerung zu gelangen und dadurch zur Lösung des darin beinhalteten Kriminalfalls beizutragen. Auf beiliegender CD-ROM stehen Kriminalgeschichten zur Verfügung (► CD Arbeitsblätter 15a–d). Darin versuchen jeweils Kommissar Frost und sein Team einen Fall zu lösen. Die Gruppe liest gemeinsam eine Kurzgeschichte. Am Ende jeder Geschichte stehen konkrete Fragen zur Geschichte. Ziel ist, dass die Teilnehmer die Fakten zusammentragen und argumentieren lernen, wer der Täter sein könnte.

Restitution

Der Restitutionsteil beinhaltet sowohl Gruppenübungen als auch PC-gestützte Übungen. Das Ziel ist – wie in den vorangegangenen Modulen –, die wiederholte Anwendung erlernter und individualisierter Bewältigungsstrategien zur Optimierung der eigenen Funktionsfähigkeit im Zielbereich. Entsprechend erhalten die Teilnehmer vor den einzelnen Übungen das ► CD Arbeitsblatt 4 („Meine hilfreichen Strategien") und füllen dieses individuell aus.

Im Folgenden werden zuerst die Gruppenübungen und danach die PC-Übungen beschrieben. Bei der Durchführung ist darauf zu achten, Gruppen- und PC-Übungen abwechselnd einzusetzen, um den Teilnehmern in jeder Sitzung einen stimulierenden Therapieverlauf anzubieten.

- **Gruppenübungen**
Die verschiedenen Gruppenübungen wurden im Kompensationsteil nur zur Veranschaulichung von Problemstellungen und Bewältigungsstrategien verwendet. Diese werden nun anhand der zur Verfügung stehenden Materialien vollständig durchgeführt. Zusammenfassend kommen folgende bereits beschriebenen Gruppenübungen zur Anwendung:

Gruppenübungen
- Problemlösen
  - Streichholzübung (► CD Materialien 11)
  - Würfelübung (► CD Materialien 12.1–20)
- Handlungsplanung
  - Welche Reihenfolge eignet sich am besten? (► CD Materialen 13c–p)
- Konzeptbildung
  - Begriffshierarchien (IPT, Roder et al. 2008a, 2011)
  - Begriffe sammeln und kategorisieren
  - „Activity"
  - Kärtchenübung „emotionale Konzeptbildung" (CD Materialien 5a–h)
  - Kriminalgeschichten (► CD Arbeitsblätter 15a–d)

Um auch visuelle Stimuli bei der Konzeptbildung und der Kognitiven Flexibilität mit einzubeziehen, werden zusätzlich die in den Modulen A und B beschriebenen Materialien „Kärtchenübung IPT" (▶ CD Materialien 1) und „Kärtchenübung Geschwindigkeit" (▶ CD Materialien 2a–l) verwendet, jedoch mit neu zu definierenden Regeln:

Die Gruppe legt jeweils mindestens zehn zufällig ausgewählte Karten gut sichtbar nebeneinander. Die Aufgabe besteht nun darin, möglichst viele der gelegten Karten anhand von flexibel zu bestimmenden Kriterien zusammenzufassen (homogenisieren) – z. B. die meisten Karten der IPT-Kärtchenübung beinhalten eine eckige, nicht blaue Figur und einen Wochentag – sowie die nicht dazu passenden Karten zu identifizieren (diskriminieren) – z. B. Karten mit rundem Symbol ohne Wochentag. In identischer Weise kann auch die Kärtchenübung „Geschwindigkeit" durchgeführt werden. Eine zunehmende Steigerung des Schwierigkeitsgrades erfolgt durch die Erhöhung der Anzahl gelegter Karten. Ziel dabei ist, dass die Teilnehmer flexibel die vorliegenden Sortiermerkmale der Karten einsetzen und in der Gruppe diskutieren.

▪ PC-gestützte Übungen

Das didaktische Vorgehen folgt dem der vorangegangenen Module. Folgende bereits bewährten CogPack-Übungen stehen zur Verfügung:

▪▪ Problemlösen

WAAGE Diese typische Problemlöseübung besteht aus drei Unterübungen: a (wiegen), b (austarieren leicht) und c (austarieren schwer) mit zunehmendem Schwierigkeitsgrad. Die Teilnehmer beginnen mit der Unterübung a (wiegen), welche die geringsten Anforderungen stellt. Alle drei Unterübungen werden durchgeführt.

LABYRINTHE Diese Übung beinhaltet neun Unterübungen (Übungen a–i), bei denen jeweils die Zeit bis zur Lösung der Aufgabe gemessen wird. Die ersten vier Unterübungen (Übungen a–d) weisen einen zunehmenden Komplexitäts- und Schwierigkeitsgrad der zu durchquerenden Labyrinthe auf. Ziel dabei ist, die Teilnehmer zu animieren, nicht ausschließlich nach dem Versuch-Irrtum-Prinzip zu arbeiten, sondern Strategien zur besseren und schnelleren Lösung zu erarbeiten (z. B. sich den Weg zuerst rückwärts vom Ziel zum Start vorstellen, das Labyrinth in Einzelabschnitte unterteilen). In der letzten Unterübung (Übung i) adaptiert das Programm den Schwierigkeitsgrad an die bereits gezeigten Leistungen.

▪▪ Denken

ANAGRAMME Bei dieser Übung muss aus einem unsinnigen Wort durch Umstellen der Buchstaben ein richtiges Wort gebildet werden (z. B. TORB wird zu BROT). Wiederum geht es darum, Strategien zur Lösung der Aufgabe zu entwickeln (z. B. Silben bilden, Selbstlaute einbauen).

WORTRATEN Wie in der Übung Anagramme ist auch hier ein Zielwort gesucht, zu welchem eine Umschreibung vorliegt (z. B. Zielwort Uhr: „zeigt uns die Zeit"). Im Gegensatz zur Übung Anagramme sind hier die Buchstaben des gesuchten Hauptwortes nicht vorgegeben, sondern lediglich die Anzahl der Buchstaben mit Platzhaltern angegeben. Wiederum werden die Teilnehmer angeleitet, nicht einfach das gesamte Alphabet auszuprobieren, sondern Strategien zu entwickeln (Selbstlaute, oft verwendete Hilfslaute wie R, S oder Silben zu bilden).

BEGRIFFE In dieser typischen Übung zur verbalen Konzeptbildung gilt es, aus sechs Begriffen den Begriff zu finden, welcher nicht zu den anderen passt. Es liegen zwei Varianten mit je zwölf Aufgaben vor.

WIRRWARR (Unterübungen Puzzle): Bei dieser Übung werden nur die Unterübungen Puzzle (Unterübungen j–p) empfohlen. Wiederum erarbeiten die Teilnehmer zunächst Strategien (welche Quadrate passen zusammen, welche Quadrate sind am oberen Bildrand (z. B. Himmel) und welche am unteren Bildrand zu erwarten).

Die wiederholte Durchführung von Gruppen- und PC-Übungen findet abwechselnd statt. Nach jedem Übungsblock werden Schwierigkeiten und Erfolgserlebnisse gesammelt und analysiert. Anhand der ▶ CD Informationsblätter 21–26 und den daraus auf dem ▶ CD Arbeitsblatt 4 („Meine hilfreichen Strategien für den Bereich") abgeleiteten und individualisierten Kompensationsstrategien diskutiert die Gruppe den persönlichen Nutzen und die Schwierigkeiten bei deren Anwendung.

Zum Abschluss des Restitutionsteils überprüfen und korrigieren die Teilnehmer ihre eingangs des Moduls C getätigten Einschätzungen der eigenen Leistungsfähigkeit zu den Zielbereichen auf den ▶ CD Arbeitsblättern 12 („Wie gut funktioniert mein Denken im Alltag?") und 13 („Wie gut kann ich Probleme lösen?").

In-vivo-Übungen und Hausaufgaben

Der Transfer der gelernten und in Gruppen- oder PC-Übungen angewandten Kompensationsstrategien zur Optimierung der Denk- und Problemlöseleistung erfolgt individuell durch In-vivo-Übungen oder Hausaufgaben. In der Regel zieht sich die Umsetzung der im Kompensationsteil gesammelten individuellen Zielsetzungen in der Bewältigung von Alltagsproblemen über mehrere Sitzungen oder Wochen hin, bei komplexeren Problemstellungen z. B. im Arbeits- oder Freizeitbereich gar bis zu der Bearbeitung des nachfolgenden Moduls D. Eine Überlastung der Teilnehmer durch zu viele Aufgaben ist auf jeden Fall zu vermeiden. Sind einzelne Teilnehmer sehr motiviert, können mit diesen individuell weitere Alltagsprobleme besprochen und entsprechende Lösungsstrategien zur Zielrealisierung erarbeitet werden, die sie dann zwischen den Sitzungen umzusetzen versuchen.

Sozialkognitiver Interventionsbereich soziale Schemata

C: Sozialkognitiver Interventionsbereich soziale Schemata

1. Einführung
   - Definition: automatische Denk- und Handlungsmuster (soziale Schemata), soziale Rollen und Regeln, Vorurteile
   - Selbstwahrnehmung im Zielbereich
   - Ressourcenorientiertes individuelles Profil im Zielbereich
   - Selbst- und Alltagsbezug: Fallvignette
2. Kompensation
   - Identifizieren sozialer Rollen und Regeln
   - Erkennen eigener normabweichender Verhaltensweisen
   - Umgang mit Stigmatisierung
   - Soziale Handlungsabfolgen (Skripts)
3. Restitution
   - Habituation der erlernten Bewältigungsstrategien in wiederholten Gruppenübungen zu sozialen Skripts und Videosequenzen
4. In-vivo-Übungen und Hausaufgaben
   - Transfer der erlernten Bewältigungsstrategien in konkrete Alltagssituationen

---

Hinweise

- Infrastruktur: Gruppentherapieraum, Flipchart, Beamer
- Therapiematerialien: ▶ CD Informationsblätter 27–29, ▶ CD Arbeitsblätter 5,16–17, ▶ CD Vignette 13, e- ▶ CD Materialien 7–8; kommerzielle Video-Filme (im Handel erhältlich)
- Didaktik: Strukturierte Gruppendiskussion

Einführungssitzungen

■ **Definition des Zielbereichs**

Die Interventionen zu sozialen Schemata beziehen sich unmittelbar auf die im neurokognitiven Teil des Moduls C bearbeiteten Inhalte zu den Funktionen Denken, Problemlösen und Planen. Auf der sozialkognitiven Ebene werden dann auch Handlungsabfolgen und Problemstellungen im sozialen Kontext bearbeitet (soziale Skripts). Während in

der Ausführung zu Problemlöse- und Planungsschritten im neurokognitiven Teil ein zielorientiertes Denken und Handeln thematisiert wurde, das bewusst kontrolliert wird, stehen nun unmittelbar handlungssteuernde soziale Muster im Vordergrund, die zumeist automatisiert sind. Individuelle Einstellungen und Gewohnheiten ermöglichen es, in sozialen Situationen wahrgenommene Informationen schnell und mühelos (automatisch) zu verarbeiten und sich adäquat zu verhalten. Das soziale Wissen über gesellschafts- und handlungsregelnden Normen und Rollen entsteht automatisch in alltäglichen sozialen Handlungen.

Diese automatische, nicht bewusste Nutzung des sozialen Wissens wird jedoch unterbrochen, wenn in einer Situation etwas Unerwartetes oder Überraschendes passiert, oder wenn eine soziale Situation als besonders wichtig eingestuft wird. Dies zeigt sich bei schizophren Erkrankten immer wieder in als belastend empfundenen sozialen Situationen, die zu normabweichenden Verhaltensweisen führen können. Auch die persönlichen Erfahrungen der Patienten beziehen sich oft auf die Themen Ausgrenzung, Unverständnis, Stigmatisierung und dem „anders sein". Diese für die Teilnehmer hochrelevante Thematik wird in einem zweiten Teil des Moduls bearbeitet.

Zunächst geht es darum, den für die meisten Teilnehmer abstrakten Begriff der sozialen Schemata zu erläutern und zu definieren. Der Begriff Schemata wird im Folgenden durch die alltagssprachlich gebräuchlicheren Begriffe automatische Denk- oder Verhaltensmuster ersetzt. Bei der Einführung in die Thematik sollten die Therapeuten wiederum im Sinne eines roten Fadens innerhalb des Therapieprogramms auch einen Bezug zu den vorhergehenden Therapieinhalten herstellen.

Einführungsbeispiel

Wir haben uns vorgängig mit dem Denken, dem Problemlösen und Planen von Handlungen auseinandergesetzt. Insbesondere beim Planen der Lösung von Problemen haben wir gelernt, uns bewusst einzelne Handlungsschritte zu überlegen, diese zu analysieren und auszuführen und anschließend zu kontrollieren, ob wir mit dem Ergebnis zufrieden sind. Nun wollen wir uns damit beschäftigen, wie wir uns im Alltag verhalten, wenn wir nicht lange darüber nachdenken. In einer beliebigen Situation geschieht unser Verhalten in der Regel spontan, schnell und mühelos. Wir brauchen nicht darüber nachzudenken und es kostet uns keine Mühe. Was uns dabei hilft, sind unsere Erfahrungen mit vergleichbaren Situationen und die dabei erworbenen Denk- und Verhaltensmuster. Man könnte sagen, wir sind alle „Gewohnheitstiere", denken und verhalten uns immer wieder automatisch in gleicher Weise. Wir alle haben Kontakt zu anderen Menschen, wie beispielsweise hier in der Gruppe. Damit das funktioniert, orientieren sich unsere Denk- und Verhaltensmuster auch an gesellschaft-

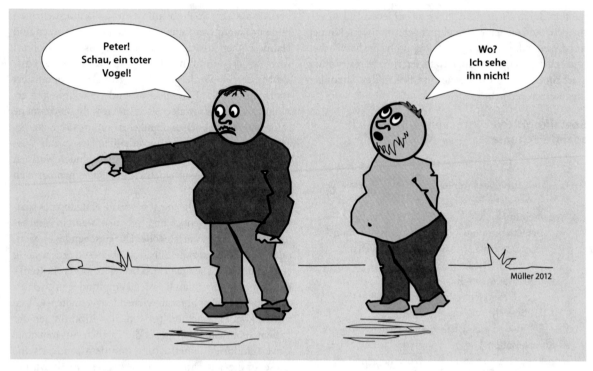

Abb. 2.22 Soziale Schemata: automatisierte Prozesse

lichen Regeln bzw. Normen und Rollen. Diese bestimmen, was wir tun dürfen und was wir besser lassen sollten. Oder anders gesagt: Verinnerlichte soziale Rollen und Regeln bestimmen, wie wir uns untereinander verhalten.

Als Beispiel für automatische Prozesse und die Aktivierung sozialer Schemata sei auf ◘ Abb. 2.22 verwiesen.

Folgendes Verhaltensexperiment dient zur Veranschaulichung sozialer Regeln:

Begrüßung Der Haupttherapeut kündigt eine kurze Verhaltensübung an. Daraufhin geht er oder der Co-Therapeut auf einen Teilnehmer zu, begrüßt ihn freundlich und reicht ihm dazu die Hand. In der Regel erwidert der angesprochene Teilnehmer den Gruß und reicht auch seine Hand. In der Gruppe wird anschließend exploriert, wieso der Teilnehmer die Hand reichte, ob er sich dabei etwas überlegt hat oder seine Handlungsreaktion automatisch erfolgt ist.

Das Ziel dieser Übungen ist, dass die Gruppe die zugrunde liegenden sozialen Rollen und Regeln identifiziert, die zur automatischen Handlung geführt haben. Die Beiträge der Teilnehmer werden auf dem Flipchart festgehalten. Automatische Denkmuster (Schemata) werden in diesem Zusammenhang oft als Handlungsaufforderung formuliert. Beispiele sind: „Man muss freundlich sein!", „Man muss auf das Gegenüber eingehen!", „Man muss den Gruß erwidern, das macht man einfach so!", aber auch „Wenn ein Gruppenleiter jemanden aus der Gruppe anspricht, muss man mitmachen!"

Ergänzend kann auch folgende Übung zum Aufzeigen prototypischer Denkmuster durchgeführt werden. Dieses wiederholt in der Sozialpsychologie eingesetzte Experiment, ist hier in modifizierter, milderer Form dargestellt, um mögliche induzierte Belastungen zu vermeiden:

Der Haupttherapeut erzählt folgende Geschichte:

„Ein Vater und sein Sohn sind in einen Autounfall verwickelt. Vater und Sohn sind verletzt, jedoch nicht in Lebensgefahr. Beide haben sich Beinbrüche zugezogen und werden von einem Krankenwagen ins nächste Krankenhaus gefahren, um dort operiert zu werden. Auf der Notfallabteilung im Krankenhaus werden der Vater in den einen und der Sohn in den anderen Operationssaal gerollt, wo sie bereits erwartet werden. Im Operationssaal des Sohnes kommt ein Mitglied des Chirurgenteams auf ihn zu und ruft: ‚Oh Gott, das ist mein Sohn!'"

Abschließend fragt der Haupttherapeut in die Runde, wer letzteres gesagt hat.

Die wenigsten Teilnehmer kommen auf die Antwort, dass es die Mutter des Verunfallten sein könnte. Dahinter verbirgt sich die Annahme, dass ein Chirurg meist männlich ist.

Zur weiteren Veranschaulichung und zur Definition sozialer Normen steht auf beiliegender CD-ROM das ► CD Informationsblatt 27 („Soziale Regeln und Rollen") zur Verfügung.

- **Förderung der Selbstwahrnehmung
  im kognitiven Zielbereich**

Die Teilnehmer werden auf der Grundlage des ▶ CD Informationsblattes 27 gefragt, mit welchen sozialen Regeln und Rollen sie im Alltag konfrontiert sind. Die Antworten werden wiederum auf dem Flipchart festgehalten. Hierbei ist von Therapeutenseite darauf zu achten, dass nicht nur Verbote, Gebote und Regeln benannt werden, die per Gesetz oder durch religiöse Schriften vorgeschrieben sind. Zusätzlich sollte der Fokus auf alltäglichen, in der Regel automatisierten Handlungsabfolgen im sozialen Kontext, sogenannten sozialen Skripts, liegen. Oft genannte typische Beispiele aus dem Alltag der Teilnehmer sind:

- **Die soziale Rolle als Gast beim Restaurantbesuch:** Erkennen eines Restaurants mit zugehörigen Merkmalen (Tisch, Stühle, Speise- und Getränkekarte), eintreten, Tisch suchen und Speisekarte verlangen, ein Gericht und Getränke auswählen, bestellen bei der Bedienung, konsumieren, fragen nach der Rechnung, bezahlen, verabschieden usw.
- **Die Rolle als Kunde beim Einkaufen im Supermarkt:** Einkaufszettel erstellen, Supermarkt suchen und finden, benötigte Produkte der Einkaufsliste suchen und ggf. bei einem Angestellten Auskunft einholen, gesuchte Produkte in den Regalen erkennen und in den Warenkorb legen, zur Kasse gehen, alle Produkte auf das Band legen, bezahlen und gekaufte Produkte einpacken usw.
- **Rolle als Freundin beim Treffen mit der besten Freundin:** Die Begrüßung folgt meist dem gleichen Ritual: Gegenseitiger Kuss mit der Frage „Wie geht es Dir?", „Es geht so. Und wie geht es Dir?", „Gut! Wo gehen wir hin?" usw.

Weitere Beispiele betreffen für gewöhnlich auch Rollen und Regeln in zwischenmenschlichen Beziehungen oder in Begegnungen im Arbeits-, Wohn- und Freizeitbereich der Teilnehmer.

Wie in den vorangegangenen Interventionsbereichen geht es auch hier darum, die Teilnehmer für eine differenzierte Selbstwahrnehmung zu sensibilisieren, um diese im Verlauf der Intervention zu optimieren. Zunächst werden die Teilnehmer gefragt, in welchen genannten Beispielen die eigenen (automatisierten) Denk- und Verhaltensmuster besser funktionieren, bzw. die Regeln einer bestimmten sozialen Rolle gut eingehalten werden können und in welchen nicht. Und schließlich, welchen individuellen internalen und externalen Einflüssen die Denk- und Verhaltensmuster in den genannten Situationen bzw. Rollen unterliegen können. Dabei werden erneut die in den vorangegangenen Modulen besprochenen Einflüsse wie Wachheit, Stimmung, emotionale und situationale Belastung berücksichtigt.

Die Teilnehmer können folgendes Verhaltensexperiment nutzen, um bewusst automatische Handlungen wahrzunehmen:

Bewusst-kontrolliertes Gehen Der Haupttherapeut fragt einen oder zwei Teilnehmer, ob sie bereit sind, vor den anderen Teilnehmer im Gruppenraum von der einen auf die andere Seite zu gehen. Er fragt danach, ob dies vom Bewegungsablauf her schwierig war, was von den Betroffenen vermutlich verneint wird. In einem zweiten Schritt weist er nun die aktiven Teilnehmer an, nochmals zu gehen, jedoch dieses Mal bewusst und kontrolliert. Das heißt, diese Teilnehmer werden aufgefordert, den Gehvorgang laut zu kommentieren und zwar so, dass sie bei jedem Schritt vorab sagen, welche Muskelanspannung und welche Bewegung sie nun zu tun gedenken. Zum Beispiel: „Ich werde nun meinen rechten Oberschenkelmuskel anspannen um mein rechtes Bein hochzuheben, worauf ich mich leicht nach vorne beugen muss, um meinen rechten Fuß in der geplanten Laufrichtung ca. 50 cm vor meinen linken Fuß auf den Boden zu setzen. Dabei benutze ich auch meine Rückenmuskeln, um im Gleichgewicht zu bleiben und ich muss meinen Wadenmuskel etwas anspannen, um nach dem Aufsetzen des rechten Fußes Halt zu bekommen …". In der Regel hat jeder Teilnehmer größte Mühe, so zu gehen. Das heißt, die bewusste Kontrolle automatisierter Handlungen ist mit großen Schwierigkeiten verbunden, weil sie ungewohnt und neu ist.

Abschließend werden die Teilnehmer angewiesen, ihre eigene Fertigkeit erstmals einzuschätzen, wie gut sie im Alltag ihre eigenen Denk- und Handlungsmuster zur Ausübung sozialer Rollen einsetzen können. Dazu füllt jeder Teilnehmer das ▶ CD Arbeitsblatt 16 („Wie gut finde ich mich mit sozialen Regeln zurecht?") aus, welches analog zum bereits oben beschriebenen Verfahren besprochen wird.

- **Fallvignette**

Auf beiliegender CD-ROM liegt eine Fallvignette zum Bereich der sozialen Schemata vor (▶ CD Vignette 13: „Mit dem Fahrrad ins Café Adonis"). Diese wird nach dem oben beschriebenen Verfahren abschnittweise gelesen. Im Anschluss werden die Teilnehmer gefragt, ob sie vergleichbare Erfahrungen aus ihrem Alltag kennen. Wiederum sind die Beiträge der Teilnehmer auf dem Flipchart zusammenzutragen.

- **Vorurteile**

Die bisher besprochenen und an soziale Regeln und Rollen geknüpften Denk- und Verhaltensmuster können in der Gesellschaft zuweilen auch zu rigiden Einstellungen führen, die im Folgenden unter dem Begriff „Vorurteile" in der Gruppe thematisiert werden. Dabei ist es wichtig, den Teilnehmern darzulegen, dass jeder Mensch, also auch die Teilnehmer und Gruppenleiter selbst, nicht vor Vorurteilen gefeit sind. Im Hinblick auf den nachfolgend optional eingeführten Themenbereich der oft mit Belastungen verknüpften Stigmatisierung sollten Vorurteile spielerisch und mit etwas Humor eingeführt werden, um das damit verbundene Belastungspotenzial zu reduzieren.

Einführungsbeispiel

Einstellungen basieren auf unseren Denk- und Verhaltensmustern und dienen uns zur unmittelbaren Orientierung im Alltag. Einstellungen verwenden wir, um uns und andere zu definieren und zu kategorisieren. Gerade, wenn wir etwas Fremdes nicht kennen und uns dadurch vor dem Unbekannten zu fürchten beginnen, neigen wir manchmal dazu, uns davon abzugrenzen. Tun wir das immer wieder in derselben Weise und werden dabei auch von anderen beeinflusst, können daraus Vorurteile entstehen. Vorurteile sind immer auch Wertvorstellungen. Diese können auch in Humor verpackt daherkommen, zum Beispiel in Witzen. Jeder kennt Witze über Frauen oder über Männer, über Bewohner anderer Länder, über äußere Merkmale von Menschen, wie z. B. Blondinenwitze oder über Berufsgruppen.

Ausgehend von der Annahme, dass schizophren Erkrankte eindeutige, klare und leicht verständliche Aussagen benötigen, an denen sie sich orientieren können, vermeiden viele Fachpersonen, Witze bei diesem Klientel einzusetzen. Dabei wird oft ignoriert, dass gerade Humor zu Entspannung führen und dadurch Stress und Angst reduzieren kann. Weiterhin können Witze von Teilnehmerseite, die den „guten Umgangston" womöglich überschreiten, gruppendynamisch als Beispiele sozialer Regelverletzung verwendet werden. Als mögliches Beispiel für ein Vorurteil sei folgendes erwähnt, welches eine knapp 60-jährige Teilnehmerin in einer INT-Gruppe während einer In-vivo-Übung erzählte:

„Eine älteres Ehepaar, beide 60 Jahre alt, ging am Sonntag zusammen im Wald spazieren. Die beiden sahen dabei glücklich und zufrieden aus und genossen die Zweisamkeit. Da erschien eine Fee, welche das Ehepaar beobachtete und sichtlich Freude an dessen Glück fand. Die Fee sagt: ‚Guten Tag. Es freut mich sehr, dass Sie beide so ein glückliches Paar sind. Deshalb möchte auch ich Euch eine Freude bescheren. Jeder von Euch hat einen Wunsch frei. Was wünschen Sie sich?' Die Ehefrau antwortet spontan: ‚Das ist sehr großzügig von Ihnen. Ich wünsche mir zwei Tickets für eine Weltreise. Eines für mich und eines für meinen Ehemann.' Die Fee schwingt ihren Zauberstab und sogleich hält die Ehefrau zwei Tickets in den Händen. Darauf blickt die Fee zum Ehemann und mahnt diesen zur Eile, da sie noch viel zu tun habe. Der Ehemann hat Mühe sich zu entscheiden. Nach langem Zögern sagt er dann: ‚Gut, jetzt weiß ich was ich will. Ich wünsche mir eine Frau, die 20 Jahre jünger ist als ich!' Die Fee antwortet: ‚Wenn das Dein größter Wunsch ist, so sei es.' Wiederum schwingt die Fee ihren Zauberstab und der Ehemann verwandelt sich sogleich in einen 80-Jährigen!"

Anhand dieses oder ähnlicher Beispiele lassen sich gemeinsam mit den Teilnehmern sowohl allgemein verbreitete als auch eigene Vorurteile identifizieren und hinterfragen. Mögliche Leitfragen für die Gruppendiskussion anhand eines konkreten Beispiels sind folgende:

❓ Beispiele für Leitfragen
- Warum erzählen wir z. B. gerne Blondinenwitze?
- Wie entstanden Blondinenwitze?
- Wieso lachen wir darüber?
- Was löst ein Blondinenwitz bei einer Blondine aus, die diesen hört? Fühlt sie sich ausgegrenzt?
- Sind Blondinen wirklich dumm und naiv?
- Wieso färben sich viele Frauen ihre Haare blond?
- Beruhen Vorurteile auf Fakten oder unbegründeten Annahmen?

Die Gruppe diskutiert anhand konkret eingebrachter Beispiele die zugrunde liegenden Denkmuster und Erwartungshaltungen (z. B. eine Blondine muss sexy und attraktiv sein, jedoch etwas naiv) sowie die dazugehörenden sozialen Rollen und Regeln (z. B. eine Blondine verkörpert die Frauenrolle von früher, die jedoch immer noch als Denkmuster in unseren Köpfen herumgeistert: die Attraktive und Begehrenswerte, jedoch Ungebildete, die ihre Reize gut einzusetzen weiß). Der Haupttherapeut leitet die Diskussion dahingehend, dass die Teilnehmer sowohl die Verwendung eigener Vorurteile als auch Erfahrungen als Ziel bzw. Opfer von Vorurteilen einbringen können.

Gerade Teilnehmer mit längerer Erkrankungsdauer nennen in diesem Zusammenhang eventuell auch Erfahrungen von Ausgrenzung aufgrund der immer noch weit verbreiteten Stigmatisierung von psychischer Erkrankung, insbesondere von Schizophrenie und Psychose. Ausgrenzungserfahrungen können zu massiver Selbstwertverletzung und sozialem Rückzug führen. Die Therapeuten nehmen entsprechend geäußerte Erfahrungen validierend auf. Möglichkeiten zum adaptiven Umgang mit solchen Erfahrungen und besonders zu entsprechenden Präventionsstrategien werden im nachfolgenden Kompensationsteil besprochen. Wird an dieser Stelle die Stigmatisierung angesprochen, ist es vorerst zentral, den Betroffenen das Bewusstsein zu vermitteln, dass bei vielen Situationen aus dem sozialen Leben die Erkrankung nur eine untergeordnete Rolle spielt. In solchen Fällen können die Patienten selbst etwas dazu tun, um negative Konsequenzen durch das Umfeld mit adäquaten Denk- und Verhaltensweisen zu verhindern.

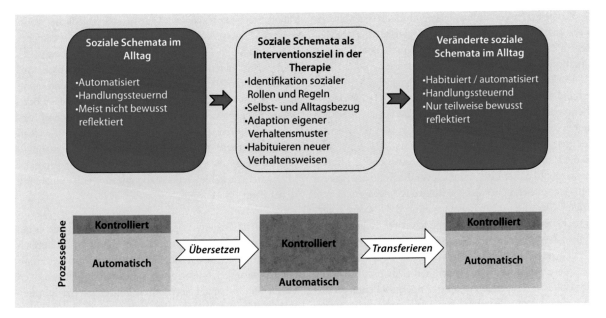

◘ Abb. 2.23 Interventionsziel soziale Schemata (soziale Rollen und Regeln): Therapieprozess

Kompensation

Zu den im Einführungsteil eingebrachten Themenbereichen werden nun Bewältigungsstrategien erarbeitet, die in Gruppenübungen erstmals angewandt werden können. Bei den entsprechenden Interventionen zu den sozialen Schemata manifestiert sich eine während des INT-Prozederes allgemein angewandte therapeutische Vorgehensweise deutlicher, als in den vorangegangenen Modulen: Die zumeist automatischen, handlungssteuernden Prozesse aus dem Alltag der Teilnehmer werden identifiziert, reflektiert und modifiziert, bevor sie durch stufenweises Einüben in der Gruppe habituiert und im Alltag erneut automatisiert werden (◘ Abb. 2.23). Auf der Therapeutenebene bedeutet dies, dass die handlungssteuernden Prozesse im sozialen Kontext, die zumeist automatisiert sind und nicht bewusst kontrolliert werden, während der Therapie reflektiert und modifiziert werden. Dies bedingt jedoch eine sprachliche Übersetzung gewohnter Verhaltensweisen, um diese zu reflektieren und allenfalls danach zu modifizieren. Der Erfolg möglicher Verhaltensmodifikationen hängt letztendlich davon ab, wie gut diese habituiert und in den Alltag der Betroffenen transferiert werden können.

◼ Identifizieren sozialer Rollen und Regeln

Die im Einleitungsteil bereits von den Teilnehmern eingebrachten konkreten Situationen, in denen sich individuelle Handlungs- und Denkmuster verfestigt haben, werden in der Gruppe ergänzt. Der Fokus liegt nun jedoch stärker auf den dahinterstehenden sozialen Rollen und Regeln.

❓ Beispiele für Leitfragen

- In welchen Situationen und bei welchen persönlichen Erfahrungen hatte ich das Gefühl, dass man sich genau so und nicht anders verhalten sollte, dass man genau das und nichts anderes sagen darf?
- Wie fühlte ich mich dabei?
- Fiel es mir leicht, mich daran zu halten? Oder hatte ich das Gefühl, dass die anderen mich nicht verstehen (weil ich anders bin)?

Das Ziel ist, zunächst konkrete Situationen aus dem Leben der Teilnehmer zu sammeln. Beispiele sind etwa:

- Wenn mich jemand freundlich grüßt, dann sollte ich den Gruß auch freundlich erwidern!
- Wenn ich bei der Arbeit vom Chef einen Auftrag erhalte, sollte ich gut zuhören und ihm zeigen, dass ich verstanden habe was er von mir erwartet, oder nachfragen, wenn ich es nicht verstanden habe!
- Wenn die Fußgängerampel auf Rot steht, muss ich wie die anderen Fußgänger warten, bis sie auf Grün wechselt! oder
- Wenn mir jemand zulächelt, sollte ich zurücklächeln!

Das zuletzt genannte Beispiel verdeutlicht die Abgrenzung zur sozialen Kognition „Attributionsstil", welche erst in Modul D thematisiert wird. Hier liegt der Fokus auf dem Erkennen der sozialen Regel und Rolle und nicht auf der Begründung, wieso das Gegenüber etwas tut oder sagt. Entsprechende Beiträge zur Attribution werden zwar aufgenommen; bezüglich deren Thematisierung wird jedoch auf das Modul D verwiesen.

Zur besseren Veranschaulichung und um den Teilnehmern Erfahrungen mit der Wirkungsweise von sozialen Regeln und Rollen zu ermöglichen, können die genannten Situationen in Rollenspielen dargestellt werden.

Ein Teilnehmer nannte folgendes Beispiel: „Wenn mich jemand etwas fragt, weiß ich keine Antwort!" Der Haupttherapeut fragt nun einen Teilnehmer im vorher angekündigten Rollenspiel nach der Lösung einer sehr schwierigen Aufgabe („Was ist die Quadratwurzel aus 169?" oder „Was ist die Hauptstadt von Nigeria?"). Zunächst sind die Rollen zu klären: In dieser Interaktion gibt es die Rolle des Fragenden (Haupttherapeut) und die Rolle des Angesprochenen. Weiter wird die soziale Regel genannt, die für den Angesprochenen maßgebend ist: „Wenn ich etwas gefragt werde, sollte ich eine Antwort geben, auch wenn ich sage oder mit Gesten zeige, dass ich die Antwort nicht weiß!" In diesem Beispiel empfiehlt es sich weiterhin, die Anspruchshaltung der Rolle des Fragenden und des Angesprochenen zu diskutieren und zu reduzieren: „Niemand kann erwarten, dass ein anderer alles weiß oder versteht!" bzw. „Ich muss nicht auf alles eine Antwort wissen!"

Ziel dabei ist, den Teilnehmern zu vermitteln, dass fehlinterpretierte soziale Regeln mit nachfolgend inadäquatem Verhalten zu unnötigen emotionalen Belastungen führen können.

- **Erkennen von eigenen normabweichenden Verhaltensweisen**

Aus der Betroffenenperspektive steht die Verletzung sozialer Regeln und Rollen im Vordergrund. Entsprechend werden im Folgenden Strategien entwickelt, die den Teilnehmern helfen können, in einer konkreten Situation zu erkennen, wann ihr eigenes Verhalten soziale Regeln zu verletzen droht. Zunächst werden wiederum erlebte soziale Situationen gesammelt, in denen ein Teilnehmer das Gefühl hatte, sich falsch oder von anderen unverstanden verhalten zu haben. Als Unterstützung steht auf beiliegender CD-ROM das ▶ CD Informationsblatt 28 („Wie erkenne ich, dass ich mich nicht regelkonform verhalte?") zur Verfügung, welches absatzweise gemeinsam gelesen wird. Weitere in der Diskussion erarbeitete Strategien sind auf dem ▶ CD Informationsblatt 28 zu ergänzen. Wichtig ist dabei, auch der Hinweis auf die individuelle Auslegung von sozialen Regeln zu thematisieren. Nicht jeder interpretiert soziale Regeln gleich! Zur Veranschaulichung eignet sich das bewährte Nähe-Distanz-Experiment, das als Beispiel (individuell interpretierter) sozialer Regeln in der Gruppe angewandt wird:

Nähe-Distanz-Experiment
Einer der Gruppenleiter geht auf einen der Teilnehmer zu. Der Teilnehmer wurde vorher instruiert „Stopp" zu sagen, wenn die Distanz zum Gruppenleiter unangenehm klein ist. Dieses Nähe-Distanz-Experiment wird nun in unterschiedlicher Weise wiederholt, wobei insbesondere der Einfluss des Geschlechts (Frau–Frau, Mann–Frau), der Rolle in der Gruppe (Therapeut–Teilnehmer, Teilnehmer–Teilnehmer), des gegenseitigen Bekanntheitsgrads (mit dieser Person bin ich vertraut und kenne sie schon lange oder nicht) und des Alters (gleiches oder unterschiedliches Alter) sowie deren Kombinationen thematisiert werden: „Beeinflussen die beschriebenen Faktoren mein Distanzgefühl?", „Wie erkenne ich, wenn ich jemandem zu nahe trete?", „Wie erkenne ich, wenn mir jemand zu nahe tritt?" und „Wie kann ich mich abgrenzen, wenn mir jemand zu nahe tritt?"

Dieses Nähe-Distanz-Experiment verdeutlicht, dass es bei der Intervention zu sozialen Regeln nicht ausschließlich darum geht, sich selbst möglichst regelkonform zu verhalten, sondern gleichzeitig auch, sich bei Regelverletzungen durch andere sozial verträglich abgrenzen zu können. Dabei ist es die Aufgabe der Therapeuten, ein zu hohes Anspruchsniveau der Teilnehmer an sich selbst zu vermeiden und dadurch Überbelastungen zu umgehen. Ziel ist, den Teilnehmern eine größere Sicherheit zu vermitteln, sich sozial adäquat und regelkonform zu verhalten und zu denken.

- **Umgang mit Stigmatisierung**

Der Selbst- und Alltagsbezug sowie die Selbstreflexion der Teilnehmer weisen bei diesen Themen ein höheres emotionales Potenzial auf, welches es zu berücksichtigen gilt. Es hängt dabei stark vom Grad an Einsicht und Therapieerfahrung der Betroffenen ab, ob und in welcher Form an diesem Thema gearbeitet werden kann. Bei Teilnehmern mit geringer Einsicht ist es das Ziel der Gruppeninterventionen, sie dafür zu sensibilisieren, wie Sie auf andere wirken, wenn sie gegen bestimmte soziale Normen verstoßen und welche sozialen Konsequenzen daraus folgen können. Bei vielen Teilnehmern stößt das Thema der Stigmatisierung jedoch auf großes Interesse, da es sich hierbei um eine im Alltag erlebte reelle Erfahrung handelt.

In der Gruppe werden die Teilnehmer zunächst nach konkreten Situationen aus ihrem Alltag gefragt, in welchen sie Ausgrenzung und Ablehnung aufgrund ihrer Erkrankung oder non-konformen Verhaltens erfahren haben. Die Nennungen werden wie üblich auf dem Flipchart gesammelt. Auf die Frage, ob und was man dagegen tun kann, wird oft geantwortet, dass dagegen nichts unternommen werden kann, erst recht nicht, wenn die anderen etwas von der eigenen Krankheitsgeschichte mit entsprechenden Klinikaufenthalten wissen. Im Zentrum dieser Intervention steht daher die Abgrenzung gegenüber anderen, d. h. der Umgang mit Informationen zur eigenen Krankheitsgeschichte. Dazu stehen auf beiliegender CD-ROM die ▶ CD Informationsblätter 29a–b („Sich abgrenzen können:

einfacher gesagt als getan") zur Verfügung: Anhand eines konkreten Beispiels eines vorausgegangenen Klinikaufenthaltes werden verschiedene Strategien zum Umgang mit entsprechenden Informationen diskutiert und teilweise im Rollenspiel veranschaulicht. Dabei liegt der Fokus sowohl auf der eigenen Bereitschaft und dem Zutrauen, in einer konkreten Situation eine Strategie anzuwenden, als auch auf der Überlegung, wem gegenüber welche Strategie Erfolg versprechend ist.

? Beispiele für Leitfragen
- Bin ich verpflichtet, darüber Auskunft zu geben, wo ich in den letzten Wochen war?
- Wem gegenüber fühle ich mich eher verpflichtet, wem weniger?
- Was traue ich mir (in welcher Situation) zu?
- Welches sind die Vor- und Nachteile der verschiedenen Strategien?
- Welche Konsequenzen haben die einzelnen Strategien für mich und die anderen?
- Was denke und fühle ich dabei? Hat es einen Einfluss auf mein Verhalten?
- Einer der Gruppenleiter spielt einen neugierigen Nachbarn, der wissen will, wo einer von einem Teilnehmer gespielte Person die letzten zwei Wochen verbracht hat (Klinikaufenthalt). Der besagte Teilnehmer muss nun die Gesprächsführung übernehmen und das Thema wechseln. Er erzählt beispielsweise von der Arbeit, einem Fußballspiel oder vom Wetter usw. Ziel dabei ist, vom Eingangsthema „Wo waren Sie die letzten Wochen?" abzulenken und dieses durch ein anderes Thema zu ersetzen.

Als letzter Schritt dieser Intervention werden die Bewältigungsmöglichkeiten zur Abgrenzung individualisiert. Dazu füllt jeder Teilnehmer das ► CD Arbeitsblatt 17 („Welche Strategie zur Abgrenzung liegt mir?") aus: Zu jeder Bewältigungsstrategie werden von den Teilnehmern zuerst individuell mögliche Vor- und Nachteile aufgeschrieben und es wird notiert, bei wem diese Strategien anwendbar sind. Diese individuellen Angaben werden in der nachfolgenden Gruppendiskussion zusammengetragen. Jeder Teilnehmer ergänzt die für ihn relevanten Angaben von anderen Teilnehmern auf seinem Arbeitsblatt, welches nun für jeden Teilnehmer als Orientierungshilfe dient und das individualisierte Bewältigungsrepertoire zusammenfasst.

▪ Handlungsabfolgen (Skripts)
Zum Abschluss des Kompensationsteils liegt der Fokus auf Handlungsabfolgen und Problemstellungen im sozialen Kontext. Diese Intervention schlägt einerseits eine Brücke zu den im Einleitungsteil bereits angesprochenen automa-

tisierten Denk- und Handlungsmustern in Bereichen wie Wohnen, Arbeit, Freizeit und zwischenmenschlichen Beziehungen im Alltagsleben der Teilnehmer. Gleichzeitig dient die Intervention als Vorbereitung für die Übungen im nachfolgenden Restitutionsteil.

Einleitend sind die bereits in den vorausgegangenen Interventionen gesammelten Alltagserfahrungen der Teilnehmer bezüglich sozialer Handlungsabfolgen zu aktualisieren, zusammenzufassen und gegebenenfalls zu ergänzen. Die Kernfrage dabei lautet: „Was verlangt die soziale Regel (Norm), wie ich mich in diesen alltäglichen sozialen Situation verhalte?" Zur Veranschaulichung werden zunächst Beispiele einfacher Handlungsabfolgen, sogenannte soziale Skripts (Schank u. Abelson 1977), herangezogen, die in der Regel für die Teilnehmer einen eher geringen Belastungsgrad aufweisen. Auf beiliegender CD-ROM stehen insgesamt zwölf Bildserien zu sozialen Skripts zur Verfügung (► CD e-Materialien 7 und 8). Die zwölf Bildserien beinhalten insgesamt 78 Folien mit je vier Fotos (insgesamt 312 Fotos). An dieser Stelle genügt es vorerst, 2–3 Folien als Illustrationsbeispiele zu verwenden. Die Verwendung der kompletten Bildserien erfolgt im anschließenden Restitutionsteil. Ein Beispiel einer Szenenabfolge im Supermarkt ist in ◘ Abb. 2.24 enthalten.

Die didaktische Vorgehensweise gestaltet sich wie folgt: Die vier in ◘ Abb. 2.24 enthaltenden Bilder werden auf einer Folie der Gruppe präsentiert. Die Aufgabe an die Gruppe ist selbsterklärend: Die vier Bilder sind in eine richtige Reihenfolge zu bringen, die in einer anschließenden Gruppendiskussion anhand objektiver Tatsachen (Zielreize) begründet werden muss.

Es gibt immer wieder Teilnehmer, denen es leicht fällt, eine richtige Reihenfolge herzustellen. Das heißt, ihre denk- und handlungssteuernden sozialen Schemata sind situationsadäquat. Ziel ist es dabei, die verwendeten Strategien bewusst zu machen. Teilnehmer mit weniger ausgeprägten Ressourcen in diesem Bereich benötigen dagegen oft Handlungsanweisungen und Orientierungshilfen. Dazu kann auf das ► CD Informationsblatt 25 („Von einer komplizierten Handlung zu kleinen Handlungsschritten") aus dem Bereich der Handlungsplanung zurückgegriffen werden. Dabei gilt es jedoch zu beachten, dass es hier um das Bewusstmachen automatisierter Handlungsabfolgen (Schemata) geht, die sich von einer kontrollierten Planung einzelner Handlungsschritte unterscheidet. Hier geht es zunächst um die Analyse der einzelnen Bilder, danach um die Festlegung des Ziels der Handlung – in ◘ Abb. 2.24 ist es der Einkauf bzw. das Bezahlen benötigter Waren im Supermarkt – und um deren Ausgangspunkt (Erledigen der erstellten Einkaufsliste). Als weitere Unterstützung kann eine entsprechende Situation auch im Rollenspiel dargestellt werden. Dabei können sowohl der Selbstbezug der Beteiligten als auch deren Bezug zum individuellen Alltag

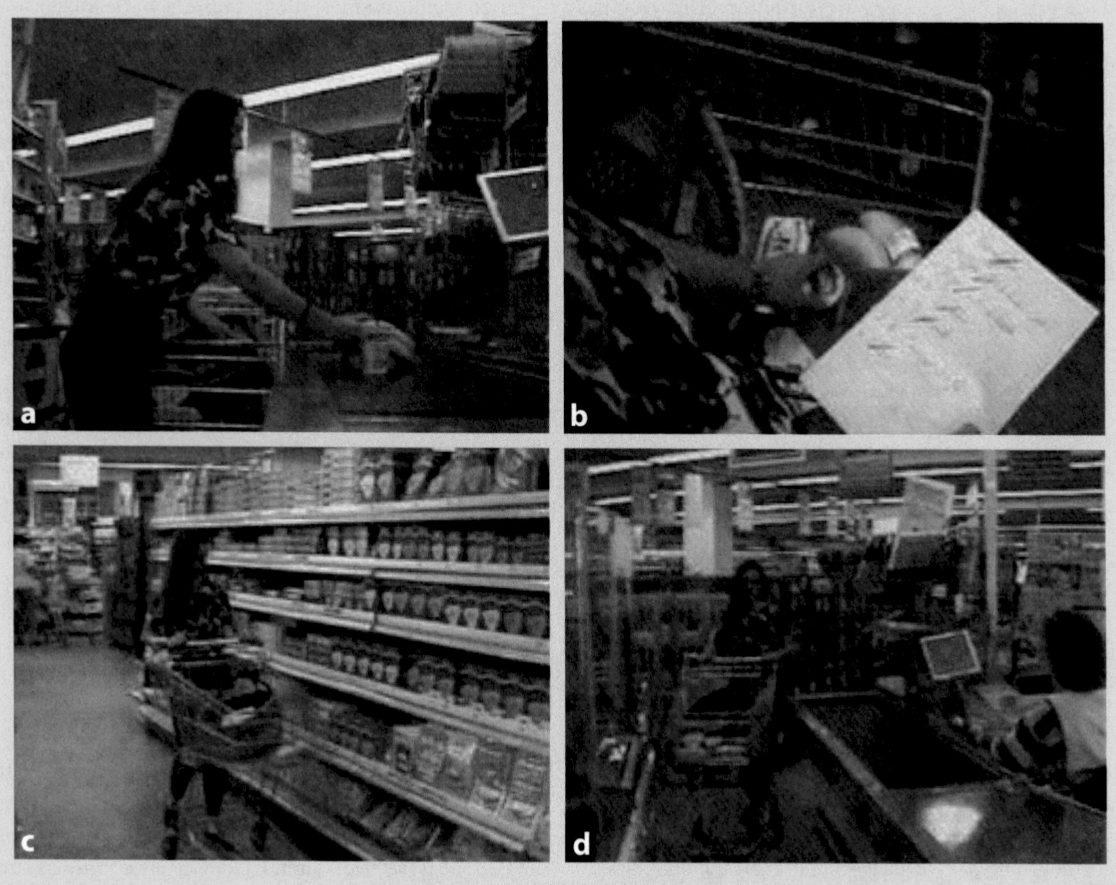

**Welches Bild beschreibt
die nächste Szene?**

◻ **Abb. 2.24** Beispiel einer bildlich dargestellten sozialen Handlungsabfolge (Skript) (Fotos: J. Funke, Psychologisches Institut Heidelberg, mit freundlicher Genehmigung)

hergestellt sowie Normabweichungen mit entsprechenden Konsequenzen thematisiert werden.

❓ **Beispiele für Leitfragen**
  ▬ Wie geht man üblicherweise (beim Einkaufen) vor? Gibt es eine Reihenfolge der Handlungen, an die man sich halten muss? Tue ich das immer?
  ▬ Was könnte geschehen, wenn man nicht der Norm entsprechend vorgehen würde? Fällt das auf?
  ▬ Was geschieht, wenn ich nicht der Norm entsprechend handle? Wenn ich zum Beispiel meine Einkäufe im Supermarkt direkt in meine Taschen packe und sie erst bei der Kasse wieder herausnehme, anstatt einen dafür vorgesehenen Einkaufskorb oder -wagen zu benutzen?
  ▬ Hat dies Konsequenzen für mich? Welche?

Das Ziel ist, die Selbstreflexion der Teilnehmer über den Einfluss sozialer Regeln auf das eigene, oft automatisierte Handeln zu fördern, um schließlich die Einsicht zu unterstützen, dass regelkonformes Verhalten stressinduzierte Erlebnisse reduzieren hilft. Strategien zum besseren Erkennen des eigenen normabweichenden Verhaltens und zum Abgrenzen gegenüber Regelverletzungen durch andere, wurden bereits gesprochen. Im nun folgenden Restitutionsteil sollen diese wiederholt eingeübt werden.

Restitution

Der Restitutionsteil gliedert sich in drei Stufen: In den ersten beiden Stufen werden die bereits eingeführten Handlungsabfolgen (Skripts) anhand bildlich dargestellter Alltagssituationen analysiert. In der dritten Stufe dienen schließlich Videomaterialien zur Identifizierung sozialer Schemata.

- **Stufe 1**

Die Intervention der ersten Stufe beinhaltet den niedrigsten Anforderungs- und emotionalen Aktivierungsgrad. Als didaktisches Mittel stehen auf beiliegender CD-ROM sechs Bildserien zu Alltagshandlungen zur Verfügung. Die Themen lauten: „Aufstehen am Morgen", „Telefonzelle", „Supermarkt", „Restaurant", „Kaffeeautomat" und „Busfahrt". Jede Bildserie besteht aus zehn Folien mit jeweils vier Bildern (▶ CD e-Materialien 7a1–f10). In dieser Gruppenübung wird jeweils nur eine Folie mittels Beamer an die Wand projiziert. Die erste Folie zeigt immer eine Ausgangssituation in vier Bildern. Die Aufgabe der Teilnehmer ist es, zunächst objektive Tatsachen, welche sie auf den Bildern wahrnehmen, zu beschreiben. Danach können Vermutungen angestellt werden, um was für eine Handlung es gehen könnte. Auf jeder Folie steht zusätzlich die Frage „Welches Bild beschreibt die nächste Szene?" Das bedeutet, dass die Gruppe sich darüber einigen muss, in welche Reihenfolge die vier Bilder der ersten Folie zu setzen sind. Das letzte Bild der Reihenfolge gibt dann Hinweise, wie sich die dargestellte Handlung weiter entwickeln könnte. Durch den Selbst- und Alltagsbezug („Was machen Sie üblicherweise in dieser Situation als nächstes?") werden Hypothesen generiert. Diese können mithilfe der nächsten Folie überprüft werden. Da jede nachfolgende Folie jeweils nur ein neues Bild enthält, sind die kognitiven Anforderungen eher gering. Dasselbe Vorgehen erfolgt nun vor dem Einblenden der nächsten Folie. Jede Bildserie besteht aus zehn Folien mit jeweils einem neuen Bild (Handlungsschritt) gegenüber der vorangegangenen Folie. Somit besteht jede Bildserie aus 13 bildlich dargestellten Handlungsschritten. Am Schluss werden die Teilnehmer angewiesen, einen übergeordneten Kerntitel für die bildlich beschriebene Handlung zu finden. Um das Schwierigkeitsniveau zu reduzieren, können die Folien bei Bedarf zunächst auch in reduzierter Anzahl verwendet werden. Da die Bildinhalte und Themen identisch mit jenen der zweiten Stufe sind, empfiehlt es sich, zunächst nur die Hälfte der Bildserien zu verwenden und die restlichen Serien zeitlich versetzt erst nach Einführung der zweiten Stufe einzusetzen.

- **Stufe 2**

Patienten mit guten Ressourcen haben zuweilen kaum Probleme, die Übungen der Stufe 1 ohne großen Aufwand zu bewältigen. Wie im Kompensationsteil dargelegt, geht es jedoch darum, die verwendeten Strategien bewusst zu machen und in der Gruppe zu diskutieren. Dies auch unter dem Gesichtspunkt, dass je besser man sich an die vorausgegangenen Szenen der Bildserie erinnern kann, desto weniger Aufwand (Kapazität) wird benötigt, die nächste Szene adäquat einzuschätzen. Das Wissen über Vergangenes verleiht Sicherheit in der Beurteilung der Gegenwart (Konsistenzgefühl). Dies wird ersichtlich, wenn bei einer nächsten Folie plötzlich die vorangegangene Szene nicht

mehr erinnert oder die Anforderungen der Aufgabe erhöht werden. In diesem Fall ist erneut der aufwändigere Vorgang der Beschreibung und Interpretation zu aktivieren, um zur richtigen Lösung zu finden. Man ist wieder unsicherer und benötigt mehr Kapazität. Um dies den Teilnehmern zu veranschaulichen, bearbeitet die Gruppe in der zweiten Stufe die sechs Bildserien der ▶ CD e-Materialien 8a1–f3. Jeder dieser Bildserien beinhaltet drei Folien mit jeweils erneut vier Bildern. Wie bei den ▶ CD e-Materialien 7 der Stufe 1 enthält das erste Bild jeder Serie eine Ausgangssituation. Erneut geht es darum, die Bilder in eine richtige Reihenfolge zu bringen, um das vierte und letzte Bild zu identifizieren. Im Gegensatz zu den verwendeten Materialien der Stufe 1 wird hier auf der nachfolgenden Folie keines der bereits gezeigten Bilder wiederholt. Das heißt, jede neue Folie enthält jeweils vier neue Bilder. Der Bezug über visuelle Hinweisreize zur vorangegangenen Szene fehlt somit. Durch das Fehlen einer visuellen Gedächtnisstütze wird auch der Kapazitätsanspruch erhöht und die Teilnehmer müssen in stärkerem Maße Beschreibungs- und Interpretationsprozesse durchführen. Die Gruppenmitglieder werden also aufgefordert, eine richtige Reihenfolge der vier Bilder pro Folie zu benennen. Jeder Vorschlag wird am Flipchart notiert. In der Regel kommen so mehrere alternative Vorschläge zu Handlungsabfolgen zusammen. Diese sind nun von den entsprechenden Teilnehmern mittels objektiver Tatsachen und logischer Schlussfolgerungen gegenüber den anderen Alternativen zu verteidigen. Wiederum geht es darum, Behauptungen durch die Interpretation von Fakten zu ersetzen (z. B. „Dieses Bild wurde vor dem Eintreten in den Supermarkt aufgenommen, da der Einkaufswagen noch leer ist!"). Zur Überprüfung des Ergebnisses und um die Erinnerung an Informationen aus den vorangegangenen Folien zu unterstützen, wechselt das Therapeutenteam bei Bedarf auf die bereits gezeigten Folien zurück. Wurde die Bearbeitung einer der sechs Bildserien beendet und somit die komplette, auf drei Folien bzw. zwölf Bilder aufgeteilte Handlungsabfolge erfolgreich benannt, fasst die Gruppe die gesamte Handlung in einem prägnanten Titel zusammen. Zur Unterstützung und Veranschaulichung können einzelne Handlungssegmente erneut im Rollenspiel dargestellt werden. Abschließend folgt – wie im Kompensationsteil beschrieben – die Förderung des Selbst- und Alltagsbezugs der Teilnehmer.

❓ **Beispiele für Leitfragen**
- ➖ Kennen Sie solche Situationen?
- ➖ Wie verhalten Sie sich dabei?
- ➖ Wissen Sie sofort, was dabei von Ihnen verlangt wird?
- ➖ Was geschieht, wenn Sie sich nicht daran halten?
- ➖ Hat dies Konsequenzen?
- ➖ Wie fühlen Sie sich und wie reagieren Sie dabei?

2

■   **Stufe 3**

Auf einer komplexeren Stufe arbeiten die Gruppenleiter mit Filmausschnitten zu sozialen Schemata. Wie in den vorausgegangenen Modulen wird auch hier auf kommerziell vertriebene Spielfilme zurückgegriffen. Ziel ist jeweils, prägnante (und oft auch übertrieben dargestellte) Szenen gemeinsam mit der Gruppe anzuschauen, in welchen alltägliche Handlungsabfolgen, ausgeprägte Denk- und Verhaltensmuster, Vorurteile oder Regelverletzungen und Normabweichungen dargestellt werden. Es obliegt dem Therapeutenteam, den Belastungs- und Komplexitätsgrad des ausgewählten Filmmaterials zu überprüfen und dessen Gruppenkompatibilität abzuschätzen. Es empfiehlt sich, mit wenig belastenden und eindeutig interpretierbaren Inhalten zu beginnen, um danach das Anspruchsniveau schrittweise zu steigern. Wie in Modul B detailliert beschrieben, basiert auch diese Intervention ausschließlich auf zeitlich begrenzte Filmausschnitte und nicht auf vollständig vorgeführte Filme. In Abgrenzung zu Modul B geht es bei der Analyse der Filmsequenzen nicht in erster Linie um die Perspektivenübernahme der Filmakteure (ToM), sondern um die Identifikation handlungssteuernder sozialer Schemata sowie sozialer Regeln, die mehr oder weniger befolgt oder – beispielsweise in Komödien – oftmals auch verletzt werden. Zur Abgrenzung gegenüber den sozialkognitiven Interventionen im nachfolgenden Modul D, stehen an dieser Stelle Begründungen von Handlungen (Attribution) ebenfalls nicht im Vordergrund.

In der Regel kann hier auf die gleichen Filme zurückgegriffen werden, welche bereits in Modul B aufgelistet wurden. Es ist auch möglich, dieselbe Filmszene wiederholt zu bearbeiten, jedoch aus unterschiedlicher Perspektive, z. B. sowohl als Intervention zur Perspektivenübernahme in Modul B, zum Erkennen von sozialen Rollen und Regeln in Modul C und schließlich mit Attributionsfokus in Modul D. Die Liste wurde jedoch noch um weitere Filme ergänzt:

- Reine Nervensache („Analyze This" mit Robert De Niro und Billy Crystal, USA 1999)
- Reine Nervensache 2 („Analyze That" mit Robert De Niro und Billy Crystal, USA 2002)
- Verrückt nach Mary („There's Something About Mary" mit Cameron Diaz und Ben Stiller, USA 1998)
- Was ist mit Bob? („What about Bob?" mit Bill Murray und Richard DreyFuß, USA 1991)
- Und täglich grüßt das Murmeltier („Groundhog Day" mit Bill Murray und Andie MacDowell, USA 1993)
- Genie und Wahnsinn („A Beautiful Mind" mit Russell Crowe, USA 2001)
- Elling (mit Per Christian Ellefsen und Sven Nordin, Norwegen/Schweden 2001)

- Elling – nicht ohne meine Mutter („Mors Elling" mit Per Christian Ellefsen und Grethe Nordra, Norwegen/Schweden 2003)
- Besser geht's nicht („As good as it gets" mit Jack Nicholson und Helen Hunt, USA 1997)

Mit Ausnahme des Filmes „Und täglich grüßt das Murmeltier" wird jeweils das Thema Psychiatrie und Psychotherapie im weiteren Sinn angesprochen. In der Regel sind nur jene Szenen empfehlenswert, in denen die Situationskomik im Vordergrund steht. Beispiele für normabweichendes Verhalten sind etwa die Szenen „Schlachterplatte im Restaurant" oder „Nachbarshilfe" aus dem Film „Elling", oder das Kapitel 8 aus dem Film „Reine Nervensache", in dem zwei Mafiosi unangemeldet in eine Arztpraxis treten.

Ziel dieser Gruppenübung ist eine Sensibilisierung bezüglich der Bedeutung sozialer Normen und den Konsequenzen bei Abweichungen von diesen Normen. Kosten und Nutzen von sozialen Normen (übermäßige Anpassung vs. verrückt sein) können ebenfalls besprochen werden. Die Selbstwahrnehmung und der emotionale Aktivierungsgrad kann hier durch die Steuerung und Strukturierung des Eigenbezugs der Teilnehmer durch die Therapeuten variiert werden.

? **Weniger emotional aktivierende Leitfragen**
- Wie fühlt sich der Akteur in der Szene?
- Wie reagieren die anderen Leute darauf?
- Wie könnte sich der Akteur aufgrund der Reaktion der anderen Leute fühlen?

Die Arbeit an den sozialen Kognitionen bleibt hier auf einer eher distanzierten, weniger emotional aktivierenden Stufe. Durch entsprechende Leitfragen der Therapeuten kann jedoch der emotionale Aktivierungsgrad erhöht werden.

? **Leitfragen zur Erhöhung des Aktivierungsgrades**
- Kenne ich solche Situationen aus meinem Alltag?
- Wie würde ich vorgehen?
- Habe ich auch schon so reagiert, wie der Akteur in der Szene?
- Kann ich mich mit den Akteuren des Films identifizieren?
- Mit welcher Person identifiziere ich mich eher?

Wichtig ist es hier, den Bewältigungsaspekt hervorzuheben.

? **Leitfragen zum Bewältigungsaspekt**
- Wie gehe ich damit um, wenn ich negative Reaktionen erfahre?
- Nehme ich diese überhaupt wahr?
- Was könnte ich ändern?

Ebenfalls eignet sich die Szene „Flirt" aus dem Film „Beautiful Mind", wo der Hauptdarsteller sehr direkt seine sexuellen Absichten einer Frau mitteilt und dafür geohrfeigt wird. Der persönliche Bezug der Teilnehmer ist bei dieser Szene wohl am stärksten emotional aktivierend.

Als Abschluss dieses Interventionsteils ergänzen oder korrigieren die Teilnehmer die Selbsteinschätzungen ihrer Fertigkeiten im Umgang mit sozialen Schemata auf dem ► CD Arbeitsblatt 16 („Wie gut finde ich mich mit sozialen Regeln zurecht?").

In-vivo-Übungen und Hausaufgaben

Gemeinsame In-vivo-Übungen können hier genutzt werden, um die Wirkung sozialer Schemata auf das Verhalten der Menschen im Alltag zu reflektieren, soziale Normen mit entsprechenden Geboten und Verboten zu erkennen sowie individuelle Gewohnheiten (Denk- und Verhaltensmuster) zu analysieren. Dazu eignet sich jegliche Art von gemeinsamer Gruppenaktivität, beispielsweise der Besuch der Institutionscafeteria, ein Spaziergang durch die Stadt oder eine zielgerichtete Aktivität. Ziel dabei ist, den Einfluss sozialer Schemata außerhalb des Therapieraums für die Teilnehmer erfahrbar zu machen. Soziale Rollen und Regeln sowie deren Konsequenzen können dabei anhand sozialer Ereignisse während der In-vivo-Übung thematisiert werden: Wie verhalten wir uns und was denken wir beispielsweise dabei, wenn die Fußgängerampel plötzlich auf rot wechselt, wir eine Bestellung in der Cafeteria für die gesamte Gruppe aufgeben, etwas am Kiosk kaufen, während eines Spaziergangs von einem Gruppenmitglied angesprochen werden, zu dem wir noch kaum persönlichen Kontakt pflegten, in einem Restaurant, in welchem wir noch nie waren, dringend auf die Toilette müssen, usw. Nebst diesem eher analytisch-selbstreflektierenden Teil, sollte eine In-vivo-Übung genutzt werden, um die erarbeiteten Bewältigungsstrategien, z. B. das Erkennen eigenen normabweichenden Verhaltens, im Alltag auszuprobieren.

Zusätzlich werden den Teilnehmern auch hier in der Regel individuelle selbständige Übungen (Hausaufgaben) aufgetragen. Vielen Teilnehmern fällt es zunächst leichter, eigene Denk- und Verhaltensmuster (z. B. „Mir fiel auf, dass ich immer denselben Weg zur Arbeit gehe") und soziale

Regeln zu identifizieren (z. B. „Vor jeder Busfahrt muss ich zuerst ein Ticket kaufen!"). Ein weiteres Ziel besteht darin, die Teilnehmer auch zur Anwendung erlernter Kompensationsstrategien zu motivieren, z. B. sich gegenüber anderen abzugrenzen. Wie üblich ist vor jeder selbständigen Übung (und jeder In-vivo-Übung) das ► CD Arbeitsblatt 5 (Hausaufgabe) zur Aufarbeitung und Vorbereitung auszufüllen. Die Nachbesprechung folgt dem in der vorhergehenden Interventionseinheit beschriebenen Schema.

2.3.4   INT-Modul D

Im neurokognitiven Bereich des Moduls D liegt der Interventionsfokus auf dem Arbeitsgedächtnis. Im Gegensatz zu den Funktionen des verbalen und visuellen Gedächtnisses aus Modul B wird hier das Arbeitsgedächtnis als Exekutivfunktion definiert. Diese ist für Prozesse der Entscheidungsfindung, Zieldefinitionen, Problemlösungen und der gezielten selektiven Wahrnehmung nötig. In Abgrenzung zum Konzept der Vigilanz aus Modul A, das die Daueraufmerksamkeit unter Reizarmut beschrieb, steht bei den Interventionen zum Arbeitsgedächtnis der stressinduzierende Einfluss der Reizüberflutung im Vordergrund. Dadurch ist die emotionale Belastung höher als in den bisherigen neurokognitiven Interventionen der INT. In Abgrenzung zum schon beschriebenen Konzept des Kurzzeitgedächtnisses (Modul B) zielt das Arbeitsgedächtnis auf die „Arbeit mit Informationen" ab. Diese werden im Gedächtnis je nach Bedarf für eine zielgerichtete Verarbeitung zur Verfügung gestellt.

Auch im sozialkognitiven Bereich der Attributionsstile zielt die INT zunächst auf Prozesse der selektiven Aufmerksamkeit im sozialen Kontext ab. Der Behandlungsfokus liegt dabei auf der Wahrnehmung von individuellen stresserzeugenden Situationen und der Erarbeitung adaptiver Bewältigungsmöglichkeiten. Verzerrten Ursachenzuschreibungen (Attributional Bias) liegen häufig persistierende Wahnsymptome zugrunde, die von den Betroffenen im Alltag als stressinduzierend und emotional belastend erlebt werden. Aus diesem Grund endet der sozialkognitive Teil dieses Moduls mit Interventionen zur aktiven Förderung der Stressbewältigung und Emotionsregulation.

Neurokognitiver Interventionsbereich Arbeitsgedächtnis

Modul D: Neurokognitiver Interventionsbereich Arbeitsgedächtnis
1. Einführung: Arbeitsgedächtnis
   - Definition Arbeitsgedächtnis: Schaltzentrale bei der Arbeit mit dem Gedächtnis, Ablenkbarkeit und selektive Aufmerksamkeit
   - Selbstwahrnehmung im Zielbereich (kognitives Profil)
   - Alltags- und Selbstbezug: Fallvignette
   - Einflussfaktor Überstimulation
2. Kompensation
   - Lernen und Individualisieren von Bewältigungsstrategien:
     - Umgang mit Ablenkung und Übererregung bei Reizüberflutung
     - Handlungsrituale und Verhaltensänderung

- Umstellfähigkeit zwischen mehreren Handlungen
- Verhinderung von Ablenkung während eines Gesprächs
3. Restitution
    - Habituieren der erlernten Bewältigungsstrategien:
        - Wiederholung von Gruppenübungen
        - PC-Übungen
4. In-vivo-Übungen und Hausaufgaben
    - Transfer der individualisierten Bewältigungsstrategien in konkrete Alltagssituationen

Hinweise

- Infrastruktur: Gruppentherapie- und PC-Raum, Flipchart, Beamer
- Therapiematerialien: ► CD Informationsblätter 2, 30–34, ► CD Arbeitsblätter 4–5, 18–20, ► CD Vignetten 14–15, ► CD Materialien 2, 14–18, ► CD e-Materialien 9
- CogPack-Programme: SUCHE, PUNKTumPUNKT, GELD, FARBENu.WORTE, INTERFERENZ, TEILE LINIE, TEILE TORTE, ANZAHL, GEOMETRIE, REIHE, NEUoderNICHT, SCHILDERWALD, LESEN, GEOGRAPHIE
- Didaktik: Strukturierte Gruppendiskussion, Gruppenübungen, PC-Übungen

Einführungssitzungen

- **Definition des Zielbereichs Arbeitsgedächtnis**

Die meisten Teilnehmer kennen den Begriff Arbeitsgedächtnis nicht. Eine Begriffsdefinition erscheint daher unabdingbar. Es empfiehlt sich, den Begriff des Arbeitsgedächtnisses durch die Umschreibung „Arbeit mit dem Gedächtnis" zu ersetzen. Diese Definition sollte eine Abgrenzung zum Kurz- und Langzeitgedächtnis sowie zur Vigilanz bei Reizarmut beinhalten. Zusätzlich ist besonders der dynamische Aspekt des Arbeitsgedächtnisses als Schaltzentrale für handlungsrelevante Entscheidungen, zielorientiertes Problemlösen, Verknüpfungen neuer Informationen mit vorhandenen Wissensstrukturen sowie für den Aufmerksamkeitswechsel hervorzuheben. Dabei spielt die selektive Aufmerksamkeit eine zentrale Rolle, d. h. sich auf ein neues Ziel konzentrieren zu können und alte Handlungsimpulse zu unterdrücken.

Mögliche Einleitung durch den Haupttherapeuten

Wir haben uns vor einiger Zeit mit unserem Gedächtnis beschäftigt, genauer gesagt, wie wir Texte, Namen oder Zahlen speichern und bei Bedarf wieder abrufen können. Nun betrachten wir unser Gedächtnis aus einer anderen Perspektive: Wie arbeiten wir mit unserem Gedächtnis? Wir sind beispiels-

weise bei Lesen eines Textes darauf angewiesen, dass unser Gedächtnis die einzelnen Sätze und Wörter aktiv miteinander verknüpft, damit wir den Inhalt des Textes richtig verstehen. Zusätzlich hilft es uns, die Informationen, die wir aus dem Text erhalten, auch mit dem zu verknüpfen, was wir schon wissen, d. h. in unserem Gedächtnis abgespeichert haben. Wir arbeiten auch mit unserem Gedächtnis, wenn wir eine Entscheidung treffen, ein Problem lösen oder wenn wir uns neues Wissen aneignen. Dann greifen wir auf unsere Erfahrungen zurück und verknüpfen die neuen Informationen mit Bekanntem. Beim Ausüben mehrerer Tätigkeiten sind wir gezwungen, verschiedene Informationen (Reize) gleichzeitig zu verarbeiten. Wir werden von Reizen überflutet und müssen uns dennoch konzentrieren. Dies unterscheidet sich erheblich von unseren Diskussionen über unsere Aufmerksamkeitsleistung bei langweiliger und monotoner Arbeit (Reizarmut). Bei Reizüberflutung ist es wichtig, dass wir uns nicht zu sehr ablenken lassen (z. B. „Ich suche meinen Bekannten, mit dem ich mich beim Konzert verabredet habe. Es sind viele Leute da und die Musik ist laut. Wenn ich mich zu sehr auf die Musik konzentriere, finde ich meinen Bekannten vermutlich nicht. Es ist besser, gezielt nach ihm Ausschau zu halten und sich dabei an seinen Merkmalen wie Haarfarbe, Größe oder der Kleidung zu orientieren. Das heißt, wir müssen unsere Aufmerksamkeit auf ein bestimmtes Ziel fokussieren [selektive Wahrnehmung] und uns nicht ablenken lassen."). Zusammenfassend bedeutet das, dass wir sehr oft mit unserem Gedächtnis arbeiten.

Als Ergänzung liest die Gruppe das ► CD Informationsblatt 30 („Mit dem Gedächtnis aktiv arbeiten"). Es beinhaltet eine Ausdifferenzierung der Funktionen des Arbeitsgedächtnisses. Der Haupttherapeut weist an dieser Stelle darauf hin, dass bei der Arbeit mit dem Gedächtnis sämtliche bisher thematisierten neurokognitiven Funktionen einfließen: die Geschwindigkeit der Informationsverarbeitung, Aufmerksamkeit, Gedächtnis sowie Denken und Problemlösen. Zur Veranschaulichung eignen sich verschiedene Verhaltensexperimente, die in der Gruppe durchgeführt werden können:

Übung „Auskunft geben" Die Therapeuten bestimmen zwei Teilnehmer. Sie instruieren diese, sich für das nachfolgende Rollenspiel vorzustellen, sie verlassen nach dem Ende einer Gruppensitzung zusammen das Gebäude. Sie treffen draußen eine Touristin, die sie nach dem Weg fragt. Die Touristin spricht jedoch eine andere Sprache. Das Ziel der Touristin, eine Sehenswürdigkeit der Stadt, wird jedoch in jeder Sprache etwa gleich ausgesprochen. Weiter bestimmt der Haupttherapeut eine andere Teilnehmerin, die eine Fremdsprache beherrscht und die Rolle der Touristin übernimmt. Alternativ kann auch die Co-Therapeutin die Touristin spielen. Verschiedenen Lösungsalternativen werden diskutiert. Ziel ist, den aktiven und passiven Teilnehmern zu verdeutlichen, dass in dieser Situation die oben erwähnten neurokognitiven Funktionen eine Rolle spielen.

Übung „Partyeffekt" Die Teilnehmer werden aufgefordert, sich jeweils zu zweit oder zu dritt über ein aktuelles Thema, Hobbies, Sport usw. zu unterhalten mit dem Hinweis, sich dabei nicht ablenken zu lassen. Nachdem sich die Therapeuten vergewissert haben, dass sich alle Teilnehmer die Situation vorstellen konnten, spricht der in dieser Sitzung weniger aktive Therapeut (Co-Therapeut) den Namen eines Teilnehmers zunächst eher leise und dann immer etwas lauter aus bis der Angesprochene darauf reagiert. Die Frage an den Teilnehmer ist: „Wieso haben Sie darauf reagiert?" Anschließend bespricht die Gruppe mögliche Gründe („Den eigenen Namen kennt man, den hat man schon 1000-mal gehört, usw."). Ziel dieser Übung ist es wiederum, die Teilnehmer für die beteiligten und oben beschriebenen neurokognitiven Funktionen zu sensibilisieren. Zusätzlich wird hier der Fokus auch auf die selektive Wahrnehmung gelegt.

- **Förderung der Selbstwahrnehmung im kognitiven Zielbereich**

Basierend auf der Einführung sowie den Verhaltensexperimenten erfolgt ein erster Bezug zum Alltag der Teilnehmer.

❷ Beispiele für Leitfragen
- Kennen Sie das aus Ihrem Alltag (Arbeit, Freizeit), (zu) vielen Reizen ausgesetzt zu sein und sich dennoch auf etwas konzentrieren zu müssen?
- In welchen Situationen fällt es Ihnen leichter, sich dabei nicht ablenken zu lassen?
- Kennen Sie Situationen aus dem Alltag, in denen Sie sich von dem, was Sie gerade taten, losreißen mussten (z. B. TV schauen), um sich auf etwas ganz anderes konzentrieren zu können (z. B. einen Telefonanruf tätigen) oder in denen Sie gezwungen waren, verschiedene Tätigkeiten gleichzeitig auszuüben (z. B. beim Kochen einen Telefonanruf entgegennehmen)?
- Mussten Sie sich auch schon zwischen verschiedenen Optionen unmittelbar für etwas entscheiden und hatten dabei Angst, es könnte das Falsche sein?
- Fiel Ihnen das leicht oder war es eine emotionale Belastung?
- Welche Gefühle erlebten Sie dabei?

Der Co-Therapeut notiert die Beiträge der Gruppe auf dem Flipchart. Dabei fragt der Haupttherapeut bei jedem Beitrag die anderen Teilnehmer, ob sie das auch schon erlebt haben, um die Erfahrungen der Gruppenmitglieder zu verknüpfen. Dabei unterstützen die Therapeuten jeden Teilnehmer darin, seine Beiträge auf möglichst konkrete Situationen ihres Alltags zu stützen. Schließlich füllt jeder Teilnehmer das ▶ CD Arbeitsblatt 18 („Wie gut arbeite ich mit meinem Gedächtnis im Alltag?") aus.

- **Fallvignetten**

Es folgt das gemeinsame Lesen der beiden ▶ CD Vignetten 14 („Neulich in der Kneipe") und 15 („Hin und Her in der Werkstätte"). Nach dem Lesen der Vignetten folgt eine Gruppendiskussion mit dem Ziel, einen Alltags- und Selbstbezug herzustellen. Bei beiden Vignetten liegt der Fokus auf der Belastung durch Reizüberflutung. Die ▶ CD Vignette 14 beschreibt den Einfluss der sozialen Reizüberflutung auf die Konzentrationsfähigkeit sowie die Belastung durch Abweichung von der Gewohnheit (Peter muss ich an einen für ihn ungewohnten Tisch in der Mitte der Kneipe setzen).

❷ Beispiele für Leitfragen
- Gab es Situationen, in denen ich mich unwohl fühlte und mich nur schwer konzentrieren konnte, weil ich vom Lärm und der Unruhe von anderen abgelenkt wurde?
- Geschah das oft?
- In welchen Situationen?
- Wie fühlte ich mich dabei?
- Was habe ich unternommen, damit ich es besser aushalten konnte?

Sowie verallgemeinert, zur Förderung des Selbstbezugs:
- Habe ich Mühe, wenn um mich herum zu viel los ist?
- Bin ich eher jemand, der sich dann zurückzieht oder solche Situationen schon vorher meidet?
- Oder bin ich eher jemand, der sich in solchen Situationen zu helfen weiß?

In der Gruppe wird dann das individuelle subjektive Erleben von Stärken und Schwächen in solchen Situationen mit Reizüberflutung exploriert. Wiederum werden bereits genannte Bewältigungsstrategien aufgenommen und im Kompensationsteil thematisiert.

Die ▶ CD Vignette 15 („Hin und Her in der Werkstätte") konzentriert sich dagegen auf eine typische Arbeitssituation, in der verschiedene Aufträge termingerecht erledigt werden müssen. Das heißt, Peter muss sich von der einen Tätigkeit abwenden, um die neue Tätigkeit erledigen zu können. Dies fällt in der Regel vielen Teilnehmern eher schwer. Das didaktische Vorgehen ist dasselbe wie bei ▶ CD Vignette 14. Zusätzlich kann hier zur Veranschaulichung ein Rollenspiel durchgeführt werden:

Rollenspiel
Der Haupttherapeut bestimmt zwei Teilnehmer. Jeder erhält mehrere leere Blätter und einen Stift. Der Auftrag des fiktiven Chefs lautet: „Zeichnen Sie regelmäßige Sechsecke und geben

sie diese ihrem Mitarbeiter. Bei jedem Sechseck schraffieren Sie dann die sechs Ecken und schreiben den Vornamen eines Gruppenteilnehmers in die Mitte des Sechsecks. Geben Sie dann das Sechseck erneut dem Mitarbeiter zur Kontrolle. Am Schluss soll für jedes Gruppenmitglied ein entsprechendes Blatt mit Sechseck, schraffierten Ecken und persönlichem Namen vorliegen. Das Ganze bitte so schnell und so exakt wie möglich!"

Wie bei ▶ CD Vignette 15 diskutiert die Gruppe, wo Schwierigkeiten auftraten und wie diese möglicherweise zu bewältigen sind, um die Auftragsausführung in einem zweiten Durchgang zu optimieren.

◾ **Einflussfaktor Reizüberflutung**
Anhand der oben gesammelten Alltagserfahrungen der Teilnehmer und anhand der durchgeführten Interventionen sind mögliche Störeinflüsse zu bestimmen, die die Funktion des Arbeitsgedächtnisses beeinträchtigen können.

❓ **Beispiele für Leitfragen**
- Gibt es Alltagssituationen, in denen die Arbeit mit dem Gedächtnis nicht optimal funktioniert hat?
- Wie habe ich mich dabei gefühlt?
- Hatte es etwas damit zu tun, dass ich in dieser Situation von (vielen) Leuten umgeben war?
- Was könnte die Arbeit mit dem Gedächtnis in dieser Situation beeinträchtigt haben?
- Wurde die Beeinträchtigung eher von mir selbst – also von innen – oder von meiner Umgebung – also von außen – ausgelöst?

Zur Veranschaulichung und um einen Bezug zu der in Modul A eingeführten Aktivierungskurve herzustellen wird hier erneut auf das ▶ CD Informationsblatt 2 („Leistungsvermögen und Stimmung") Bezug genommen. In den Interventionen zur Vigilanz in Modul A stand die linke Seite der Aktivierungskurve (geringe Aktivierung, Reizarmut) im Mittelpunkt. Nun wird die rechte Seite thematisiert (hohe Aktivierung, Reizüberfluss). Von Interesse ist dabei, einen Zusammenhang zwischen der Reizüberflutung und dem reduzierten Leistungsvermögen herzustellen.

An dieser Stelle sei darauf hingewiesen, dass die im Modul A von Teilnehmerseite eingebrachte Beiträge zu Konzentrationseinbußen unter Überstimulation und Stress hier zu berücksichtigen sind.

Kompensation

Im Kompensationsteil werden auf der Grundlage des Einführungsteils Bewältigungsstrategien zur Verbesserung des Arbeitsgedächtnisses erarbeitet. Das bereits eingeführte Thema der internalen oder externalen Reizüberflutung wird von den Teilnehmern in ihrem Alltagserleben oft mit Stress und emotionaler Belastung gleichgesetzt. Didaktisch thematisiert die INT den Umgang mit Stress und belastenden Emotionen jedoch erst im nachfolgenden sozialkognitiven Teil des Moduls D.

Der Kompensationsteil zum Arbeitsgedächtnis ist in vier übergeordnete Bereiche gegliedert:
- Konzentrationsschwierigkeiten durch Ablenkung und Übererregung
- Handlungsrituale und kognitive Flexibilität bei der Ausübung mehrerer Handlungen
- Selektive Wahrnehmung bei Reizüberflutung
- Konzentrationsschwierigkeiten während eines Gesprächs

◾ **Ablenkung und Übererregung bei Reizüberflutung**
Der Interventionsfokus wird zunächst auf die Konzentrationsfähigkeit bei Reizüberflutung gelegt. Die Konzentrationsfähigkeit ist als Voraussetzung zu verstehen, Anforderungen einer konkreten Situation bei Reizüberflutung richtig wahrnehmen zu können und adäquat zu handeln. Verschiedene konkrete, für das Arbeitsgedächtnis relevante Situationen wurden von den Teilnehmern bereits im Einleitungsteil genannt und von den Therapeuten wie üblich auf dem Flipchart notiert. Diese sind nun zusammenzufassen sowie mit zusätzlichen konkreten Alltagssituationen der Teilnehmer zu ergänzen. Die vom Haupttherapeuten eingeführte Thematik der Konzentration bei Reizüberflutung wird unter dem Gesichtspunkt möglicher negativer Einflüsse durch Ablenkung und Übererregung in der Gruppe diskutiert.

❓ **Beispiele für Leitfragen**
- Viele Menschen erleben in unterschiedlichen Situationen Konzentrationsschwierigkeiten, weil sie sich nicht gut von Reizen von außen oder innen abschirmen können. Kennen Sie das auch aus Ihrem Alltag?
- Was ist für Sie schlimmer, innerlich (Gedankenkreisen, Fantasien etc.) oder äußerlich bedingte Reizüberflutung (viele Leute, Lärm, Lichter, Gerüche etc.)?
- In Situationen, wenn z. B. der Bus überfüllt ist, alle durcheinander sprechen, ein Schweißgeruch in der Luft liegt und man von der unruhigen Fahrt durchgeschüttelt wird, werden wir leicht abgelenkt und sind innerlich oft übererregt. Wir haben dann das Gefühl, es wird alles zu viel. Kennen Sie vergleichbare Situationen?
- Was denken, fühlen und wie verhalten Sie sich dabei?
- Welche Körpersignale wie Schwitzen, Herzrasen, Atemnot, Unruhe etc. nehmen Sie dabei wahr?

- Was tun Sie dann? Ziehen Sie sich eher zurück oder versuchen Sie, die Situation zu bewältigen?
- Sind Sie deshalb lieber unter Leuten oder doch lieber allein?

Die oben stehenden Fragen werden in der Gruppe diskutiert. Wiederum sind auf Fakten beruhende Argumente Behauptungen vorzuziehen. Insbesondere bei Meinungsverschiedenheiten betont der Haupttherapeut, dass das optimale innere Aktivitätsniveau wie auch die Toleranz gegenüber Reizen individuell stark variieren können. Zudem kann – je nach Situation, Stimmung und erlebter Symptome – die eigene Aktivitäts- und Reiztoleranz ebenfalls variieren. Ergänzend wird in der Gruppe das ► CD Arbeitsblatt 19 („Ich war zu sehr abgelenkt – da lief nichts") gelesen und es werden Fragen zu konkreten Situationen mit Reizüberflutung, zur subjektiven Wahrnehmung von Übererregung und schließlich zu bereits angewandten Bewältigungsstrategien individuell beantwortet. Die Antworten der Teilnehmer werden im Anschluss in der Gruppe gesammelt und diskutiert. Ziel dabei ist, die Selbstreflexion der Teilnehmer anhand erlebter Situationen zu fördern:
- hinsichtlich eigener Reaktionen auf Übererregung in den vier Bereichen und
- hinsichtlich bereits ausprobierter Bewältigungsstrategien (► unten).

■■ Reaktionen auf Übererregung
- **Kognitionen/Denken:** Gedanken wie z.B. „Ich halte das nicht mehr aus!", „Ich will weggehen!", „Die anderen nerven mich!", „Hoffentlich bemerkt niemand, dass ich es kaum aushalte."
- **Emotionen:** z.B. Gefühle von Angst, Wut, Scham
- **Körperliche Reaktionen:** z.B. Schwitzen, Herzklopfen, Beklemmungsgefühle in der Brust, Kribbeln in den Beinen
- **Verhalten:** unruhig sein, nicht still sitzen können, davonlaufen (Flucht)

■■ Individuell angewandte Bewältigungsstrategien
Diese werden auf dem Flipchart gesammelt und in der Gruppendiskussion evaluiert. Dabei sind wiederum Ressourcen und Defizite in der Verhaltenskompetenz gleichermaßen zu besprechen.

■ Handlungsrituale
Bei der Diskussion über Bewältigungsstrategien bezüglich Reizüberflutung und entsprechender Ablenkung berücksichtigen die Therapeuten die von den Teilnehmern im Alltag oft eingesetzten Handlungsrituale. In diesen manifestiert sich das erhöhte Bedürfnis schizophren Erkrankter nach Sicherheit und Kohärenz im Erleben und Verhalten sowie nach dem Gefühl von Kontrolle in Situationen des

Verhalten	Nutzen (Vorteil)	Kosten (Nachteil)
Gewohnheit	…. …. ….	…. …. ….
Neues	…. …. ….	…. …. ….

■ **Abb. 2.25** 4-Felder-Schema zur Förderung der Selbstreflexion und als Orientierungshilfe

Alltags. Es gilt deshalb zu vermeiden, dass den Teilnehmern durch eine zu sehr veränderungsorientierte Haltung seitens der Therapeuten der Boden unter den Füßen weggezogen und das Gefühle von Kontrollverlust gefördert wird. Das Ziel besteht hier lediglich in der Förderung von Einsicht, dem Abwägen des „Nutzens" (Kontrolle, Sicherheit) gegenüber möglichen „Kosten" (Inflexibilität, Abweichen von der Norm etc.) von Handlungsritualen. Zur Veranschaulichung steht auf beiliegender CD-ROM das ► CD Informationsblatt 31 („Kosten und Nutzen einer Verhaltensänderung") zur Verfügung. Darin werden die Kosten und der Nutzen (Vor- und Nachteile) von gewohnten und bewährten sowie von neuen Verhaltens- und Bewältigungsstrategien anhand eines Waagemodells dargestellt. Die Kosten und Nutzen des Gewohnten werden dabei im Waagemodell des Neuen vertauscht. Die Kosten des Gewohnten werden zum Nutzen des Neuen mit umgekehrtem Vorzeichen.

Als Ergänzung können Nutzen und Kosten von gewohnten Handlungsritualen sowie von neuen Vorgehensweisen mittels eines 4-Felder-Schemas bearbeitet werden (■ Abb. 2.25). Kosten und Nutzen bzw. Vor- und Nachteile können hier auf die konkrete Situation bezogen in den vier Feldern aufgelistet werden. Dabei empfiehlt es sich, bei situationsadäquaten und potenziell wirksamen neuen Verhaltensweisen das entsprechende Feld „Neues-Nutzen" zuletzt auszufüllen. Wird im therapeutischen Prozess zudem eine Verhaltensänderung angestrebt, können die einzelnen Argumente der vier Felder noch zusätzlich gewichtet werden, z.B. auf einer Skala von 1–10, wobei 1 unwichtig und 10 maximal wichtig ist. Die Werte der einzelnen Felder werden abschließend aufsummiert und miteinander verglichen.

Zur Realitätsannäherung des Themenbereichs der Handlungsrituale wird zunächst auf Spielfilme zurückgegriffen:

Beispielsweise hat sich der Film „Besser geht's nicht" („As good as it gets" mit Jack Nicholson und Helen Hunt, USA 1997) bereits gut bewährt. Der Hauptdarsteller stellt einen neurotischen Mann mit einer zwanghaften Persönlichkeit dar. Die entsprechenden Zwangsrituale stehen in zahlreichen Szenen komödiantisch im Mittelpunkt. Wiederum führt der Haupttherapeut lediglich einzelne Szenen von ca. 5 Minuten Länge vor. Das didaktische Vorgehen zur Besprechung von Filmszenen wurde bereits in den Modulen B und C ausführlich besprochen. Die Teilnehmer tauschen sich danach über persönliche Rituale aus. Ziel ist eine Sensibilisierung für die positiven Aspekte von Handlungsritualen (Sicherheitsgefühl, Kontrollgefühl) sowie für die negativen Konsequenzen bei übermäßigem Gebrauch (Inflexibilität, Einschränkungen, soziale Konsequenzen). Diese Übung setzt eine hohe Gruppenkohäsion, Vertrauensbasis und Belastbarkeit der Teilnehmer voraus, da sie sehr tief verwurzelte, persönliche Alltagsgewohnheiten anspricht, deren Preisgeben gerade in einer schizophreniespezifischen Gruppe mit Angst vor Kontrollverlust und Selbstwertverletzung verbunden sein kann.

■ **Umstellfähigkeit zwischen mehreren Handlungen**
Bevor die Gruppe im folgenden Teil Bewältigungsstrategien bei Überstimulation und Übererregung erneut bespricht, wird zunächst die Umstellfähigkeit zwischen verschiedenen Handlungen bzw. Tätigkeiten thematisiert. Dies betrifft die allgemeine Schwierigkeit, eine gerade ausgeführte Tätigkeit zu beenden, um zu einer anderen Tätigkeit überzugehen. Die Struktur und Sicherheit suchenden Betroffenen ritualisieren häufig ihre Tätigkeiten, weshalb sich das flexible und situationsadäquate Umstellen zwischen zwei oder mehreren Tätigkeiten für sie meist schwierig gestaltet. Zur Förderung des Selbst- und Alltagsbezugs füllt jeder Teilnehmer das ▶ CD Arbeitsblatt 20 („Umstellfähigkeit: Von einer Tätigkeit zur nächsten wechseln können") auf der beiliegenden CD-ROM aus. Ziel dabei ist, eine differenzierte Selbstreflexion der Teilnehmer zu unterstützen. Die beiden abschließenden Fragen des ▶ CD Arbeitsblattes 20 zu Schwierigkeiten in der Umstellfähigkeit (kognitive Flexibilität) dienen dazu, diese individuell zu analysieren. Zur Veranschaulichung der Umstellfähigkeit empfehlen sich folgende Gruppenübungen:

Kärtchenübung Der Haupttherapeut erläutert, dass die Umstellfähigkeit auch beim Spiel eine wichtige Rolle einnimmt, zum Beispiel bei rasch wechselnden Situationsabfolgen beim Kartenspiel. Als Material dienen die 96 Karten (Kärtchenübung Geschwindigkeit; ▶ CD Materialien 2a–l), die bereits im Modul A zum Thema „Geschwindigkeit der Informationsverarbeitung" angewandt wurden. Ging es damals darum, die Karten möglichst schnell abzulegen, liegt nun der Fokus darauf, möglichst wenig Fehler zu machen. Die Grundregel – mindestens ein Merkmal der zuletzt abgelegten Karte des Stapels muss mit der abzulegenden Karte übereinstimmen – wird durch folgende Zusatzregeln ergänzt:

1. Jokerfarbe: Eine Karte des Stapels wird zufällig ausgewählt. Die darauf enthaltene Farbe ist fortan die Jokerfarbe (blau, rot, gelb oder grün), welche folgendes Merkmal aufweist: Eine Karte mit Jokerfarbe kann unabhängig von den Merkmalen der Karte, die zuletzt gelegt wurde, abgelegt werden – Karten mit Jokerfarbe können also immer abgelegt werden!

2. Jeder Teilnehmer erhält 8–10 Karten, die angeschaut, jedoch nicht den Mitspielern gezeigt werden dürfen.

3. Anzahl abzulegender Karten: Es wird reihum mindestens eine Karte abgelegt, jedoch maximal zwei Karten auf einmal. Dann kommt der nächste Spieler an die Reihe.

4. Sanktionen: Wer keine passende Karte hat, die abgelegt werden kann, muss eine Ersatzkarte aufnehmen; wer einen Fehler begeht ebenfalls!

5. Wer zuerst alle Karten ablegen kann, hat gewonnen. Es wird um den 2. und 3. Platz weitergespielt.

Zündholzübung Diese Übung orientiert sich an einer Szene im Film „Letztes Jahr im Marienhof" (Film von Alain Resnais, Frankreich 1960), in der folgendes Streichholzspiel gezeigt wurde. Zwei Spieler erhalten einen Stapel Streichhölzer (mindestens 15 Stück). Die Spielregel ist folgende: Auf einem Stapel liegen mindestens 15 Streichhölzer (oder Zahnstocher). Zwei Spieler spielen gegeneinander. Der erste nimmt eines, zwei oder drei Streichhölzer vom Stapel. Dasselbe wiederholt der andere. Die beiden nehmen abwechselnd 1–3 Streichhölzer, bis keine mehr auf dem Stapel liegen. Wer das letzte Streichholz nimmt, hat verloren! Einzelne Teilnehmer werden bald bemerken, dass ihnen der Sieg kaum mehr zu nehmen ist, wenn der Gegner aus 5 (oder aus 9) Streichhölzern 1, 2 oder 3 Stück ziehen muss. Wie bei der oben beschriebenen Kartenübung stellt auch diese Übung hohe Anforderungen an die Umstellfähigkeit. Je nach Gruppenzusammensetzung spielen auch die Therapeuten in einem Turnier mit.

Weitere Übungen Auf beiliegender CD-ROM stehen verschiedene Materialien zu Einzelübungen zur Verfügung, die hier parallel bzw. in kurzer Abfolge durchgeführt werden, um die Umstellfähigkeit zu fördern. Die ▶ CD Materialien 14a–f beinhalten je zwei Bilder, die sich in zehn zu bestimmenden Punkten unterscheiden. Die ▶ CD Materialien 15a–c enthalten Suchwort-Puzzles, in deren Buchstabenwirrwarr vorgegebene Worte zu finden sind. In den ▶ CD Materialien 16a–f sind einfach zu lösende Sudokus mit zunehmendem Schwierigkeitsgrad abgebildet. Die ▶ CD Materialien 17a–c beinhalten Texte mit zu identifizierenden Schreibfehlern. Die beschriebenen Übungen der ▶ CD Materialien 14–17 beanspruchen alle im weiteren Sinne das Arbeitsgedächtnis. Das Ziel besteht darin, jeden Teilnehmer individuell an mindestens zwei unterschiedlichen Übungen gleichzeitig arbeiten zu lassen. Dazu erhält jeder Teilnehmer 2–3 ausgedruckte Übungen. Im 3- bis 5-Minuten-Takt sind die Teilnehmer anzuweisen, von der einen Übung zur anderen und nach 3–5 Minuten wieder zurück zu wechseln. Jeder Wechsel wir von den Therapeuten angekündigt. Mit diesem Übungsdesign wird alltagsnah auf der Handlungsebene simuliert, von einer Tätigkeit zur nächsten zu wechseln. Die wiederholte Durchführung dieser Übung erfolgt erst im anschließenden Restitutionsteil, nachdem die Gruppe entsprechende Bewältigungsstrategien erarbeitet hat.

Jede dieser Übungen ist ausführlich im Anschluss zu besprechen und erlebte Ressourcen und Defizite während der Übung zu sammeln. Die Teilnehmer sollten hier das Bewusstsein erlangen, eigene Funktionsdefizite durch die bereits erarbeiteten Bewältigungsstrategien kompensieren zu können. Zusätzlich kann erneut auf die Aufmerksamkeitslenkung im abschließenden Stressbewältigungs- und Emotionsregulationsteils dieses Moduls verwiesen werden.

- **Bewältigungsstrategien zur Verhinderung von Ablenkung bei Überstimulierung bzw. zur Verbesserung der selektiven Aufmerksamkeit**

Die bisher zusammengetragenen individuellen Bewältigungsstrategien zur Verringerung der Ablenkbarkeit in Situationen mit Reizüberflutung werden nun in der Gruppe nochmals wiederholt. Dabei wird insbesondere auch auf das ► CD Arbeitsblatt 19 („Ich war zu sehr abgelenkt – da lief gar nichts!") zurückgegriffen, auf dem die Teilnehmer Bewältigungsstrategien und erlebte Alltagssituationen festgehalten haben. Als Ergänzung steht auf beiliegender CD-ROM das ► CD Informationsblatt 32 („Strategien zur Verminderung von Ablenkung beim Durchführen von Handlungen") zur Verfügung. Auf diesem sind einfach anzuwendende handlungsbezogene Strategien mit Bezug zu den beiden Themenbereichen „Handlung strukturieren" und „Eine hilfreiche Umgebung wählen" aufgelistet. Zusätzlich werden die Teilnehmer aufgefordert, die beiden Themenbereiche unter der Rubrik „Weitere Strategien" mit eigenen Strategien zu ergänzen. Dabei bewerten die Teilnehmer die gesammelten Bewältigungsstrategien auch anhand konkret erlebter Alltagssituationen dahingehend, ob diese zu ihnen passen oder nicht. Während der anschließenden Gruppendiskussion und -evaluation individueller Bewältigungsstrategien zur Verminderung von Ablenkung bei Reizüberflutung stellt der Haupttherapeut nochmals den Bezug zur Funktion der selektiven Aufmerksamkeit her.

Formulierungsbeispiel

Wir haben nun über mögliche Strategien diskutiert, wie wir uns in Situationen, in denen viel los ist und wir uns vielleicht überfordert fühlen, vor zu viel Ablenkung schützen können. Wenn wir uns nun einerseits vor zu viel Ablenkung schützen

können, haben wir andererseits die Möglichkeit, unsere Aufmerksamkeit gezielt auf etwas zu richten, was uns interessiert oder was die Situation von uns verlangt. Gibt es Situationen in unserem Alltag, in denen wir darauf angewiesen sind, aus einer Fülle von Informationen gezielt eine bestimmte Information herauszufinden?

Ergänzung zu den bereits gesammelten Bewältigungsstrategien (► CD Informationsblatt 32 „Strategien zur Verminderung von Ablenkung beim Durchführen von Handlungen") werden anhand des ► CD Informationsblattes 33 „Die Eigene Konzentration lenken" Strategien zur Verbesserung der selektiven Aufmerksamkeit bzw. zur Reduktion der Ablenkbarkeit in der Gruppe erarbeitet. Zusätzlich sind von den Teilnehmern benannte Strategien auf dem ► CD Informationsblatt 33 zu ergänzen. Die Strategien sollten möglichst alltagsnah diskutiert werden. Der Fokus liegt dabei auf dem Erleben und dem Umgang mit oft stressauslösenden Situationen. Die Anwendung von Bewältigungsstrategien in entsprechenden Situationen wird zusätzlich mittels In-vivo-Übungen außerhalb des Therapiesettings sowie durch selbständige Übungen gefördert.

Um den Teilnehmern erste Erfahrungen bezüglich der Kompensation von Beeinträchtigungen der selektiven Wahrnehmung zu ermöglichen, kann folgende Gruppenübung durchgeführt werden:

Selektive Wahrnehmung anhand von Bildern Auf beiliegender CD-ROM steht mit den ► CD e-Materialien 9 (e9a-h: „Bilderserie selektive Wahrnehmung") eine Bilderserie mit hohem Komplexitätsgrad zur Verfügung (◘ Abb. 2.26), die wiederholt im nachfolgenden Restitutionsteil bearbeitet wird. An dieser Stelle sind jedoch nur ein bis zwei Bilder auszuwählen. Für die Bearbeitung der acht Bilder liegen je zwei Versionen vor: In der Version 1 wird ein Bild 30 Sekunden präsentiert und anschließend von der Gruppe gemeinsam anhand der gespeicherten Informationen beschrieben. In der Version 2 sucht die Gruppe nach einem Zielreiz auf dem präsentierten Bild (Zielreizbeispiele sind auf der Folie e9 aufgelistet. An dieser Stelle wird nur die Version 2 durchgeführt.)

Didaktisches Vorgehen

1. Als Vorbereitung für die Übung wiederholt die Gruppe die zusammengetragenen Bewältigungsstrategien der ► CD Informationsblätter 32 und 33.
2. Die Übung beginnt mit der Präsentation eines ausgewählten Bildes (► CD e-Materialien 9a-h). Die darauf dargestellte Szene ist zunächst kurz objektiv zu beschreiben (vgl. ► Abschn. 2.3.2).
3. In einem nächsten Schritt stellt der Haupttherapeut gezielte Fragen nach Hinweisreizen. ◘ Abb. 2.26 liefert ein Beispiel für mögliche Fragen nach Zielreizen: „Ich

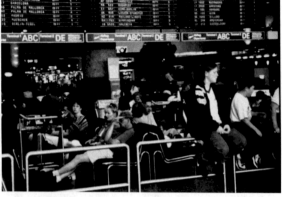

◻ **Abb. 2.26** Bilder selektive Wahrnehmung (Fotos: V. Roder, mit freundlicher Genehmigung)

muss einen Brief einwerfen. Können Sie mir sagen, wo ich die Post finde?", „Ich suche meinen Bruder. Er trägt ein gestreiftes Hemd. Haben Sie ihn gesehen?", „Ich habe Durst. Wo gibt es hier etwas zu trinken?", usw.

4. Bei der Beantwortung jeder Frage diskutiert die Gruppe, welche Strategien hilfreich waren, den Zielreiz zu finden.

5. Abschließend folgt in einem weiteren Schritt die Förderung des Selbstbezugs der Teilnehmer. Mögliche Leitfragen sind: „Kenne ich solche oder ähnliche Situationen?", „Was löst die Szene bei mir für Gefühle aus?", „Wie gehe ich damit um?" Der Fokus der Intervention liegt auf den adaptiven Bewältigungsmöglichkeiten in stresserzeugenden Situationen, welche abschließend innerhalb des Interventionsteils zur Stressbewältigung und Emotionsregulation ausführlicher thematisiert werden.

▪ **Bewältigungsstrategien zur Verhinderung von Ablenkung während eines Gesprächs**
Zum Abschluss des Kompensationsteils wird der Fokus auf die Ablenkbarkeit während eines Gesprächs gelegt. Diese wird in der Regel als besonders stressinduzierend und belastend erlebt. Zunächst geht es darum zu identifizieren, was die individuellen Belastungsfaktoren in einem Gespräch sind. Wie üblich ist es wichtig, vorhandene Ressourcen zu verstärken sowie die gesammelten Beiträge schriftlich festzuhalten.

❓ **Beispiele für Leitfragen**
  ▬ Manchmal fällt es uns schwerer einem Gespräch zu folgen, uns mit jemandem zu unterhalten. Was sind die Gründe dafür?
  ▬ Was sind mögliche Auslöser für die eigene Ablenkung?
  ▬ In welchen konkreten Situationen und unter welchen Bedingungen fällt es uns üblicherweise

leichter oder schwerer, uns auf ein Gespräch zu konzentrieren?
  ▬ Gibt es Personen, mit denen uns ein Gespräch leichter oder schwerer fällt? Wie unterscheiden sich diese Personen von anderen?

In einem weiteren Schritt werden Erfahrungen mit angewandten, eigenen Bewältigungsstrategien der Teilnehmer gesammelt und festgehalten.

❓ Wie kann ich meine Konzentrationsfähigkeit während eines Gesprächs verbessern?

Diese werden schließlich mit den Bewältigungsstrategien ergänzt, die auf ▶ CD Informationsblatt 34 („Ablenkbarkeit während eines Gesprächs") enthalten sind. Mögliche zusätzliche Bewältigungsstrategien, die in der Gruppendiskussion erarbeitet wurden, sind von den Teilnehmern individuell auf ▶ CD Informationsblatt 34 zu ergänzen. Am Schluss sollte jeder Teilnehmer ein individuelles Repertoire an verschiedenen Bewältigungsstrategien verfügbar haben.

Um die individualisierten Bewältigungsstrategien und deren Konsequenzen für die Teilnehmer erfahrbar zu machen, bieten sich hier Rollenspiele mit unterschiedlichem Schwierigkeitsgrad im Gruppenkontext an. In diesen kann z. B. auch eine konkrete Alltagssituation realitätsnah simuliert werden. Mögliche Beispiele dafür sind nachfolgend aufgeführt:

Restaurantbesuch Die Teilnehmer sitzen an einem größeren Tisch und werden angewiesen Gesprächspaare zu bilden und miteinander zu kommunizieren. Die Gespräche der verschiedenen Gesprächspaare werden gleichzeitig geführt. Bei ungerader Teilnehmerzahl nimmt ein Co-Therapeut ebenfalls an der Übung teil. Inhalte sollen die Erlebnisse des heutigen Tages der beiden Gesprächspartner sein, der Weg bis in den Gruppenraum und weitere Pläne für den Abend. Die Zuhörer der Gesprächspaare versuchen durch Fragen Lücken im Tagesablauf des Gesprächspartners zu füllen. Anschließend werden die Rollen getauscht und der Zuhörer wird zum Befragten. Ziel ist, dass die Gesprächspartner nach dem Rollenspiel die Erlebnisse des Tages des anderen möglichst detailgetreu nacherzählen können. Der Schwierigkeitsgrad kann variiert werden. Zum Beispiel kann ein laufendes Radio im Hintergrund aufgestellt werden. Es ist von Vorteil, diese Übung direkt nach der Bearbeitung des ▶ CD Informationsblattes 34 durchzuführen. Bei Bedarf werden die darin beschriebenen Strategien zur Verbesserung der Aufmerksamkeit nochmals aufgefrischt. Wichtig sind dabei die Strategien „Blickkontakt", „Wiederholung" und „Fragen". Dies sind Beispiele für mögliche Strategien, falls die erste Strategie der „Reduktion von Ablenkung" nicht möglich ist. Die Übung sollte nicht länger als zehn Minuten dauern. Danach folgt eine Feedbackrunde.

Abendessen in der WG Die Therapeuten bestimmen zwei Teilnehmer. Diese erhalten die Anweisung, ein Gespräch zu führen, wobei es um eine zuerst zu definierende Frage-Antwort-Situation geht. Der eine der Zielteilnehmer wird instruiert, seinem Gesprächspartner eine konkrete Frage zu stellen (z. B. eine Rechenaufgabe, Fragen nach Sportergebnissen). Sein Gesprächspartner erhält den Auftrag, die Frage zu beantworten. Vor der Durchführung des Rollenspiels sind die übrigen Gruppenteilnehmer in ihre Nebenrollen einzuführen. Sie sollen während eines simulierten gemeinsamen Abendessens in der WG durcheinander über Gott und die Welt diskutieren, einander fragen, ob der andere das Brot, den Kaffee oder die Butter herüberreichen kann, und beim Simulieren des Essens vielleicht sogar laut schmatzen. Nach einem kurzen Probedurchgang mit den Nebendarstellern startet das Rollenspiel und die beiden Zielteilnehmer beginnen mit dem Frage-Antwort-Spiel. Im Vordergrund steht hierbei die Anwendung der Strategie „sich gegen andere kurzzeitig durchsetzen" des ▶ CD Informationsblattes 34, d. h. die Aufmerksamkeit der Anwesenden kurz auf sich zu ziehen, um sich auf die Frage konzentrieren zu können („Hört bitte kurz auf zu sprechen, ich will die Frage meines Gesprächspartners beantworten, ihr könnt danach wieder weitersprechen"). Diese für viele Teilnehmer eher belastende Übung bedarf einer ausführlichen Nachbesprechung. Bei wiederholter Durchführung des Rollenspiels kann es für die Teilnehmer hilfreich sein, vorher das ▶ CD Arbeitsblatt 4 („Meine hilfreichen Strategien") auszufüllen, um die anzuwendenden Bewältigungsstrategien klar zu definieren und zu verinnerlichen. Grundsätzlich können hier die meisten der von den Teilnehmern eingebrachten konkreten Situationen aus dem Alltag im Rollenspiel simuliert werden.

Restitution

Der Restitutionsteil kombiniert Gruppenübungen, die teilweise schon im Kompensationsteil eingeführt und beschrieben wurden, mit PC-gestützten Übungen. Die Teilnehmer erhalten vor den einzelnen Übungen das ▶ CD Arbeitsblatt 4 („Meine hilfreichen Strategien") und füllen dieses individuell aus.

Nachfolgend werden zuerst die Gruppenübungen und danach die PC-Übungen beschrieben.

▪ **Gruppenübungen**

Einige der Gruppenübungen wurden bereits im Kompensationsteil durchgeführt. Die folgenden Gruppenübungen werden nun anhand der zur Verfügung stehenden Materialien wiederholt durchgeführt.

Kognitive Flexibilität Kärtchenübung (▶ CD Materialien 2a–l): Die Spielregeln sind im Kompensationsteil beschrieben. Es können verschiedene Variationsmöglichkeiten genutzt werden. Beispielsweise lässt sich der Schwierigkeitsgrad durch die Anzahl der zu legenden Karten und der Strafkarten schrittweise steigern. Auch die Anzahl der Jokerfarben (zwei statt eine) kann variiert werden. Die Gruppendynamik kann didaktisch durch das Bilden von Teams, die untereinander die Karten tauschen können, gefördert werden.

Kognitive Flexibilität und Strategielernen Zündholzübung (Szene im Film „Letztes Jahr im Marienhof" von Alain Resnais, Frankreich 1960): Das Anforderungsniveau lässt sich durch die Anzahl der Streichhölzer steigern. Je nach Gruppenkohäsion ist ein Turnier unter den Teilnehmern und Therapeuten möglich.

Handlungswechsel (mehrere Tätigkeiten gleichzeitig ausüben, ▶ CD Materialien 14–17) Diese im Kompensationsteil eingeführte Übungsserie sollte hier wiederholt werden, damit die Teilnehmer das „von einer Tätigkeit loslassen können und zur nächsten Tätigkeit übergehen" habituieren. Der Belastungsgrad wird durch die Anzahl der Einzeltätigkeiten (Unterschiede zwischen zwei Bildern, Suchwort-Puzzle, Sudoku, Text mit Schreibfehlern) sowie durch die zu Verfügung stehenden Zeitintervalle gesteigert.

Selektive Wahrnehmung Bildserie (▶ CD e-Materialien 9a–h): Die Bearbeitung der Bildmaterialien erfolgt in zwei Versionen. Die Version 2 wurde bereits im Kompensationsteil beschrieben.

Folgende zusätzliche Gruppenübungen sind vorgesehen:

Kognitive Flexibilität IPT-Kärtchenübung (▶ CD Materialien 1): Die bereits in den Modulen A–C verwendeten Kärtchen werden hier in einer modifizierten Übung verwendet. Wiederum erhält jeder Teilnehmer (und die Therapeuten) je 6–8 Karten, die sie offen vor sich hinlegen. Ein Teilnehmer wird aufgefordert, sich auf einem Blatt die Merkmale von ein oder zwei Karten zu notieren, ohne dass die anderen Teilnehmer seine Notizen sehen können. Reihum wird dieser nun nach Merkmalen der gesuchten Karten gefragt, wobei er nur mit ja oder nein antworten kann.

Selektive Wahrnehmung Bildserie (▶ CD e-Materialien 9a–h), Version 1: Die Version 1 weist hohe Anforderungen an die Teilnehmer auf, da sie sich auf alle kognitiven Interventionsbereiche der Module A–C bezieht. Die Gruppenteilnehmer sollen sich das Bild gut einprägen (Gesamteindruck und Details).

1. Ein ausgewähltes Bild wird mittels des Beamers 30 Sekunden lang gezeigt und verschwindet anschließend wieder.

2

2. Die Gruppe wird nun aufgefordert, das vorher gezeigte Bild aus dem Gedächtnis zu beschreiben: „Was für eine Situation war abgebildet", „Was waren wichtige Details", „Wo befanden sich die beschriebenen Details auf dem Bild" usw. Die Beiträge der Teilnehmer werden vom Co-Therapeuten entweder auf dem Flipchart aufgeschrieben oder aufgezeichnet.
3. Die Skizze oder die Notizen werden abschließend mit dem Ausgangsbild verglichen. Didaktisch ist ein hoch strukturiertes Vorgehen der Therapeuten zu empfehlen.

Ablenkbarkeit im Gespräch (Rollenspiel) Weitere konkrete Situationen werden im Rollenspiel simuliert. Dies fördert einerseits die Sicherheit in der Verwendung kognitiver Kompensationsstrategien im sozialen Kontext und dient andererseits zur Vorbereitung auf die individuellen Übungen (Hausaufgaben) und In-vivo-Übungen.

Testpsychologische Ableitung zum Arbeitsgedächtnis Für diese Übung befinden sich auf beiliegender CD-ROM Listen mit mehreren Reihen von Zahlen, Buchstaben und Wörtern zur Verfügung (▶ CD Materialien 18a–b, Übungen a–j). Der Co-Therapeut liest der Gruppe eine Reihe mit Items aus zwei Kategorien vor (z. B. Zahlen und Buchstaben). Die Teilnehmer werden anschließend aufgefordert, die vorgelesenen Items aus dem Gedächtnis in einer vorgegebenen Reihenfolge zu erinnern und in Kategorien zusammenzufassen (z. B. zuerst die Buchstaben alphabetisch geordnet und anschließend die Zahlen in aufsteigender Reihenfolge anzugeben). Diese Übung kann in zwei Versionen durchgeführt werden:

— Die Teilnehmer lösen die Aufgabe gemeinsam in der Gruppe, wobei die Teilnehmer diskutieren, welche Items richtig erinnert wurden und welche Reihenfolge der Aufgabenstellung entspricht. Der Co-Therapeut hält dabei die Beiträge auf dem Flipchart fest.
— Ergänzend kann die Aufgabenstellung auch von jedem Teilnehmer individuell gelöst werden. Dazu erhält jeder einen Stift und ein Blatt Papier. Die individuellen Lösungen sind anschließend zusammenzutragen und zu vergleichen.

■ **PC-gestützte Übungen**

Die didaktische Durchführung der CogPack-Übungen entspricht derjenigen in den Modulen A–C. Folgende CogPack-Übungen stehen zur Verfügung:

SUCHE Diese typische Übung zur selektiven Wahrnehmung besteht aus 18 Unterübungen. Gemessen werden die Richtigkeit und die Geschwindigkeit der Lösung. In den ersten drei Unterübungen a–c (ZahlinAspik leicht, mittel, schwer) ist jeweils ein Zielreiz (Zahl) zu identifizieren. In

den Unterübungen d–h (die Neunte) ist die fehlende Zahl in der Zahlenreihe von 1 bis 9 zu identifizieren. In den Unterübungen i–n (Doppelt) ist in der identischen Zahlenreihe eine Zahl doppelt erwähnt. In den restlichen Unterübungen o–r (Zweifach, Dreifach, Adaptiv) sind dagegen Buchstaben zu identifizieren, die in einer Reihe mehrfach vorkommen. Alle Unterübungen der Übung SUCHE sind empfehlenswert.

PUNKTumPUNKT Bei dieser Übung müssen verschiedene Punkte entsprechend einer vorgegebenen Reihenfolge miteinander verbunden werden. Die Punkte bestehen aus Ziffern oder Buchstaben. Es liegen insgesamt acht Unterübungen vor (a–h) vor.

GELD Die 20 Unterübungen (q–t) beziehen sich alle auf den Gebrauch von Geldmünzen und -scheinen und können in ihrem Anforderungsgrad variiert werden.

FARBENu.WORTE Diese klassische Interferenz- und selektive Wahrnehmungsübung besteht aus neun Unterübungen (a–i), in denen jeweils Farb-Wort-Interferenzen oder eine „fehlende" oder „falsche" Farbe identifiziert werden müssen.

INTERFERENZ Diese Übung besteht aus zwei Unterübungen (a–b). In der Unterübung a geht es darum, Farb-Wortinterferenzen zu identifizieren. In der Unterübung b gilt es, möglichst schnell Zielreize aus einer Menge von Stör- und Zielreizen zu identifizieren.

TEILE LINIE In insgesamt 20 Unterübungen (a–b) geht es darum, eine Linie in 2, 3, 4 oder 5 gleich große Teile zu unterteilen (a–q). In den letzten drei Unterübungen (r–q) ist die Ausgangslinie in verschiedene, gleich große Teile zu unterteilen. Das Anspruchsniveau nimmt von Übung a bis Übung t zu.

TEILE TORTE Die Übung besteht aus drei Unterübungen (a–c). Analog zur Übung TEILE LINIE gilt es hier, eine Torte in eine vorgegebene Anzahl gleich großer Stücke zu schneiden. Das Anspruchsniveau nimmt von Übung a bis Übung c zu.

ANZAHL In zwei Unterübungen a–b (Schnell ohne Störzeichen; Langsam Störzeichen) werden Zielreize eingeblendet, die nach dem Ausblenden zu schätzen sind.

GEOMETRIE Von den sieben Unterübungen (a–g) ist lediglich die Unterübung a (konvexe Polyeder) empfehlenswert. Dabei sind Merkmale dreidimensionaler Vielecke zu bestimmen. Diese Übung eignet sich auch gut zur individuellen Förderung besonders leistungsfähiger Teilnehmer.

REIHE Diese Übung besteht insgesamt aus zwölf Zahlen- oder Buchstabenreihen, die weitergeführt werden müssen. Hinter jeder Reihe verbirgt sich eine Strategie bzw. einfache (mathematische) Operation, wie die Reihe aufgebaut ist. Das Anforderungsprofil dieser Übung ist relativ hoch. Die Übung ist daher eher zur individuellen Förderung besonders leistungsfähiger Teilnehmer zu verwenden.

Die folgenden, bereits im Modul B (verbales und visuelles Gedächtnis) verwendeten und beschriebenen Übungen können hier wiederholt eingesetzt werden: NEUoder-NICHT, SCHILDERWALD, LESEN und GEOGRAPHIE.

Wie in den Modulen A–C findet die Durchführung der Gruppen- und PC-Übungen abwechslungsweise statt. Nach jedem Übungsblock werden Schwierigkeiten und Erfolgserlebnisse gleichermaßen gesammelt und analysiert. Anhand der ► CD Informationsblätter 30–34 sowie der ► CD Arbeitsblätter 4, 19–20 diskutiert die Gruppe den persönlichen Nutzen und die Schwierigkeiten deren Anwendung.

Auch hier überprüfen und korrigieren die Teilnehmer ihre eingangs getätigten Einschätzungen der eigenen Leistungsfähigkeit („Wie gut arbeite ich mit meinem Gedächtnis im Alltag?").

In-vivo-Übungen und Hausaufgeben

Abschließend werden In-vivo-Übungen durchgeführt und die Bereitschaft der Teilnehmer zu selbständig durchzuführenden Aufgaben gefördert. Die selbständigen Übungen berücksichtigen nun die von den Teilnehmern eingebrachten Beispiele erlebter Schwierigkeiten und Ressourcen aus dem Alltag. Als Grundlage dienen die persönlichen Notizen der Teilnehmer auf den ► CD Arbeitsblättern 19–20 sowie die geschilderten individuellen Alltagssituationen. Zur Vorbereitung der selbständigen Übung wird das ► CD Arbeitsblatt 5 („Selbständige Übung") vorher von jedem Teilnehmer ausgefüllt. Die einzelnen Schritte sind im Modul B ausführlich beschrieben. Mögliche Aufgabenbeispiele zum Bereich des Arbeitsgedächtnisses sind:

- Ein Gespräch führen oder die Zeitung lesen während einer Busfahrt und dabei erlernte Bewältigungsstrategien gegen Ablenkung bei Überstimulation anwenden.
- Planen und Durchführung eines Einkaufs: Einkaufsliste erstellen und im Warenhaus oder Supermarkt einkaufen gehen.
- Strukturieren von Handlungen: z. B. den geplanten Weg im Gedränge der Stadt finden.
- Sich vornehmen, etwas Bestimmtes zu lesen, und sich dabei überlegen, wann und wo dies am besten möglich ist. Nur das Ergebnis zählt!
- Sich mit jemandem an einem bekannten und belebten Treffpunkt verabreden.

- Sich bei einem Gespräch im Restaurant oder während des gemeinsamen Abendessens in der WG oder mit der Familie einbringen und durchsetzen.

Ergänzend zu den selbständigen Übungen können auch In-vivo-Übungen mit der Gruppe zu oben beschriebenen Beispielen durchgeführt werden. Der durch die Zielsituation ausgelöste Belastungsgrad sollte zunächst möglichst tief gehalten und danach schrittweise gesteigert werden. Der Belastungsgrad ist in der Regel bei sozialen Interaktionen am höchsten.

Beispiel

Die INT-Gruppe plant einen Ausflug in die Stadt. Ziel ist es, einen Bummel durch das größte Warenhaus der Stadt zu machen und sich dabei unverbindlich über Waren zu erkundigen. Jeder Teilnehmer erstellt eine Liste von 2–5 Waren (► CD Arbeitsblatt 5), die von persönlichem Interesse sind. Die Teilnehmer vergleichen die Listen untereinander, um mögliche Übereinstimmungen zu finden. Die gesuchten Waren werden in der Gruppe kategorisiert und entsprechenden Abteilungen des Warenhauses zugeordnet (z. B. Damen- oder Herrenbekleidung, Sportartikel, Haushalt usw.). Danach bilden sich Subgruppen bestehend aus Teilnehmern, die gemeinsam in die verschiedenen Abteilungen gehen wollen. Zusätzlich überlegt sich jeder Teilnehmer, welche Schwierigkeiten für ihn dabei zu erwarten sind und wie er diese bewältigen kann (► CD Arbeitsblatt 5). Schließlich geht die INT-Gruppe zusammen mit dem Therapeutenteam in die Stadt. Ausgehend von einem Treffpunkt suchen die Subgruppen die vorher bestimmten Abteilungen auf. Jede In-vivo-Übung endet mit einer ausführlichen Nachbesprechung unmittelbar nach der Durchführung oder zu Beginn der nächsten Sitzung.

Sozialkognitiver Interventionsbereich soziale Attributionen und Emotionsregulation

Modul D: Sozialkognitiver Interventionsbereich soziale Attributionen und Emotionsregulation

1. Einführung
   - Einführung Attributionen
     - Definition: Ursachenzuschreibung und Schlussfolgerungen; internale und externale Ursachenzuschreibung
     - Selbstwahrnehmung im Zielbereich
     - Ressourcenorientiertes individuelles Profil im Zielbereich
     - Selbst- und Alltagsbezug: Fallvignette
     - Einflussfaktoren
   - Einführung Emotionsregulation
     - Vulnerabilität und Stress

- Steuerung der eigenen Emotionen
- Selbstwahrnehmung im Zielbereich
- Selbst- und Alltagsbezug: Fallvignette

2. Kompensation
   - Überprüfen eigener Attributionen und deren Konsequenzen
   - Reattribuieren: Erarbeiten von alternativen Ursachenzuschreibungen
   - Strategien zur Stressreduktion und zur Emotionsregulation

3. Restitution
   - Habituation der erlernten Bewältigungsstrategien in wiederholten Gruppenübungen: Ursachenzuschreibung in vier Stufen anhand verschiedener Materialien, Stressbewältigung und Emotionsregulation

4. In-vivo-Übungen und selbständige Übungen
   - Transfer der erlernten Bewältigungsstrategien in konkrete Alltagssituationen
   - Integrieren aller erlernter Kompensationsstrategien der vier Module in geplante, konkrete Alltagssituationen

---

Hinweise

- Infrastruktur: Gruppentherapieraum, Flipchart, Beamer
- Therapiematerialien: ► CD Informationsblätter 35–42, ► CD Arbeitsblätter 4–5, 21–24, ► CD Vignetten 16–17, ► CD Materialien 19–21, ► CD e-Materialien 10, kommerzielle Video-Filme
- Didaktik: Strukturierte Gruppendiskussion und Rollenspiele

Einführungssitzungen
Einführung Attributionen

■ **Definition des Zielbereichs**

Im abschließenden Teil des Moduls D konzentrieren sich die Interventionen zunächst auf soziale Attributionen und abschließend auf die Emotionsregulation. Soziale Attributionen sind gemäß der MATRICS-Initiative (Green et al. 2005) als individuelle, kausale Erklärungen für bestimmte Erfolgs- und Misserfolgserlebnisse definiert. Sie tragen zum Verständnis sozialer Situationen und Ereignisse bei. Die in der Sozial- und Kognitionspsychologie auch als Kausalattribution bezeichnete Funktion spiegelt die menschliche Tendenz wider, den Ursachen beobachtbarer Ereignisse auf den Grund gehen zu wollen. Die Attributionen haben somit auch eine Strukturierungs- und Orientierungsfunktion. Sie versuchen auch, die Ereignisse vorhersagbar zu machen. Dies hängt davon ab, ob der Betroffene die Ursachen des Ereignisses bei sich selbst (internal) oder

bei anderen oder der Umwelt (external) sieht, die Situation als variabel (zufällig) oder stabil (dasselbe wird auch in Zukunft geschehen), kontrollierbar oder nicht kontrollierbar erlebt. Mit anderen Worten handelt es sich bei Attributionen um automatisch ablaufende Bewertungsprozesse im Arbeitsgedächtnis.

In der Schizophrenieforschung werden Attributionen auch als den Positivsymptomen zugrunde liegende metakognitive Einflüsse (Bias) untersucht, die insbesondere in englischsprachigen Ländern mittels kognitiver Therapie (Cognitive Behaviour Therapy for Psychosis, CBTp) behandelt werden. Im Unterschied dazu definiert die INT Attributionen als sozialkognitive Funktion bzw. als kognitives „Symptom". Ziel ist, dass die Teilnehmer Bewältigungsstrategien erwerben, um diese sozialkognitive Funktion situationsadäquater einzusetzen, mögliche Attributionsfehler zu reduzieren und damit den Selbstwert in sozialen Situationen zu stabilisieren. Weisen einzelne Teilnehmer jedoch ausgeprägte persistierende Positivsymptome auf, so ist auf eine begleitende CBTp im Einzelsetting sowie auf eine Optimierung der pharmakotherapeutischen Intervention zu verweisen.

Wie in den vorangegangenen Interventionseinheiten wird zunächst der für die meisten Teilnehmer abstrakte Begriff der sozialen Attributionen definiert. Der Begriff Attributionen wird durch die alltagssprachlich gebräuchlicheren Begriffe Schlussfolgerung und Ursachenzuschreibung ersetzt. Bei der Einführung sollten die Therapeuten wiederum einen Bezug zu den vorherigen Therapieinhalten herstellen.

Einführungsbeispiel

Wir haben uns schon damit beschäftigt, wie wir in sozialen Situationen besser mit Reizüberflutung umgehen können und dabei nicht zu sehr abgelenkt werden. Wir haben gesehen, dass Reize, die uns ablenken, sowohl von außen als auch von innen stammen können. Wir wollen uns nun näher damit beschäftigen, welche innere Ablenkung uns manchmal daran hindert, uns im Umgang mit anderen erfolgreich zu verhalten. Wir haben bereits darüber gesprochen, dass es in einem Gespräch wichtig ist, zwischen Fakten und Annahmen zu unterscheiden, wie wir die Gefühle des Gegenüber besser erkennen können, wie wir erahnen können, was dieser vielleicht gerade denkt. Wenn jedoch in unserem Alltag etwas Bestimmtes geschieht, uns jemand auf eine bestimmte Weise anschaut oder etwas sagt, kann uns das verunsichern. Wir neigen dazu, uns immer orientieren zu wollen. Wir wollen wissen, was passiert und wieso etwas passiert! Deshalb neigen wir automatisch dazu, jedem Ereignis eine Ursache zuzuschreiben und daraus unsere Schlussfolgerung zu ziehen. Mit der Ursachenzuschreibung und dem Schlussfolgern wollen wir uns nun näher beschäftigen. Welche Ursache ich einem Ereignis zuschreibe und welche Schlussfolgerung ich daraus ziehe, beeinflusst auch

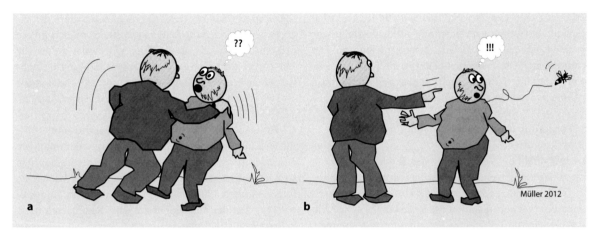

◘ Abb. 2.27 Attribution. **a** Bild A: Warum verhält sich der Herr im blauen Pullover so gegenüber Peter? Wie reagiert Peter darauf? **b** Bild B: Wieso hat der Herr im blauen Pullover sich so gegenüber Peter verhalten? Wie reagiert nun Peter? (Müller 2012)

mein Befinden und hat Konsequenzen für mein Verhalten. Wenn ich mich geirrt habe und sich später herausstellt, dass ich einem Ereignis eine falsche Ursache zuschrieb und somit die falschen Schlüsse zog, kann das sehr ungünstige Konsequenzen haben und mich und die anderen unnötig belasten.

Folgendes Verhaltensexperiment dient zur Veranschaulichung einer falschen Ursachenzuschreibung und Schlussfolgerung:

Verhaltensexperiment Der Haupttherapeut kündigt eine kurze Verhaltensübung an. Daraufhin richtet der Co-Therapeut seinen Blick auf einen (vorher nicht bestimmten und instruierten) Teilnehmer, der mindestens 3–4 Meter weit weg von ihm sitzt. Der Blick des Co-Therapeuten ist dabei jedoch nicht auf die Augen der Zielperson gerichtet, sondern knapp am linken oder rechten Ohr vorbei auf den Gegenstand, die Wand oder den Teilnehmer, der hinter der Zielperson sitzt. Währenddessen fragt der Haupttherapeut die vermutlich etwas überraschte Zielperson, ob sie bemerkt habe, dass sie vom Co-Therapeuten angeschaut und fixiert werde? Wieso der Co-Therapeut das tue? Was sich die Zielperson dabei denke und wie sie sich fühle? Erst nachdem die Zielperson unter Mithilfe der anderen Gruppenmitglieder die Fragen kurz beantwortet hat, fragt der Haupttherapeut, ob der Co-Therapeut tatsächlich der Zielperson in die Augen geschaut habe? Wo er sonst hinschauen könnte? Und, ob der Co-Therapeut überhaupt bemerke, wenn die Zielperson die Blickrichtung wechsle, ohne dabei den Kopf zu bewegen? Ziel ist es, den Einfluss von Tatsachen und Annahmen auf Attributionen zu verdeutlichen sowie mögliche Konsequenzen bei Fehlattributionen aufzuzeigen.

Als zusätzliche Einführung in den Themenbereich von Fehlattributionen und den oft darauf folgenden emotional belastenden Konsequenzen können die in ◘ Abb. 2.27a

und b dargestellten Karikaturen in der Gruppe gezeigt werden, die auch auf beiliegender CD-ROM als Folien zur Verfügung stehen (► CD e-Materialien 10a–b). Zunächst ist die Folie e-10a zu zeigen. Die Gruppe diskutiert, welche Ursachen die abgebildete Handlung ausgelöst haben könnten und was mögliche Konsequenzen für die Beteiligten sind. Der gesprächsleitende Therapeut stellt abschließend den Selbst- und Alltagsbezug her („Haben Sie in ihrem Alltag bereits vergleichbare Situationen erlebt? Wie ist es Ihnen dabei ergangen?"). Der Co-Therapeut fasst die Beiträge der Teilnehmer schriftlich auf dem Flipchart zusammen. In einem zweiten Schritt wird die Folie e-10b gezeigt, die nun zu alternativen Ursachenzuschreibungen und Schlussfolgerungen der abgebildeten Handlung führt. Wiederum ist der Selbst- und Alltagsbezug der Teilnehmer zu fördern. Abschließend stellt die Gruppe als Beobachter die Ursachenzuschreibungen und Schlussfolgerungen der beiden Bilder (► CD e-Materialien 10a–b) einander gegenüber und diskutiert Belastungen und ausgelöste Gefühlsregungen (z. B. Überraschung, Angst, Erleichterung, Dankbarkeit). Zusätzlich ist auch die Qualität der ausgelösten Gefühle zu bestimmen (z. B. Angst vor Gewalt in ► Folie e10a vs. Angst vor einer Hornisse gestochen zu werden in ► Folie e-10b).

▪ Internale und externale Attributionen
Ausgehend von der vorgängig beschriebenen Intervention und den dadurch gesammelten Alltagserlebnissen gilt es nun, den Teilnehmern die Funktion von Attributionen im Alltagserleben zu verdeutlichen. Ziel dabei ist es, zunächst zwischen internaler (Ursache auf die eigene Person zurückführen) und externaler Ursachenzuschreibung (Ursache anderen oder der Situation zuschreiben) zu unterscheiden. Dazu liest die Gruppe abschnittweise das ► CD Informationsblatt 35 („Ist es meine Schuld oder sind es doch die anderen? Ursachenzuschreibung nach in-

nen oder außen") aus der beiliegenden CD-ROM. Dabei bespricht die Gruppe auch entsprechende Schlussfolgerungen und Konsequenzen von Ursachenzuschreibungen. Der Haupttherapeut ist wie immer bestrebt, die Teilnehmer zu motivieren, ihre Beiträge nach Möglichkeit mit konkret erlebten Situationen aus dem Alltag zu belegen.

- **Förderung der Selbstwahrnehmung im kognitiven Zielbereich**

Die INT strebt die Verknüpfung der Therapieinhalte mit dem Alltag der Teilnehmer an, um die Selbstwahrnehmung der Teilnehmer im Zielbereich zu fördern. In den beschriebenen Interventionen sind in der Regel bereits einige Alltagsbeispiele von Teilnehmerseite zusammen gekommen. Diese gilt es nun zu ergänzen und nach internaler und externaler Ursachenzuschreibung zu unterteilen (▶ CD Informationsblatt 35).

❓ **Mögliche Leitfragen für die Gruppendiskussion**
   - ▬ Wir haben bereits verschiedene Alltagssituationen auf dem Flipchart zusammengefasst. Lassen sich diese entweder einer Ursachenzuschreibung nach innen oder nach außen zuordnen?
   - ▬ In welchen Situationen neigen Sie eher dazu, die Ursache eines sozialen Ereignisses anderen zuzuschreiben?
   - ▬ In welchen Situationen neigen Sie eher dazu, die Ursache eines sozialen Ereignisses sich selbst zuzuschreiben?
   - ▬ Wie sieht es derzeit aus, zählen sie sich eher zu jenen, die alles sich selbst oder eher anderen zuschreiben?
   - ▬ Unterscheidet sich Ihre Ursachenzuschreibung in Erfolgs- und Misserfolgsmomenten?

Hier steht zunächst die Selbstwahrnehmung und -reflexion bezüglich der eigenen Attributionen im Vordergrund. Ergänzend sollen die Teilnehmer einschätzen, wie situationsadäquat sie im Alltag Ereignisse attribuieren. Dazu füllt jeder Teilnehmer das ▶ CD Arbeitsblatt 21 („Wie gut durchschaue ich, was im Alltag gerade abläuft?") aus, welches entsprechend dem bereits beschriebenen Verfahren besprochen wird.

- **Fallvignette**

Auf beiliegender CD-ROM liegt eine Fallvignette zum Bereich der Attribution vor (▶ CD Vignette 16: „Ein wirklich erfolgreicher Tag?"). Diese wird nach dem oben beschriebenen Verfahren abschnittweise gelesen. Darin sind drei Ursachenzuschreibungen und Schlussfolgerungen enthalten:
   - ▬ Qualifikationsgespräch mit dem Chef von Bruno,
   - ▬ von Peter und
   - ▬ Peters Verabredung mit Manuela.

Die Gruppe diskutiert, welche Konsequenzen die in der Vignette geschilderten Attributionen nach sich ziehen und wie sich die Protagonisten dabei fühlen. Wiederum werden die Teilnehmer gefragt, ob sie vergleichbare Erfahrungen aus ihrem Alltag kennen (Alltags- und Selbstbezug). Die Beiträge sind wie üblich vom Co-Therapeuten schriftlich festzuhalten.

- **Faktoren, die das Attribuieren beeinflussen**

Bisher wurden individuelle und situative Bedingungen ausgeklammert, die das Attribuieren in einer bestimmten sozialen Situation beeinflussen können. An die bisherigen Interventionen anknüpfend geht es nun darum, die Aufmerksamkeit der Teilnehmer auf das Identifizieren möglicher Einflussfaktoren zu lenken. Bereits vorgebrachte Beiträge der Teilnehmer, wie sich die eigene Ursachenzuschreibung verändern kann, sind nun aufzunehmen. Ziel ist es, die Teilnehmer zu unterstützen, über die Unterschiede eigener Attributionen in verschiedenen Situationen zu reflektieren.

❓ **Beispiele für Leitfragen**
   - ▬ Schreiben Sie immer in der gleichen Weise den Ereignissen Ursachen zu, immer eher sich selbst oder immer den anderen die Verantwortung gebend?
   - ▬ Falls nicht, was beeinflusst Sie, einmal sich selbst und bei anderer Gelegenheit anderen die Verantwortung zuzuschreiben?
   - ▬ Kommt es dabei auf Sie selbst, auf die anderen oder auch auf die Situation an?
   - ▬ Macht es einen Unterschied, ob Sie von einem Ereignis direkt/selbst betroffen sind oder dieses als neutraler Beobachter von außen betrachten können?
   - ▬ Was sind die Unterschiede?
   - ▬ Können sie dazu konkrete Erfahrungen nennen?

In der nun folgenden längeren Gruppendiskussion ist gut darauf zu achten, wie stark die eingebrachten Einflussfaktoren von möglicherweise vorliegenden persistierenden Positivsymptomen beeinflusst sind. Ist der Einfluss von Wahngedanken sehr groß oder besteht das Bedürfnis bei einem Teilnehmer, sind ergänzend Einzelsitzungen anzubieten. Je nach Kapazität der Therapeuten kann der Inhalt begleitender Einzelgespräche auch darin liegen, den betroffenen Teilnehmer zu diesem Thema an den ihn üblicherweise begleitenden Psychotherapeuten oder Facharzt zu verweisen. Wichtig dabei sind in der Regel ein transparentes Vorgehen und die Unterscheidung zwischen Attributionen als kognitive Funktion und als Zeichen der Symptomatik, wobei letzteres kein unmittelbares Interventionsziel der Gruppe darstellt.

Als Ergänzung zu den gesammelten und festgehaltenen Einflussfaktoren wird das ▶ CD Informationsblatt 36 („Was kann meine Ursachenzuschreibung beeinflussen?") gelesen und diskutiert. Darauf sind folgende vier Attributionsdimensionen zusammengefasst:

- Ursachen eines Ereignisses sich selbst oder anderen zuschreiben
- Ursachen als stabil oder variabel erleben
- Ursachen als kontrollierbar oder nicht kontrollierbar erleben
- Ursachenzuschreibung wird durch das aktuelle Stresserleben beeinflusst und löst je nach Inhalt der Ursachenzuschreibung Stress und emotionale Belastungen aus oder nicht.

Schließlich erhalten die Teilnehmer auch die Möglichkeit, weitere Attributionsdimensionen auf dem ▶ CD Informationsblatt 36 zu ergänzen; z. B. durch die aus den Modulen A–C bekannten Einflussfaktoren Wachheit, Schlafqualität, Stimmung oder Aufmerksamkeitsleistung.

Die Attributionsdimensionen werden anhand konkreter Beispiele der Gruppenteilnehmer oder anhand von Modellbeispielen der Therapeuten diskutiert. Ziel dabei ist, die je nach Attributionsdimension unterschiedlichen Schlussfolgerungen und damit einhergehenden emotionalen Konsequenzen (Angst, Ärger, Überraschung, Freude, Stolz usw.) und Verhaltenskonsequenzen (Flucht und Rückzug, Aggression, sich dem Gegenüber öffnen, usw.) aufzuzeigen. Es sind jeweils auch Kombinationen von Attributionsdimensionen möglich (stabil unbeeinflussbar vs. variabel unbeeinflussbar, usw.). Während der Gruppendiskussion gilt es zu berücksichtigen, dass einige Teilnehmer hier möglicherweise an die Grenzen ihrer Verarbeitungskapazität stoßen. Die Therapeuten können dem durch Erhöhung des Strukturierungsgrades und durch Reduktion des Komplexitätsgrades der Informationen entgegenwirken.

Einführung Emotionsregulation

Als direkte Weiterführung des im vorherigen Abschnitt (▶ CD Informationsblatt 36) eingeführten Einflusses von Stresserleben und emotionaler Belastung auf den Attributionsstil, wird im folgenden Teil die Emotionsregulation erstmalig besprochen. Dieser abschließende Inhalt der INT ist in zwei Teile gegliedert: Zunächst wird das Stresserleben und anschließend die Emotionsregulation selbst thematisiert. Dabei gilt es zu berücksichtigen, dass womöglich verschiedene Beiträge der Teilnehmer zu diesen Bereichen in vorangegangenen Interventionsteilen aufgenommen und zurückgestellt wurden. Diese sind nun durch die Therapeuten wieder aufzunehmen und an geeigneter Stelle einzubringen. Eine kurze Einführung über den Einfluss von erlebtem Stress und belastenden Emotionen auf die kognitive Leistungsfähigkeit erfolgt durch den Haupttherapeuten.

Einführungsbeispiel

Wir haben uns schon mit dem Thema der Ursachenzuschreibung von Ereignissen und den darauf folgenden Schlussfolgerungen und Konsequenzen für das eigene Befinden und Handeln beschäftigt, welches Gefühle auslösen, aber auch von Gefühlen beeinflusst werden kann. Wir haben außerdem erfahren, dass zu viele Reize bei uns Stress auslösen können. Wir werden uns nun damit beschäftigen, wie Stress und damit einhergehende, oft negative Gefühle unsere Leistungsfähigkeit im Denken nachhaltig beeinflussen können. Anschließend wollen wir gemeinsam Strategien erarbeiten, wie wir mit Stress umgehen und belastende negative Gefühle regulieren können.

▪ Verletzlichkeit und Stress

Zur Förderung der Selbstreflexion des eigenen Stresserlebens der Teilnehmer folgt nun die Einführung eines reduzierten Vulnerabilitäts-Stress-Modells. Dieses dient gleichzeitig als didaktische Grundlage für die Erarbeitung von Stressbewältigungsstrategien im nachfolgenden Kompensationsteil. In Anlehnung an einen von unserer Arbeitsgruppe entwickelten Psychoedukationsansatz (Roder et al. 2008b) liegt auf beiliegender CD-ROM das ▶ CD Informationsblatt 37 („Verletzlichkeit und Stress") zu einem Vulnerabilitäts-Stress-Modell vor. Der Begriff Vulnerabilität wird hier durch den allgemein verständlichen Begriff der Verletzlichkeit ersetzt. Dabei ist darauf zu achten, den Teilnehmern die Vulnerabilität nicht als unveränderliches Konstrukt darzustellen, sondern als relative stabile Disposition zu definieren. Ziel ist hier vorerst, den Zusammenhang zwischen der Verletzlichkeit und Stress bei der Symptomentwicklung zu erläutern. Weiter ist darauf zu verweisen, dass Stress sowohl internal wie auch external bedingt sein kann.

▪ Steuerung der eigenen Emotionen

Das Modul D schließt mit dem Erlernen und Einüben von Bewältigungsstrategien zur verbesserten Regulierung eigener Emotionen. Die Emotionsregulation umfasst die Prozesse, durch die Personen beeinflussen, welche Emotionen sie zu welchem Zeitpunkt haben und wie sie diese Emotionen erleben und ausdrücken (Groß u. Thompson 2007). Entsprechend gibt es eine Überschneidung mit dem bereits behandelten Konstrukt der Stressbewältigung (Coping). Beide verfolgen das Ziel, negative emotionale Zustände zu reduzieren. Coping umfasst aber zusätzlich auch nicht emotionale Handlungen, die der Erreichung nicht emotionaler Ziele dienen. Emotionsregulatorische Ziele und Handlungen beziehen sich dagegen immer auf Emotionen. Zudem streben emotionsregulatorische Prozesse nicht nur eine Verringerung negativer Emotionen, sondern auch eine Verstärkung oder Aufrechterhaltung von positiven Emotionen an (Groß u. Thompson 2007). Es ist daher das Ziel dieser Interventionseinheit, die Qualität und Intensität von Gefühlen selbständig steuern und dadurch einen adaptiven emotionalen Zustand herzustellen zu können.

Im sozialkognitiven Teil des Moduls A entwickelten die Teilnehmer bereits ein Verständnis bezüglich der Funktion der wichtigsten kategorialen Emotionen. Es wurde für die Teilnehmer deutlich, dass Emotionen mit bestimmten automatischen oder erlernten Handlungstendenzen verbunden sind, um die Interaktionen mit der Umwelt zu vereinfachen und sie effizient zu gestalten. Emotionen können aber zu intensiv, zu langanhaltend oder situationsunangemessen sein, so dass ein Regulationsbedarf besteht. Eine mögliche Einführung in die Thematik der Emotionsregulation wäre beispielsweise folgende:

Einführungsbeispiel

Wir haben uns schon ausführlich damit beschäftigt, wie wir Emotionen bei anderen Personen erkennen können. Dabei haben wir auch gemerkt, dass Emotionen eigentlich hilfreich für uns sind. Erleben wir beispielsweise intensive Angst, warnt uns dies vor einer gefährlichen Situation. Emotionen können aber auch belastend für uns sein. Dies ist dann der Fall, wenn sie zu intensiv sind, zu lange dauern und/oder nicht zur Situation passen. Beispielsweise erleben Personen, die eine Spinnenphobie haben, oft intensive und langanhaltende Angst, obwohl die Spinne eigentlich gar nicht gefährlich für sie ist. In dieser Sitzung wollen wir uns deshalb damit beschäftigen, wie man die eigenen Emotionen besser steuern kann, um weniger negative Emotionen und mehr positive Emotionen zu erleben. Diese Fähigkeit bezeichnet man auch als Emotionsregulation.

Eine Zusammenfassung dieser Informationen für die Teilnehmer findet sich auf dem ▶ CD Informationsblatt 38.

■ **Förderung der Selbstwahrnehmung im kognitiven Zielbereich**

Im folgenden Teil gilt es, die Selbstreflexion der Teilnehmer bezüglich des individuellen Stress- und Emotionserlebens im Alltag zu fördern. Dabei sind bereits vorher eingebrachte Alltagsbeispiele von Teilnehmerseite zu berücksichtigen und zusätzliche Erlebnisse zu erfragen. für die Gruppendiskussion.

❓ **Beispiele für Leitfragen**
- Erleben sie oft Stress im Alltag? Gibt es Situationen, in denen dies öfters geschieht und solche, in denen dies kaum vorkommt?
- Haben sie sich bereits Gedanken darüber gemacht, wieso dem so ist? Gibt es bestimmte Stressauslöser?
- Vermeiden Sie Stress oder können Sie gut mit Stress umgehen?

- In welchen Situationen erleben sie in der Regel starke Gefühle? Stehen sie dann unter starkem Stress?
- Sind Gefühle für Sie hilfreich oder eher lästig und bedrohlich?
- Was ist für Sie ein gutes und was ein schlechtes Gefühl?
- Können Sie Ihre Gefühle beeinflussen?

In der Gruppendiskussion wird der Umgang mit Stress und mit eigenen Gefühlen besprochen und schriftlich festgehalten. Bewältigungsstrategien werden im anschließenden Kompensationsteil erarbeitet. Hier steht zunächst die Selbstwahrnehmung im Vordergrund. Ergänzend füllt jeder Teilnehmer das ▶ CD Arbeitsblatt 22 („Wie gut kann ich mit Stress umgehen? Wie gut kann ich meine Gefühle steuern?") aus, welches entsprechend dem bereits beschriebenen Verfahren besprochen wird.

■ **Fallvignette**

Auf beiliegender CD-ROM liegt eine Fallvignette zum Interventionsbereich vor (▶ CD Vignette 17: „Dieses Mal ging alles gut!"). Die Vignette beschreibt im ersten Teil eine erfolgreiche Stressbewältigung und im zweiten Teil Aspekte einer situationsadäquaten Emotionsregulation. Die Vignette gliedert sich in zwei Teile. Zunächst erlebt Peter eine stressinduzierende Situation (Busfahrt mit Reizüberflutung) und anschließend eine affektiv belastende Situation (Einlassverweigerung in Disco), die er jedoch beide gut meistert. Die Vignette wird nach dem oben beschriebenen Verfahren abschnittweise gelesen sowie abschließend ein erster Selbst- und Alltagsbezug zum Umgang mit Stress und emotionaler Belastung hergestellt.

❓ **Beispiele für Leitfragen**
- Wie geht Peter mit dem erlebten Stress im überfüllten Bus um? Wie beeinflusst er seine negativen Emotionen wie Angst und Ärger vor dem Eintritt in die Disco?
- Kennen Sie solche Situationen aus ihrem persönlichen Alltag? Wie verhalten Sie sich dabei?
- Wie oft und in welchen Situationen erleben Sie Stress? Wie gehen Sie damit um?
- Welche Gefühle werden dabei ausgelöst?
- Wie lange halten die (belastenden) Gefühle an, wie gehen Sie damit um?
- Wird dadurch ihre Leistungsfähigkeit im Denken beeinträchtigt?

Kompensation

Zu den drei im Einführungsteil eingebrachten Themenbereichen Attribution, Stresserleben und Emotionsregulation werden nun in der Gruppe Bewältigungsstrategien erarbeitet. Diese sind anschließend für jeden Teilnehmer zu individualisieren. Die drei beschriebenen Themenbereiche werden didaktisch getrennt behandelt. Dieser Abschnitt beginnt zunächst mit Kompensationsstrategien zum eigenen Attributionsstil, gefolgt von Stressbewältigungsstrategien und endet mit Strategien zur Verbesserung der Emotionsregulation.

■ **Fokussieren und Überprüfen eigener Attributionen und deren Konsequenzen**

Es ist zunächst wichtig, den Fokus der Teilnehmer auf diese oft automatisch aktivierten und ablaufenden Bewertungsprozesse zu lenken. Mit anderen Worten, der Prozess der eigenen Attributionen und der daraus entstehenden Schlussfolgerungen soll von den Teilnehmern bewusst wahrgenommen werden. Dabei greifen die Therapeuten auf die ► CD Informationsblätter 35–36 zurück, auf denen verschiedene Dimensionen der Ursachenzuschreibung aufgeführt sind. Um den Teilnehmern die Möglichkeit zu geben, in einer konkreten Situation die eigene Ursachenzuschreibung und die daraus gezogenen Schlussfolgerungen zu analysieren, empfiehlt es sich auch hier eine Gruppenübung im Rollenspiel durchzuführen.

■■ **Rollenspiel**

Eine im Einführungsteil von einem Teilnehmer geschilderte konkrete Situation wird hier im Rollenspiel simuliert. Alternativ kann auch auf eine auf beiliegender CD-ROM angefügte Situation der Attributionsbeispiele als Grundlage eines Rollenspiels verwendet werden (► CD Materialien 19–21), wie z. B. folgende Aussage: „Als Peter letzte Woche in die Waschküche des Wohnblocks ging, traf er dort seine neue Nachbarin, deren Namen er sich nicht merken konnte. Als er heute erneut in die Waschküche ging, traf er wieder seine neue Nachbarin." Diese Situation wird von zwei Teilnehmern kurz unter Anleitung des Haupttherapeuten nach der üblichen Vorgehensweise dargestellt. Danach beginnt die Analyse: Zunächst sind die spezifischen Situationsmerkmale zusammenzufassen (Waschküche, zweimaliges Treffen der Nachbarin mit unbekanntem Namen); danach wird zunächst der Teilnehmer in der Rolle von Peter nach seiner spontanen Begründung (Hypothese) für das wiederholte Treffen der Nachbarin gefragt, später weitere Mitglieder der Gruppe sowie zuletzt auch der Teilnehmer in der Rolle der Nachbarin (z. B. „Wiederholtes Treffen war Zufall!" vs. „Nachbarin hat Peter abgepasst, da sie ihn überwachen will!"). Danach werden die Beteiligten gefragt, welche Schlussfolgerungen sie aus ihren Begründungen ziehen, was dies für sie bedeuten könnte (z. B. „Da brauche ich mir keine Sorgen zu machen, es ist ja rein zufällig geschehen!" vs. „Ich habe es ja schon immer gewusst, ich muss in Zukunft noch vorsichtiger sein!"); und schließlich, welche Konsequenzen dies für ihre Gefühle,

für ihr Denken, ihre Körperreaktionen und Verhaltensreaktionen hat.

Die am Ende dieser Übung beschriebene didaktische Vorgehensweise ist auch auf dem ► CD Arbeitsblatt 23 („Analysieren spontaner Ursachenzuschreibungen") aufgeführt. Dieses wird den Teilnehmern in mehrfacher Ausführung ausgeteilt, da in den nachfolgenden Übungen stets zuerst die eigenen, spontanen Attributionen bewusst zu machen und zu analysieren sind, bevor abschließend alternative Attributionen erarbeitet werden. Ein besonderes Maß an Aufmerksamkeit ist dabei auf die emotionalen Reaktionen zu richten, da auf diese im abschließenden Teil zur Emotionsregulation Bezug genommen wird.

■ **Reattribuieren**

Hat jeder Teilnehmer seine eigenen spontanen Attributionen in den Situationsbeispielen und die ausgelösten Schlussfolgerungen und Reaktionen analysiert, geht es nun darum, die Angemessenheit in der konkreten Situation zu überprüfen. Ist die Angemessenheit einer spontanen Attribution in Zweifel zu ziehen, sollten alternative Erklärungsmöglichkeiten für das Geschehene entwickelt werden. Zunächst ist jedoch der individuelle Belastungsgrad von spontanen Ursachenzuschreibungen zu berücksichtigen. Bedingt der individuelle Attributionsstil einen Leidensdruck, dürfte eine Reattribuierung zu einer für den Betroffenen unverzüglich feststellbaren Entlastung führen, was die Veränderungsbereitschaft erhöht („Wenn ich nicht alles auf mich selbst beziehen würde, ginge es mir besser!"). Dient der individuelle Attributionsstil dagegen in erster Linie der Aufrechterhaltung des eigenen Selbstkonzepts („Ich habe es ja schon immer gewusst, dass die anderen mir nachstellen!"), ist die Veränderungsbereitschaft des Betroffenen zunächst eher gering und Widerstand zu erwarten. Diese INT-Intervention dient in diesem Fall eher der Motivierung des Betroffenen, dies in weiterreichenden Gesprächen mit dem behandelnden Einzeltherapeuten zu bearbeiten.

Zunächst geht es darum, einen Alltagsbezug zum individuellen Attributionsstil der Teilnehmer herzustellen und abzuklären, ob und mit welchen Erfahrungen eigene Ursachenzuschreibungen von den Teilnehmern in konkreten Situationen hinterfragt und verändert wurden.

? **Beispiele für Leitfragen**
- Haben Sie bereits die Erfahrung gemacht, dass Ihre sehr spontanen Annahmen und Erklärungen einer Situation oder eines Ereignisses nicht zutreffend waren?
- Was haben Sie dann gemacht?
- Haben Sie neue Erklärungen gesucht?
- Was hat Ihnen dabei geholfen?
- Gibt es bestimmte Strategien und Tricks, die Sie dabei angewendet haben?

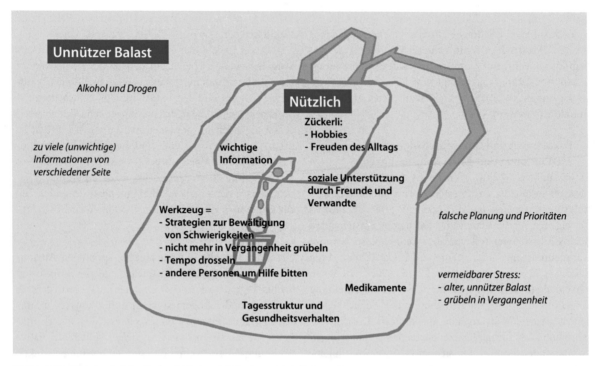

Unnützer Balast

Alkohol und Drogen

Nützlich

Zückerli:
- Hobbies
- Freuden des Alltags

*zu viele (unwichtige)
Informationen von
verschiedener Seite*

wichtige
Information

soziale Unterstützung
durch Freunde und
Verwandte

falsche Planung und Prioritäten

Werkzeug =
- Strategien zur Bewältigung
  von Schwierigkeiten
- nicht mehr in Vergangenheit grübeln
- Tempo drosseln
- andere Personen um Hilfe bitten

Medikamente

*vermeidbarer Stress:
- alter, unnützer Balast
- grübeln in Vergangenheit*

Tagesstruktur und
Gesundheitsverhalten

■ **Abb. 2.28** „Mein persönlicher Rucksack" (Vulnerabilitäts-Stress-Modell): Beispiel aus einer INT-Gruppe

Die Beiträge der Teilnehmer sind wie üblich vom Co-Therapeuten festzuhalten. Falls es je nach Grad der Gruppenkohäsion oder des assoziierten Belastungsgrades kaum zu Beiträgen der Teilnehmer kommt, kann als Modell alternativ oder ergänzend auch auf die erwähnten Beispielsituationen auf beiliegender CD-ROM zurückgegriffen werden (► CD Materialien 19–21). Schließlich liest und diskutiert die Gruppe das ► CD Informationsblatt 39 („Strategien, um die eigene spontane Ursachenzuschreibung zu überprüfen"). Dieses enthält Strategien, die eigenen spontanen Annahmen über die Ursache eines Ereignisses zu überprüfen und gegebenenfalls zu modifizieren. Dabei stehen die Überprüfung der spontanen Schlussfolgerungen anhand von Tatsachen sowie das Generieren alternativer Betrachtungs- und Erklärungsweisen im Vordergrund. Auf der Grundlage des ► CD Informationsblattes 39 ist abschließend anhand einer Beispielsituation aus den ► CD Materialien 19–21 das ► CD Arbeitsblatt 24 („Überprüfen meiner Ursachenzuschreibung") individuell auszufüllen. Die von den Therapeuten vorher bestimmte Beispielsituation kann als Aktivierungsübung auch im Rollenspiel vorgetragen werden. Dabei empfiehlt es sich, mehrere Gruppenteilnehmer zur Übernahme der aktiven Rolle zu motivieren. Ziel dabei ist es, dass die Teilnehmer die verschiedenen in der simulierten Situation spontan geäußerten Attributionen miteinander vergleichen. Inadäquate Fehlattributionen sind durch alternative Attributionen zu ersetzen und im Rollenspiel einzusetzen. Diese Intervention endet mit einer ausführlichen Nachbesprechung der

Schlussfolgerungen und Konsequenzen unterschiedlicher Ursachenzuschreibungen in einer Situation. Diese Förderung der Selbstreflexion und der aktiven Generierung von Alternativerklärungen wird im nachfolgenden Restitutionsteil wiederholt angewendet.

- **Strategien zur Stressreduktion**

Wie bereits im Einführungsteil dargelegt, stehen Attributionen oft in Zusammenhang mit dem individuellen Stresserleben. Im Anschluss an das Erlernen von Strategien zur Reattribuierung werden nun Stressbewältigungstechniken thematisiert. Aufbauend auf dem Vulnerabilitäts-Stress-Modell (vgl. ► CD Informationsblatt 37 „Verletzlichkeit und Stress") wird zunächst das Verhältnis zwischen der Vulnerabilität und Stress nochmals wiederholt: Das eigene Krankheitserleben wird mit Blick auf die vorhandene Verletzlichkeit (Vulnerabilität) und die zu bewältigenden Belastungen als Lebensweg bezeichnet und mit einer Bergwanderung verglichen. Dieses auch in psychoedukativen Ansätzen verwendete Gleichnis (Roder et al. 2008b) ist auf dem ► CD Informationsblatt 40 („Bergwanderung") beschrieben. Dabei wird die Vulnerabilität mit der körperlichen Konstitution des Wanderers verglichen, die individuellen Belastungen mit dem Inhalt des Wanderrucksacks gleichgesetzt und schließlich das Bewältigungsverhalten in das Packen und Tragen des Rucksacks übersetzt. Je größer das Gewicht des Rucksacks, desto größer die Belastung und der Stress. Ein präventiver Umgang mit Belastungen ist dabei

— Belastungen zu reduzieren bzw. nützliche und unnütze Dinge im Rucksack des Wanderers zu unterscheiden,
— Hilfe in Anspruch zu nehmen bzw. beim Wandern andere Wanderer nach dem Weg zu fragen,
— wirksames Bewältigungsverhalten anzuwenden (Erhöhen der Vulnerabilitätsschwelle) bzw. unnützen Ballast beim Wandern zu Hause zu lassen.

Ein Beispiel des in einer INT-Gruppe erarbeiteten „Rucksackmodells" ist in ◘ Abb. 2.28 dargestellt.

Weiter werden individuell anzuwendende Stressbewältigungsstrategien erarbeitet. Diese sind einfach zu erlernen und zu handhaben und dienen als Ergänzung zur Notfallmedikation bei sich abzeichnenden Belastungssituationen. Ein zentrales Element dieser Intervention stellt die später im Restitutionsteil indizierte Habituation dieser Strategien durch wiederholtes Üben dar. Die im Folgenden eingeführten Stressbewältigungsstrategien dienen jedoch nicht in erster Linie der Rezidivprophylaxe, sondern sollen es den Betroffenen ermöglichen, die eigenen Reaktionen auf internal oder external erzeugten Stress zu unterbrechen. Erst wenn die sich gegenseitig aufschaukelnden Reaktionen auf der kognitiven, emotionalen, körperlichen und Verhaltensebene (sog. „Teufelskreis") unterbrochen werden, sind die Betroffenen in der Lage, geeignete Strategien zur Bewältigung einer Belastungs- oder Problemsituation anzuwenden. Als didaktische Vorgehensweise empfiehlt es sich, eingangs das in der Verhaltenstherapie oft verwendete Modell des „Teufelskreises der Angst" aufzuzeichnen und mit konkreten Beispielen zu untermalen:

Beispiel
In einer stressauslösenden Situation reagieren wir oft unmittelbar mit einem negativen Gefühl (z. B. Angst oder Wut), welches mit spontanen Gedanken einhergeht (z. B. „Das kann ich nicht!", „Ich bin verloren!", „Da will ich raus!"). Diese werden von körperlichen Reaktionen begleitet, z. B. von Herzrasen, Engegefühl in der Brust, Zittern, Schweißausbruch, und führen schließlich zu Verhaltenskonsequenzen wie unruhig hin und her gehen oder steif verharren. Diese unterschiedlichen Reaktionen können sich gegenseitig hochschaukeln und das Stresserleben maximieren, z. B. wenn wir das Beklemmungsgefühl bemerken, erhöht dies die Angst zusätzlich und die Gedanken beginnen zu rasen.

Der beschriebene „Teufelskreis" ist auf dem Flipchart aufzuzeichnen. Der Hinweis auf entsprechende Stressbewältigungsmöglichkeiten erfolgt dann über die Unterbrechung des „Teufelskreises" an verschiedenen Stellen.

Beispiel
Es wäre nützlich, diesen Teufelskreis zu unterbrechen, damit sich Gefühle, Gedanken, Körperempfindungen und Verhal-

tensreaktionen nicht weiter hochschaukeln. Es wäre gut, die Gedanken stoppen zu können, die negativen Gefühle zu reduzieren, sich zu beruhigen. Wie ist das möglich?

An dieser Stelle können die Erfahrungen der Teilnehmer im Umgang mit konkreten Stresssituationen im Alltag erfragt und gesammelt werden. In der Fachliteratur liegt heute eine Vielzahl von möglichen Copingstrategien zur Stressreduktion vor. In ◘ Abb. 2.29 sind einige ausgewählte Beispiele zusammengefasst, die sich für schizophren Erkrankte als gut anwendbar und wirksam erwiesen haben. Die Strategien sind von unserer Arbeitsgruppe bereits an anderer Stelle ausführlich beschrieben worden (Roder et al. 2008b). ◘ Abb. 2.29 dient zusätzlich den Therapeuten zur Einordung der eingebrachten Erfahrungen mit Stressbewältigung. Im Folgenden sind hier die kurzfristigen, von den Teilnehmern unmittelbar einsetzbaren Bewältigungsstrategien auf der Reaktionsseite von besonderem Interesse. Diese sollen nun als Hilfestellung zur Selbsthilfe vermittelt werden. Dazu steht auf beiliegender CD-ROM das ► CD Informationsblatt 41 („Stress selbst bewältigen können") zur Verfügung. Darauf sind die vier Strategien Durchatmen, Gedankenstopp, Selbstverbalisation und Aufmerksamkeitslenkung zusammengefasst. Die Teilnehmer üben zunächst jede Strategie einzeln in der Gruppe. Jeder bestimmt mindestens drei Sätze (Selbstverbalisation), die zu ihm passen. Die vier Strategien werden anschließend wiederholt und kombiniert eingeübt (z. B. Durchatmen – Gedankenstopp – Selbstverbalisation). Im Restitutionsteil werden die Stressbewältigungsstrategien weiter habituiert und mittels selbständigen Übungen in den Alltag transferiert.

- **Strategien zur Emotionsregulation**
Anhand des ► CD Informationsblattes 38 erarbeitet der Haupttherapeut mit den Teilnehmern zunächst ein einfaches Modell der Emotionsregulation (Groß 1998). In diesem Modell stellen emotionale Reaktionen die Folge von situativen Auslösern (Situation) dar. Diese Auslöser können interner oder externer Natur sein. Ob wir auf eine Situation reagieren, hängt außerdem davon ab, auf welche dieser situativen Reize wir unsere Aufmerksamkeit lenken und sie dadurch wahrnehmen (Aufmerksamkeitsprozesse). In einem nächsten Schritt erfolgen dann die Interpretation der Situation (Bewertungsprozesse) und die entsprechende emotionale Reaktion. Dabei ist es wichtig, dass der Therapeut den Zusammenhang mit den schon besprochenen Bereichen der selektiven Aufmerksamkeit sowie der Attributionsprozesse hervorhebt und das Modell an Alltagsbeispielen der Patienten konkretisiert. Falls die Teilnehmer keine eigenen Beispiele einbringen möchten, kann auch die ► CD Vignette 17 dafür herangezogen werden.

Anschließend erarbeitet die Gruppe mögliche Emotionsregulationsstrategien. Diese können an den verschie-

	Stressor	Person	Reaktion
	Stressoren beeinflussen	**Sich selbst verändern**	**Erregung reduzieren**
Kurzfristig wirksame Strategien	• Rückzug	• *nicht möglich!*	• **Entspannung (Atmung)** • **Gedankenstopp** • **Selbstverbalisation** • **Aufmerksamkeitslenkung**
Langfristig wirksame Strategien	• Problemlösung • Zeitmanagement • Überforderungssituationen meiden	• Kognitive Umstrukturierung • Soziale Kompetenz verbessern • Positive Aktivitäten und Genuss wieder erlernen • Protektive Lebensgewohnheiten erwerben • Vorbeugende Aktivitäten gegenüber Stress (Freizeit)	• Regelmäßige Entspannungsübungen

Abb. 2.29 Strategien zur Stressbewältigung (Roder et al. 2008b, modifiziert; mit freundlicher Genehmigung des Verlags Hans Huber)

denen Punkten des Prozessmodells ansetzten (Groß u. Thompson 2007) (► CD Informationsblatt 42):

■■ Die Auswahl der Situation
Eine mögliche Strategie ist es, Situationen, Personen oder Objekte aufzusuchen oder zu meiden, von denen wird wissen, dass sie bestimmte Emotionen bei uns auslösen. Dafür ist es notwendig, die emotionalen Konsequenzen einer Situation antizipieren zu können. Der Fokus dieser Therapieeinheit sollte besonders auf der Auswahl von Situationen liegen, die positive Emotionen induzieren. Beispielsweise kann es hilfreich sein, sich mit Freunden zu treffen, einen Ausflug zu planen oder ins Café zu gehen, wenn wir uns traurig oder ängstlich fühlen, um positivere Emotionen zu induzieren. Situationen, die Angst oder Ärger auslösen, wie beispielsweise große Menschenmengen, können vermieden werden, um die akute emotionale Belastung möglichst schnell zu reduzieren. Dieses Vermeidungsverhalten kann aber zu einer Aufrechterhaltung des Problems beitragen. Es sollte daher für die Teilnehmer deutlich werden, dass Strategien, die langfristig positive Emotionen bewirken, Strategien vorzuziehen sind, die nur kurzfristige Entlastung durch Vermeidung der Situation bringen. Ein Beispiel dafür ist, eine angstbesetzte Situation aufzusuchen, um die Erfahrung zu machen, dass die befürchteten Konsequenzen nicht eintreten.

■■ Die Veränderung der Situation
Diese Strategie zielt darauf ab, eine externe Situation aktiv so zu verändern, dass auch die emotionale Wirkung dadurch modifiziert wird. Beispielsweise kann es leichter sein, eine Angst oder Ärger auslösende Situation aufzusuchen, wenn Freunde dabei Unterstützung leisten. Daher sollten die Teilnehmer sorgfältig planen, unter welchen Umständen Situationen besser für sie zu meistern sind.

■■ Veränderung der Aufmerksamkeitsprozesse
Eine wertvolle Emotionsregulationsstrategie stellt die Lenkung der Aufmerksamkeit dar. Der Fokus der Aufmerksamkeit entscheidet, welche Informationen wir wahrnehmen, und beeinflusst damit unsere emotionalen Reaktionen. Die Technik der Aufmerksamkeitslenkung erweist sich insbesondere als hilfreich, wenn die Situation nicht modifizierbar ist. Dazu eigenen sich verschiedene Techniken der Aufmerksamkeitslenkung:
- Ablenkung durch Gedanken und Handlungen (z. B. Musik hören).
- Selektive Aufmerksamkeit auf positive Aspekte der Situation und auf andere Informationsquellen (z. B. genaue Wahrnehmung einzelner Details der Situation). Dies setzt voraus, dass sich die Person vom emotionalen Fokus lösen kann.

■■ Veränderung der Bewertungsprozesse
Diese Strategie setzt an der Interpretation einer Situation an, in die persönliche Erfahrungen und Erwartungen einfließen. Verschiedene kognitive Veränderungstechniken wie kognitive Umstrukturierung und positives Reframing kommen zum Einsatz, um die Bedeutung eines Ereignisses oder die Einschätzung unserer Ressourcen

zu dessen Bewältigung so zu verändern, dass eine Veränderung der emotionalen Reaktion auf die Situation erfolgt (z. B. die nonverbalen Signale anderer Personen zu hinterfragen und nicht automatisch als abwertend anzunehmen).

▪▪ Veränderung der emotionalen Reaktionen

Während die bisher genannten Strategien sich auf die Auslösung von Emotionen konzentrieren, liegt der Fokus jetzt auf der Modifikation der emotionalen Reaktion. Dies kann auf verschiedenen Ebenen ansetzen:

- **Gedankliche Ebene:** Erinnerungen an Situationen, in denen die Person sich glücklich und sicher fühlte und die sie erfolgreich bewältigte; Entspannungsbilder; positive Selbstinstruktionen („Ich lasse mich nicht von anderen Personen provozieren und bleibe ganz ruhig!"); Neubewertung der Situation als nicht bedrohlich anhand von neuen Informationen oder einer Neugewichtung der vorhandenen Informationen („Die Situation ist eigentlich gar nicht so bedrohlich wie gedacht, weil ich die Reaktionen der anderen fälschlicherweise als feindselig interpretiert habe.").
- **Physiologische Ebene:** Entspannungsübungen wie Atemübungen (langsames und tiefes Ein- und Ausatmen) und Muskelrelaxation (Anspannen und Entspannen von einzelnen Muskel, sich strecken und dehnen; Fäuste ballen); Aufrechte Körperhaltung.
- **Verhaltensebene:** Konträre Mimik ausdrücken (z. B. bei Ärger); Expression von Emotionen (z. B. bei Ärger: Schattenboxen, gegen Sandsack boxen, Schreien, ins Fitnessstudio gehen; bei Traurigkeit: Tagebuch schreiben); Unterdrückung des Ausdrucksverhaltens durch Erkennen von Warnsignalen für unerwünschte Emotionen (z. B. Ärger).

Der Therapeut erarbeitet die genannten Strategien mit den Teilnehmern. Anschließend sammelt die Gruppe verschiedene emotionale Zustände, die sie verändern möchte. Diese werden auf dem Flipchart notiert und gemeinsam die gewünschten Zielemotionen definiert. Die Gruppe diskutiert, welche Strategien einsetzbar wären. In einer Gruppenübung werden die auslösenden Situationen nachgestellt, die Strategien angewandt und bezüglich ihrer Erfolgswahrscheinlichkeit beurteilt.

Restitution

Der Restitutionsteil gliedert sich in zwei Teile: Im ersten Teil werden spontane Attributionen mittels der Verwendung verschiedener Materialen hinterfragt und Alternativen dazu generiert. Im zweiten Teil sind die erarbeiteten und individualisierten Stressbewältigungs- und Emotionsregulationsstrategien weiter einzuüben. In beiden Teilen ist vor jeder wiederholt durchzuführenden Übung das

▶ CD Arbeitsblatt 4 („Meine hilfreichen Strategien für den Bereich ...") von jedem Teilnehmer auszufüllen.

▪ Attributionen

Das Analysieren spontaner Ursachenzuschreibungen wird im Folgenden wiederholt eingeübt. Als Grundlage für die wiederholte Anwendung von Bewältigungsstrategien dienen die ▶ CD Informationsblätter 35, 36 und 39 sowie das ▶ CD Arbeitsblatt 24. Das didaktische Vorgehen gliedert sich dabei in vier Stufen. Die Stufen 1–3 umfassen das Bearbeiten von verbal beschriebenen Situationen auf beiliegender CD-ROM (▶ CD Materialien 19–21), in denen von den Teilnehmern spontan Ursachen für die beschriebene Szene zu benennen und danach zu hinterfragen sind. Stufe 4 basiert auf dem Analysieren von Videosequenzen. Die vier Stufen werden im Folgenden näher beschrieben.

▪▪ Stufe 1

Beschriebene Situationen ohne direkte Interaktion mit vorgegebener Ursachenzuschreibung: Jeder Teilnehmer erhält den Ausdruck eines Situationsbeispiels (▶ CD Materialien 19a–g). Es ist jeweils eine Situation mit Peter beschrieben. Die Teilnehmer fassen zunächst in eigenen Worten mündlich oder schriftlich die Situation zusammen. Die vorgegebene Hypothese von Peter wird zunächst aus seiner Perspektive in der Gruppe analysiert. Es folgt die Suche nach Alternativhypothesen zur Begründung des Ereignisses sowie das Beschreiben möglicher funktionaler Konsequenzen. Anhand einer Realitätsprüfung sind die spontanen und die alternativen Hypothesen zu vergleichen (▶ CD Informationsblatt 39). Beim beschriebenen Vorgehen ist der Selbst- und Alltagsbezug der Teilnehmer zu fördern („Kennen Sie das aus Ihrem Alltag? Wie würden Sie an Peters Stelle reagieren?"). Zur Veranschaulichung der genannten Attributionsprozesse und funktionalen Konsequenzen empfiehlt es sich, die Beispielsituationen im Rollenspiel wiederholt darzustellen.

▪▪ Stufe 2

Beschriebene Situationen mit direkter Interaktion mit vorgegebener Ursachenzuschreibung: Jeder Teilnehmer erhält den Ausdruck eines Situationsbeispiels mit dem Protagonisten Peter (▶ CD Materialien 20a–g). In diesen Situationen steht Peter nun in direktem Kontakt mit den Personen, die er für das beschriebene Ereignis verantwortlich macht. Seine spontane Hypothese ist ebenfalls vorgegeben. Das weitere Vorgehen ist identisch mit demjenigen der Stufe 1.

▪▪ Stufe 3

Beschriebene Situationen mit direkter Interaktion ohne vorgegebene Ursachenzuschreibung: Im Unterschied zu Stufe 2 liegt für diese Situationen (▶ CD Materialien 21a–k) keine Hypothese vor. Stattdessen stehen offene Leitfragen zur Ereignisursache (Hypothesen) und den Konsequenzen zur Verfügung. Durch das Fehlen einer vorgegebenen Hypothese erhält der Selbstbezug der Teilnehmer ein stärkeres Gewicht. Die Hypothesen der Teilnehmer können mündlich geäußert oder anhand der ▶ CD Materialien 21 notiert werden. Die Teilnehmer vergleichen die gesammelten Hypothesen wie in Stufe 1 und 2. Die Darstellung der Situation in Rollenspielen ist für das Verständnis und die Selbstreflexion besonders hilfreich.

▪▪ Stufe 4
Ursachenzuschreibung in der Rolle des Beobachters einer Situation: Abschließend sind Ursachen für soziale Interaktionen zwischen anderen Personen zu definieren und zu begründen. Als Materialien dienen die bereits beschriebenen Filme. Das Ziel ist, prägnante und oft auch übertrieben dargestellte Szenen gemeinsam in der Gruppe anzuschauen, in denen alltägliche oder überraschende Interaktionsbeispiele zwischen Schauspielern dargestellt werden. Die Gruppe versucht anschließend, die gezeigte Handlung zu begründen und mögliche Konsequenzen für die beteiligten Interaktionspartner zu formulieren (Gedanken, Gefühle, Körper- und Verhaltensreaktionen). Wiederum können bei Verständnisschwierigkeiten die gezeigten Szenen in der Gruppe im Rollenspiel nachgestellt werden. Die Teilnehmer vergleichen verschiedene Erklärungshypothesen einer Handlung miteinander. Zur Überprüfung der Richtigkeit der Hypothesen besteht hier die Möglichkeit, die folgenden Szenen des Films anzuschauen. Diese Intervention basiert auf zeitlich beschränkten Filmsequenzen und nicht auf vollständig vorgeführten Filmen. Das Modul D bezieht die schon bearbeiteten kognitiven Funktionen mit ein. Die verwendeten Szenen dienen daher auch als abschließende Zusammenfassung der erarbeiteten Kompensationsstrategien der Module A–D. Hier eine Kurzusammenfassung der Filme:
- Reine Nervensache („Analyze This")
- Reine Nervensache 2 („Analyze That")
- Verrückt nach Mary („There›s Something About Mary")
- Was ist mit Bob? („What about Bob?")
- Und täglich grüßt das Murmeltier („Groundhog Day")
- Genie und Wahnsinn („A Beautiful Mind")
- Elling („Elling")
- Elling – nicht ohne meine Mutter („Mors Elling")
- Besser geht's nicht („As good as it gets")

Selbstverständlich sind auch weitere Filme geeignet.

▪ Stressbewältigung und Emotionsregulation
Im Restitutionsteil haben die Teilnehmer die Möglichkeit, die individualisierten Strategien zur Stressbewältigung und Emotionsregulation (▶ CD Informationsblätter 40–42) wiederholt einzuüben.

Stressbewältigungsstrategien Eine Möglichkeit für das aktive Einüben der Strategie Durchatmen – Gedankenstopp – Selbstverbalisation des ▶ CD Informationsblattes 41 bietet folgende Übung. Jeder Teilnehmer und die Therapeuten gehen durch den Therapieraum und sprechen laut ihre individuellen Stressbewältigungstechniken aus. Körperkontakt ist untersagt. Durch die Erhöhung des Tempos lässt sich der Grad des Stresserlebens steigern. Ziel ist es, sich trotz der Reizüberflutung auf die Stressbewältigungsstrategien zu konzentrieren. Gelingt dies einem Teilnehmer nicht, kann er sich in eine ruhige Ecke zurückziehen, um dort seine Strategien anzuwenden und erneut laut auszusprechen.

Situation aus dem Alltagsleben Ein Teilnehmer wählt eine Situation aus dem Alltagsleben aus, die negative Emotionen bei ihm auslöst. Die betroffene Person beschreibt die Situation genau und lässt sie von zwei Gruppenteilnehmern nachspielen. Gemeinsam überlegt die Gruppe, welche Strategien zur Verbesserung der Emotionsregulation hilfreich sein könnten bzw. warum andere Strategien gescheitert sind. Anschließend kann der betroffene Teilnehmer seine eigene Rolle im Rollenspiel übernehmen und die Strategien einüben.

In-vivo-Übungen und selbständige Übungen
Um die erlernten Strategien zu den drei Bereichen Attributionen, Stress- und Emotionsbewältigung in den Alltag zu integrieren, eignet sich beispielsweise folgende In-vivo-Übung. Diese wird als wenig belastend erlebt, da die Teilnehmer nur die Rolle eines Beobachters einnehmen. Vor Beginn der Übung füllt jeder Gruppenteilnehmer das ▶ CD Arbeitsblatt 4 („Meine hilfreichen Strategien") aus. Die Gruppe geht zu einem belebten Platz in der Stadt mit Sitz- und Rückzugsgelegenheit. Die Teilnehmer versuchen gemeinsam oder in kleinen Gruppen, soziale Interaktionen der Passanten zu beobachten und zu begründen. Im Mittelpunkt sollten dabei die Ursachenzuschreibung und die daraus folgenden Schlussfolgerungen stehen. Dazu können sie sich kurze Notizen machen. Nach 20 bis 30 Minuten bespricht die Gruppe erstmalig die Beobachtungen und die daraus gezogenen Attributionen. Zudem sollen die Teilnehmer von ihrem Stresserleben, der damit einhergehenden emotionalen Belastung in der Beobachtungssituation und der Anwendung der erlernten Bewältigungsstrategien berichten (▶ CD Arbeitsblatt 4). Eine ausführliche Nachbesprechung erfolgt zu Beginn der nächsten Gruppensitzung.

Zusätzlich werden die Teilnehmer auch hier zu individuellen Übungen bzw. Hausaufgaben motiviert. Dazu können sie allein Alltagsbeispiele aus den Bereichen „Stadtspaziergang", „Einkaufstag", „Treffen mit Freunden und Familie" und „Arbeitsbeziehungen" auswählen. Wichtig ist, dass die Teilnehmer einzelne, eng umschriebene Situationen wählen und diese anhand der Arbeitsblätter planen und vorbereiten (► CD Arbeitsblatt 5). Insbesondere die individualisierten Strategien zur Stress- und Emotionsbewältigung müssen wiederholt eingeübt werden, wofür sich die selbständigen Übungen besonders eignen. Dies ermöglicht es, Stress und belastende Emotionen auch als Reaktion auf die jeweiligen Attributionen im Anschluss an die selbständigen Übungen ausführlich zu besprechen. Zusätzlich bietet sich nun an, die schon erlernten Strategien der anderen neuro- und sozialkognitiven Funktionen in die selbständigen Übungen einfließen zu lassen. Diese abschließende Integration sämtlicher Kompensationsstrategien bedarf einer besonders ausführlichen Vorbereitung und Nachbesprechung.

2.4 Beispielhafte inhaltliche Gestaltung von 30 INT-Sitzungen

Zur Veranschaulichung von Didaktik, Therapieinhalt und -verlauf wurde nachfolgend eine INT-Gruppe beispielhaft über 30 Sitzungen zu je 90 Minuten protokolliert. Dabei ist zu beachten, dass der Umfang der 30 Sitzungen weitgehend der erhobenen Indikationsstellung für die 5–8 Teilnehmer entsprach. Es handelte sich um eine homogene Gruppe bestehend aus Teilnehmern mit Gruppenerfahrung, teilweise ausgeprägten Ressourcen sowie kognitiven Funktionseinbußen in nur wenigen Bereichen. Bei heterogeneren Gruppen mit erhöhten Funktionseinbußen ist entsprechend von einer längeren Therapiedauer und teilweise von anderen Therapieinhalten auszugehen.

Jede Sitzung ist kurz beschrieben und einem der vier Therapiebereiche (Module A–D) zugeordnet. Die einzelnen Themenblöcke gehen dabei fließend ineinander über. Inhalte des nächsten Themas beginnen bereits, während das vorangegangene Thema noch abschließend bearbeitet wird. Selbständig durchzuführende Übungen und In-vivo-Übungen sind nur beispielhaft an einigen Stellen erwähnt.

- **Modul A: Geschwindigkeit der Informationsverarbeitung und Aufmerksamkeit sowie Emotionswahrnehmung (7 Sitzungen)**
- ▪▪ **Sitzung 1: Einstieg in die Gruppe und Einführung in den Bereich der Geschwindigkeit der Informationsverarbeitung**
- ▬ Kurze Übersicht zu den Therapieinhalten, gegenseitiges Kennenlernen und Etablieren von Gruppenregeln.
- ▬ Einführung in den Bereich der Geschwindigkeit der Informationsverarbeitung.
- ▬ Förderung der Selbstwahrnehmung über erste CogPack-Übungen (z. B. VISUMOTOR). Austausch über Kenntnisse/Vorerfahrungen im Umgang mit

dem Computer (Keinen Druck aufbauen! Jeder kann das!) Zur gegenseitigen Unterstützung durch positive Rückmeldungen aufmuntern.
Nach jeder Übung werden die Ergebnisse betrachtet und Verbesserungen verstärkt.
- ▬ Feedbackrunde: War die Übung aktivierend, hat sie mir gefallen? Erlebte ich mich als schnell/langsam?
- ▬ Einschätzen des eigenen kognitiven Profils im Zielbereich (Arbeitsblatt).
- ▬ Schlussblitzlicht.
Dieses kann am Ende jeder Sitzung durchgeführt werden, ist jedoch nicht zwingend, weshalb in den folgenden Übungen auf einen entsprechenden Hinweis verzichtet wird.

- ▪▪ **Sitzung 2: Einführung in die Bereiche Geschwindigkeit und Aufmerksamkeit/Vigilanz**
- ▬ Kurze Befindlichkeitsrunde. Zusätzliches Auffrischen der ersten Sitzung: Als Gedächtnisübung werden die Inhalte der letzten Sitzung zusammengefasst. Diese Übung wird von jetzt an zu Beginn jeder Sitzung durchgeführt! (Wird in den folgenden Sitzungen nicht mehr erwähnt).
- ▬ Einflussfaktor Wachheit: Herstellen des Selbst- und Alltagsbezugs über das gemeinsame Lesen der entsprechenden Vignetten. Bezug herstellen zur CogPack-Übung: Fühlte ich mich bei der Übung wach oder müde? Wie würde sich meine Geschwindigkeit verändern, wenn ich mich wacher fühlte?
- ▬ Einführung der Themenbereiche Aufmerksamkeit und Vigilanz sowie Lesen der entsprechenden Vignetten.

- ▪▪ **Sitzung 3: Einführung zu den Einflussfaktoren auf die Geschwindigkeit der Informationsverarbeitung und Aufmerksamkeit/Vigilanz**
- ▬ Einflussfaktor Interesse: Übung mit aktuellen Tageszeitungen oder Zeitschriften: Die Teilnehmer wählen aus verschiedenen Zeitungen oder Zeitschriften eine aus. Sie dürfen darin herumstöbern und sollen sich beobachten, wo ihre Aufmerksamkeit hängen bleibt. Anschließend Diskussion der Texte und Bilder, welche bei den einzelnen Teilnehmern auf Interesse gestoßen sind. Aktivierung von Ressourcen!
- ▬ Einflussfaktor Tagesrhythmus: Das Arbeitsblatt „Wachheit und Geschwindigkeit/Aufmerksamkeit" bearbeiten: Modell eines beispielhaften Tagesverlaufs des Grades temporärer Wachheit durch die Therapeuten; dann individuelles Ausfüllen der Verläufe durch die Teilnehmer. Danach Erarbeiten von individuellen Tageszeiten und Situationen, in denen Müdigkeit eine Schwierigkeit darstellt. Sensibilisierung für Veränderungswünsche und -möglichkeiten.

- Einflussfaktoren Medikamente, Motivation und Stimmung einführen und anhand der Materialien bearbeiten.

■■ **Sitzung 4: Kompensation und Restitution in den Bereichen Geschwindigkeit der Informationsverarbeitung und Aufmerksamkeit/ Vigilanz**
- Erarbeiten verschiedener verhaltenstherapeutischer Techniken wie z. B. Aktivpausen, Selbstverbalisationen als Kompensationsmöglichkeiten.
- Erste Erfahrungen der Teilnehmer in der Anwendung der Bewältigungsstrategien in Gruppenübungen (Therapiematerialien: IPT-Kärtchenübung und Kärtchenübung „Geschwindigkeit").
- Alltagsbezug herstellen zu den spezifischen Lebensbereichen Wohnen, Arbeit und Freizeit unter Berücksichtigung des individuellen Schlaf-Wach-Rhythmus.
- Wechsel in den PC-Raum und kurzes Einüben (15 Minuten) der Kompensationsstrategien am PC (CogPack, z. B. Übungen AKKORD, UFO, STERNTALER).
- Gruppe mit einer selbständig durchzuführenden Übung beauftragen (z. B. Selbstbeobachtung im Zielbereich).

■■ **Sitzung 5: Restitution in den Bereichen Geschwindigkeit und Aufmerksamkeit/Vigilanz sowie Einführung in die Emotionswahrnehmung**
- Nachbesprechen der selbständig durchgeführten Übung: Problemanalyse und Verstärkung von Erfolgserlebnissen.
- Wiederholtes Einüben der Kompensationsstrategien zu den neurokognitiven Zielbereichen am PC (max. 30 Minuten); Nachbesprechung der Übungen: Wie erlebte ich die Übung? War sie spannend oder langweilig? Wie schnell war ich und wie lange konnte ich mich konzentrieren? Welche Bewältigungsstrategien haben mir geholfen?
- Überprüfen der eingangs gemachten Selbsteinschätzung der eigenen Leistungsfähigkeit in den Zielbereichen.
- Wechsel in den Gruppenraum: Einführung zur Emotionswahrnehmung mittels Informationsblättern (Filtermodell, Definition von Grundemotionen) und Vignette (Selbst- und Alltagsbezug).
- Selbsteinschätzung der eigenen Leistungsfähigkeit im Zielbereich der Emotionswahrnehmung (Arbeitsblatt).

■■ **Sitzung 6: Restitution in den Zielbereichen Geschwindigkeit, Aufmerksamkeit und Vigilanz und Kompensation im Bereich der Emotionswahrnehmung**
- Strategien zur Affektdekodierung (Mimik, Gestik, Haltung) in einer Gruppendiskussion sammeln und mittels Informationsblättern ergänzen.

- Affektdekodierung in drei Stufen: Verwenden der Ekman-Bildserie und der zur Verfügung stehenden e-Materialien. Wichtig bei der Gruppendiskussion: Unterscheiden zwischen Fakten und spontanen Vermutungen/Behauptungen!
- Restitution des neurokognitiven Teils: Die letzten 15–30 Minuten werden die CogPack-Übungen und/ oder die Kärtchenübungen (IPT, Geschwindigkeit) wiederholt verwendet. Abschließende Überprüfung der eingangs getätigten Einschätzung zur eigenen Leistungsfähigkeit im Zielbereich.

■■ **Sitzung 7: Restitution im Bereich der Emotionswahrnehmung**
- Kärtchenübung zur emotionalen Konzeptbildung.
- Restitution: Wiederholte Vorgabe der e-Materialien zur Affektdekodierung.
- Überprüfen der Selbsteinschätzung der eigenen Leistungsfähigkeit im Zielbereich.
- Selbständig durchzuführende Übung (z. B. Affektausdruck von nahe stehenden Personen im Alltag beobachten und notieren).

■ **Modul B: Verbales und visuelles Lernen und Gedächtnis sowie soziale Wahrnehmung (6 Sitzungen)**
■■ **Sitzung 8: Einführung und Kompensation in den Bereichen Lernen und Gedächtnis**
- Nachbesprechen der selbständig durchgeführten Übung (Emotionswahrnehmung).
- Einführung des verbalen und visuellen Gedächtnisses mittels Informationsblättern (Gedächtnisformen und -inhalte, Speichermodell) und Vignette (Selbst- und Alltagsbezug).
- Beginn des Kompensationsteils: Sammeln von bereits verwendeten Kompensationsstrategien der Teilnehmer.

■■ **Sitzung 9: Kompensation und Restitution in den Bereichen Lernen und Gedächtnis**
- Kurze Befindlichkeitsrunde; wieder Auffrischen der letzten Sitzung.
- Weitere Kompensationsstrategien zur Verbesserung des Gedächtnisses mittels Informationsblättern erarbeiten (verbales Gedächtnis, Text- und Gesprächsinhalte memorieren, Zahlengedächtnis, visuelles Gedächtnis, prospektives Gedächtnis) und in entsprechenden Gruppenübungen erstmalig anwenden.
- Wechsel in den PC-Raum: Einüben der erarbeiteten Kompensationsstrategien in CogPack-Übungen zu den verschiedenen Gedächtnisinhalten (z. B. MERKEN).

■■ **Sitzung 10: Restitution in den Bereichen Lernen und Gedächtnis**

— Weitere CogPack-Übungen (z. B. NEUoderNICHT, BILDARCHIV, SCHILDERWALD, AUGENZEUGE, LESEN) mit der Instruktion, einzelne Kompensationsstrategien gezielt anzuwenden, um auszutesten, welche dieser Strategien besser zur eigenen Person passen. Die PC-Übungen sind ausführlich nachzubesprechen.

— In einem zweiten Teil werden unter Verwendung der zur Verfügung stehenden Materialien Gruppenübungen durchgeführt (z. B. Begriffs-, Namens- und Zahlenlisten merken; interaktive Übung „neue Identität"; Textinformationen merken).

— Abschließend werden die Teilnehmer aufgefordert, zu Hause selbständig eine Gedächtnisübung durchzuführen (z. B. sich die Namen der Nachbarn zu merken).

■■ **Sitzung 11: Restitution in den Bereichen Lernen und Gedächtnis sowie Einführung in die Bereiche soziale Wahrnehmung und Perspektivenübernahme**

— Nachbesprechen der selbständig durchgeführten Gedächtnisübung.

— Restitution zu den Bereichen Lernen und Gedächtnis (▶ Sitzung 10, 2. Teil)

— Einführung und Definition der sozialen Wahrnehmung und der Perspektivenübernahme (ToM) mittels Informationsblättern (situationsadäquates Erkennen von Informationen, Unterscheiden von Fakten und Annahmen, sich in andere hineinversetzen) und Vignette (Selbst- und Alltagsbezug).

— Selbsteinschätzung der eigenen Funktionsfähigkeit im Zielbereich (Arbeitsblatt).

■■ **Sitzung 12: Kompensation in den Bereichen soziale Wahrnehmung und Perspektivenübernahme**

— Strategien zur Verbesserung der sozialen Wahrnehmung in drei Schritten anhand bildlich dargestellter Stimuli (IPT-Bilder): Informationssammlung, Interpretation und Titelfindung.

— Selbst- und Alltagsbezug der dargestellten Situationen, die im Rollenspiel nachgestellt werden können (Habe ich solche Situationen auch erlebt? Wie ging es mir dabei? Wie habe ich mich verhalten?).

— Die Perspektive der dargestellten Personen einzunehmen versuchen (Wie fühlt sich der andere, was denkt er? Welche Fakten belegen meine Vermutung?).

— Falls die Teilnehmer Schwierigkeiten bei den auf den IPT-Bildern enthaltenen Emotionsausdrücken bekunden, sind die Affektdekodierungsstrategien mittels entsprechender Bildmaterialien aus Modul A kurz zu repetieren.

■■ **Sitzung 13: Kompensation und Restitution in den Bereichen soziale Wahrnehmung und Perspektivenübernahme**

— Gruppenübung zur sozialen Perspektivenübernahme anhand der Therapiematerialien (Materialien mit Beispielsituationen, e-Materialien zur Perspektivenübernahme mit den drei Themen „Städte", „Wasser" und „Menschen". Dabei beschreibt die eine Gruppenhälfte ein Zielbild; die andere Gruppenhälfte muss dieses beschriebene Zielbild aus 20 thematisch ähnlichen Bildern identifizieren).

— Analyse von Filmausschnitten (Um was geht es? Was ist die zentrale Aussage der Filmsequenz?).

— Wiederholte Bearbeitung weiterer IPT-Bilder.

— Überprüfen der eingangs gemachten Selbsteinschätzung der Funktionsfähigkeit im Zielbereich (Arbeitsblatt).

■ **Modul C: Denken und Problemlösen sowie soziale Schemata (8 Sitzungen)**

■■ **Sitzung 14: Einführung in die Bereiche Denken und Problemlösen**

— Einführung und Definition der Bereiche Denken (kognitive Flexibilität und Konzeptbildung) und Problemlösen (Ziel- und Problemorientierung: Soll-Ist-Zustand) mittels Informationsblättern und Vignette (Selbst- und Alltagsbezug).

— Bezug zu Geschwindigkeit der Informationsverarbeitung, Aufmerksamkeit und Gedächtnis (Module A und B) als Voraussetzung für gut funktionierende Denk- und Problemlösefunktionen herstellen.

— Gruppenübungen zur Demonstration und Erfahrungssammlung im Umgang mit den kognitiven Zielfunktionen.

— Selbsteinschätzung der eigenen Funktionsfähigkeit im Zielbereich.

■■ **Sitzung 15: Einführung und Kompensation in den Bereichen Denken und Problemlösen**

— Identifikation von Einflussfaktoren auf das Denken und Problemlösen (Informationsblatt).

— Hindernisse bei der Zielrealisierung aus dem Alltag der Teilnehmer.

— Erarbeiten von Bewältigungsstrategien zur Verbesserung der Zielrealisierung: Problemlösemodell in 6 Schritten (Informationsblatt).

— Weitere Gruppenübung zum Zielbereich (Materialien).

— Individuelle Übung zur Zielrealisierung hinsichtlich eines persönlichen Alltagsproblems, das realistisch lösbar erscheint. Jeder Teilnehmer bestimmt mindestens eine individuelle Problemstellung (Zieldefinition), welche nacheinander im Plenum bearbeitet wird. Die Umsetzung der in der Gruppe erarbeiteten

Lösungsstrategien erfolgt zwischen den nächsten Sitzungen und bedarf einer ausführlichen Vor- und Nachbesprechung. Diese Intervention erstreckt sich über die nachfolgenden Sitzungen.

▪▪ Sitzung 16: Kompensation im Bereich Problemlösen
- Nachbesprechen der selbständig umgesetzten Zielrealisierungsstrategien (Problemanalyse, bestimmen alternativer Lösungsstrategien).
- Besprechen der noch nicht im Plenum thematisierten, individuellen Problemstellungen und Erarbeiten von Lösungsstrategien.

▪▪ Sitzung 17: Kompensation und Restitution im Bereich Problemlösen
- Nachbesprechen der selbständig umgesetzten Zielrealisierungsstrategien (Problemanalyse, bestimmen alternativer Lösungsstrategien).
- Erarbeiten von Strategien zur zielorientierten Handlungsplanung (Informationsblatt) und Anwenden in Gruppenübungen (Materialien).
- Wechsel in den PC-Raum: Anwenden der erarbeiteten Kompensationsstrategien in CogPack-Übungen (z. B. WAAGE, LABYRINTHE).

▪▪ Sitzung 18: Kompensation im Bereich Denken sowie Restitution in den Bereichen Denken und Problemlösen
- Nachbesprechen der selbständig umgesetzten Zielrealisierungsstrategien (Problemanalyse, bestimmen alternativer Lösungsstrategien).
- Erarbeiten von Kompensationsstrategien bezüglich „die richtigen Worte besser zu finden" (Konzeptbildung).
- Gruppenübungen ermöglichen erste Erfahrungen in der Umsetzung der erarbeiteten Strategien (Materialien).
- Wechsel in den PC-Raum: Wiederholtes Anwenden der erarbeiteten Kompensationsstrategien in CogPack-Übungen (z. B. WAAGE, LABYRINTHE, ANAGRAMME, WORTRATEN, BEGRIFFE).

▪▪ Sitzung 19: Restitution in den Bereichen Denken und Problemlösen sowie Einführung in den Bereich soziale Schemata
- Nachbesprechen der selbständig umgesetzten Zielrealisierungsstrategien (Problemanalyse, bestimmen alternativer Lösungsstrategien).
- Wiederholtes Einüben der individualisierten Strategien zum Problemlösen, Handlungsplanung und Konzeptbildung – abwechslungsweise in Gruppenübungen und PC-Übungen (CogPack-Übungen teil-

weise im Zweierteam oder als Wettkampf zwischen den zwei Gruppenhälften).
- Überprüfen der vorgängig getätigten Selbsteinschätzungen in den Zielbereichen (Arbeitsblatt).
- Einführung und Definition von sozialen Schemata (soziale Regeln und Rollen) mittels Informationsblättern und Vignette (Selbst- und Alltagsbezug.
- Herstellen eines unmittelbaren Bezugs der sozialen Schemata auf Denken, Problemlösen und Handlungsplanung: Soziale Schemata beinhalten Handlungsabfolgen und Vorurteile im sozialen Kontext.
- Selbsteinschätzung der eigenen Funktionsfähigkeit im Zielbereich (Arbeitsblatt).
- Thema Vorurteile und Stigmatisierung: Erfahrungen der Teilnehmer.

▪▪ Sitzung 20: Kompensation im Bereich soziale Schemata
- Nachbesprechen der selbständig umgesetzten Zielrealisierungsstrategien (Problemanalyse, bestimmen alternativer Lösungsstrategien).
- Identifizieren sozialer Regeln und Rollen (Informationsblatt „Wie erkenne ich wenn ich mich nicht regelkonform verhalte?").
- Strategien zum Umgang mit Stigmatisierung bzw. sich abgrenzen können (Informations- und Arbeitsblätter) werden im Rollenspiel ausprobiert.

▪▪ Sitzung 21: Kompensation und Restitution im Bereich soziale Schemata
- Gruppenübungen zu sozialen Handlungsabfolgen und -planung (soziale Skripts: Therapiematerialien).
- Analysieren von sozialen Schemata in Filmausschnitten (Verletzen und Einhalten sozialer Regeln).
- Überprüfen der eingangs vorgenommenen Einschätzung der eigenen Funktionsfähigkeit im Zielbereich (Arbeitsblatt).

▪ Modul D: Arbeitsgedächtnis und Attribution/ Emotionsregulation (9 Sitzungen)
▪▪ Sitzung 22: Einführung in den Bereich Arbeitsgedächtnis
- Einführung und Definition des Arbeitsgedächtnisses mittels Arbeitsblatt (Arbeitsspeicher als Schaltzentrale, Funktionalität bei Reizüberflutung, selektive Aufmerksamkeit) und Vignette (Alltags- und Selbstbezug).
- Bezug zu vorangegangenen neurokognitiven Funktionsbereichen herstellen, welche eine Voraussetzung für die unmittelbare Verarbeitung im Arbeitsspeicher darstellen (z. B. Aufmerksamkeit, verbales und visuelles Gedächtnis).
- Selbsteinschätzung der eigenen Leistungsfähigkeit im Zielbereich (Arbeitsblatt).

■■ **Sitzung 23: Kompensation im Bereich
Arbeitsgedächtnis**

— Strategien zum Umgang mit Ablenkung und Überaktivierung bei Reizüberflutung (Informationsblätter
und Arbeitsblatt) erarbeiten.

— Bewerten eigener, automatischer Handlungsrituale
zur Bewältigung von innerer und äußerer Reizüberflutung (Kosten-Nutzen-Rechnung, Entscheidungs-
hilfen).

— Neue Strategien zur Verhinderung von Ablenkung
und Überaktivierung in Gruppenübungen erstmals
einsetzen (Materialien).

— Wechsel zwischen mehreren Handlungen: Strategien,
um eine Handlung loszulassen und zur nächsten
Handlung überzugehen (Arbeitsblatt und Materialien).

■■ **Sitzung 24: Kompensation und Restitution
im Bereich Arbeitsgedächtnis**

— Selektive Aufmerksamkeit: Strategien zur Verminde-
rung von Ablenkung, auch während eines Gesprächs
(Informationsblätter und Materialien). Einüben der
Strategien in Rollenspielen.

— Übergang zum Restitutionsteil: Verschiedene Grup-
penübungen (z. B. Zündholzübung (Strategielernen),
Kärtchenübung (kognitive Flexibilität), mehrere
Tätigkeiten gleichzeitig ausüben (Handlungswechsel;
Materialien), Bildserien zur selektiven Wahrneh-
mung (Materialien) wechseln sich in Blöcken mit
PC-Übungen ab (CogPack: z. B. SUCHE, PUNK-
TumPUNKT, GELD, INTERFERENZ, FARBENu.
WORTE) ab.

■■ **Sitzung 25: Restitution im Bereich
Arbeitsgedächtnis**

— Fortsetzung des Restitutionsteils aus Sitzung 24:
Gruppenübungen und PC-Übungen in Blöcken zu je
20–30 Minuten mit Nachbesprechung.

— Überprüfen der vorgängig eingeschätzten Leistungsfähigkeit im Zielbereich.

— Abschließendes Vorbesprechen einer bereits angekündigten gemeinsamen In-vivo-Übung außerhalb
des Therapieraums während der nächsten (zeitlich
etwas verlängerten) Sitzung: Die Gruppe beschließt,
zu dieser Thematik einen gemeinsamen Ausflug
in ein nahe gelegenes Warenhaus zu machen. Als
individuelle Zielstellung wurde definiert, dass sich
jeder Teilnehmer vorab eine Liste mit Dingen erstellt,
zu denen er vor Ort Informationen einholt (z. B. Vor-
hänge für die Küche, Kleidung, Mobiltelefon, etc.).
Als weitere Zielvorgabe gilt es, sich vor Ort trotz
Reizüberflutung nach der entsprechenden Abteilung
zu erkundigen und eine zuständige Fachperson an-

zusprechen, um die entsprechenden Informationen
einzuholen.

Diese In-vivo-Übung mag für einige Teilnehmer im
oberen Bereich der Belastungsfähigkeit liegen. Eine
gute Vorbereitung (z. B. Rollenspiel) mit schriftlichen Notizen jedes Teilnehmers sowie angebotene
Hilfestellungen durch die Therapeuten sind daher
unverzichtbar.

■■ **Sitzung 26: In-vivo-Übung im Bereich
Arbeitsgedächtnis**

— Kurze Vorbereitung der bevorstehenden und bereits
besprochenen Übung.

— Gemeinsam zum Warenhaus gehen. Die Gruppe
teilt sich auf und wird jeweils von einem Therapeuten begleitet. Ein Treffpunkt an einem ruhigen Ort
wurde vereinbart (z. B. Ausgangsbereich, Cafeteria
des Warenhauses als Rückzugsmöglichkeit). Hat ein
Teilnehmer Schwierigkeiten, unterstützt ihn der Therapeut oder lenkt ihn mittels Gespräch von der Stress
auslösenden Situation ab.

— Nach der Übung erfolgt eine ausführliche Nachbesprechung (Habe ich das Ziel erreicht? Wie konnte
ich mit Reizüberflutung und Ablenkung umgehen?
Was habe ich dabei gedacht, was gefühlt? Empfand
ich großen Stress?). Die Nachbesprechung findet unter Umständen auch zu Beginn der nächsten Sitzung
statt.

■■ **Sitzung 27: Einführung und Kompensation
im Bereich Attribution**

— Einführung und Definition von Attributionen mittels
Arbeitsblatt (spontane internale und externale Ursachenzuschreibung und Schlussfolgerungsprozesse)
und Vignette (Alltags- und Selbstbezug).

— Selbsteinschätzung der eigenen Funktionsfähigkeit
im Zielbereich (Arbeitsblatt).

— Gruppendiskussion zu möglichen Einflussfaktoren
auf den individuellen Attributionsprozess (Informationsblatt).

— Den Fokus auf den eigenen Attributionsstil legen
und die eigenen spontanen Attributionen und deren
Konsequenzen hinterfragen (Arbeitsblatt, Informationsblätter).

— Reattribution: spontane Attributionen durch alternative Ursachenzuschreibungen ersetzen und die
Konsequenzen vergleichen (Gruppenübung).

■■ **Sitzung 28: Restitution im Bereich Attribution**

— Reattribuierung in 4 Stufen: Situationen ohne
Interaktion mit vorgegebener Ursachenzuschrei-
bung, Situationen mit Interaktion mit vorgegebener
Ursachenzuschreibung, Situationen mit Interaktion

2

ohne vorgegebene Ursachenzuschreibung, Ursachenzuschreibung aus der Rolle des Beobachters.

- Wiederholte Gruppenübung zu sozialen Attributionen anhand von Materialien aus beiliegender ▶ CD und von Filmsequenzen.
- Überprüfen der eingangs gemachten Selbsteinschätzung der eigenen Funktionsfähigkeit im Zielbereich (Arbeitsblatt).

■■ **Sitzung 29: Einführung und Kompensation im Bereich Emotionsregulation**

- Einführung und Definition von „Emotionsregulation" mittels Arbeitsblatt (Vulnerabilitäts-Stress-Modell, Modell der Emotionsregulation) und Vignette (Alltags- und Selbstbezug).
- Selbsteinschätzung der eigenen Funktionsfähigkeit im Zielbereich (Arbeitsblatt).
- Bezug zu vorangegangenen neurokognitiven und sozialkognitiven Funktionsbereichen herstellen, in welchen i. d. R. emotionale Belastungen und Stresserleben als individuelles Therapieziel genannt, jedoch vorerst zurückgestellt wurden.
- Selbsteinschätzung der eigenen Fertigkeiten mit Stress und belastenden Emotionen umgehen zu können (Arbeitsblatt).
- Erarbeiten und erstes Einüben von Stressbewältigungs- und Emotionsregulationsstrategien (Informationsblätter).
- Selbständig durchzuführende Übung zwischen den Sitzungen: Anwenden der erlernten Bewältigungsstrategien in realen Situationen des individuellen Alltags.

■■ **Sitzung 30: Restitution im Bereich Emotionsregulation und Abschluss der Therapie**

- Nachbesprechen der selbständig durchgeführten Übung (Wo gab es Probleme? Was könnte ich an meiner Strategie verändern?).
- Weiteres Einüben der Stressbewältigungs- und Emotionsregulationsstrategien in Gruppenübungen.
- Abschluss der Therapie: Kurze Rekapitulation der Therapieinhalte. Wo konnten Bewältigungserfahrungen gemacht werden? Hat sich die selbst eingeschätzte kognitive Leistungsfähigkeit in den verschiedenen Zielbereichen der vier Module verändert? (Arbeitsblatt).
- Rückmelderunde zur Therapie durch Therapeutenteam und Teilnehmer.
- Wie weiter? Vernetzung und Hinweise auf weiterführende Behandlungsangebote bei „Kaffee und Kuchen".

2.5 Motivationsaufbau, Beziehungsgestaltung und Gruppenprozesse

2.5.1 Motivationsaufbau und Beziehungsgestaltung

Menschen mit einer Schizophreniediagnose erscheinen in der Regel nur bedingt, wenig bzw. nicht für entsprechende Behandlungsangebote motiviert. Deshalb erfordert der therapeutische Umgang im Einzelkontakt und in der Gruppe sowohl bei den behandelnden Therapeuten als auch beim zuweisenden Einzelbehandler besondere Kompetenzen, die nachfolgend kurz beschrieben werden. In diesen Erläuterungen wird davon ausgegangen, dass der Haupttherapeut der INT-Gruppe gleichzeitig der verantwortliche Einzeltherapeut ist. Ist dies nicht der Fall, bedarf es einer engen Kooperation zwischen Zuweiser und dem für die Gruppe verantwortlichem Haupttherapeuten.

Bevor ein Betroffener an einer INT-Gruppe teilnimmt, lädt ihn der Therapeut zu Vorgesprächen im Einzelsetting ein. Diese Gespräche umfassen ca. 1–5 Termine à 30–45 Minuten über maximal 4 Wochen. Die Anzahl der Termine hängt dabei vom Motivationsstand des betreffenden Teilnehmers ab. Bestehen wenig bzw. keine Teilnahmemotivation und/oder Einsicht in die momentane Problem- und Lebenssituation, so benötigt der Therapeut mehr Zeit für den Motivationsaufbau. Die Länge der Gespräche erscheint mit 30–45 Minuten optimal, um die Informationsaufnahme des Betroffenen nicht zu überlasten und eine zu schnelle und ausgeprägte emotionale Stimulierung zu vermeiden. Zu Beginn der Gespräche werden hauptsächlich positive, ressourcenorientierte Inhalte (z. B. ehrliche Komplimente machen, positives Erleben thematisieren) angesprochen. Später können sukzessive erlebens- und verhaltenszentrierte Optimierungsmöglichkeiten angesprochen werden. Es wird vermieden, von Defiziten zu sprechen.

Die Gespräche umfassen folgende Ziele:

- Hoffnung vermitteln, intrinsische Motivation zur Veränderung verstärken
- Ressourcen thematisieren und verdeutlichen
- Gegenüber annehmen und gleichzeitig fördern
- Positiven, wertschätzenden Umgang aufbauen
- Aufklären, informieren, gemeinsam Entscheidungen treffen
- Selbstwirksamkeit und Unabhängigkeit fördern

■ **Hoffnung vermitteln, intrinsische Motivation zur Veränderung verstärken**

Veränderungsbereitschaft kann leichter entstehen, wenn eine Person Hoffnung schöpft, dass eine scheinbar ausweglose Situation sich zum Guten wenden kann. Deshalb kommuniziert der Therapeut positive Veränderungsmöglichkeiten in kleinen und realistischen Schritten und weckt damit Hoffnungen. Jeder Betroffene zeigt für irgendeinen persönlichen Bereich intrinsische (Veränderungs-)Motivation. Diese, einer Person eigene Motivation, gilt es wahrnehmen und verstärken zu können, z. B. mehr mit anderen zusammen sein; einen eigenen Beruf lernen; alleine und unabhängig wohnen. Die intrinsische Motivation kann im Gespräch mit dem Therapeuten weiter gefördert und in die therapeutischen Interventionen der INT eingebettet werden. Damit ergeben sich bei Betroffenen Gedanken wie z. B. „Wenn ich die INT absolviere, fördert das meinen erfolgreichen Kontakt mit anderen."

■ **Ressourcen thematisieren und verdeutlichen**
Jeder Mensch besitzt Ressourcen, unabhängig davon wie schwer eine psychische Störung bzw. Erkrankung ist. Sie müssen nur aktiviert und wahrnehmbar werden. Dies ist Aufgabe des Therapeuten. Ressourcen können z. B. sein: Spaziergänge machen, bestimmte Spiele spielen, anderen helfen, kleine Aufgaben übernehmen, etwas lernen wollen. Ressourcenaktivierung eignet sich nach unseren Erfahrungen immer dann, wenn ein positiver Beziehungsaufbau zu Therapiebeginn angestrebt wird; aber auch während spannungsreichen konflikthaften Therapieabschnitten zur Stärkung und Vertiefung des therapeutischen Kontaktes. Die therapeutische Beziehungsgestaltung ist dabei eher als komplementär zu bezeichnen.

■ **Gegenüber annehmen und gleichzeitig fördern / Positiven, wertschätzenden Umgang aufbauen**
Betroffene sollen in den Vorgesprächen und auch später während der Gruppentherapie das Gefühl haben, dass der Therapeut sie als Subjekt und damit als einmalige Person uneingeschränkt annimmt. Die dafür notwendige positive wertschätzende Kommunikation und Interaktionsgestaltung (vgl. z. B. „Motivierende Gesprächsführung" von Miller u. Rollnick 2009) dient besonders diesem Ziel. Sie liefert die Basis für eine tragfähige (Gruppen-)Therapiebeziehung, innerhalb derer ein Betroffener vorsichtig erste Veränderungsschritte wagen kann. In der Gruppentherapie fördert diese Grundhaltung insbesondere auch die Gruppenkohäsion. Die beschriebene therapeutische Grundhaltung ist damit weniger eine Therapietechnik; vielmehr stellt sie unserer Meinung nach eine Grundethik und Grundhaltung für Therapeuten im Umgang mit Betroffenen dar.

■ **Aufklären, informieren, gemeinsam Entscheidungen treffen**
Weiterhin trägt eine offene und auf Informationen basierte therapeutische Gesprächsführung zu einer guten tragfähigen Therapiebeziehung bei. Betroffene werden in den Vorgesprächen oder während der Gruppentherapie genau über die nächsten Therapieziele und -schritte dosiert informiert und in entsprechende zielfokussierte Entscheidungen einbezogen. Dabei ist es wichtig, dass der Therapeut erkennt, wie viel an klarer und eindeutiger Information, Transparenz und Entscheidungsspielraum er dem einzelnen Betroffenen zumuten kann. Eine Unterteilung in kurz-, mittel- und langfristige (Therapie-)Ziele ist sinnvoll (vgl. auch ► Kap. 4). In jedem Fall müssen kurzfristige Ziele gut und verständlich kommuniziert werden und auf gegenseitige Akzeptanz stoßen.

■ **Selbstwirksamkeit und Unabhängigkeit fördern**
Während der Vorgespräche betont der Therapeut, dass die Teilnahme an der INT-Gruppe besonders zu mehr Selbstwirksamkeit (z. B. Eigene Wünsche und Ziele verwirklichen.) und Unabhängigkeit (z. B. Weniger Personen des Gesundheitswesens kontaktieren müssen.) führen soll.

Hat sich ein Betroffener – vielleicht nach der Teilnehme an einer „Schnuppersitzung" – entschlossen, in die Gruppe einzutreten, gilt es, seine Motivation weiter aufrechtzuerhalten. Dies geschieht einerseits durch die therapeutische Grundhaltung und die therapeutischen Kompetenzen in der strukturierten Gruppenführung (► Abschn. 2.5.2) und andererseits durch den didaktischen Aufbau der INT. Die sehr abwechslungsreich gestalteten therapeutischen Interventionen (mit der Verwendung unterschiedlicher Therapiematerialen), die schrittweise Anpassung des Therapieinhalts an das individuelle Belastungs- und Leistungsniveau der Patienten (Reduktion von Fehlern), die Wahlfreiheit der Teilnehmer in einem Großteil der individualisierten Interventionen sowie der stringente Alltagsbezug der Themen haben sich als vorteilhaft für die Förderung und Aufrechterhaltung der Motivation erwiesen.

An dieser Stelle muss nochmals hervorgehoben werden, dass die Durchführung der INT neben der Anwendung genau definierter Therapietechniken die eben beschriebene Grundhaltung des Therapeuten voraussetzt. Durch diese therapeutische Grundhaltung lassen sich eher eine gute Motivation und eine mittel- und längerfristig tragfähige therapeutische Beziehung aufbauen. Wir raten deshalb nachdrücklich davon ab, die INT als die ausschließliche Anwendung von Therapietechniken im Sinne eines wenige Sitzungen umfassenden „Trainings" zu verstehen.

2.5.2 Gruppenprozesse

Die Durchführung von Gruppen mit Schizophrenie-Betroffenen stellt besondere Anforderungen an den Gruppentherapeuten. Insbesondere dürfte der Einsatz von gut strukturierten Übungen und einem ebenfalls gut strukturiertem Therapeutenstil zum Aufbau eines guten Gruppenklimas und damit einer optimalen Gruppenkohäsion wichtig sein. Dies gilt vor allem auch zu Beginn einer Gruppe, wenn die Teilnehmenden noch wenig miteinander vertraut sind. Strukturgebung, Angst, Motivation und psychophysiologische Aktivation (unabhängige Variablen) müssen in engem Zusammenhang mit der jeweiligen Struktur (unabhängige Variable), die in einer Gruppe herrscht, gesehen werden. Aufgrund unserer klinischen Erfahrungen lassen sich folgende Zusammenhänge für Gruppen mit schizophren Betroffenen formulieren (◘ Abb. 2.30).

Optimal arbeitet eine Gruppe (im Sinne von Aufgaben- und Themenbezogenheit; größtmögliche Motivation), wenn das Angstniveau sehr niedrig (bzw. keine Angst vorhanden ist) und das Aktivationsniveau mittel sind. Gleichzeitig ist das Themenangebot für die Teilnehmenden von Interesse. Die Struktur ist den Gruppenanforderungen adäquat angepasst (Strukturierung optimal). Ist jedoch der Angstpegel in der Gruppe hoch (Überforderung), so liegt in der Regel ein nicht aufgabenbezogenes, hohes Aktivationsniveau vor. Die Widerstände der Teilnehmer, sich an der Gruppe zu beteiligen (Motivation), können ausgeprägt sein. Eine Struktur ist nicht vorhanden bzw. sie ist zu gering. Wird im Gegenteil in einer Gruppe überstrukturiert, so ist zwar der Angstpegel in der Regel sehr niedrig bzw. es ist keine Angst vorhanden, jedoch können sich auch hier Widerstände zur Mitarbeit ergeben, da keine Motivation mehr vorliegt (Unterforderung). Das Aktivationsniveau der Gruppe befindet sich nahezu bei null. Der Therapeut muss deshalb durch eine genaue Beobachtung und Wahrnehmung des Gruppengeschehens versuchen, auf die vier Bereiche (Motivation, Angst, Aktivationsniveau, Struktur) regulierend einzuwirken. Folgende Vorgehensweisen kann er beispielsweise wählen, um die Struktur in der Gruppe zu erhöhen:

— Leiterzentrierter Kommunikationsstil
— Direktive Gesprächsführung
— Gruppenmitglieder mit Namen ansprechen
— Keine längeren (Schweige-) Pausen entstehen lassen
— Aufgaben- und themenzentriertes Vorgehen
— Gruppenregeln und -normen etablieren
— Rückmeldung auf alle Beiträge der Teilnehmer geben
— Zusammenfassen
— Sachlich orientierte Gruppeninhalte
— Keine Interpretation oder Zweideutigkeiten
— Berechenbarkeit des Gruppenablaufs

Jede Gruppensitzung kann in drei Phasen unterteilt werden.
1. Anwärmphase
2. Themenzentrierte Phase
3. Schlussphase

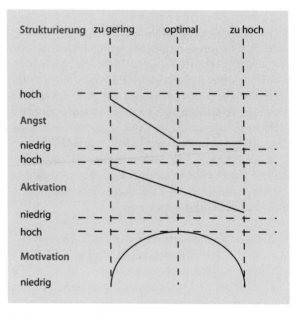

◘ **Abb. 2.30** Angst, Aktivation und Motivation in Abhängigkeit von Strukturgebung in Gruppen mit Schizophrenie-Betroffenen (Roder et al. 2008a; mit freundlicher Genehmigung des Beltz-Verlags)

Während der ersten, kürzeren Phase (5–10 Minuten) schafft der Therapeut eine entspannte, angstfreie und tragfähige Gruppenatmosphäre, die es den Teilnehmenden ermöglicht, aufgaben- und themenbezogen zu arbeiten. Dabei kann der Therapeut eine Kurzzusammenfassung zu den Themen dieser Sitzung geben und jeden Teilnehmer blitzlichtartig persönlich (positiv) ansprechen, um z. B. seine Befindlichkeit einzuholen („Joining"). Bei der themenzentrierten Phase führen die Therapeuten die für die betreffende Sitzung ausgewählten Themen ein und bearbeiten diese. Während der (kurzen) Schlussphase wird ein positives Gruppengefühl hergestellt; eventuell noch vorhandene Unklarheiten, Belastungen oder Spannungen löst der Therapeut auf. Dies kann durch einen zusammenfassenden Rückblick unter Hervorhebung der positiven Themenanteile der Sitzung geschehen. Gleichzeitig kann er die Teilnehmenden durch eine Vorausschau auf die nächste Gruppensitzung für die Teilnahme entsprechend motivieren. Als nützlich und hilfreich für ein positives Gruppenklima haben sich immer wieder die Techniken „Reframing" und „Positives Konnotieren" erwiesen. Beim Reframing stellt der Therapeut ein bestimmtes Ereignis in einen neuen, positiveren Bezugsrahmen. Beim positiven Konnotieren hebt der Therapeut positive Anteile eines bestimmten „Problems" hervor. Werden (persönliche) Probleme thematisiert, so kann eine (positive) mitfühlende Rückmeldung (Anteilnahme; „Sharing") der anderen Gruppenteilnehmer dazu führen, dass sich die Person, die das Problem einbringt, besser von der Gruppe verstanden fühlt. Die Gruppenkohäsion nimmt dadurch meistens zu.

Literatur

Baddeley AD (1986) So denkt der Mensch. Droemer-Knaur, München

Barch D, Carter C (2005) Amphetamine improves cognitive function in medicated individuals with schizophrenia and in healthy volunteers. Schizophrenia Research 77(1):43–58

Bäuml J, Pitschel-Walz G (2008) Psychoedukation bei schizophrenen Erkrankungen, 2. Aufl. Schattauer, Stuttgart

Bäuml J, Pitschel-Walz G, Berger H, Gunia H, Heinz A, Juckel G (2010) (2008). Arbeitsbuch PsychoEdukation bei Schizophrenie, 2. Aufl. Schattauer, Stuttgart

Ekman P, Friesen WV (1976) Pictures of facial affect. Consulting Psychologists Press, Palo Alto, CA

Green MF, Nuechterlein KH (2004) The MATRICS initiative: developing a consensus cognitive battery for clinical trials. Schizophrenia Research 72:1–3

Green MF, Olivier B, Crawley JN, Penn DL, Silverstein S (2005) Social cognition in schizophrenia: Recommendations from the Measurement and Treatment Research to Improve Cognition in Schizophrenia New Approaches Conference. Schizophrenia Research 31:882–887

Groß JJ (1998) The emerging Field of Emotion Regulation: An Integrative Review. Review of General Psychology 2:271–299

Groß JJ, Thompson RA (2007) Emotion regulation: Conceptual foundations. In: Groß JJ (Hrsg) Handbook of emotion regulation. Guilford Press, New York, S. 3–24

Hodel, B. (1998). *Einschätzung von „Emotionsfotos": Auswertung der Daten.* Unveröffentlichtes Arbeitspapier. Universitätslinik und Poliklinik für Psychiatrie Bern, Schweiz.

Kern RS, Liberman RP, Kopelowicz A, Mintz J, Green MF (2002) Applications of errorless learning for improving work performance in persons with schizophrenia. American Journal of Psychiatry 159(11):1921–1926

Kern RS, Green MF, Mintz J, Liberman RP (2003) Does 'errorless learning' compensate for neurocognitive impairments in the work rehabilitation of persons with schizophrenia? Psychological Medicine 33(3):433–442

Kern RS, Green MF, Mitchell S, Kopelowicz A, Mintz J, Liberman RP (2005) Extensions of errorless learning for social problem-solving deficits in schizophrenia. American Journal of Psychiatry 162:513–519

MATRICS Assessment, Inc. (2006). *Matrics consensus cognitive battery (MCCB).* Retrieved from http://www.matricsinc.org/MCCB.htm#1 (May, 2009).

Medalia A, Thysen J (2008) Insight into neurocognitive dysfunction in schizophrenia. Schizophrenia Bulletin 24:1221–1230

Miller WR, Rollnick S (2009) Motivierende Gesprächsführung, 3. Aufl. Lambertus, Freiburg

Müller DR, Roder V (2008) Empirical evidence for group therapy addressing social perception in schizophrenia. In: Teiford JB (Hrsg) Social perception: 21st century issiues and challenges. Nova Science Publishers, New York, S. 51–80

Müller DR, Roder V (2010) Integrated Psychological Therapy (IPT) and Integrated Neurocognitive Therapy (INT). In: Roder V, Medalia A (Hrsg) Neurocognition and Social Cognition in Schizophrenia Patients. Basic Concepts and Treatment. Karger, Basel, S. 118–144

Müller DR, Roder V (2012) Integrierte Neurokognitive Therapie. Kognitionen als Interventionsziel bei schizophren Erkrankten. Neurologie & Psychiatrie 14(4):57–63

Nakagami E, Xie B, Hoe M, Brekke JS (2008) Intrinsic motivation, neurocognition and psychosocial functioning in schizophrenia: testing mediator and moderator effects. Schizophrenia research 105:95–104

Müller DR, Roder V (2012) Integrierte Neurokognitive Therapie. Kognitionen als Interventionsziel bei schizophren Erkrankten. Neurologie 14(4):57–63

Müller DR, Roder V (2012) Integrierte Neurokognitive Therapie. Kognitionen als Interventionsziel bei schizophren Erkrankten. Neurologie 14(4):57–63

Nuechterlein KH, Barch DM, Gold JM, Goldberg TE, Green MF, Heaton TE (2004) Identification of separable cognitive factors in schizophrenia. Schizophrenia Research 72:29–39

Olbrich R (1996) Computer based psychiatric rehabilitation: current activities in Germany. European Psychiatry 11:60–65

Olbrich R (1998) Computergestützte psychiatrische Rehabilitation. Psychiatrische Praxis 25(3):103–104

Olbrich R (1999) Psychologische Verfahren zur Reduktion kognitiver Defizite. Erfahrungen mit einem computergestützten Trainingsprogramm. Fortschritte der Neurologie Psychiatrie 67(2):74–76

Roder V, Brenner HD, Kienzle N, Hodel B (1988) Integriertes Psychologisches Therapieprogramm (IPT) für schizophrene Patienten. Psychologie Verlags Union, München

Roder V, Brenner HD, Kienzle N (2002) Integriertes Psychologisches Therapieprogramm für schizophren Erkrankte (IPT, 5. Aufl. Beltz, Weinheim

Roder V, Brenner HD, Kienzle N (2008) Integriertes Psychologisches Therapieprogramm bei schizophren Erkrankten IPT, 6. Aufl. Beltz, Weinheim

Roder V, Zorn P, Pfammatter M, Andres K, Brenner HD, Müller DR (2008) Praxishandbuch zur Verhaltenstherapeutischen Behandlung schizophren Erkrankter, 2. Aufl. Huber, Bern

Roder V, Müller DR, Brenner HD, Spaulding WD (2010) Integrated Psychological Therapy (IPT) for the treatment of neurocognition, social cognition, and social competencies in schizophrenia patients. Hogrefe, Göttingen

Roder V, Müller DR, Schmidt SJ (2011) Effectiveness of the Integrated Psychological Therapy (IPT) for schizophrenia patients: a research up-date. Schizophrenia Bulletin 37(2):71–79

Schank RC, Abelson R (1977) Scripts, Plans, Goals, and Understanding. Earlbaum Assoc, Hillsdale, NJ

Velligan DI, Kern RS, Gold JM (2006) Cognitive rehabilitation for schizophrenia and the putative role of motivation and expectancies. Schizophrenia Bulletin 32:474–485

Therapievoraussetzungen, Einsatzmöglichkeiten und Indikation

D. R. Müller, V. Roder

V. Roder, D. Müller (Hrsg.), *INT – Integrierte neurokognitive Therapie bei schizophren Erkrankten*,
DOI 10.1007/978-3-642-21440-0_3, © Springer-Verlag Berlin Heidelberg 2013

Die klinische Implementierung und Durchführung der INT ist an verschiedene institutionelle Bedingungen geknüpft, die in diesem Kapitel diskutiert werden. Weiter sind bei der Planung einer INT-Gruppe sowohl die Qualifikation des Therapeutenteams als auch die Patientenmerkmale und die Gruppenzusammenstellung zu berücksichtigen. Abschließend wird in diesem Kapitel unter Gesichtspunkten der differenziellen Indikationsstellung diskutiert, ob Patienten aufgrund ihrer Krankheits- und Behandlungsmerkmale der INT zugewiesen werden können, oder eher anderen Gruppenansätzen, wie beispielsweise dem beiden von unserer Arbeitsgruppe entwickelten Gruppentherapien: Integriertes Psychologisches Therapieprogramm IPT (Roder et al. 2008a, 2010) oder den Therapieprogrammen zum Wohn- Arbeits- und Freizeitbereich WAF (Roder et al. 2008b).

3.1   Institutionelle Rahmenbedingungen

Die allgemeinen infrastrukturellen Anforderungen an eine Institution für die Durchführung einer INT-Gruppe (Raumverhältnisse, PC, Materialien) wurden bereits in ▶ Abschn. 2.1 besprochen. Es stellt sich nun die Frage, welche Institutionsformen für die klinische Implementierung der INT geeignet sind.

3.1.1   Institutionsformen

Die INT wurde bisher vorwiegend im ambulanten und teilstationären Rahmen durchgeführt: klinikinterne und -externe Ambulatorien, Tageskliniken, (Arbeits-)Rehabilitationszentren, jedoch auch in den Räumlichkeiten von Kliniken oder Spitälern. Gemeinsam war einzig der ambulante oder teilstationäre Behandlungsstatus der Patienten. Zusätzlich eignet sich die INT auch innerhalb einer längerfristigen Behandlungsplanung für die Nachbehandlung aktuell stationär behandelter Patienten. Diese können bereits vor ihrem Klinikaustritt in die INT-Gruppe eintreten und dann nach dem Austritt weiter an der Gruppe teilnehmen. Dabei sind jedoch die Anforderungen der Gruppenzusammenstellung zu berücksichtigen (▶ Abschn. 3.3). Weiterer Überlegungen bedarf es hinsichtlich des örtlichen und institutionellen Therapieangebotes sowie der Durchführungsform offener oder geschlossener Gruppen.

3.1.2   Institutionseinheits- und institutionsübergreifendes Angebot

Innerhalb der lokalen psychiatrischen Versorgung ist es oft schwierig, während eines begrenzten Zeitfensters ge-

nügend Patienten zu rekrutieren, um die optimale Gruppengröße von fünf bis acht Teilnehmern zu erreichen. Die verantwortlichen Therapeuten sind dann auf institutionseinheitsübergreifende Angebote angewiesen, beispielsweise auf Patienten aus verschiedenen Ambulatorien und Tageskliniken eines Klinikverbundes. Weiter ist zu berücksichtigen, dass in der Regel niedergelassene Ärzte und Reha-Einrichtungen der Region oft keine Möglichkeit haben, vergleichbare (Gruppen-)Interventionen anzubieten. Eine enge Kooperation zwischen Institutionen und Niedergelassenen innerhalb der regionalen psychiatrischen Versorgung vorausgesetzt, kann zu Zuweisungen von Patienten aus einem großen Einzugsgebiet in eine INT-Gruppe führen. In unserer Klinik in Bern reisen einzelne Teilnehmer zu einem Gruppentermin aus einer Distanz von bis zu 60 km an. Dies setzt eine große Motivation und Erwartungshaltung sowohl vom Betroffenen selbst als auch von dessen Zuweiser voraus.

Die Durchführung von institutionseinheits- und institutionsübergreifenden Gruppen bedarf einer guten Kooperation zwischen dem Therapeutenteam der INT-Gruppe und den zuweisenden und verantwortlichen Einzelbehandlern (z. B. Psychiater, Psychologe, Hausarzt) sowie den zuständigen Kassenleistungsträgern. In solchen Gruppen kennen sich die einzelnen Teilnehmer bei Gruppeneintritt nicht. Dies bedingt zusätzliches Engagement der Therapeuten zur Förderung einer tragfähigen Therapiebeziehung im Gruppenkontext und zur Förderung der Gruppenkohäsion (▶ Abschn. 2.5 „Motivationsaufbau, Beziehungsgestaltung und Gruppenprozesse").

3.1.3   Institutionseinheitsinternes Angebot

Für die psychotherapeutische Behandlung ist es günstig, die INT als institutionseinheitsinternes Angebot z. B. eines Klinikambulatoriums oder einer Tagesklinik zu etablieren. Die enge Verknüpfung der Gruppentherapeuten mit den interdisziplinären Teams und eine Integration der INT in das Institutionskonzept sind hier gewährleistet. Die Generalisierung der spezifischen Therapieeffekte und deren Transfer in den Alltag der Patienten kann zusätzlich zwischen den INT-Sitzungen gefördert werden. Da sich in dieser Form der INT-Implementierung die einzelnen Gruppenteilnehmer in gleichem Maße kennen, ist der Aufbau der Gruppenkohäsion während der INT-Durchführung grundsätzlich erleichtert. Andererseits können bei diesen Rahmenbedingungen Unstimmigkeiten zwischen Teilnehmern in die Therapiegruppe hineingetragen werden. Diese sind dann in der Regel außerhalb der INT zu bearbeiten.

3.1.4 Geschlossene oder offene Gruppe

Die Vorteile geschlossener Gruppen liegen auf der Hand: Jeder Teilnehmer betritt und verlässt die Gruppe zur gleichen Zeit; jeder Teilnehmer erhält die gleiche Menge an Wissen und an Bewältigungsstrategien, die in gleichem Maße eingeübt werden; die Gruppenkohäsion ist dadurch eher stabil. Geschlossene Gruppen werden in der Regel zyklisch angeboten. Endet eine Gruppe, beginnt die nächste. Hat eine Gruppe begonnen, werden die nächsten zugewiesenen Patienten auf eine Warteliste für die nachfolgende Gruppe gesetzt. Das Format geschlossener Gruppen ist erste Wahl in Versorgung und Forschung.

In der klinischen Realität können geschlossene Gruppen jedoch oft nur bedingt angeboten werden; sei es aus Gründen der beschränkten Zuweisungsrate in kleineren Institutionen oder weil Wartelisten vermieden werden sollen, um jedem Patienten die gleichen Zugangsmöglichkeiten in kürzester Zeit zu gewährleisten. Daher wird die INT zunehmend auch als offene Gruppe angeboten: Eintritt und Austritt sind jederzeit möglich. Diese für Zuweiser und Patienten größtmögliche Dienstleistung hat jedoch auch Nachteile: Die Gruppenkohäsion ist erschwert, die Heterogenität der Teilnehmer hinsichtlich Wissens- und Lernstand ist maximal, und die durch jeden Ein- und Austritt veränderten Gruppenprozesse sind schwer abzuschätzen. Als Gegenmaßnahme für das verantwortliche Therapeutenteam eigenen sich das in ▶ Kap. 2 beschriebene Rekrutierungsvorgehen (Aufnahmegespräch, Schnuppersitzung, Gruppenregeln), eine erhöhte Strukturierung der Sitzungen sowie eine zirkuläre Repetition von Therapieinhalten. So wird z. B. das Thema Emotionswahrnehmung aus Modul A zu Beginn der Einführung der sozialen Wahrnehmung in Modul B und der Attribution in Modul D rekapituliert. Offene Gruppen stellen prinzipiell höhere Anforderungen an die Therapeuten im Umgang mit Gruppendynamik und -prozessen (▶ Abschn. 3.4).

Als Kompromiss zwischen geschlossenen und offenen Gruppen können auch halboffene Gruppen angeboten werden: Hier ist der Eintritt nur in bestimmten Phasen möglich, wobei innerhalb einer Phase die Gruppenzusammensetzung stabil ist. In der Regel wird während einer individuellen Therapieplanung auch eine Mindestanzahl an Therapiesitzungen festgelegt (▶ Kap. 4). Die Fluktuationsrate („Drop-outs") ist geringer als in offenen Gruppen.

der Diagnose Schizophrenie oder schizoaffektive Störung (DSM-IV-TR; ICD-10). Patienten in einem akuten oder postakuten Krankheitsstadium sowie sehr chronifizierte Patienten mit stark vermindertem Leistungsvermögen und ausgeprägter Negativsymptomatik dürften durch die verwendeten Interventionen und Inhalte überfordert sein.

Ein weiteres Kriterium stellen kognitive Probleme in den von der MATRICS-Initiative abgeleiteten elf kognitiven Zielbereichen dar (Nuechterlein et al. 2004; Green et al. 2005). Dabei gilt festzuhalten, dass kaum Betroffene mit Problemen in allen elf Zielbereichen rekrutiert werden können. Durch die heterogenen kognitiven Leistungsprofile der Teilnehmer ist innerhalb jedes Interventionsbereichs der INT mit Patienten zu rechnen, die unterschiedliche Therapieeingangsbedingungen aufweisen. Eine diesbezügliche Homogenisierung der Teilnehmenden – falls möglich – erscheint empfehlenswert.

Weiterhin ist vom Einbezug anderer Patientenpopulationen mit kognitiven Defiziten abzuraten – z. B. Patienten mit affektiven Störungen mit oder ohne psychotische Symptome –, da hier der kognitive Rehabilitationsverlauf im Allgemeinen deutlich kürzer ist als bei schizophren Erkrankten und bei diesen Patientengruppen in der Regel Gruppenprozesse und inhaltliche Vorgehensweise anders zu handhaben sind. Dennoch kann sich unter praktischen Gesichtspunkten das Profil möglicher Teilnehmer sehr heterogen gestalten: Jüngere Ersterkrankte bis hin zu über Jahrzehnte erkrankte ältere Patienten von ca. 60 Jahren haben bereits erfolgreich an INT-Gruppen teilgenommen.

Auch Patienten mit persistierenden Positivsymptomen und vorliegender, aber nicht zu ausgeprägter Negativsymptomatik können in die INT-Gruppe aufgenommen werden. Bei Patienten mit anhaltender Positivsymptomatik gilt jedoch zu berücksichtigen, dass die Symptome die Gruppen- und damit die Integrationsfähigkeit nicht zu stark beeinträchtigen. Der Fokus der INT liegt auf der Verbesserung und Optimierung der kognitiven Leistungsfähigkeit. Die Bearbeitung aktueller Wahnsymptome und Halluzinationen ist an entsprechende Einzelbehandler zu delegieren. Patienten mit sehr ausgeprägten Negativsymptomen wie z. B. mangelndem affektivem Rapport und sozialem Rückzug können u. U. von den Gruppeninterventionen überfordert werden. Für diese ist das Integrierte Psychologische Therapieprogramm (IPT; Roder et al. 2008a, 2010) eher empfehlenswert (▶ Abschn. 3.5.2).

3.2 Patientencharakteristika

Die INT ist für stabilisierte ambulante oder teilstationäre schizophren erkrankte Patienten konzipiert. Das Anspruchs- und Belastungsniveau der integrierten Interventionseinheiten richtet sich an eher stabilisierte Patienten mit

3.3 Gruppenzusammenstellung

Als günstig hat sich eine Gruppengröße von fünf bis acht Teilnehmern erwiesen. Bei mehr als acht Teilnehmern gestalten sich die Förderung der Gruppenkohäsion und die therapeutische Nutzung der Gruppenprozesse zuneh-

3

mend schwieriger. Zudem steigen die Anforderungen an die Infrastruktur. Bei weniger als fünf Teilnehmern ist bei Abwesenheit von Gruppenmitgliedern oder bei Gruppenaustritten die kritische Größe von drei Gruppenteilnehmern schnell erreicht.

Homogenität sollte vor allem hinsichtlich Intelligenz (IQ über ca. 90) und Diagnose Schizophrenie oder schizoaffektive Störung vorliegen. Weniger Intelligente und Patienten mit hirnorganischen Störungen dürften bei der Teilnahme an INT-Gruppen überfordert sein. Weiterhin werden die Therapieinhalte Patienten mit einem im Vordergrund stehenden komorbiden Drogenabusus oft nicht gerecht, da die Suchtproblematik nicht berücksichtigt wird. Bezüglich Geschlecht und Alter ist dagegen eine heterogene Gruppenzusammensetzung zu bevorzugen.

Fremdsprachige Patienten können nur in die Gruppe einbezogen werden, wenn die Sprachkenntnisse ausreichen, die sprachbasierten Interventionen und Informationsmaterialien zu verstehen. Übersetzungen vor Ort durch gleichsprachliche Mitpatienten, die an der Gruppe teilnehmen sind möglich, behindern jedoch oft Gruppenprozesse. Patienten mit Lese- und Schreibschwäche können dagegen gut vom Co-Therapeuten oder anderen Patienten unterstützt werden.

3.4   Voraussetzungen bei den Therapeuten

Die INT stellt hohe Anforderungen an die Qualifikation des Therapeutenteams (i. d. R. ein Haupttherapeut und ein Co-Therapeut). Zumindest der für die Gruppenleitung zuständige Haupttherapeut sollte fundierte Kenntnisse in der strukturierten Therapiemethodik aufweisen. Eine gezielte Einführung und Supervision in der Anwendung der didaktischen Vielfalt der vier Therapiemodule und der dabei eingesetzten Variation des Strukturierungsgrades in der Gruppenleitung ist zu empfehlen. Zusätzlich sind Kenntnisse zu Gruppenprozessen und Gruppendynamik unabdingbar: die Fähigkeit, Gruppen zu leiten und gezielt Gruppenprozesse als Therapieelement einzusetzen.

Die INT beinhaltet eine Vielzahl an kognitiven und verhaltenstherapeutischen Therapieelementen, die innerhalb eines übergeordneten Therapiekonzeptes einzusetzen sind. Die Teilnehmer sind auf der Grundlage einer patientenzentrierten Therapieplanung zur Selbstreflexion, zu zielorientiertem Denken und Verhalten, verbunden mit einer situationsgerechten emotionalen Erlebens- und Ausdrucksfähigkeit sowie zur Entwicklung von individuellen und dem eigenen Lebenskontext entsprechenden Kompensationsstrategien zu geleiten. Die INT ist daher als Psychotherapieansatz zu bezeichnen und nicht auf die im angloamerikanischen Sprachraum oft verwendete Be-

zeichnung eines „kognitiven Trainings" zu reduzieren. Die INT beinhaltet zwar u. a. auch einen Übungsteil (Restitution), in welchem jedoch nicht nur Verbesserungen durch wiederholtes Üben angestrebt werden. Vielmehr lernen die Teilnehmer entsprechende vermittelte Bewältigungsstrategien gezielt um- und einzusetzen, womit sich die INT von klassischen, oft PC-gestützten Verfahren zur kognitiven Remediation unterscheidet. Daher sind fundierte psychotherapeutische Grundkenntnisse eine Grundvoraussetzung zur erfolgreichen Durchführung einer INT-Gruppe; Kenntnisse, die in der Regel in postgraduierten Weiterbildungen für verschiedene Berufsgruppen angeboten werden. Eine abgeschlossene verhaltenstherapeutische Weiterbildung ist besonders hilfreich.

3.5   Differenzielle Indikationsstellung und Abgrenzung zu IPT und WAF

Die INT entstand als Weiterentwicklung der kognitiven Unterprogramme des Integrierten Psychologischen Therapieprogramms (IPT; Roder et al. 2008a, 2010). Die fünf Unterprogramme des IPT integrieren Interventionen zu Neurokognitionen, sozialen Kognitionen und zur sozialen Kompetenz in ein übergeordnetes Therapiekonzept (▶ Kap. 1). Die Unterprogramme zur sozialen Kompetenz des IPT wurden in Form spezifischer Therapieprogramme zum Wohn-, Arbeits- und Freizeitbereich weiterentwickelt (WAF; Roder et al. 2008b). Es stellt sich nun die Frage, wie die drei Ansätze INT, IPT und WAF gegenseitig abzugrenzen und welche Zielpatienten entsprechend zuzuordnen sind.

3.5.1   INT

Die in diesem Kapitel erörterten Voraussetzungen für eine indizierte und erfolgreiche Therapie mit der INT kann wie folgt zusammengefasst werden: INT eignet sich besonders gut für stabilisierte, ambulant oder teilstationär behandelte schizophren erkrankte Patienten mit Einschränkungen in verschiedenen neuro- oder sozialkognitiven Funktionsbereichen (MATRICS). Dies bedingt jedoch vorgängig eine ausführliche – nach Möglichkeit auch testpsychologische – Abklärung und eine individuelle Therapieplanung (▶ Kap. 4). Die Gruppenteilnahme sollte über einen längeren Zeitraum gewährleistet sein. Auch erheben die Therapeuten Informationen über sprachliche Grundkompetenzen und Intelligenzminderung. Eine mittlere Therapiemotivation zur aktiven Teilnahme an den interaktiven Übungen bei den Teilnehmern empfiehlt sich ebenso wie ein Grundmaß an Einsicht in die eigene, krankheitsbedingte Problematik in den kognitiven Interventionsbereichen. In Abgrenzung zu psychoedukativen Ansätzen steht dabei nicht die diagnoseentsprechende Krankheitseinsicht sondern die Selbstwahrnehmung kognitiver Funktionsfähigkeit im Vordergrund. Moderate persistierende Positivsymptome, nicht zu ausgeprägte Negativsymptome und das Alter sind prinzipiell keine Ausschlusskriterien für eine Teilnehme an der INT, sofern diese nicht die Gruppenfähigkeit aufgrund übersteigerter Angst, ausgeprägter sozialer Inkompetenz und einer Antriebsstörung stark beeinträchtigen.

Die INT konnte bisher auch bei jungen (ersterkrankten) Patienten – auch in der Prodromalphase – erfolgreich angewendet werden. Die teilweise PC-basierten Interventionen erwiesen sich auch bei älteren, nicht PC-erfahrenen Patienten als motivationsfördernd. Unkenntnis in der PC-Bedienung stellte keinen Hinderungsgrund für die erfolgreiche Teilnehme an der INT dar.

Die INT weist damit im ambulanten und teilstationären Bereich einen wissenschaftlich evaluierten Ansatz zur breiten kognitiven Remediationstherapie aus, welcher kognitive Grundvoraussetzungen für mögliche weitere spezifische Interventionen liefert wie beispielsweise die Therapie sozialer Kompetenz, kognitive Therapie bei persistierenden Positivsymptomen oder Psychoedukation und Familientherapie.

3.5.2 IPT

Bei stark chronifizierten, älteren Patienten mit erheblichen kognitiven Funktionseinbußen bietet das IPT eine sehr effiziente Therapiealternative zur INT. Die einfach verständlichen, hochstrukturierten Übungen des IPT zu den kognitiven Interventionsbereichen weisen ein geringeres funktionales Anspruchsniveau auf als die INT, was entsprechend auch mit einem geringeren (emotionalen) Belastungsniveau verknüpft ist. Das IPT erzielte ebenfalls wiederholt bei Patienten mittleren Alters und bei älteren Patienten signifikant höhere Effekte, als Kontrollpatienten unter Standardbehandlungsbedingungen (Müller et al. 2012). Die Ergebnisse der Forschung zum IPT, mittlerweile über drei Jahrzehnte, weisen zudem wiederholt eine Reduktion der Negativsymptomatik nach (Zusammenfassungen in Roder et al. 2006a, 2011; Müller et al. 2007; Müller u. Roder 2008). Diese Befunde decken sich mit der klinischen Erfahrung zahlreicher IPT-Anwender. Zusätzlich konnte das IPT auch bei stationären Patienten im postakuten Stadium und bei stark chronifizierten, wenig motivierten, sozial ängstlichen Langzeitpatienten erfolgreich und effizient eingesetzt werden. Liegen bei einem Patienten sowohl ausgeprägte kognitive und soziale Defizite vor, so ist ebenfalls das IPT mit seinen umfassenden aufeinander aufbauenden Unterprogrammen zu diesen Zielbereichen zu empfehlen.

Der soziale Kompetenzbereich des IPT beinhaltet sowohl ein Kommunikationstraining als auch Interventionen zu sozialen Fertigkeiten und interpersonellem Problemlösen. Diese eigenen sich vor allem für Patienten mit eher geringer allgemeiner sozialer Kompetenz und sozialer Integration.

3.5.3 WAF

Liegen auf der Grundlage des funktionalen Recovery (▶ Kap. 1) die therapeutischen Zielsetzungen in einem der drei spezifischen sozialen Interventionsbereiche des Wohnens, Arbeitens oder der Freizeit, sind die drei WAF-Programme erste Wahl der psychotherapeutischen Behandlung. Das Wohn- und das Arbeitsprogramm sind speziell auf stabilisierte und zumindest moderat motivierte Patienten ausgerichtet, die individuelle Veränderungswünsche oder Problemstellungen in einem der beiden Zielbereiche thematisieren können. Das Freizeitprogramm dient dagegen zur Förderung einer aktiveren Freizeitplanung und -gestaltung. Das etwas geringere funktionale Anspruchs- und Belastungsniveau des Freizeitprogramms ermöglicht zudem auch den Einbezug von weniger stabilisierten Patienten. Für alle drei WAF-Programme konnten signifikant höhere Verbesserungen im soialen Kompetenzbereich nachgewiesen werden (Roder et al. 2001, 2002). Ein wichtiger Mediator für den Therapieerfolg stellte dabei die Therapiemotivation der Patienten dar (Roder et al. 2006b; Müller u. Roder 2005). Erfolgreiche WAF-Interventionen bedingen jedoch, dass vorliegende kognitive Beeinträchtigungen den Erwerb spezifischer sozialer Fertigkeiten in den drei Zielbereichen nicht behindern. In der Praxis kann es durchaus sinnvoll sein, die Durchführung des IPT einem WAF-Bereich vorzuschalten, um wenig sozial integrierte Patienten auf die Teilnahme eines WAF-Programms vorzubereiten.

Literatur

Green MF, Olivier B, Crawley JN, Penn DL, Silverstein S (2005) Social cognition in schizophrenia: Recommendations from the Measurement and Treatment Research to Improve Cognition in Schizophrenia New Approaches Conference. Schizophrenia Research 31:882–887

Mueller DR, Roder V (2005) Social skills training in recreational rehabilitation of schizophrenia patients. American Journal of Recreational Therapy 4(3):11–19

Mueller DR, Roder V (2008) Empirical evidence for group therapy addressing social perception in schizophrenia. In: Teiford JB (Hrsg) Social perception: 21st century issiues and challenges. Nova Science Publishers, New York, S. 51–80

Mueller DR, Roder V, Brenner HD (2007) Effektivität des Integrierten Psychologischen Therapieprogramms (IPT). Eine Meta-Analyse über 28 unabhängige Studien. Nervenarzt 78(1):62–73

Mueller DR, Schmidt SJ, Roder V (2012) Integrated Psychological Therapy (IPT): effectiveness in schizophrenia inpatient settings related
to patients' age. American Journal of Geriatric Psychiatry : (publis-
hed ahead of print)

Nuechterlein KH, Barch DM, Gold JM, Goldberg TE, Green MF, Heaton TE
(2004) Identification of separable cognitive factors in schizophrenia. Schizophrenia Research 72:29–39

Roder V, Brenner HD, Müller D, Reisch T, Lächler M, Zorn P, Guggenbühl
R, Schröder S, Christen C, Schmidl F, Jenull B (2001) Effekte neuer
kognitiv-behavioraler Therapieprogramme zur Verbesserung spezifischer sozialer Fertigkeiten bei schizophren Erkrankten: Eine
kontrollierte Studie. Nervenarzt 72(9):709–716

Roder V, Brenner HD, Müller D, Lächler M, Zorn P, Reisch T, Bösch J, Bridler
R, Christen C, Jaspen E, Schmidl F, Schwemmer V (2002) Development of specific social skills training programmes for schizophrenia
patients: Results of a multicentre study. Acta Psychiatrica Scandinavica 105:363–371

Roder V, Müller DR, Mueser KT, Brenner HD (2006) Integrated Psychological Therapy (IPT) for schizophrenia: Is it effective? Schizophrenia
Bulletin 32(1):81–93

Roder V, Müller DR, Zorn P (2006) Therapieverfahren zu sozialen Fertigkeiten bei schizophren Erkrankten in der Arbeitsrehabilitation.
Vorteile des Aufbaus arbeitsspezifischer gegenüber unspezifischer
sozialer Fertigkeiten. Zeitschrift für Klinische Psychologie und Psychotherapie 35:256–266

Roder V, Brenner HD, Kienzle N (2008) Integriertes Psychologisches Therapieprogramm bei schizophren Erkrankten IPT (6., überarbeitete
Aufl.). Beltz, Weinheim

Roder V, Zorn P, Pfammatter M, Andres K, Brenner HD, Müller DR (2008)
Praxishandbuch zur Verhaltenstherapeutischen Behandlung schizophren Erkrankter, 2. Aufl. Huber, Bern

Roder V, Müller DR, Brenner HD, Spaulding WD (2010) Integrated Psychological Therapy (IPT) for the treatment of neurocognition, social cognition, and social competencies in schizophrenia patients.
Hogrefe, Göttingen

Roder V, Müller DR, Schmidt SJ (2011) Effectiveness of the Integrated
Psychological Therapy (IPT) for schizophrenia patients: a research
up-date. Schizophrenia Bulletin 37(2):71–79

Diagnostische Instrumente, Therapieplanung und Therapieverlaufskontrolle

V. Roder, S. J. Schmidt

V. Roder, D. Müller (Hrsg.), *INT – Integrierte neurokognitive Therapie bei schizophren Erkrankten*,
DOI 10.1007/978-3-642-21440-0_4, © Springer-Verlag Berlin Heidelberg 2013

Bei der Behandlung und Rehabilitation von schizophren Erkrankten fällt auf, dass nur bei wenigen Patienten hinreichend ausgearbeitete Fallkonzeptionen durchgeführt werden. Unter einer Fallkonzeption sind zu verstehen: die systematische und möglichst standardisierte Ressourcen- und Problembeschreibung (Was kann die betroffene Person gut? Welches sind ihre Alltagsprobleme?), Diagnoseerhebung (z. B. Testdiagnostik, Psychopathologie), Anamnese und eine daraus konsequent abgeleitete kurz-, mittel- und langfristige Behandlungsplanung. Eine gute und sorgfältig durchgeführte Fallkonzeption hilft den Therapeuten, frühere Fehler zu vermeiden und eine durch „Versuch und Irrtum" gekennzeichnete Vorgehensweise bei der Behandlungs- und Rehabilitationsplanung zu minimieren. Beispielsweise kann eine genaue Rückverfolgung medikamentöser oder soziotherapeutischer Interventionen verhindern, dass ein Patient, der vor fünf Jahren einmal Medikament xy oder Arbeitstherapie yz erfolglos erhielt, heute erneut mit dieser Behandlungsform konfrontiert wird. Es ist auch nicht sinnvoll, einem Patienten eine INT-Gruppe zu verordnen, ohne vorher seine Probleme und Ressourcen im neurokognitiven und/oder sozialkognitiven Bereich zu evaluieren und ohne einen Besuch der INT-Gruppe in eine umfangreiche Behandlungs- und Rehabilitationsplanung einzubetten. Es erscheint ratsam, dass sich alle Therapeuten verschiedener Berufsgruppen und Funktionen (z. B. Psychologe, Krankenschwester, Sozialarbeiter, Arzt, Ergotherapeut etc.), die sich um den Patienten bemühen, in regelmäßigen Abständen, z. B. alle 6–8 Wochen, zusammen setzen, um sich über diese kurz-, mittel- und langfristige Behandlungsplanung auszutauschen und verbindliche Vorgehensweisen festzulegen bzw. bisherige Versuche zu modifizieren. Nachdem die Therapeuten diese potenziellen Behandlungsziele festgelegt haben, findet ein Fallgespräch mit dem jeweiligen Patienten statt, das selbstverständlich auch besonders die Wünsche und Ziele des betreffenden Patienten berücksichtigt („Motivation zur Veränderung"!). Die während des Gesprächs gemeinsam erarbeiteten Ziele werden schriftlich und verbindlich festgehalten. Sie gelten für die nächsten 6–8 Wochen.

Die für eine Fallkonzeption notwendige Informationsgrundlage bereitet der fallführende Therapeut über den diagnostisch-therapeutischen Prozessansatz vor, dessen Bestimmungsteile nachfolgend im Überblick kurz dargestellt werden.

4.1   Fallkonzeption: Diagnostisch-therapeutischer Prozessansatz

Für die Ausarbeitung des diagnostisch-therapeutischen Prozessansatzes ist der fallführende Therapeut auf Aussagen des betreffenden Patienten (Selbstbeschreibung),

auf Fremdaussagen (Angehörige, Freunde, Behandler), Beobachtung (falls der fallführende Therapeut ohnehin in regelmäßigen Kontakt zu diesem Patienten steht), Tests (z. B. MATRICS-Tests), standardisierte Interviews (z. B. PANSS), Fragebogen (z. B. ESI) und Aktendaten (Krankengeschichte) angewiesen.

Diagnostisch-therapeutischer Prozessansatz
Problemanalyse

1. Unproblematisches Verhalten und Erleben (Ressourcen)
2. Beschreibung der Problembereiche
   - (Verhaltens-)Indikatoren
   _ Kognitionen
   - Emotionen
   - Besonderes zur Problembeschreibung
3. Analyse der Bedingungen, die das problematische Verhalten aufrechterhalten, und Formulierung von Hypothesen
   - Antezedenten
   - Konsequenzen
   - Hypothesen
4. Motivationsanalyse
   - Bezüglich der Problembereiche
     - Diskrepanzen zwischen Selbst- und Fremdbeschreibung
     - Motivation des Patienten zur Veränderung
   - Allgemein
     - Persönliche (Rehabilitations-)Ziele des Patienten
     - Mögliche Verstärker
5. Momentane soziale Beziehungen
   - Klinikintern
   - Klinikextern

Soziokultureller Hintergrund

1. Entwicklungsanalyse (Besonderheiten in Kindheit, und Familie, die eventuell mit dem Problem in Beziehung stehen)
2. Kürzliche Veränderungen in der Lebensumwelt (z. B. Partnerverlust; Verlust der Arbeitsstelle)

Klassifikatorische Diagnostik

1. Psychodiagnostik
2. Psychopathologie (DSM-IV-TR-Diagnose etc.)
3. Somatischer Befund (Organische Besonderheiten, die mit den Problemen in Verbindung gebracht werden können)

Problem- und Behandlungsvorgeschichte

1. Psycho- und soziotherapeutische Verfahren
2. Medikamentöse Behandlung

Therapieplanung

1. Auswahl therapeutischer Methoden
2. Zeitliche und inhaltliche Planung

4.2   Problemanalyse

4.2.1   Unproblematisches Verhalten und Erleben (Ressourcen)

Wie bereits in ► Kap. 2 immer wieder darauf hingewiesen, erscheint ein längerfristiger Motivations- und Beziehungsaufbau bei schizophren Erkrankten als ein Kernproblem. Deshalb gilt meist nicht eine präzise Problemanamnese als wichtigstes Ziel bei der ersten Kontaktaufnahme mit einem möglichen INT-Patienten bzw. zur Ausarbeitung einer Fallkonzeption; vielmehr soll eine gute Beziehung (Compliance) hergestellt werden, die den Betroffenen motiviert, weiterhin zu seinem Therapeuten und später beispielsweise zur INT zu kommen. Hierfür sind in der Regel mehrere Sitzungen (bis zu fünf oder mehr) einzuplanen. Diese ersten Sitzungen prägen die mittelfristige Tragfähigkeit der therapeutischen Beziehung. Inhaltlich fokussieren sie in erster Linie Ressourcen des Patienten (z. B. Was kann er gut? Was macht ihm Spaß?). Die Thematisierung von belastenden Inhalten ist eher zu vermeiden. Das Beziehungsangebot des Therapeuten ist geprägt durch Interesse, positive und annehmende Zuwendung und eine aktive Gesprächsführung. Auf folgende Gesprächstechniken ist zu verzichten:

- Konfrontieren („Da haben Sie mir aber vor drei Minuten genau das Gegenteil erzählt.")
- Spiegeln (Fragen des Patienten an diesen zurückgeben)
- Schweigen
- Bewerten („Ich finde es schlecht, dass Sie bis heute keinen Beruf erlernt haben.")
- Interpretieren und freies Assoziieren („Sie rutschen auf Ihrem Stuhl hin und her. Sind Sie gerade nervös oder erinnert Sie unser Gespräch an ein früheres Erlebnis. Erzählen Sie es mir."
- Nach Gefühlen fragen

Insgesamt kann der therapeutische Stil zu diesem Therapiezeitpunkt als komplementär beschrieben werden, d. h. die Wünsche und Vorstellungen des Patienten ergänzen bzw. unterstützen. Diese direkt von dem Patienten erhaltenen Daten werden durch weitere ergänzt.

Nach diesen initialen Sitzungen wenden sich die Inhalte der Therapeut-Patient-Beziehung der eigentlichen Problemanalyse durch die Beschreibung der Problembereiche zu.

4.2.2   Beschreibung der Problembereiche

Im Zentrum des diagnostisch-therapeutischen Prozesses steht eine genaue Verhaltens- und Problemanalyse. Sie bildet die Voraussetzung für die spätere Therapieplanung und die auszuwählenden verhaltenstherapeutischen Interventionen. Sie erfordert eine Betrachtung des Verhaltens auf mehreren Ebenen und auch eine Analyse der entsprechenden Bedingungen in einem Systemzusammenhang. Als Informationsquellen zur Erstellung einer Verhaltens- und Problemanalyse dienen wiederum Selbst- und Fremdbeschreibung. Es muss jedoch betont werden, dass aufgrund des Krankheitsbildes der Fremdbeschreibung oftmals größeres Gewicht beizumessen ist. Der fallführende Therapeut knüpft am besten an den ressourcenorientierten Einstieg an, indem er den Patienten vorsichtig fragt, in welchen der bereits besprochenen Bereiche es noch Optimierungsbedarf geben könnte („Jeder kann dazu lernen… man hat nie ausgelernt… man kann sich immer verbessern…"). Dieser Gesprächsstil ermöglicht vielen Patienten eine Öffnung und ein Ansprechen eigener Probleme.

In einem ersten Schritt geht es um die differenzierte Erfassung und Beschreibung der momentanen Probleme und Schwierigkeiten des Patienten. Jeder Problembereich wird detailliert erfasst und in einem weiteren Schritt über Verhaltensindikatoren operationalisiert. Zudem werden zu jedem Indikator entsprechende Kognitionen und Emotionen aufgelistet. Zur genauen Problembeschreibung gehört auch die Protokollierung der Auftretenshäufigkeit, Intensität und Dauer einer bestimmten Verhaltensweise.

4.2.3   Analyse der Bedingungen, die das problematische Verhalten aufrechterhalten, und Formulierung von Hypothesen

Anschließend erfolgt eine Analyse der Bedingungen, die das problematische Verhalten aufrechterhalten. Für jedes Verhalten sollen Auslöseereignisse (Antezedenten) gefunden werden. Dies können bestimmte Situationen, aber auch Kognitionen oder Gefühlszustände sein. Allerdings sind bei schizophren Erkrankten oftmals für Problemverhaltensweisen keine eindeutigen Antezedenten bestimmbar. Im nächsten Schritt werden die Konsequenzen eines problematischen Verhaltens beschrieben, und zwar sowohl für den Patienten als auch für seine Umwelt. Aus der Kenntnis dieser auslösenden und aufrechterhaltenden Bedingungen (Antezedenten und Konsequenzen) lassen sich möglicherweise bestimmte dysfunktionale Erlebens- und Verhaltensabläufe durch INT-Interventionen zum Beispiel im neurokognitiven oder sozialkognitiven Bereich unterbrechen. Schließlich wird versucht, Hypothesen zu formulieren, welche die Ursachen des jeweiligen Problembereichs erklären sollen. Diese Hypothesen sollten logisch aus Verhaltensindikatoren, Kognitionen und Emotionen (evtl. auch aus einer Bedingungsanalyse) abgeleitet werden.

4

4.2.4 Motivationsanalyse

Zu einer vollständigen Problemanalyse gehört auch eine differenzierte Motivationsanalyse. Wie oben immer wieder darauf hingewiesen, sind die häufig geringe Therapiemotivation und Kooperationsbereitschaft ein grundlegendes Problem bei an Schizophrenie Erkrankten. Dabei können Therapeuten immer wieder an die ethischen Grenzen ihrer Entscheidungsfähigkeit gelangen, wenn es um Fremd- oder Selbstbestimmung therapeutischer Ziele geht. Deshalb muss einer sorgfältigen Motivationsanalyse besondere Aufmerksamkeit geschenkt werden. Zunächst wird ein Vergleich von Selbst- und Fremdbeschreibung der Probleme vorgenommen. Die Diskrepanzen werden aus einer kritischen Betrachtung und Abwägung aller bisher erhaltenen Daten ermittelt, insbesondere aus Hypothesen und Kognitionen, und finden auf zwei verschiedenen Ebenen statt: auf der Ebene der Problemerkennung und -beschreibung sowie auf der Ebene der Ursachenzuschreibung, durch die das Problem entstand. Stimmen beide Ebenen in der Selbst- und Fremdbeschreibung überein, so dürfte die Motivation des Patienten zur Veränderung eher vorhanden sein. Bei fehlender Übereinstimmung ist eher mit geringer Therapiemotivation zu rechnen. Zusätzlich hängt die Therapiemotivation eines Patienten aber auch in ganz erheblichem Ausmaß von der Schwere des Problems (Einsicht, Verdrängung, Leugnung etc.), von bisherigen funktionalen Erlebnissen mit Lösungs- bzw. Bewältigungsversuchen und in besonderem Maße von entsprechenden positiven Beziehungserfahrungen mit Therapeuten und nahe stehenden Personen ab. Um bei der Therapieplanung die Perspektiven und Erwartungen des Patienten mitberücksichtigen zu können, werden seine kurz- und längerfristigen Ziele (Veränderungswünsche; Lebensziele etc.) erfragt. Bei demotivierten Patienten mit geringem Aktivitätsniveau empfiehlt sich eine gezielte Erhebung von Aktivitäten mit potenziellem Verstärkerwert, um die Therapieziele auch über den Einsatz von Verstärkern leichter verwirklichen zu können.

4.2.5 Momentane soziale Beziehungen

Als weiterer Bestandteil der Problemanalyse wird das soziale Netz erfragt. Es müssen alle wichtigen sozialen Beziehungen des Patienten innerhalb und außerhalb der Klinik erhoben werden. Unter Umständen ist es notwendig, bestimmte Personen in den Therapieprozess einzubeziehen, um den Therapieerfolg, zum Beispiel im Bereich sozialer Kognitionen, zu erhöhen. Auch können die Rollen für Rollenspiele von einzelnen relevanten Schlüsselpersonen eines Patienten von Co-Therapeuten oder anderen Gruppenmitgliedern in einer INT-Gruppe übernommen werden, um

beispielsweise Attributions- oder Theory-of-Mind-Übungen durchzuführen (▶ Kap. 2).

Die Problemanalyse wird um den soziokulturellen Hintergrund, die klassifikatorische Diagnostik und um die Erhebung der Problem- und Behandlungsvorgeschichte ergänzt.

4.3 Soziokultureller Hintergrund

Durch die Erhebung des soziokulturellen Hintergrundes können die derzeit bestehenden Schwierigkeiten und Probleme des Patienten aus seiner Lebensgeschichte, aber auch aus Veränderungen in seiner Lebensumwelt verstanden werden („Life Events"). Erst dadurch kann es möglich werden, in der therapeutischen Beziehung für den Patienten andere Erlebens- und Lernbedingungen zu schaffen, die ihn ermutigen, neue und funktionale Verhaltensweisen auszuprobieren.

4.4 Klassifikatorische Diagnostik

Die Psychodiagnostik objektiviert wichtige Persönlichkeits- und Leistungsbereiche eines Patienten. Diese geben u. a. Aufschluss über Art und Niveau der auszuwählenden psychotherapeutischen Methoden und ermöglichen dadurch einen auf die individuellen Notwendigkeiten und Bedürfnisse eines Patienten abgestimmten optimalen Veränderungsprozess. Da schwerwiegende Beeinträchtigungen des kognitiven Funktionsniveaus und des Sozialverhaltens als grundlegende Symptome der Schizophrenie gelten, werden vor allem standardisierte Verfahren zur Messung des neurokognitiven und sozialkognitiven Funktionsniveaus und zur Erfassung des Sozialverhaltens eingesetzt.

❏ Tabelle 4.1 und ❏ Tabelle 4.2 geben einen selektiven Überblick über die entsprechenden Messinstrumente.

Aufgrund der Schwerpunktthematik dieses Buches im kognitiven Bereich, sei für die (standardisierte) Erfassung des Sozialverhaltens auf andere Quellen verwiesen (vgl. z. B. Roder et al. 2008b; ▶ Kap. 6). An dieser Stelle sei beispielhaft der ELADEB-Test der Arbeitsgruppe um Pomini (2011) empfohlen, der die Erfassung des sozialen Funktionsniveaus und der Lebensqualität ermöglicht und die individuellen Therapieziele des Patienten berücksichtigt.

Die Beschreibung der Psychopathologie und eine Diagnose nach ICD-10 oder DSM-IV-TR ergänzen die erhobenen Daten. Sie sind vor allem im Hinblick auf eine mögliche medikamentöse Therapie von Bedeutung. Entsprechende Überblicke zu Messinstrumenten finden sich beispielsweise bei Roder et al. (2008; ▶ Kap. 6).

Mit einem sorgfältig erhobenen somatischen Befund kann schließlich geklärt werden, ob bestimmte proble-

◻ **Tab. 4.1** Neurokognitive Messinstrumente

Instrument	Vorgabeart	Operationalisierte Variablen
Regensburger Wortflüssigkeitstest, RWT: Kategorien- und Wortflüssigkeit	Test	Geschwindigkeit der Informationsverarbeitung
Zahlen-Symbol-Test aus dem Wechsler-Intelligenztest für Erwachsene, WIE	Test	Geschwindigkeit der Informationsverarbeitung
Trail Making Test A, TMT A	Test	Geschwindigkeit der Informationsverarbeitung
Aufmerksamkeits-Belastungs-Test, d2 (Brickenkamp 2002)	Test	Diskriminationsfähigkeit unter Belastung, Daueraufmerksamkeit, visuelles Scanning
Continuous Performance Test, CPT (urspr. Rosvold et al. 1956; UCLA-Version: Nuechterlein u. Asarnow 1992)	Computertest	Daueraufmerksamkeit, Vigilanz und Impulsivität, Aufmerksamkeits-Fehler
Span of Apprehension Test, SPAN (UCLA-Version: Nuechterlein u. Asarnow 1992)	Computertest	Selektive Aufmerksamkeit, Aufmerksamkeitsspanne
Farbe-Wort-Interferenztest, FWIT (Bäumle 1985)	Test	Informationsverarbeitung wie Auswahl, Codierung und Decodierung im optisch-verbalen Funktionsbereich, Verarbeitungsgeschwindigkeit
Frankfurter Adaptiver Konzentrationsleistungs-Test, FAKT II (Goldhammer u. Moosbrugger 2005)	Computertest	Konzentrationsfähigkeit, Leistungsverlauf
Lern- und Gedächtnistest, LGT 3 (Bäumler 1974)	Test	Merkfähigkeit, Konzentration, Orientierung
Lern- und Merkfähigkeitstest, LMT (Seyfried 1990)	Test	Lern- und Merkfähigkeit
Standard Progressive Matrices, SPM (Raven 1971)	Test	Allgemeines Intelligenzpotenzial, Beobachtungsgabe und klares Denken
Tower of Hanoi Test (Loong 1988)	Computertest	Komplexe Gedankenprozesse, abstraktes Problemlösen, prozedurales Lernen
Wisconsin Card Sorting Test, WCST (Heaton 1981)	Computertest	Flexibilität des Denkens, Abstraktionsvermögen, Perseverationen, Konzeptbildung
Zahlen-Verbindungs-Test, ZVT (Oswald u. Roth 1978)	Test	Schnelligkeit der Informationsverarbeitung

matische Erlebens- und Verhaltensweisen auf organische Ursachen zurückgeführt werden müssen.

4.5 Problem- und Behandlungsvorgeschichte

Als weiteres Element des diagnostisch-therapeutischen Prozesses wird die Problem- und Behandlungsvorgeschichte des Patienten im pharmakologischen, psychotherapeutischen und soziotherapeutischen Bereich erhoben. Sie kann beispielsweise Aufschluss geben über bestimmte wiederkehrende Muster bei nicht erfolgreichen therapeutischen Interventionen, deren Wiederholung zu vermeiden ist. Zusätzlich lässt sich die Entwicklungsgeschichte der Probleme unter Behandlungsbedingungen im Verlauf beschreiben. In Abgrenzung zur Erhebung des soziokulturellen Hintergrunds spielt deshalb die Problemvorgeschichte nur eine Rolle bezüglich der bereits stattgefundenen therapeutischen Interventionen.

4.6 Therapieplanung

Nach der Problemanalyse und dem Einbezug aller übrigen zur Verfügung stehenden Daten (z. B. Soziokultureller Hintergrund, Behandlungsvorgeschichte, Tests, Fragebogen zur Selbst- und Fremdeinschätzung) wird ein Thera-

◻ Tab. 4.2 Sozialkognitive Messinstrumente

Instrument	Vorgabeart	Operationalisierte Variablen
Picture of Facial Affect, PFA (Ekman u. Friesen 1976; Wölwer et al. 1996)	Computertest	Emotionswahrnehmung
Face Emotion Identification Task, FEIT (Kerr u. Neale 1993)	Test	Emotionswahrnehmung
Bell-Lysaker Emotion Recognition Task, BLERT (Bell et al. 1997)	Test	Emotionswahrnehmung
Mayer-Salovey-Caruso Emotional Intelligence Test, MSCEIT (Mayer et al. 2003)	Test u. Computertest	Emotionswahrnehmung
Half-Profile of Nonverbal Sensitivity, PONS (Rosenthal et al. 1979)	Test	Soziale Wahrnehmung
Social Cue Recognition Test, SCRT (Corrigan u. Green 1993)	Test	Soziale Wahrnehmung
Augen-Theory-of-Mind-Test, Augen-ToM (Baron-Cohen et al. 2001)	Fragebogen	Theory of Mind
Hinting Task (Corcoran et al. 1995)	Test	Theory of Mind
Social Component Sequencing Task-Revised, SCST-R (Corrigan u. Addis 1995; Vauth et al. 2004)	Computertest	Soziale Schemata/ soziales Wissen
Ambiguous Intentions Hostility Questionnaire, AIHQ (Combs et al. 2007)	Fragebogen	Soziale Attributionen

pieplan erarbeitet. Dieser wird über inhaltlich und zeitlich definierte Stufen beschrieben und eventuell graphisch dargestellt. Der Therapieplan muss im weiteren Verlauf, im Sinne einer Therapie als Problemlöseprozess, ständig überprüft und modifiziert werden. Die einzelnen Interventionsschritte werden auf die Probleme des Patienten, seine Bedürfnisse, Ressourcen und Möglichkeiten und seine Situation (Umfeld) abgestimmt. Dies erfordert bei den Therapeuten sowohl die genaue Kenntnis der Situation und Problematik des Patienten, als auch ein fundiertes psychologisches Wissen und die Beherrschung der grundlegenden kognitiv verhaltenstherapeutischen Techniken für schizophren Erkrankte. Mögliche Ansatzpunkte für das weitere Vorgehen können sowohl beim Patienten als auch bei seinen Bezugspersonen oder bei den Rahmenbedingungen liegen.

Ausgangspunkt bei allen Interventionen ist die Vermittlung eines plausiblen Modells für die Entstehung und Lösung eines Problems. Mit der Vermittlung eines plausiblen Modells kommt man einerseits dem Bedürfnis des Patienten nach einer Erklärung seiner Probleme entgegen. Diese „Einsicht" dürfte eine wesentliche Bedeutung für die Motivation während des Therapieprozesses haben. Andererseits schafft man damit aber auch Transparenz im therapeutischen Vorgehen. Diese beiden Aspekte – Berücksichtigung der Bedürfnisse des Patienten und Transparenz im Therapieprozess – bilden eine wichtige Voraussetzung für die Übernahme von Eigenverantwortung durch den Patienten für ein späteres effizienteres Selbstmanagement. Bei der Therapieplanung mit schizophren Erkrankten muss jedoch darauf hingewiesen werden, dass aufgrund des oftmals fehlenden Realitätsbezugs diese Transparenz nicht immer erreicht werden kann. Insbesondere bei Ersterkrankten und bei Patienten mit sehr langer Krankheitsdauer und fortbestehender Residualsymptomatik ergeben sich nach unseren Erfahrungen oftmals Schwierigkeiten, Therapieziele detailliert offen legen zu können, um den Betroffenen in alle Schritte der Therapieplanung mit einzubeziehen. Nach unseren Erfahrungen lässt sich folgender Zusammenhang formulieren: Je schwerer die Erkrankung und je größer die soziale Desintegration, desto weniger kann der Patient an den mittel- und längerfristigen Therapiezielen und damit auch an der Therapieplanung beteiligt werden. In diesem Fall sind die Therapeuten gefordert, entsprechende Entscheidungen zu treffen, die von ethisch vertretbaren Grundsätzen und verantwortungsbewusstem Handeln geleitet sind.

Konkret erfolgt als erstes die Auswahl von bestimmten Problembereichen, deren Bearbeitung für den Patienten wichtig erscheint. Jedem Problembereich werden genau definierte therapeutische Methoden zugeordnet. In einem weiteren Schritt wird der therapeutische Prozess zeitlich und inhaltlich festgelegt. Aufgrund seiner Komplexität erstreckt sich ein Problembereich häufig über mehrere Therapiestufen, d. h. von leicht bis zu schwer realisierbaren Zielen. Dabei kommen auf jeder Stufe unterschiedliche kognitiv verhaltenstherapeutische Methoden zum Einsatz. Aus Gründen der Übersichtlichkeit des therapeutischen Prozesses sollten nicht mehr als drei oder vier Stufen formuliert werden.

Kurzfristige Therapieziele (Stufe 1, evtl. auch Stufe 2) orientieren sich in erster Linie an der Motivation des Betroffenen zur Veränderung. Nur so kann eine kooperative und vertrauensvolle Beziehung zwischen Patient und Therapeut entstehen. Im weiteren Therapieverlauf lassen sich dann Ziele thematisieren und möglicherweise realisieren, zu denen der Patient anfänglich überhaupt nicht motiviert war, die aber für den gesamten Rehabilitationsprozess im Sinne einer unabhängigeren Lebensführung wichtig erscheinen. Auch werden in den ersten Therapiestufen zunächst nur solche Therapieziele formuliert, deren Erreichen als realistisch angenommen werden kann und die somit dem Patienten frühzeitig Erfolgserlebnisse vermitteln. Der Betroffene wird in den Planungsprozess mit einbezogen. Mit ihm werden Inhalte und Ziele jeder Interventionsstufe genau besprochen. Wenn die Ziele einer Stufe erreicht worden sind, können darauf aufbauend weitere Methoden der nächsten Stufe angewandt werden. Befindet sich ein Patient auf einer Stufe, die er (noch) nicht bewältigen kann, so wird nochmals die vorhergehende Stufe durchlaufen oder die Therapieziele und Methoden müssen geändert werden.

Literatur

Aschenbrenner S, Tucha O, Lange KW (2000) Regensburger Wortflüssigkeits-Test: RWT. Hogrefe, Göttingen

Baron-Cohen S, Wheelwright S, Hill J, Raste Y, Plumb I (2001) The „Reading the Mind in the Eyes" Test revised version: a study with normal adults, and adults with Asperger syndrome or high-functioning autism. Journal of Child Psychology and Psychiatry 42(2):241–251

Bäumle G (1985) Farb-Wort-Interferenztest (FWIT). Hogrefe, Göttingen

Bäumler G (1974) Der Lern- und Gedächtnistest (LGT-3). Hogrefe, Göttingen

Bell M, Bryson G, Lysaker P (1997) Positive and negative affect recognition in schizophrenia: a comparison with substance abuse and normal control subjects. Psychiatry Research 73(1–2):73–82

Brickenkamp R (2002) Test d2 Aufmerksamkeits-Belastungs-Test. Manual, 9. Aufl. Hogrefe, Göttingen

Combs DR, Penn DL, Wicher M, Waldheter E (2007) The Ambiguous Intentions Hostility Questionnaire (AIHQ): A new measure for evaluating hostile social-cognitive biases in paranoia. Cognitive Neuropsychiatry 12(2):128–143

Corcoran R, Mercer G, Frith CD (1995) Schizophrenia, symptomatology and social inference: investigating theory of mind in people with schizophrenia. Schizophrenia Research 17(1):5–13

Corrigan PW, Addis IB (1995) The effects of cognitive complexity on a social sequencing task in schizophrenia. Schizophrenia Research 16(2):137–144

Corrigan PW, Green MF (1993) Schizophrenic patients' sensitivity to social cues: the role of abstraction. American Journal of Psychiatry 150(4):589–594

Ekman P, Friesen WV (1976) Pictures of facial affect. Consulting Psychologists Press, Palo Alto, CA

Goldhammer F, Moosbrugger H (2005) FAKT-II. Frankfurter Adaptiver Konzentrationsleistungs-Test, 2. Aufl. Hogrefe, Göttingen (Grundlegend neu bearbeitete und neu normierte 2. Auflage des FAKT von Moosbrugger und Heyden)

Heaton RK (1981) Wisconsin Card Sorting Test. Psychological Assessment Resources, Inc., Odessa

Kerr SL, Neale JM (1993) Emotion perception in schizophrenia: specific deficit or further evidence of generalized poor performance. Journal of Abnormal Psychology 102(2):312–318

Loong J (1988) The Tower of Hanoi. Wang Neuropsychological Laboratory, La Luna Court, San Luis Obispo

Mayer JD, Salovey P, Caruso DR, Sitarenios G (2003) Measuring emotional intelligence with the MSCEIT. Emotion 3:97–105

Nuechterlein, K.H. u. Asarnow, R.F. (1992). Manual and Computer Program for the UCLA Continuous Performance Test: Version 4. Unpublished manual and program.

Oswald WD, Roth E (1978) Der Zahlen-Verbindungs-Test (ZVT). Hogrefe, Göttingen

Pomini V, Reymond C, Golay P, Fernandez S, Grasset F (2011) ELADEB – Echelles lausannoises d'auto-évaluation des difficultés et des besoins. Prilly, Suisse, Unité de réhabilitation

Raven JC (1971) Standard progressive matrices (SPM). Lewis u. Co., London

Roder V, Brenner HD, Kienzle N (2008) Integriertes Psychologisches Therapieprogramm bei schizophren Erkrankten (IPT), 6. überarbeitete Auflage. Beltz, Weinheim

Roder V, Zorn P, Andres K, Pfammatter M, Brenner HD (2008b) Praxishandbuch zur verhaltenstherapeutischen Behandlung schizophren Erkrankter, 2. Aufl. Huber, Bern

Rosenthal R, Hall JA, DiMatteo MR, Rogers PL, Acher D (1979) Sensitivity to Nonverbal Communication: The PONS Test. Johns Hopkins Univ. Press, Baltimore

Rosvold HE, Mirsky AF, Sarason I, Bransome Jr. ED, Beck LH (1956) A Continuous Performance Test of Brain Damage. Journal of Consulting Psychology 20:343–350

Seyfried H (1990) LMT. Lern- und Merkfähigkeitstest. Hogrefe, Göttingen

Tewes U (1991) Hamburg-Wechsler-Intelligenztest für Erwachsene – Revision (HAWIE-R). Huber, Bern

Vauth R, Rusch N, Wirtz M, Corrigan PW (2004) Does social cognition influence the relation between neurocognitive deficits and vocational functioning in schizophrenia? Psychiatry Research 128(2):155–165

Wölwer W, Streit M, Polzer U, Gaebel W (1996) Facial affect recognition in the course of schizophrenia. European Archives of Psychiatry and Clinical Neuroscience 246(3):165–170

Empirische Evidenz der INT

D. R. Mueller, S. J. Schmidt, V. Roder

V. Roder, D. Müller (Hrsg.), *INT – Integrierte neurokognitive Therapie bei schizophren Erkrankten*,
DOI 10.1007/978-3-642-21440-0_5, © Springer-Verlag Berlin Heidelberg 2013

Die INT wurde in einer randomisierten, internationalen Multicenterstudie in der Schweiz, Deutschland und Österreich evaluiert[1] und vom Schweizerischen Nationalfonds unterstützt (Projektnummer 3200 B0-108133). Insgesamt nahmen 169 Personen an der Studie teil. Personen wurden in die Studie eingeschlossen, wenn sie die Diagnosekriterien für eine schizophrene oder schizoaffektive Erkrankung gemäß ICD-10 oder DSM-IV-R erfüllten, in ambulanter oder teilstationärer Behandlung waren, ein Alter zwischen 18 und 50 Jahren sowie eine Krankheitsdauer von mehr als zwei Jahren aufwiesen und einen Intelligenzquotienten über 80 erreichten (Reduzierter Wechsler Intelligenztest, WIP). Ausschlusskriterien waren eine akute psychotische Episode, eine primäre Substanzabhängigkeit sowie eine hirnorganische Erkrankung.

Es erfolgte eine randomisierte, das heißt zufällige Zuweisung der 169 Teilnehmer zur INT-Gruppe ($n = 86$) oder zur Kontrollgruppe ($n = 83$). Die Kontrollgruppe erhielt eine Standardbehandlung (Treatment-As-Usual, TAU) ohne spezifische Gruppentherapie. Die Therapiephase umfasste 30 Sitzungen zu je 90 Minuten und fand zweimal wöchentlich über einen Zeitraum von 15 Wochen statt. Die INT zielt primär auf eine Verbesserung der neuro- und sozialkognitiven Funktionen und sekundär auf eine Reduktion der Symptomatik sowie psychosozialer Beeinträchtigungen ab (▶ Abschn. 2.1). Die verwendete Messbatterie erfasste die genannten Zielbereiche und wurde vor Therapiebeginn (Baseline, T1), nach der Therapie (nach 15 Wochen, T2) und nach weiteren 37 Wochen (Follow-up, T3) durchgeführt. Die an der Datenerhebung beteiligten Mitarbeiter waren blind bezüglich der Gruppenzuteilung.

5.1   Ergebnisse

Die 169 Studienteilnehmer wiesen ein mittleres Alter von 34 Jahren sowie eine durchschnittliche Krankheitsdauer von zehn Jahren auf. Die Mehrheit der Patienten war männlich (69 %), ledig (72 %), lebte alleine oder in einer Wohngemeinschaft (60 %) und ging einer geschützten Arbeit nach (37 %). Die INT- und die Kontrollgruppe unterschieden sich nicht signifikant bezüglich des Alters,

des Geschlechts, des Bildungsstandes, der Intelligenz, der Krankheitsdauer, der aktuellen Symptomatik sowie der Einnahme antipsychotischer Medikation (Chlorpromazin-Äquivalentdosis).

Im Vergleich zur Kontrollgruppe erzielte die INT-Gruppe nach der Therapie signifikant bessere Testleistungen im Bereich der Neurokognitionen (Aufmerksamkeit, Geschwindigkeit der Informationsverarbeitung, verbales Gedächtnis, Denken und Problemlösen) und der sozialen Kognitionen (Emotionswahrnehmung und soziale Schemata). Zudem kam es auch in den sekundären Outcome-Bereichen der Negativsymptomatik und des psychosozialen Funktionsniveaus zu signifikanten Verbesserungen. Diese Therapieeffekte bestanden über den Zeitraum von einem Jahr fort (Mueller et al. im Druck). Die Berechnung von Effektstärken (ES) wurde für die INT- und die Kontrollgruppe separat durchgeführt (Cohen 1988). Es ergaben sich nach der Therapie für die INT-Gruppe kleine bis mittlere ES für den Bereich der Neurokognitionen (ES = 0,38) und der sozialen Kognitionen (ES = 0,26) sowie große ES für die Negativsymptomatik (ES = 0,75) und das psychosoziale Funktionsniveau (ES = 0,6). Diese Effekte nahmen bis zum letzten Erhebungszeitpunkt, einem Jahr nach Therapiebeginn, noch zu (ES = 0,26 bis 1,00). ◗ Abbildung 5.1 bis ◗ Abbildung 5.4 zeigen die Effektstärken (ES) nach der Therapie (T1–T2) und nach einem Jahr (T1–T3) für alle therapeutischen Zielbereiche. Dies steht im Einklang mit den Ergebnissen von Metaanalysen, die ebenfalls stabile, kleine bis moderate Effekte der Kognitiven Remediationstherapie auf kognitive Parameter und das psychosoziale Funktionsniveau fand (Mueller et al. 2007; Roder et al. 2011; Wykes et al. 2011; Kurtz u. Richardson 2012).

Die geringe Drop-out-Rate von 11 % und die hohe Teilnahmequote von über 80 % sprechen zudem für eine gute Akzeptanz der INT bei den Patienten (◗ Abb. 5.1). Die INT stellt damit einen integrierten, evidenzbasierten Kognitiven Remediationstherapieansatz dar, der eine Generalisierung der kognitiven Therapieeffekte auf den Bereich der Symptomatik und des Alltagslebens ermöglicht.

---

1   Wir bedanken uns bei folgenden Zentren für die Studienteilnahme: Psychiatrische Universitätsklinik Zürich (Frau Dr. med. A. Theodoridou), Psychiatriezentrum Biel (Frau Dr. med. A. Rausch), Psychiatrische Universitäts- und Poliklinik Bern, Ev. Krankenhaus Bielefeld, Klinik für Psychiatrie u. Psychotherapie Bethel (Herr Prof. Dr. med. M. Driessen, Herr Dipl.-Psych. C. Barenbrock), Rehabilitationszentrum für psychisch Kranke Peiting-Herzogsägmühle (Frau Dr.phil. S. Queri, Frau Dr. med. A. Gabrecht), ARBEWE-Rehabilitationszentrum Nürnberg (Frau Dipl.-Psych. A. Baumann, Frau G. Fischer), Rehabilitationszentrum Vitos Eltville (Frau Dipl.-Psych. G. Deutschle), Landeskrankenhaus Schwarzach/St. Veit (Herr Dr. med. M. Keglevic).

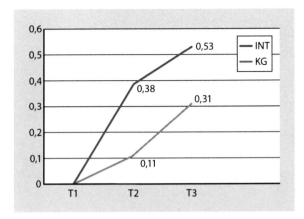

Abb. 5.1 Effektstärken (*ES*) für den Bereich der Neurokognitionen für die INT- und die Kontrollgruppe (*KG*). Neurokognitionen: Aufmerksamkeit, Geschwindigkeit der Informationsverarbeitung, verbales & visuelles Gedächtnis, Arbeitsgedächtnis, Denken & Problemlösen.
T1 Baseline, *T2* nach der Therapie/nach 17 Wochen, *T3* nach 37 Wochen

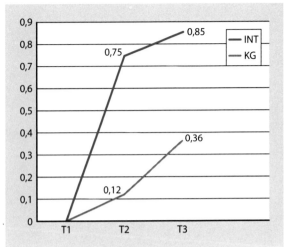

Abb. 5.3 Effektstärken (*ES*) für den Bereich der Negativsymptomatik für die INT- und die Kontrollgruppe (*KG*).
T1 Baseline, *T2* nach der Therapie/nach 17 Wochen, *T3* nach 37 Wochen

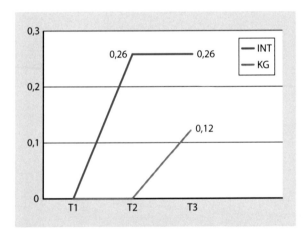

Abb. 5.2 Effektstärken (*ES*) für den Bereich der sozialen Kognitionen für die INT- und die Kontrollgruppe (*KG*). Soziale Kognitionen: Emotionswahrnehmung, soziale Schemata, Attributionsstile.
T1 Baseline, *T2* nach der Therapie/nach 17 Wochen, *T3* nach 37 Wochen

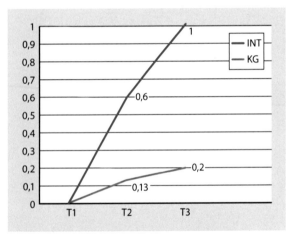

Abb. 5.4 Effektstärken (*ES*) für den Bereich des psychosozialen Funktionsniveaus für die INT- und die Kontrollgruppe (*KG*).
T1 Baseline, *T2* nach der Therapie/nach 17 Wochen, *T3* nach 37 Wochen

Literatur

Cohen J (1988) Statistical Power Analysis for the Behavioral Sciences, 2. Aufl. Lawrence Erlbaum Associates, Hillsdale

Kurtz MM, Richardson CL (2012) Social cognitive training for Schizophrenia: A meta-analytic investigation of controlled research. Schizophrenia Bulletin 38(5):1092–1104

Mueller, D.R., Schmidt, S.J., Roder, V. (im Druck). Integrated Neurocognitive Therapy for schizophrenia outpatients. Effects of an international, randomized controlled trial. *Archives of General Psychiatry.*

Mueller DR, Roder V, Brenner HD (2007) Effektivität des Integrierten Psychologischen Therapieprogramms für schizophren Erkrankte. Eine Metaanalyse über 28 unabhängige Studien. Der Nervenarzt 78:62–73

Roder V, Mueller DR, Schmidt SJ (2011) Effectiveness of Integrated Psychological Therapy (IPT) for Schizophrenia Patients: A research Update. Schizophrenia Bulletin 27(2):71–79

Wykes T, Huddy V, Cellard C, McGurk SR, Czobor P (2011) A Meta-Analysis of Cognitive Remediation for Schizophrenia: Methodology and Effect Sizes. American Journal of Psychiatry 168(5):472–485

Therapiematerialien zu den vier Therapiebereichen

D. R. Müller, S. J. Schmidt, V. Roder

V. Roder, D. Müller (Hrsg.), *INT – Integrierte neurokognitive Therapie bei schizophren Erkrankten*,
DOI 10.1007/978-3-642-21440-0_6, © Springer-Verlag Berlin Heidelberg 2013

Die in ▶ Kap. 2 erwähnten Therapiematerialien zu den vier Therapiebereichen der INT (Module A–D) sind auf beiliegender ▶ CD enthalten. Die Therapiematerialien gliedern sich in fünf didaktische Interventionsmittel:

1. Informationsblätter
2. Arbeitsblätter
3. Vignetten
4. Materialien
5. e-Materialien

Die Interventionsmittel werden nachfolgend als Orientierungshilfe zum Ausdrucken aufgelistet (◘ Tab. 6.1, ◘ Tab. 6.2, ◘ Tab. 6.3, ◘ Tab. 6.4, ◘ Tab. 6.5). Ebenfalls angegeben werden die Module (A–D), in welchen die Interventionsmittel eingesetzt werden, sowie die Anzahl der entsprechenden Druckseiten. Die e-Materialien sind prinzipiell über einen Beamer zu projizieren.

6.1 Informationsblätter

◘ **Tab. 6.1** Informationsblätter

Nr.	Titel	Modul	Druckseiten
1	Übersicht zu den Gruppenthemen und Gruppenzielen der INT	A	1
2	Leistungsvermögen und Stimmung	A, D	1
3	Wie werde ich schneller und aufmerksamer?	A, C	1
4	Der Einfluss von Schlafqualität und Lebensstil	A, C	1
5	Wie kann ich mich bei der Arbeit besser konzentrieren?	A, C	1
6	Filtermodell der Wahrnehmung	A, B, C	1
7	Wie erkenne ich die Gefühle von anderen?	A, C	1
8	Eine Geste sagt oft mehr als 1000 Worte!	A, C	1
9	Gedächtnis	B, C	1
10	Gedächtnisinhalte	B, C	1
11	Gedächtnistricks: Nachfragen, wiederholen und alles aufschreiben	B, C	1
12	Gedächtnistricks: Die Sinne gebrauchen	B, C	1
13	Gedächtnistricks beim Merken mehrerer Begriffe	B, C	1
14	Gedächtnistricks bei Zahlen	B, C	1
15	Gedächtnistricks bei Terminen oder zukünftigen Ereignissen	B, C	2
16	Eine Situation wahrnehmen	B	1
17	Vermutungen sind nicht gleich Fakten!	B	1
18	Sich in andere hineinversetzen	B	1
19	Mögliche Hilfestellungen, um sich besser in andere hineinversetzen zu können	B	1
20	Ich denke, also bin ich	C	1
21	Denken, eine Sache des Gehirns	C	1
22	Welchen Einflüssen ist unser Denken und Problemlösen im Alltag ausgesetzt?	C	1
23	Schwierigkeiten ein Ziel zu erreichen	C	1
24	Schritte zum Erreichen eines Ziels	C	1
25	Von einer komplizierten Handlung zu kleinen Handlungsschritten	C	1
26	Wie kann ich die richtigen Worte besser finden?	C	1
27	Soziale Regeln und Rollen	C	1

◘ **Tab. 6.1** *(Fortsetzung)* Informationsblätter

Nr.	Titel	Modul	Druckseiten
28	Wie erkenne ich, dass ich mich nicht regelkonform verhalte?	C	1
29	Sich abgrenzen können – einfacher gesagt als getan	C	2
30	Mit dem Gedächtnis aktiv arbeiten	D	1
31	Kosten und Nutzen einer Verhaltensänderung	D	1
32	Strategien zur Verminderung von Ablenkung beim Durchführen von Handlungen	D	1
33	Die eigene Aufmerksamkeit lenken	D	1
34	Ablenkbarkeit während eines Gesprächs	D	1
35	Ist es meine Schuld oder sind es doch die anderen? Suche von Ursachen bei sich oder anderen	D	1
36	Was kann meine Ursachenzuschreibung beeinflussen?	D	1
37	Verletzlichkeit und Stress	D	1
38	Wie kann ich meine eigenen Gefühle besser steuern?	D	1
39	Strategien, um die eigene spontane Ursachenzuschreibung zu überprüfen	D	1
40	Bergwanderung	D	1
41	Stress selbst bewältigen können	D	1
42	Wie kann ich meine eigenen Gefühle besser steuern?	D	1

6.2 Arbeitsblätter

◘ **Tab. 6.2** Arbeitsblätter

Nr.	Titel	Modul	Druckseiten
1	Wie schnell bin ich?	A	1
2	Wie gut kann ich mich konzentrieren?	A	1
3	Wachheit und Geschwindigkeit / Aufmerksamkeit	A	1
4	Meine hilfreichen Strategien für den Bereich…	A, B, C, D	1
5	Selbständige Übung	A, B, C, D	1
6	Wie gut kann ich die Gefühle anderer erkennen?	A	1
7	Wie gut ist mein Gedächtnis?	B	1
8	Meine Erledigungsliste	B	1
9	Mein Wochenplan	B	1
10	Erinnern Sie sich noch an den Weg?	B	13
11	Wie gut kann ich erkennen, um was es in einer Situation oder in einem Gespräch geht?	B	1
12	Wie gut funktioniert mein Denken im Alltag	C	1
13	Wie gut kann ich Probleme lösen?	C	1
14	Mein persönliches Ziel	C	1
15	Vorhang auf für die Filmdiva; Der Diebstahl im Klassenzimmer; Der verschwundene Filzer; Mutters Geldbörse	C	4

□ Tab. 6.2 (*Fortsetzung*) Arbeitsblätter

Nr.	Titel	Modul	Druckseiten
16	Wie gut finde ich mich mit sozialen Regeln zurecht?	C	1
17	Welche Strategie zur Abgrenzung liegt mir?	C	1
18	Wie gut arbeite ich mit meinem Gedächtnis im Alltag	D	1
19	Ich war zu sehr abgelenkt – da lief gar nichts!	D	1
20	Umstellfähigkeit: von einer Tätigkeit zur nächsten wechseln können	D	1
21	Wie gut durchschaue ich, was im Alltag gerade abläuft?	D	1
22	Wie gut kann ich mit Stress umgehen? Wie gut kann ich meine Gefühle steuern?	D	1
23	Analysieren spontaner Ursachenzuschreibungen	D	1
24	Überprüfen meiner Ursachenzuschreibung	D	1

6.3 Vignetten

□ Tab. 6.3 Vignetten

Nr.	Titel	Modul	Druckseiten
1	Es war einmal an einem Morgen…	A	1
2	Später an demselben Tag…	A	1
3	Und letzten Freitag bei der Arbeit…	A	1
4	Verabredung im Café…	A	1
5	Ein Tag zum Vergessen!	B	1
6	Telefonanruf für Daniel	B	1
7	Gestern im italienischen Restaurant…	B	1
8	Der vergessene Arzttermin	B	1
9	Die Kunstvernissage	B	1
10	Und wieder im Café Adonis	B	1
11	Ein Film – zwei Zusammenfassungen	C	1
12	Planung des Kinobesuchs	C	1
13	Mit dem Fahrrad ins Café Adonis	C	1
14	Neulich in der Kneipe	D	1
15	Hin und Her in der Werkstätte	D	1
16	Ein wirklich erfolgreicher Tag?	D	1
17	Diesmal ging alles gut!	D	1

6.4   Materialien

Nr.	Titel/Beschreibung	Modul	Druck-seiten
	Tab. 6.4 Materialien		
1	Kärtchenübung (IPT, Roder et al.)[a]	A, B, C	1
2	Kärtchenübung Geschwindigkeit	A, C, D	12
3	Kärtchenübung Stimmung und Konzentration	A	2
4	Affektdekodierung Stufe 1 Gesichtsausdrücke (Ekman)[b]	A	2
5	Kärtchenübung emotionale Konzeptbildung	A, C	9
6	Wort- und Zahlenlisten	B	5
7	Konversationsbeispiele	B	8
8	Gedächtnis-Konversationsübung „neue Identität"	B	2
9	Einschätzung Bildserien soziale Wahrnehmung*	B	7
10	Sätze zur Perspektivenübernahme	B	3
11	Streichholzübung in der Gruppe	C	1
12	Übung 4 oder 9 Würfel zu einem vorgegebenen Muster legen	C	22
13	Übung Handlungsabfolgen	C	30
14	10 Unterschiede zwischen 2 Bildern	D	6
15	Suchwort-Puzzle	D	3
16	Sudoku	D	6
17	Schreibfehler	D	3
18	Übung Reihenfolge von 2 Kategorien	D	2
19	Ursachenbegründung von Ereignissen ohne unmittelbare Interaktion; vorgegebene Hypothese	D	8
20	Ursachenbegründung von Ereignissen innerhalb einer Interaktion; vorgegebene Hypothese	D	8
21	Ursachenbegründung von Ereignissen innerhalb einer Interaktion; ohne vorgegebene Hypothese	D	11

[a] Urheberrecht bei dem genannten Erstautor (bestellbar über roder@sunrise.ch)
[b] Urheberrecht bei dem genannten Autor (bestellbar über www.paulekman.com)

6.5   e-Materialien

Nr.	Titel/Beschreibung	Modul	Druckseiten[a]
	Tab. 6.5 e-Materialien		
1	Filtermodell: Wahrnehmung und Gedächtnis	A	1
2	Emotionswahrnehmung Stufe 2: Gestik und Mimik	A	10
3	Emotionswahrnehmung Stufe 3: Gefühlsabfolgen	A	3
4	Gedächtnismodell	B	1

[a] Druckseiten entsprechen der Anzahl Folien zur elektronischen Projektion (Beamer)

◻ **Tab. 6.5** (*Fortsetzung*) e-Materialien

Nr.	Titel/Beschreibung	Modul	Druckseiten[a]
5	Sich einen Weg merken	B	24
6	Bildserien zur Perspektivenübernahme	B	90
7	Bildserien soziale Skripts I	C	61
8	Bildserien soziale Skripts II	C	19
9	Bildserie selektive Wahrnehmung	D	9
10	Comics soziale Attribution	D	2

[a] Druckseiten entsprechen der Anzahl Folien zur elektronischen Projektion (Beamer)

6

6.6   Anhang

6.6.1   Informationsblätter

Informationsblatt 1

Übersicht zu den Gruppenthemen und Gruppenzielen der INT *

Inhalt:

☛ Der Kurs thematisiert verschiedene Funktionen, die mit dem täglichen Denken zu tun haben. Solche Funktionen sind etwa die Aufmerksamkeit, das Gedächtnis oder das Problemlösen.

☛ Weitere Themen des Kurses beinhalten jene Denkfunktionen, die in zwischenmenschlichen Kontakten wie Gesprächen wichtig sind. Beispiele dazu sind die ausgedrückten Gefühle anderer, Einfühlungsvermögen oder allgemeine soziale Regeln, die unser Leben bestimmen.

☛ Der Kurs beinhaltet verschiedene abwechslungsreiche Übungen und wird hier im Gruppenraum und teilweise auch im Computerraum durchgeführt, wo jedem Teilnehmer ein eigener Computer zur Verfügung steht.

Ziel:

☛ Ziel des Kurses ist es, zwischen eigenen Stärken und Schwächen in den verschiedenen Denkfunktionen zu unterscheiden und bei auftretenden Schwierigkeiten diese im Alltag besser bewältigen zu können.

INT: Integrierte Neurokognitive Therapie

◘ Informationsblatt 1 Übersicht zu den Gruppenthemen und Gruppenzielen der INT

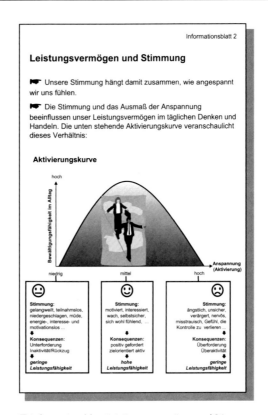

Informationsblatt 2

Leistungsvermögen und Stimmung

☛ Unsere Stimmung hängt damit zusammen, wie angespannt wir uns fühlen.

☛ Die Stimmung und das Ausmaß der Anspannung beeinflussen unser Leistungsvermögen im täglichen Denken und Handeln. Die unten stehende Aktivierungskurve veranschaulicht dieses Verhältnis:

◘ Informationsblatt 2 Leistungsvermögen und Stimmung

Informationsblatt 3

Wie werde ich schneller und aufmerksamer?

Folgende Strategien zur Verbesserung haben sich bewährt:

Direkter Einfluss auf die Geschwindigkeit und die Aufmerksamkeit:

☞ *Wiederholtes Üben:* damit die zu erledigende Tätigkeit zur Routine wird und einem leichter fällt („Übung macht den Meister").

☞ *Ablenkung verhindern:* sich auf die zu erledigende Tätigkeit oder Aufgabe konzentrieren, sich Ziel und Inhalt der Tätigkeit immer wieder vergegenwärtigen (Sätze zu sich sagen wie „meine Aufgabe ist es ..." oder „ich will mich nun ausschließlich auf meine Aufgabe konzentrieren" oder das Ziel und den Inhalt der gegenwärtigen Tätigkeit aufschreiben).

☞ *Eine Pause zur richtigen Zeit:* kurzes, dafür intensives und schnelles Arbeiten gefolgt von einer Pause („ich will und darf mir nun eine kurze Pause nehmen").

☞ *Sich selbst motivieren:* sich etwas vornehmen, sich nach der erledigten Tätigkeit belohnen, etwas Angenehmes tun.

☞ *Reduktion der Angst vor einer Tätigkeit:* mit einfachen Tätigkeiten beginnen, bei denen ich mich sicher fühle. Die Aufgabe in Zwischenziele unterteilen und sich an diesen orientieren („in der nächsten Viertelstunde nehme ich mir folgendes Ziel vor").

☞ ....

Vorbeugende Maßnahmen (indirekter Einfluss):

☞ *Erhöhung der Wachheit:* Motivation und Interesse für die zu erledigende Tätigkeit entwickeln.

☞ *Genügend Erholung:* regelmäßiger Schlaf und Lebensrhythmus.

☞ ....

🔲 **Informationsblatt 3** Wie werde ich schneller und aufmerksamer?

Informationsblatt 4

Der Einfluss von Schlafqualität und Lebensstil

Gute **Schlafqualität** ist die wichtigste Voraussetzung für Gesundheit, Wohlbefinden und Konzentration. Müdigkeit während des Tages hängt mit schlechter Schlafqualität in der Nacht zusammen.
Der Begriff der **Schlafhygiene** bezeichnet Lebensgewohnheiten, die einen gesunden Schlaf fördern. Wichtige Voraussetzungen für guten Schlaf sind ein gesunder Lebenswandel und eine gute Ernährung. Die Einhaltung weniger „Regeln" verhilft den meisten Menschen zu einem erholsameren Schlaf.

☞ **Koffein:** Koffeinhaltige Getränke wie Kaffee, Tee und Cola sowie verschreibungspflichtige und frei erhältliche Medikamente, die Koffein enthalten, sollten drei bis vier Stunden vor der Schlafenszeit grundsätzlich nicht mehr eingenommen werden.

☞ **Nikotin:** Auch Nikotin ist ein Anregungsmittel, das den Schlaf stören und aufgrund von Entzugserscheinungen den Nachtschlaf unterbrechen kann. Zigaretten und einige Medikamente enthalten erhebliche Mengen an Nikotin. Raucher, die ihre Gewohnheit aufgeben, schlafen schneller ein und wachen nachts seltener auf, sobald die Entzugserscheinungen überwunden sind.

☞ **Alkohol:** Alkohol setzt die Hirnaktivität herab. Der Genuss von Alkohol vor dem Schlafengehen hilft zunächst beim Einschlafen, führt aber im weiteren Verlauf zu Schlafunterbrechungen. Ein „Schlaftrunk" vor dem Einschlafen kann Aufwachreaktionen, Albträume und morgendliche Kopfschmerzen verursachen.

☞ **Sport:** Regelmäßig ausgeübter Sport fördert den Schlaf. Während sportliche Betätigung am Morgen den Nachtschlaf nicht beeinträchtigt, kann dieselbe Tätigkeit den Schlaf stören, wenn der zeitliche Abstand zur Schlafenszeit zu kurz ist.

☞ **Schlafumgebung:** Ein bequemes Bett und ein dunkler Raum sind wichtige Voraussetzungen für einen guten Schlaf. Ein kühles, aber nicht kaltes Zimmer und frische Luft sind hilfreich. Belästigungen durch starke Lichtquellen im Schlafzimmer lassen sich leicht mit einfachen Mitteln beseitigen, wie z. B. dunklen Vorhängen und Dämmerungslicht. Lärmbelästigung kann mit Hilfe von Hintergrundmusik geringer Lautstärke oder Ohrstöpseln reduziert werden.

☞ **Ernährung:** Volle Mahlzeiten kurz vor dem Schlafengehen sollten ebenso vermieden werden wie üppige Mahlzeiten und schwer verdauliches Essen während des Tages, da sie zu Ein- und Durchschlafschwierigkeiten führen können. Trinkmilch und alle Milchprodukte enthalten die Schlaf fördernde Substanz Tryptophan und eignen sich somit bestens als kleine Nachtmahlzeit.

🔲 **Informationsblatt 4** Der Einfluss von Schlafqualität und Lebensstil

---

Informationsblatt 5

Wie kann ich mich bei der Arbeit besser konzentrieren?

Sich über längere Zeit bei der Arbeit auf eine Aufgabe konzentrieren zu müssen, kann sehr ermüdend sein, besonders, wenn die Tätigkeit eintönig ist. Wenn wir müde werden, beginnen wir sogenannte „Pseudopausen" zu machen, die eine Ablenkung und Abnahme der Konzentration bedeuten. Es ist deshalb wichtig, bewusst Pausen zu machen, um die Energie und Konzentration aufrechterhalten zu können. Folgende Arten von nützlichen Pausen haben sich bewährt:

☞ **Kurze Unterbrechungen:** Dauer ca. 20–30 Sekunden, Arbeitsplatz nicht verlassen, als Strukturierungshilfe nutzen:
  - Sich strecken (Nacken, Rücken, Beine, Arme)
  - 30 Sekunden umhergehen
  - Sich selbst den Nacken massieren
  - Die Augen schließen und bis 30 Zählen
  - Aus dem Fenster schauen und den Wolken zusehen
  - Die Hände schütteln
  - Etwas Wasser trinken usw.

☞ **Minipausen:** Dauer ca. 3–5 Minuten (ca. jede Stunde)
  - Am Arbeitsplatz bleiben, ein paar Mal tief durchatmen
  - Den Kopf auf dem Pult oder den Knien ausruhen
  - Vom Arbeitsplatz aufstehen und kurz frische Luft schnappen

☞ **Kaffeepausen:** Dauer 15–20 Minuten, Arbeitsplatz verlassen (nach ca. 2 Stunden Arbeit).

☞ **Erholungspause:** 1–2,5 Stunden (nach ca. 3,5 Stunden Arbeit). Viele Menschen fühlen sich wegen Müdigkeit bei längeren Aufgaben von den eigenen Gedanken abgelenkt. Solche gedanklichen „Pseudopausen" sind für die Konzentration hinderlich. Hier können sogenannte „Achtsamkeitsübungen" als kurze Unterbrechungen hilfreich sein:

☞ **Die eigene Wahrnehmung nach außen lenken:** Oft sind wir mit unserer Aufmerksamkeit nach innen gelenkt, wenn wir müde sind, und verfolgen irgendwelche Gedanken, die für den Moment eigentlich gar nicht wichtig sind. Hier hilft es, die Wahrnehmung nach außen zu lenken. Zum Beispiel kann ich die Farbe und Form von Gegenständen an meinem Arbeitsplatz betrachten oder die Struktur der Wand im Zimmer. Wichtig ist es dabei, nur zu beschreiben (rund, eckig, weiß, schwarz, kantig, etc.), und nicht zu bewerten (schön, hässlich, karg, eng, kühl, gemütlich, wohnlich, etc.).

🔲 **Informationsblatt 5** Wie kann ich mich bei der Arbeit besser konzentrieren?

Informationsblatt 6

Filtermodell der Wahrnehmung

☞ Wir nehmen mit all unseren 5 Sinnen wahr: wir *sehen, hören, riechen, tasten und schmecken*

☞ Was wir wahrnehmen, hängt von unserem *Gedächtnis* und den darin gespeicherten *Erfahrungen* ab. Oder anders herum: Unsere früheren Erfahrungen bestimmen, wie wir heute wahrnehmen.

☞ Unsere Wahrnehmungskapazität ist selektiv. Was wir wahrnehmen, wird zusätzlich gefiltert. Die Auswahl der Informationen, die wir wahrnehmen, hängt von verschiedenen Einflüssen *(Filter)* ab. Dazu gehören unsere Stimmung und Gefühle, unsere Interessen, unsere Wachheit und Aufmerksamkeit, unsere Einstellungen und Persönlichkeit und der Grad der momentanen Aktivierung dieser Filter. Unsere Wahrnehmung hängt weiter davon ab, wie wichtig uns etwas in einer bestimmten Situation ist.

Eindrücke
(Sehen, hören, riechen, tasten, schmecken)

Auswahl / Filter → Wahrnehmung ← *Auswahl / Filter*

Gedächtnis / Erinnerungen

🔲 **Informationsblatt 6** Filtermodell der Wahrnehmung

Wie erkenne ich die Gefühle von anderen?

☛ Verschiedene Gesichtsmerkmale verraten uns die Gefühle anderer: zum Beispiel wie die Augen geöffnet sind, die Form der Augenbrauen, der Nase oder des Mundes, aber auch die Gesichtsfalten um den Mund und die Augen, auf der Nase oder der Stirn. Insgesamt verwenden wir mit unserer Mimik etwa 17 verschiedene Gesichtsmuskeln.

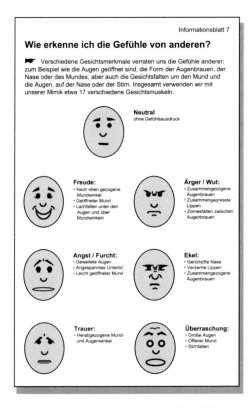

Neutral
ohne Gefühlsausdruck

Freude:
- Nach oben gezogene Mundwinkel
- Geöffneter Mund
- Lachfalten unter den Augen und über Mundwinkeln

Ärger / Wut:
- Zusammengezogene Augenbrauen
- Zusammengepresste Lippen
- Zornesfalten zwischen Augenbrauen

Angst / Furcht:
- Geweitete Augen
- Angespanntes Unterlid
- Leicht geöffneter Mund

Ekel:
- Gerümpfte Nase
- Verzerrte Lippen
- Zusammengezogene Augenbrauen

Trauer:
- Herabgezogene Mund- und Augenwinkel

Überraschung:
- Große Augen
- Offener Mund
- Stirnfalten

🔲 **Informationsblatt 7** Wie erkenne ich die Gefühle von anderen?

Eine Geste sagt oft mehr als 1000 Worte!

☛ Gestik und Mimik, das heißt die Untermalung der eigenen Gefühlslage mit der Körpersprache.

☛ Mit unseren Gesten und unserer Mimik senden wir ein Signal an unsere Umwelt, die Gestik ist ein Kommunikationsmittel.

☛ Unsere Gesten verraten, wie wir uns in einer *Situation* (z. B. wir begegnen einem bellenden Hund)
- *fühlen* (z. B. wir haben Angst),
- was wir *denken* (z. B. „der Hund will mich beißen!"),
- unser *Körperreaktionen* (z. B. uns stockt der Atem, wir schwitzen, unser Herz rast),
- unsere *Verhaltensreaktionen* (z. B. wir erstarren oder weichen zurück).

☛ Eine bestimmte Geste setzt sich grob aus *Mimik, Körperhaltung* und *Position von Armen, Händen* und *Fingern* zusammen.

☛ Körperhaltung: Ob wir uns nach vorne beugen (z. B. Zuneigung zeigen oder Aggression ausdrücken), eher zurückweichen und nach hinten neigen (z. B. Angst und Unsicherheit aber auch Ekel zeigen) oder sehr aufrecht dastehen oder sitzen (z. B. Selbstsicherheit ausdrücken), sendet ein unterschiedliches Signal an andere und wird von uns selbst auch anders wahrgenommen.

☛ Arme: Ob wir die Arme nach vorne strecken (z. B. „Stopp, komme mir nicht zu nah!" oder „ich habe Angst vor Dir"), seitlich ausstrecken („komm in meine Arme, ich mag Dich"), verschränken („ich habe kein Interesse!"), an den eigenen Körper legen („ich habe Schmerzen"), auf die Hüften legen („ich bin hier der Boss") oder eher hinter dem Körper fallen lassen („ich bin keine Gefahr für Dich, bin jedoch sehr interessiert, was Du sagst") sind alles Beispiele für unterschiedliche Gemütszustände.

☛ Hände und Finger: Auch diese stellen unterschiedliche Gesten dar, die von anderen interpretiert werden: Den Daumen nach oben („OK!") oder unten ausstrecken („nicht OK"), nur den Mittelfinger („vulgäre Beleidigung"), den Zeigefinger („Hinweis"), Zeige- und Mittelfinger („Sieg!" oder „Frieden"), Daumen, Zeige- und Mittelfinger („ich schwöre!") oder Zeige- und kleiner Finger hochheben („Hörner aufsetzen"), die Faust machen („Drohung"), die offene Hand entgegenstrecken („Helfen" oder „Betteln"), flache Hände gegeneinander drücken („bitten" oder „beten"), ausgestreckte Hand nach oben („Stopp!"), Zeigefingerkuppe an Daumen drücken („das ist Spitze!" oder „vulgäre Geste") sind allgemein verständliche Zeichen, welche die eigenen Gefühle untermalen.

🔲 **Informationsblatt 8** Eine Geste sagt oft mehr als 1000 Worte!

Gedächtnis

Gedächtnisleistung: Wenn wir das Gedächtnis benutzen, lässt sich dieser Vorgang in 3 Teile gliedern:

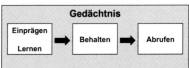

Gedächtnis

Einprägen / Lernen → Behalten → Abrufen

Haben wir etwas wahrgenommen, prägen wir uns dies ein (lernen). Ein Teil von dem, was wir uns kurz einprägen, wird gespeichert. Zum Beispiel, wenn wir etwas gelernt haben und dies mit anderen Inhalten im Gedächtnis verknüpfen. Der Rest geht wieder verloren, da wir nicht alles für wichtig erachten und der Speicher jedes Menschen begrenzt ist. Erinnern wir uns an etwas oder wollen wir unser gelerntes Wissen nutzen, rufen wir gespeicherte Gedächtnisinhalte ab.

Gedächtnisformen: Es gibt verschiedene Gedächtnisformen. Im Alltag unterscheiden wir meist zwischen Kurz- und Langzeitgedächtnis.

☛ Das *Kurzzeitgedächtnis* umfasst jenen Teil des Gedächtnisses, in dem wir bis zu 20 Sekunden lang Informationen speichern. Seine Aufnahmekapazität ist sehr beschränkt (5–9 Inhalte wie Wörter, Zahlen usw.), weshalb sich bereits hier entscheiden kann, was wir später behalten werden und was nicht. Durch Reizabschirmung beim Lernen (keine Ablenkung durch Lärm usw.) und durch Wiederholen der zu lernenden Inhalte können Inhalte länger als 20 Sekunden im Kurzzeitgedächtnis gespeichert werden.

☛ Das *Langzeitgedächtnis* enthält dagegen alles, was ein Mensch weiß. Hier wird Neues mit Altem verknüpft, verglichen und aufbereitet, damit wir es später wieder abrufen können. Hier werden auch Ereignisse und Erfahrungen abgespeichert, die zu eigenen Fähigkeiten führen: z. B. das Wissen wie man Auto fährt oder wie man Englisch spricht.

🔲 **Informationsblatt 9** Gedächtnis

Gedächtnisinhalte

In unserem Gedächtnis werden die unterschiedlichsten Inhalte gespeichert, die wir mit all unseren Sinnen (sehen, hören, riechen, tasten, schmecken) wahrnehmen. So haben wir gelernt, was wir gerne riechen, schmecken, welches unsere Lieblingsfarbe ist, welche Geräusche wir nicht mögen oder was wir gerne ertasten. Wir wollen uns hier mit den folgenden Gedächtnisinhalten näher auseinandersetzen:

☛ **Sprache:** Die meisten Informationen, die wir erhalten und speichern, haben wir gehört oder gelesen, sie sind also sprachbasiert. Die Sprache verbindet: Wir können miteinander sprechen, lesen und zuhören. Auch unsere Schulbildung basiert auf sprachlichen Begriffen, selbst die Mathematik wäre ohne die Sprache nicht möglich. Vielen Leuten fällt es besonders schwer, sich Namen zu merken.

☛ **Zahlen:** Viele Informationen in unserem Alltag beruhen heute auf Zahlen bzw. Zahlenreihen: Hausnummern, Stockwerkanzeige im Lift, Kalendertag, Geburtsdatum, Telefonnummern, Kreditkartencodes. Wir sind gezwungen, uns in der Alltagsgestaltung und -planung an Zahlen zu orientieren. Den meisten Leuten fällt es jedoch schwerer, sich Zahlen als Worte zu merken.

☛ **Wortlisten:** Wer erinnert sich nicht an die Mühen des Sprachunterrichts in der Schule, als abstrakte Gedichte oder Deutsch-französisch-Wortlisten auswendig gelernt werden mussten oder der Biologielehrer die merkwürdigsten Fachbegriffslisten prüfte. Auch im Alltag sind wir oft gezwungen, Begriffslisten oder -aufzählungen zu speichern und später wieder abzurufen, etwa die Einkaufsliste.

☛ **Bilder:** Wenn wir einer bekannten oder vertrauten Person begegnen, erkennen wir diese Person am Gesicht, manchmal an der Kleidung oder bereits an ihrem Gang. Wir sind also darauf angewiesen, dass in unserem Gedächtnis auch Bilder von Menschen und Orten gespeichert sind.

☛ **Zukünftige Ereignisse:** Es mag wie ein Widerspruch klingen, sich an zukünftige Ereignisse zu erinnern! In unserem Alltag kann es sich jedoch als sehr ungünstig erweisen, einen Arzttermin, eine Verabredung, den Geburtstag des Partners oder den neuen Arbeitsbeginn zu vergessen.

🔲 **Informationsblatt 10** Gedächtnisinhalte

Informationsblatt 11

Gedächtnistricks: Nachfragen, wiederholen und alles aufschreiben

Um sich Dinge besser merken zu können, gibt es verschiedene Möglichkeiten. Grundsätzlich gilt, dass die Aufnahmefähigkeit unseres Gedächtnisses beschränkt ist. Wir können in der Regel die Informationen für bis zu 20 Sekunden im *Kurzzeitgedächtnis* behalten. Danach wird es schwieriger (*Langzeitgedächtnis*) und wir neigen dazu, Informationen wieder zu vergessen.

Wichtig: Jeder Mensch hat eine beschränkte Möglichkeit, Informationen aufzunehmen. Es ist deshalb immer sinnvoll und klug, sich die **Informationen aufzuschreiben!** Voraussetzung dazu ist es, die Informationen richtig verstanden zu haben. Um sich zu vergewissern, hilft es, die Informationen **in eigenen Worten zu wiederholen** und bei Verständnisschwierigkeiten **nachzufragen**.

☛ Halten Sie zu Hause oder am Arbeitsplatz neben dem Telefon einen *Notizblock mit Stift* bereit, um alles sofort aufschreiben zu können.

☛ Führen Sie ein kleines *Notizbüchlein* bei sich, das Sie in wichtigen Gesprächen verwenden können. Es gibt auch mobile elektronische Notizmöglichkeiten.

☛ *Nachfragen:* Fragen Sie bei einem (Telefon-)Gespräch nach, bis Sie die Information gut verstanden haben und bis Sie einen Notizzettel zur Hand haben.

☛ *Wiederholen* Sie z. B. beim Arzt Informationen über die Einnahme von Medikamenten. Schreiben Sie sich die Infos auf oder lassen Sie sich die Informationen aufschreiben.

☛ *Wiederholen* Sie z. B. bei der Arbeit die Anweisungen des Chefs und schreiben sich diese auf.

▣ **Informationsblatt 11** Gedächtnistricks: Nachfragen, wiederholen und alles aufschreiben

Informationsblatt 12

Gedächtnistricks: Die Sinne gebrauchen

Wenn Sie sich etwas nicht sofort aufschreiben können, gibt es verschiedene Strategien, um etwas besser behalten zu können. Das Wichtigste ist dabei, dass man versucht, sich kurz vorher ganz *bewusst auf das „sich merken" zu konzentrieren* („ich will mir das jetzt merken!"). Gebrauchen Sie verschiedene Sinne:

☛ *Wiederholen* Sie die Information *innerlich* oder durch *Aussprechen*:
   ☛ Wiederholen Sie z. B. am Telefon eine Angabe (Telefonnummer oder Adresse, Datum etc.) durch innerliches oder lautes Aussprechen. Wiederholen Sie die Information innerlich ein paar Mal, wenn möglich bis Sie etwas zum Schreiben haben.
   ☛ Wiederholen Sie z. B. innerlich einen Namen in einem Erstkontakt zu jemandem oder lassen Sie den Namen Ihres Gegenübers während des Gesprächs immer wieder einfließen: „Ach so Herr Meier, das ist ja interessant. Wie ist Ihre Meinung dazu, Herr Meier. Auf Wiedersehen Herr Meier."
   ☛ Verpacken Sie den zu merkenden Begriff in eine Melodie.

☛ Machen Sie sich ein *inneres Bild* von der Information:
   ☛ Schließen Sie z. B. am Telefon die Augen und stellen Sie sich eine Angabe (Telefonnummer oder Adresse, Datum etc.) auf eine Wandtafel geschrieben vor.
   ☛ Machen Sie sich ein Bild von einem Namen in einem Erstkontakt zu jemandem. Stellen Sie sich z. B. eine Person aus dem Bekanntenkreis mit dem gleichen Namen vor, die Sie schon kennen (z. B. Reto Meier mit dem langen Bart von nebenan..., oder sie heißt gleich wie der Arbeitskollege Meier).
   ☛ Setzen Sie den zu merkenden Begriff oder Namen in konkreten Bezug zu etwas und machen Sie sich ein inneres Bild: z. B. Herr König wird als mittelalterlicher König, Frau Becker als weiß gekleidete Bäckerin oder die Stadt Turin als Tunnel mit Urin vorgestellt. *Je unsinniger das Bild, desto leichter prägt sich der Begriff ein*.

☛ *Assoziieren* Sie Begriffe mit Körperteilen oder vertrauten Gegenständen: z. B. Wie viele Tage jeder Monat im Jahr hat, kann – wenn man die Faust macht – an den Handknöcheln bzw. an den Vertiefungen dazwischen abgezählt werden: Der 1. Monat (Januar) auf dem 1. Knöchel hat 31. Tage, der 2. Monat zwischen den Knöcheln hat 30 Tage, der dritte hat wieder 31 Tage usw. Die einzige Ausnahme bildet der Februar, der nur 28 oder 29 Tage hat.

▣ **Informationsblatt 12** Gedächtnistricks: Die Sinne gebrauchen

Informationsblatt 13

Gedächtnistricks beim Merken mehrerer Begriffe

Manchmal ist es notwendig, sich mehrere Begriffe gleichzeitig zu merken, etwa bei *Aufzählungen* oder auch beim vermutlich typischsten Beispiel im Alltag, bei *Einkaufslisten*. Wenn Sie die Begriffe z. B. einer Einkaufsliste nicht aufschreiben konnten oder Sie eine Begriffsliste gerne auswendig aufzählen können möchten, gibt es eine Reihe von Lernstrategien, die sich gut dafür eignen:

☛ *Zusammenfassen von Einkaufsgegenständen:* Da unsere Merkkapazität eingeschränkt ist und es uns schwer fällt, sich mehr als 5 bis 9 unterschiedliche Gegenstände zu merken, hilft oft der Trick des Zusammenfassens mehrerer ähnlicher Gegenstände der Einkaufsliste zu einer Kategorie. Wir müssen uns dann nur noch 3 bis 4 Kategorien merken. Bei einem Einkauf können z. B. Getränke (Milch, Orangensaft, Cola), Gemüse/Früchte (Gurken, Kartoffeln, Äpfel, Bananen), und Grundnahrungsmittel (Butter, Zucker, Mehl, Brot) zusammengefasst werden.

☛ *Gegenstände mit Orten verknüpfen:* Oft hilft es auch, sich die zu besorgenden Gegenstände an ihrem üblichen Platz in der Wohnung vorzustellen. Stellen Sie sich also vor, Sie laufen durch ihre Wohnung in einer natürlichen Reihenfolge, z. B. vom Schlafzimmer (Zeitschrift auf dem Nachttisch) ins Bad (Zahnpasta, Duschgel), von dort durch den Korridor (Batterien im Schrank) in die Küche (Brot, Getränke, Joghurt) und dann ins Wohnzimmer (Kerzen).

☛ *Begriffe in eine Geschichte verpacken:* Wir können uns in der Regel Begriffslisten besser merken, wenn wir diese in eine erfundene Geschichte einbinden: Die Einkaufsliste „Äpfel, Bananen, Zahnpasta, Milch, Pullover, Putzlappen" kann z. B. in folgende Geschichte verpackt werden: „Mein Ehemann verhält sich manchmal so wie ein Affe: In der einen Hand hält er eine Banane, in der anderen einen Apfel. Dass er nur in einen Pullover gekleidet und Putzlappen als Kopftuch trägt, verrät, dass er schon wieder nichts erledigt hat." Je witziger oder unsinniger die Geschichte ist, desto leichter lassen sich die Begriffe einprägen.

☛ *Anfangsbuchstaben:* Aus dem jeweils 1. Buchstaben jedes Begriffs einer Liste kann ein Wort oder ein Satz gebildet werden: z. B. aus den Essenszutaten „Fleisch, Ulmer Spätzle, Salatkopf, Salbei, Bratensauce, Ananas, Limone, Lauch" wird F-U-S-S-B-A-L-L.

▣ **Informationsblatt 13** Gedächtnistricks beim Merken mehrerer Begriffe

Informationsblatt 14

Gedächtnistricks bei Zahlen

Den meisten fällt es schwerer, sich Zahlen als Worte zu merken. Wer hat nicht schon einmal eine Telefonnummer, den eigenen Kreditkartencode oder das Geburtstagsdatum einer nahe stehenden Person vergessen? Auch hier gibt es eine Reihe von Lernstrategien, um sich Zahlen zu merken:

☛ *Zahlenkolonne zu 2er-, 3er- oder 4er-Einheiten zusammenpacken:* Diese Methode wird im Alltag meist beim Merken und Aufschreiben von Telefonnummern verwendet: Aus der fiktiven internationalen Schweizer Telefonnummer aus Bern 0041312548312 wird dann 0041 (Vorwahl Schweiz) 31 (Vorwahl Bern) 254 (Vorwahl Quartier) 83 12 (zwei individuelle zweistellige Nummern). Aus den vormals 13 Ziffern sind somit 5 einfacher zu merkende Nummern geworden.

☛ *Vertonen der Zahlenkolonne mit einer Melodie:* Diese Lernstrategie wird zuweilen in der TV-Werbung verwendet.

☛ *Zahl-Wort-Verknüpfung:* Wenn man sich längere Zahlenkolonnen wie z. B. einen Kreditkartencode merken soll, hilft es, die einzelnen Ziffern in Worte zu übersetzen, unter denen man sich mehr vorstellen kann. Besonders geeignet sind Worte, die sich auf die Zahl reimen, ähnlich klingen oder eine persönliche Bedeutung haben: Der Code 878341 wird dann zu „Nachts (8) lieben (7) solche mit meinem Jahrgang (83) viel Bier (4), eins (1) ums andere.

☛ *Sich Zahlen in einem inneren Bild vorstellen:* Wie wir das bereits beim Merken von Worten gelernt haben, kann man sich auch Zahlenkolonnen vorstellen, wie sie auf eine Wandtafel, an eine Tür geschrieben sind oder auf einem Haus als Leuchtschrift stehen.

☛ *Zahlen einem Bild zuordnen:* Jede Zahl zischen 0 und 9 wird einem Bild zugeordnet: z. B. 0=Ball oder Ei; 2=Zwillinge oder Schwan; 3=Dreirad; 4=Tisch oder Stuhl mit 4 Beinen; 5=Hand mit 5 Fingern; 6=Würfel oder Kubus mit 6 Seiten; 7=Siebenschläfer oder Woche mit 7 Tagen; 8=Sanduhr oder Kinderspielzeugrennbahn; 9=Bowling oder Kegelspiel.

▣ **Informationsblatt 14** Gedächtnistricks bei Zahlen

Informationsblatt 15a

Gedächtnistricks bei Terminen oder zukünftigen Ereignissen (1. Teil)

Wir sind in der Regel gezwungen, unseren Alltag zu planen, um nicht Arzttermine, Verabredungen, den Geburtstag oder Hochzeitstag der Eltern usw. zu verpassen. Unser Gedächtnis wird also auch bei der Planung von zukünftigen Ereignissen gebraucht. Es gibt einige Möglichkeiten, die Sie vielleicht bereits kennen und Ihnen helfen können, sich besser an Dinge in der Zukunft zu erinnern:

☛ **Führen Sie eine Agenda:**
☛ Tragen Sie ihre Agenda möglichst immer bei sich. Sie sollte nicht zu groß sein, aber genügend Platz zum Aufschreiben wichtigster Informationen haben.
☛ Als Agenda dienen auch elektronische Hilfsmittel wie das Mobiltelefon.
☛ Prüfen Sie jeden Tag die Agenda: Verbinden Sie eine regelmäßige Tätigkeit mit dem Nachschlagen der Agenda, z. B. nach dem Aufwachen, am Morgen beim Kaffee und Frühstück.
☛ Machen Sie sich einen Notizzettel als Hilfe, das Nachschlagen nicht zu vergessen (z. B. auf den Spiegel im Badezimmer, Haustür).
☛ Schreiben Sie alle Termine auf: mit Angabe von Namen, Ort, eventuell Telefonnummer, kurze Bemerkungen (z. B. „Nebenwirkungen mit Arzt besprechen").
☛ Schreiben Sie auch Telefonnummern und Adressen in Ihren Kalender von allen privaten oder beruflichen Personen (z. B. Freunde, Bekannte, Familie, Arzt, Arbeitskollegen etc.).

☛ **Verwenden Sie zu Hause einen Kalender:**
☛ Wählen Sie einen ausreichend großen Kalender, um darin an einzelnen Tagen Termine eintragen zu können.
☛ Stellen Sie den Kalender an einem gut sichtbaren Ort auf (z. B. in der Küche, neben Wohnungstür).
☛ Machen Sie spezielle „Sitzungen" für die Planung mit dem Kalender (z. B. Wochenplanung immer am Sonntag Abend): Überprüfen Sie die Termine der nächsten Woche. Sind sie auch in der Agenda eingetragen?
☛ Tragen Sie neue Termine, die Sie schon vorher wissen, in den Kalender ein. Damit ist der Kalender immer auf dem neuesten Stand. Ein Kalender eignet sich auch, um am Rande häufig benötigte oder allgemein wichtige Telefonnummern aufzuschreiben.

◘ **Informationsblatt 15a** Gedächtnistricks bei Terminen oder zukünftigen Ereignissen

---

Informationsblatt 15b

Gedächtnistricks bei Terminen oder zukünftigen Ereignissen (2. Teil)

☛ **Verwenden Sie eine Pinnwand für Notizzettel:**
☛ Es ist hilfreich, die Pinnwand am gleichen Ort wie den Kalender zu platzieren.
☛ Machen Sie sich Notizzettel als Erinnerungshilfe, welche Sie an die Pinnwand heften, z. B.

☛ Einkaufslisten
☛ Medikamentennamen, Dosis und Einnahme
☛ Dinge, die Sie noch erledigen wollen und sollten

☛ Machen Sie dabei Dringlichkeitsstufen: z. B. zu oberst an der Pinnwand Dinge, die Sie in den folgenden Tagen erledigen wollen. Unten Dinge, die Sie längerfristig vorhaben.

☛ Alternativ wird oft anstelle einer Pinnwand die *Kühlschranktür* verwendet und die Notizzettel mit Magneten befestigt.

◘ **Informationsblatt 15b** Gedächtnistricks bei Terminen oder zukünftigen Ereignissen

---

Informationsblatt 16

Eine Situation wahrnehmen

☛ **Interpretieren des Wahrgenommenen:** Sehen wir andere miteinander kommunizieren und dabei Gefühle, Gesten und Verhaltensweisen ausdrücken, so ist es von Vorteil, möglichst schnell zu wissen, um was es in dieser Situation geht. Das ist besonders dann wichtig, wenn wir uns an einem Gespräch beteiligen möchten. Wir müssen also die Informationen, die wir wahrnehmen, richtig interpretieren und möglichst schnell auf den Punkt bringen. Dabei hilft uns unsere Erfahrung mit ähnlichen Situationen und unser Denkvermögen.

☛ **Das Ganze ist mehr als die Summe seiner Teile:** Wenn wir eine Situation wahrnehmen oder z. B. auch eine Fotografie einer Situation betrachten, so erhalten wir Informationen von verschiedenen Teilen des gesamten Bildes. Wenn z. B. jemand lächelt, so macht es einen Unterschied, ob diese Person dies wegen eines lustigen Gedankens oder wegen einer Geste eines anderen tut. Bei der Interpretation eines Bildes müssen wir uns also aus verschiedenen Teilen ein Gesamtbild machen, ähnlich wie bei einem Puzzle.

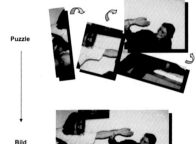

Puzzle

Bild

◘ **Informationsblatt 16** Eine Situation wahrnehmen

Informationsblatt 17

Vermutungen sind nicht gleich Fakten!

☛ **Annahmen:** Was wir mit unseren Sinnen wahrnehmen, wird oft durch unsere persönlichen Erfahrungen und Erwartungen beeinflusst. Wir sehen oder hören oft, was wir sehen oder hören wollen. Wenn wir z. B. zwei Leute sehen, die etwas zusammen tun, so neigen wir oft sehr schnell dazu, uns bei der Interpretation von dem, was sie tun, von unseren Annahmen leiten zu lassen. Damit laufen wir jedoch Gefahr, die Situation falsch zu interpretieren.

☛ **Fakten:** Daher ist es von Vorteil, uns zunächst an Fakten zu orientieren. Fakten sind das, was wirklich vorhanden ist, was auch alle anderen genau so erkennen und beschreiben würden. Fakten sind z. B. Gegenstände wie ein Tisch, Stuhl, ein Auto, Menschen oder deren Kleidung. Wenn zwei Menschen miteinander sprechen, sind dabei auch die vielleicht aufgerissenen Augen, der offene Mund oder der ausgestreckte Arm und Finger als Fakten zu bezeichnen.

☛ **Unterscheiden von Fakten und Annahmen:** Um zu erkennen, was in einer Situation Sache ist bzw. zu verstehen, um was es dabei geht, ist es wichtig, zwischen Fakten und eigenen Annahmen zu unterscheiden. Beispiel: Im unten stehenden Bild sind zwei Menschen dargestellt. Um was geht es zwischen den beiden dargestellten Personen? Was sind die Fakten? Wo machen wir bei der Interpretation Annahmen? Auf was zeigt der Mann?

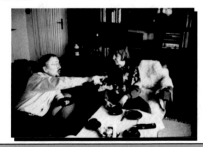

◘ **Informationsblatt 17** Vermutungen sind nicht gleich Fakten!

Informationsblatt 18

Sich in andere hineinversetzen

Wenn wir es mit Menschen zu tun haben, uns austauschen wollen oder etwas lesen, was ein anderer geschrieben hat, sind wir gezwungen, uns an den anderen zu orientieren. Dabei hilft uns unsere *Erfahrung*, auf die wir zurückgreifen können. Zusätzlich müssen wir uns oft auch *in den anderen hineinversetzen* können, um zu *erkennen, was dieser gerade jetzt denkt und fühlt*. Dies ist z. B. wichtig beim Zuschauen, Lesen und Zuhören:

☞ **Beim Zuschauen:** Wenn wir anderen zusehen, wie sie etwas machen, z. B. beim Sportspiel, wollen wir für gewöhnlich wissen, um was es dabei geht. Sonst wird es schnell langweilig. In einem Fußballspiel fragen wir uns beispielsweise, wieso der vorderste Mann im Zickzack und nicht schnurstracks aufs gegnerische Tor zu rennt, wenn er sieht, dass ihm ein Mitspieler den Ball zuspielen will. Um dies zu verstehen, hilft es, uns in diesen Zickzack laufenden Spieler zu versetzen. Er denkt vielleicht, dass er ins Abseits läuft, wenn er schnurstracks aufs gegnerische Tor los rennt, da er sich an den Gegenspielern orientieren muss! Oder anders gesagt, er muss (Fußball-)Regeln einhalten. Es ist also wichtig, *die Regeln zu verstehen*, wenn man Fußball schaut.
Ähnlich war es in der Schule: Je besser wir wussten, was ein bestimmter Lehrer von uns verlangte, desto weniger Probleme hatten wir!

☞ **Beim Lesen:** Beim Lesen eines Romans müssen wir uns automatisch in die Handlung und die beteiligten Darsteller hineinversetzen, um der Geschichte folgen zu können. Dies kommt meist bei Comics noch mehr zum Tragen, da hier einzelne Bilder und Sprechblasen aneinander gereiht werden und manchmal nicht einmal klar ist, welches Bild auf das nächste folgt. Der Vorteil eines Buches ist, dass wir jede Seite, jeden Abschnitt mehrmals lesen können. Wir können das Buch auch beiseite legen und später wieder holen. Zudem hilft uns beim Lesen das *wiederholte Üben*. Wir lernen immer besser, einen Text zu verstehen.

☞ **Beim Zuhören:** Wenn uns jemand etwas erzählt oder wir anderen zuhören, die miteinander sprechen, ist es manchmal schwierig, folgen zu können. Dies vor allem, weil wir uns sofort ein Bild von dem machen müssen, was gerade gesprochen wurde. Sonst ist es zu spät. Erzählt uns z. B. jemand von seinen Ferien und beschreibt seine Erlebnisse, so versuchen wir, uns ein inneres Bild von dem zu machen, was der andere berichtet und was dieser dabei empfunden hat. Wir versuchen, uns *in den anderen hineinzuversetzen* und *das Gesagte in eigene Worte zu fassen*. Dabei berücksichtigen wir auch die *Mimik und Gestik und den Tonfall*, die/den der andere verwendet.

◘ **Informationsblatt 18** Sich in andere hineinversetzen

Informationsblatt 19

Mögliche Hilfestellungen, um sich besser in andere hineinversetzen zu können

☞ **Sich zuerst an die Fakten halten!** Wir sollten uns stets vergewissern, ob sich unsere Annahmen oder Interpretationen mit Fakten oder Tatsachen belegen lassen. Fakten können sein:
- **Was gesagt wird oder geschrieben steht** (Inhalt des Gesagten oder Geschriebenen)
- **Wie etwas gesagt wird** (Tonfall, Lautstärke des Gesagten, Wortwahl des Gesagten oder Geschriebenen)
- **Nonverbales Verhalten** (Gesten, Mimik, typische Verhaltensweisen wie Blickkontakt, Bewegungen, Körperhaltung)
- **Wo und wann etwas gesagt oder geschrieben wird** (Ort, anwesende Leute)
- **Geltende Regeln** (nach denen ein Spiel abläuft oder nach denen auch wir handeln)

☞ **Wie würde ich in dieser Situation handeln, was würde ich denken und empfinden?** Die Situation des anderen auf sich selbst beziehen.

☞ **Habe ich das bereits einmal erlebt, gesehen oder gehört?** Die eigenen Erfahrungen nutzen.

☞ **Gesagtes in eigene Worte fassen!**

☞ **Sich ein inneres Bild machen!** Wenn uns jemand etwas erzählt, kann es hilfreich sein, sich ein inneres Bild oder einen inneren Film zu machen, wo das vom anderen Berichtete vorkommt.

☞ **Üben!** Je mehr wir versuchen, uns in andere hineinzuversetzen, z. B. beim Lesen, desto leichter fällt es uns.

☞ ....

☞ ....

☞ ....

◘ **Informationsblatt 19** Mögliche Hilfestellungen, um sich besser in andere hineinversetzen zu können

---

Informationsblatt 20

Ich denke, also bin ich

Jeder Mensch denkt. Die Fähigkeit zu denken macht einen wesentlichen Teil unseres Wesens aus. Wenn wir etwas sehen, hören, riechen oder etwas zu tun beabsichtigen, machen wir uns Gedanken darüber. Es ist schwierig nicht zu denken, selbst wenn wir im Bett liegen und die Bettdecke über den Kopf gezogen haben.

☞ Wenn wir denken, nutzen wir unsere Erfahrungen und das erlernte Wissen, das im Gedächtnis gespeichert ist, um neue Sinneswahrnehmungen oder einen plötzlichen Gedankenblitz (Idee) richtig einzuordnen und zu verstehen. Anders gesagt: Wir müssen **zuordnen und abgrenzen**, um zu überprüfen, ob etwas neu Wahrgenommenes zu dem passt, was wir bereits kennen und wissen.

☞ Wenn wir denken, so bilden wir meist Worte oder Sätze, manchmal stellen wir uns dabei auch etwas vor. Denken ist gewissermaßen die Sprache unseres Geistes. **Denken erfordert eine hohe Flexibilität:** Wenn wir z. B. mit jemandem sprechen, sind wir gezwungen, umgehend die richtigen Worte zu finden. Dieser Vorgang wird oft durch unsere Stimmung und Gefühle beeinflusst, manchmal behindert.

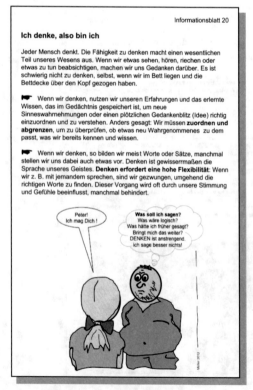

◘ **Informationsblatt 20** Ich denke, also bin ich

Informationsblatt 21

Denken, eine Sache des Gehirns

Worte und Begriffe sind in unserem Gedächtnis wie in einem netzartigen Muster von Knoten abgespeichert. Begriffe, die eher zusammengehören, sind dabei direkter miteinander verbunden, unterschiedliche Begriffe sind weiter weg und eher unabhängig voneinander. Das Wort Banane ist z. B. stärker verbunden mit Apfel, Affe und gelb als mit Teller, Küche und weiß (vgl. Abb. unten).

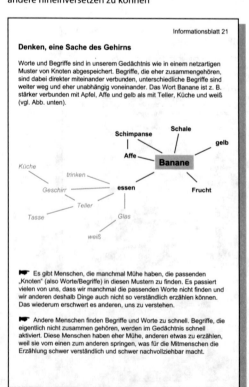

☞ Es gibt Menschen, die manchmal Mühe haben, die passenden „Knoten" (also Worte/Begriffe) in diesen Mustern zu finden. Es passiert vielen von uns, dass wir manchmal die passenden Worte nicht finden und wir anderen deshalb Dinge auch nicht so verständlich erzählen können. Das wiederum erschwert es anderen, uns zu verstehen.

☞ Andere Menschen finden Begriffe und Worte zu schnell. Begriffe, die eigentlich nicht zusammen gehören, werden im Gedächtnis schnell aktiviert. Diese Menschen haben eher Mühe, anderen etwas zu erzählen, weil sie vom einen zum anderen springen, was für die Mitmenschen die Erzählung schwer verständlich und schwer nachvollziehbar macht.

◘ **Informationsblatt 21** Denken, eine Sache des Gehirns

Informationsblatt 22

Welchen Einflüssen ist unser Denken und Problemlösen im Alltag ausgesetzt?

Im Alltag machen wir manchmal die Erfahrung, dass uns das Denken in einer Situation leicht fällt und wir das Problem schnell erkennen und recht schnell einen Lösungsweg finden, in einer anderen Situation jedoch größte Mühe damit bekunden und uns blockiert fühlen. Wieso ist das so?
Wie gut wir im Alltag denken und ein Problem lösen können, hängt oft von verschiedenen Einflüssen ab, die mit uns selbst oder der Situation und Umgebung zusammenhängen. Beispiele:

☛ **Emotionale Belastung**, die durch die Situation ausgelöst wird: Je mehr wir in ein Problem involviert sind und je wichtiger uns dessen Lösung ist, desto schwieriger ist es, das Problem zu lösen (Nähe-Distanz zum Problem).

☛ Unsere **Stimmung** beeinflusst das Denken und Problemlösen: Sind wir zu nervös und angespannt, habe wir oft mehr Mühe und können uns auch weniger gut konzentrieren. Das gleiche gilt, wenn wir keine Lust und kein Interesse haben, da dann unsere Aufmerksamkeit und Wachheit eher gering sind. In der Regel funktioniert unser Denken am besten, wenn wir ein bißchen, aber nicht zu stark angespannt und aufgeregt sind.

☛ Großes **Stresserleben** reduziert unsere Fähigkeit, zu denken und Lösungen zu planen. Der Stress kann von uns selbst kommen („heute bin ich den ganzen Tag sehr nervös", „ich setze mich selbst unter Druck") oder von unserer Umwelt kommen (Reizüberflutung, Termindruck durch den Chef usw.).

☛ Wie gut wir in einer bestimmten Situation denken und ein Problem lösen können, hängt auch davon ab, wie gut wir uns im Moment **konzentrieren** können, wie **schnell** wir fähig sind, die notwendigen Informationen zu verarbeiten und wie gut wir dazu unser **Gedächtnis** nutzen können.

☛ Weiterer möglicher Einfluss: ......

☛ Weiterer möglicher Einfluss: ......

◘ **Informationsblatt 22** Welchen Einflüssen ist unser Denken und Problemlösen im Alltag ausgesetzt?

Informationsblatt 23

Schwierigkeiten, ein Ziel zu erreichen

Im Alltag sind wir sehr oft damit beschäftigt, bestimmte Ziele zu erreichen und danach zu handeln: Sei dies in der Freizeit, wenn wir z. B. in die Stadt gehen, um bestimmte Dinge einzukaufen, oder zu Hause, wenn wir uns etwas Bestimmtes kochen wollen; ebenso bei der Arbeit, wenn wir z. B. einen bestimmten Auftrag vom Chef durchführen sollen, oder auch in Beziehungen, wenn wir uns z. B. mit einer Kollegin verabreden möchten.

Folgende Schwierigkeiten können auftreten, wenn wir ein Ziel erreichen wollen:

☛ Es ist mir nicht ganz klar, was ich eigentlich erreichen will/soll.

☛ Ich habe keine Lösungen/Ideen, wie ich das Ziel erreiche.

☛ Ich habe verschiedene Lösungen/Ideen, aber weiß nicht, welche ich am besten umsetze.

☛ Ich sehe „einen Berg" vor mir und kann keine Zwischenschritte zum Ziel erkennen.

☛ Ich habe losgelegt und handle in Richtung meines Zieles, aber die Lösung klappt nicht.

◘ **Informationsblatt 23** Schwierigkeiten ein Ziel zu erreichen

---

Informationsblatt 24

Schritte zum Erreichen eines Ziels

Damit wir ein Ziel erreichen, einen Wunsch oder eine Aufgabe erfüllen können, hilft es, den Weg zum Ziel gut zu strukturieren, d. h. zu planen.

Folgende *Schritte* der Planung haben sich als sehr hilfreich erwiesen:

1. Das Ziel oder den Wunsch klar definieren

　　☛ **„Ich weiß, was ich will/soll/muss"**

2. Möglichst viele Ideen und Möglichkeiten ausdenken, wie man ein Ziel erreichen und den Wunsch erfüllen kann

　　☛ **„Ich habe Möglichkeiten zur Verfügung"**

3. Über die Möglichkeiten nachdenken und die Konsequenzen einschätzen

　　☛ **„Ich weiß, wie nützlich jede Möglichkeit ist"**

4. Einen Weg zum Ziel auswählen

　　☛ **„Ich weiß, wie ich es mache"**

5. Planung der Umsetzung und Einteilung in Zwischenschritte

　　☛ **„Ich weiß, was ich wann mache"**

6. Überprüfung der Handlung und Bewertung

　　☛ **„Ich weiß, ob ich so weitermache oder eine andere Lösung suchen muss"**

◘ **Informationsblatt 24** Schritte zum Erreichen eines Ziels

---

Informationsblatt 25

Von einer komplizierten Handlung zu kleinen Handlungsschritten

Im Alltag sind wir manchmal gezwungen, komplexe und aufwändige Handlungen zu planen und zu erledigen. Wenn es uns sehr gut geht und uns alles etwas leichter fällt, gelingt uns das automatisch ohne viel darüber nachzudenken.
Es gibt jedoch auch Situationen, in denen uns alles etwas schwer fällt. Dann fühlen wir uns in der Planung unsicher und beginnen zu zweifeln, ob wir das schaffen, was wir uns vorgenommen haben, auch wenn wir das sonst ohne Probleme erledigen würden. Mit anderen Worten, wir fühlen uns überfordert.
In solchen Situationen kann es hilfreich sein, die komplizierte Handlung in kleine Teilschritte zu unterteilen. Jeder Teilschritt für sich wirkt dann weniger bedrohlich und überfordernd. Wichtig dabei ist einzig, die einzelnen Teilschritte gut zu planen und wieder in eine richtige Reihenfolge zu bringen.
Beispiel: Ich muss von A (Start) über B, C und D (3 Zwischenhalte) nach E (Ziel) gelangen.

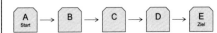

Folgende Fragen sind dabei hilfreich:

☛ **„Was muss ich zuerst erledigen?"** Ich muss an den Start (A) gehen, sonst kann ich nicht beginnen!

☛ **„Was ist das Endziel und wie gelange ich dorthin?"** Ich will nach E (Ziel) gelangen und muss dafür über A, B, und C (Zwischenhalte) gehen!

☛ **„Was hat ein Zwischenschritt für Anforderungen, die ich erledigt haben muss, bevor ich damit beginnen kann? In welche Reihenfolge muss ich die Zwischenschritte ordnen?"** Um nach C zu gelangen, muss ich vorher bei A und B gewesen sein, usw.

◘ **Informationsblatt 25** Von einer komplizierten Handlung zu kleinen Handlungsschritten

---

Informationsblatt 26

Wie kann ich die richtigen Worte besser finden?

Es kommt vor, dass wir jemandem direkt etwas sagen oder uns an einem Gespräch beteiligen möchten, dabei jedoch Mühe bekunden, die richtigen Worte zu finden. Gleiches geschieht manchmal auch, wenn wir einen Brief schreiben oder jemandem etwas mitteilen möchten. Uns fehlen die Worte!

Die folgenden Strategien haben sich als hilfreich bewährt, besser und manchmal auch schneller die richtigen Worte zu finden:

☛ **Übung macht den Meister:** Wenn wir bemerken, dass wir Schwierigkeiten haben uns auszudrücken, ist das unangenehm. Oft neigen wir dann dazu, zu schweigen oder uns zurückzuziehen, um nichts sagen zu müssen. Ganz nach dem Motto: Wer nichts sagt oder schreibt, kann auch nichts falsch machen! Doch mit dieser Vogel-Strauß-Taktik (bei Gefahr den Kopf in den Sand stecken) erreichen wir oft das Gegenteil. Je mehr wir uns zurückziehen und nichts sagen, desto mehr isolieren wir uns und desto schwieriger wird es uns fallen, in Zukunft etwas zu sagen, wenn wir das möchten. Darum ist es wichtig, am Ball zu bleiben und zu üben. Übung gibt Sicherheit und Selbstvertrauen.

☛ **Das Ziel klären:** Oft hilft es auch, sich zu überlegen, was wir eigentlich sagen oder schreiben wollen, oder was andere von uns erwarten, dass wir sagen oder schreiben. Dabei gilt es jedoch zu unterscheiden, was wir nur annehmen, was die anderen von uns erwarten, und wofür wirklich Fakten vorliegen. Oft besteht ein großer Unterschied zwischen unseren spontanen Annahmen und dem, was tatsächlich vorliegt.

☛ **Ideen zusammenfassen:** Oft fällt es uns auch schwer, verschiedene Details und Ideen, die wir erzählen möchten, unter einen Hut zu bringen, damit unser Gesprächspartner versteht, was wir ihm mitteilen möchten. Dabei hilft es, die Details zu Überbegriffen (Kategorien) zusammenzufassen (z. B. Teigwaren, Brot, Wurst und Gemüse sind alles Esswaren, Joggen, Fußballspielen und Schwimmen sind dagegen Freizeit- und Sportaktivitäten). Dadurch können wir unsere Gedanken besser ordnen und uns im Gespräch orientieren.

☛ **Überprüfen, ob etwas zum Thema passt:** Wenn wir versuchen in Kategorien zu denken und Ideen zusammenzufassen, ist es uns besser möglich zu überprüfen, ob etwas zu einem Gesprächsthema passt oder nicht. Z. B. wenn über verschiedene Esswaren wie Fleisch, Teigwaren usw. gesprochen wird, passen Bemerkungen zu einem Fußballspiel eher nicht dazu.

◘ **Informationsblatt 26** Wie kann ich die richtigen Worte besser finden?

Informationsblatt 27

Soziale Regeln und Rollen

Immer wenn wir in unserem Alltag mit anderen Menschen zu tun haben, wird unser Handeln auch durch **soziale Regeln** reguliert. Wir wissen, ohne darüber nachzudenken, was wir tun sollen oder dürfen und was sich nicht gehört. Wir handeln alle automatisch danach. Oder anders gesagt, wir kennen die Gebote und Verbote, die unser Zusammenleben regeln. Dazu gehören nicht nur die allseits bekannten und im Gesetz festgehaltenen Regeln wie z. B. „Du darfst nicht stehlen"" oder „Du musst Dich an die Verkehrsvorschriften halten", sondern auch weniger offensichtlich erkennbare Regeln, z. B. wie man sich in einem Restaurant, beim Einkaufen oder in einem Gespräch verhält.

☛ Soziale Regeln bestimmen unser Zusammenleben mit anderen Menschen!

Die sozialen Regeln, an denen wir uns orientieren, können jedoch variieren. Je nach der **sozialen Rolle**, in der wir uns befinden, ändern sich auch die Regeln. z. B. darf sich ein Schüler von 10 Jahren in der Regel nicht dasselbe erlauben wie der Lehrer oder ein Erwachsener. Spricht der Lehrer vor der Klasse, ist es manchmal unklug, diesen als Schüler zu unterbrechen. Andererseits maßregelt der Lehrer gelegentlich einen Schüler, der laut daher redet. Ähnliche Unterschiede sind auch bei der Arbeit festzustellen: Der Chef hat eine gänzlich andere Rolle als einer von vielen untergebenen Arbeitnehmern. Doch weder ein Schüler noch ein Arbeitnehmer muss lange darüber nachdenken, wie er seine Rolle ausfüllt. Das tut er automatisch.
In beiden Fällen – die Beziehungen Schüler-Lehrer und Arbeitnehmer-Chef – ist gemeinsam, dass sich der Schüler und der Arbeitnehmer in seiner Rolle als „klein" empfindet, und den Lehrer oder Chef als „groß". Im Alltag erleben wir jedoch auch umgekehrte Situationen: Wenn jemand uns um eine Auskunft oder eine Gefallen bittet, so ist im engeren Sinn der Bittsteller „klein" und wir dagegen „groß", da der Bittsteller etwas von uns will, das wir ihm geben können. Schließlich unterhalten wir uns auch mit (Arbeits- oder Schul-)Kollegen, Nachbarn oder Familienangehörigen, ohne dass dabei der eine vom anderen etwas erwartet. Dann sind wir mit unserem Gesprächspartner auf derselben Stufe; beide sind gleich und haben die exakt gleiche Rollen inne.

☛ Soziale Regeln hängen von den sozialen Rollen ab, die wir gerade innehaben!

◘ **Informationsblatt 27** Soziale Regeln und Rollen

Informationsblatt 28

Wie erkenne ich, dass ich mich nicht regelkonform verhalte?

Soziale Regeln bestimmen unser Zusammenleben, ohne dass wir viel darüber nachdenken müssen. Das geschieht einfach, ohne Aufwand, auch wenn die Regeln manchmal unterschiedlich interpretiert werden. Verletzungen von solchen Regeln können zu unangenehm erlebtem Stress führen. Anders gesagt, nicht regelkonformes Verhalten führt zu Belastungen, die wir lieber vermeiden möchten.
Solche Belastungen lassen sich vermeiden oder zumindest reduzieren, indem wir drohende Regelverletzungen frühzeitig erkennen. Folgende Punkte können uns dabei helfen:

☛ **Auf die eigenen Gefühle achten:** In der Regel spüren wir, wenn wir unsicher sind, ob wir uns „richtig" verhalten. Wir bemerken auch, wenn wir das Gefühl haben, uns „falsch" verhalten zu haben. Wir sind dann unsicher, traurig oder bekommen Angst. Oder wir werden wütend, weil wir denken, es schon wieder nicht gepackt zu haben. Diese Gefühle werden oft auch von Köperregungen wie Herzrasen, Schwitzen oder Unwohlsein begleitet.

☛ **Auf die Reaktionen anderer achten:** Oft lässt sich auch an den Reaktionen der anderen ablesen, ob das eigene Verhalten nicht entsprechend den Anforderungen der Situation ist. Dabei können wir uns am Gesichtsausdruck, an der Gestik oder daran, wie die anderen sprechen, orientieren. Schüttelt jemand den Kopf, verwirft die Arme, oder sagt nichts mehr? Aber Achtung: Jedem Menschen passiert es zuweilen, dass er zwischenmenschliche Regeln verletzt! Es kommt auch vor, dass jemand diese aus Spaß mit Absicht verletzt.

☛ **Die Regeln identifizieren:** Manchmal hilft es auch, sich zu überlegen, was man selbst und was die anderen in dieser Situation erwarten. Nach welche Regeln spielen wir hier? Oft sind solche Gedanken jedoch nur möglich, wenn wir noch nicht zu fest erregt und belastet sind. Wir müssen uns dann zuerst beruhigen, vielleicht kurz aus der Situation weggehen und dann wieder zurückkommen.

☛ **Weitere Strategien:** ...

◘ **Informationsblatt 28** Wie erkenne ich, dass ich mich nicht regelkonform verhalte?

Informationsblatt 29a

Sich abgrenzen können – einfacher gesagt als getan

Es kommt leider manchmal vor, dass Menschen mit psychischen Problemen ausgegrenzt werden (Stigmatisierung). Das führt bei manchen Betroffenen zur Angst davor, wie andere reagieren, wenn sie von ihren psychischen Schwierigkeiten erfahren.

Nehmen wir einmal an, Peter war während drei Wochen in einer psychiatrischen Klinik hospitalisiert. Als er wieder zu Hause ist, fragt ihn die Nachbarin, wo er so lange war. Was kann Peter in dieser Situation tun, was soll er sagen?

Es gibt kein Patentrezept dafür, wie man am Beispiel von Peter mit einer solchen Situation umgehen soll. Das muss jeder Betroffene selbst entscheiden. Nicht jedem liegt es, auf solch eine Frage sofort etwas zu antworten. Es kann jedoch hilfreich sein, sich einmal zu überlegen, welche Möglichkeiten überhaupt zur Verfügung stehen. Soll man offen mit den eigenen Problemen umgehen oder sich doch besser abgrenzen? Und, gilt das für alle Personen, die einen darauf ansprechen?

Die folgenden Strategien sind für Peter möglich:

☛ **Das Kind beim Namen nennen:** Peter erzählt, wo er die letzten drei Wochen war, was der Grund dafür war und wie er es nun besser damit zurecht kommt. Gerade der letzte Punkt ist sehr wichtig und wird häufig vergessen: „Ich kann nun mit meinen Problemen besser umgehen!"

☛ **Davonlaufen:** Peter sagt kein Wort und läuft eilig weg. Nach dem Motto „aus den Augen aus dem Sinn" führt dieses Verhalten kurzfristig zu Entspannung.

☛ **Darüber spreche ich nicht!** Peter sagt, dass er darüber (im Moment) nicht sprechen will/kann.

☛ **Die Notlüge:** Peter sagt der Nachbarin, er sei während drei Wochen in den Bergen in den Ferien gewesen, wo er sich prima entspannen konnte.

☛ **Die halbe Nachricht:** Peter sagt zwar, er sei kurzzeitig in einer Klinik gewesen, ohne näher darauf einzugehen.

◘ **Informationsblatt 29a** Sich abgrenzen können – einfacher gesagt als getan

---

Informationsblatt 29b

Sich abgrenzen können – einfacher gesagt als getan (2. Teil)

Weitere Strategien:

☛ **Die halbe Wahrheit:** Peter sagt, er sei im Spital gewesen, wo ihm geholfen wurde. Als Grund für den Spitaleintritt nennt er jedoch akute Bauchschmerzen, was suggeriert, er habe an körperlichen Schmerzen gelitten. Diese Strategie ist also im Gegensatz zur „halben Nachricht" eine Mischung der beiden Strategien „das Kind beim Namen nennen" und „Notlüge".

☛ **Die Strategie der Politiker:** Es ist jedoch auch möglich, viel zu sagen, ohne dabei Informationen preiszugeben – so wie das die Politiker oft tun. Dazu ist jedoch erforderlich, das Gespräch zu führen. Wer das Gespräch leitet, bestimmt die Themen! Auf die Frage „Wo waren Sie die letzten drei Wochen?" antwortet Peter: „Ach wissen Sie, mir geht es gut, ich habe soeben ein neues Hobby begonnen, ich male jetzt Bilder. Haben Sie das auch schon mal versucht? Was halten Sie davon?". Peter nimmt also das Heft in die Hand und *wechselt das Thema*. Er weiß, dass neugierige Nachbarn in der Regel höchstens zwei- bis dreimal nachfragen, was sie eigentlich wissen wollten, und es dann auf sich beruhen lassen.

☛ **Bei wem benutze ich welche Strategie?** Dem Partner, einzelnen Familienangehörigen, Freunden, Nachbarn, Arbeitskollegen, dem Chef oder Fremden gibt man in der Regel unterschiedlich viele Informationen zur eigenen Person. Es gilt also auch einzuschätzen, wem man was erzählt, gegenüber wem man sich eher mehr abgrenzt und gegenüber wem eher weniger. Schließlich bestimmt diese Einschätzung auch, wem gegenüber man welche Strategie anwendet.

☛ **Übung macht den Meister:** Auch hier gilt: Je mehr eine Abgrenzungsstrategie angewendet wird, desto größer wird die Sicherheit, dies zu tun! Mit der Sicherheit sinkt zudem die Angst vor der Belastung, vergleichbare Situationen zu erleben, so wie sie Peter widerfahren ist.

🖸 Informationsblatt 29b Sich abgrenzen können – einfacher gesagt als getan

---

Informationsblatt 30

Mit dem Gedächtnis aktiv arbeiten

Wir benötigen unser Gedächtnis nicht nur, um Namen, Telefonnummern oder einen Buchinhalt zu speichern und uns später daran zu erinnern. In den meisten Situationen arbeiten wir auch aktiv mit unserem Gedächtnis! Dabei verwenden wir die meisten Denkfunktionen, die wir bisher thematisiert haben:

☛ Wir sind **aufmerksam** und **konzentrieren** uns auf die Anforderungen einer Situation.

☛ Wir müssen dabei oft **schnell denken und handeln,** manchmal auch schnell ein **Problem lösen** und ein **Ziel erreichen**.

☛ Dabei speichern wir die aktuellen Informationen in unserem **Gedächtnis** und versuchen diese mit unseren **Erfahrungen** und unserem **Wissen** zu verknüpfen.

☛ Dazu benötigen wir so etwas wie eine **Schaltzentrale**, die die Anforderungen einer Situation mit den oben erwähnten Denkfunktionen (Kognitionen) koordiniert, damit wir uns situationsadäquat verhalten: **Wir arbeiten aktiv und bewusst mit unserem Gedächtnis!**

Dies ist umso schwieriger, je anspruchsvoller und komplexer die Situation ist, in der wir uns befinden. Zum Beispiel:

☛ Wenn wir **mehrere Handlungen gleichzeitig ausüben** müssen: z. B. telefonieren beim Radfahren oder Kochen, oder in der Schule eine Rechenaufgabe lösen, während uns die Nachbarin von ihrem neuen Freund erzählt.

☛ Wenn wir **von inneren Reizen abgelenkt werden**: z. B. wenn uns eine Situation emotional zu sehr belastet (z. B. „Ich habe Angst, mit meinem Chef zu sprechen.").

☛ Wenn wir **von äußeren Reizen abgelenkt werden**: z. B. wenn wir in einem überfüllten Restaurant jemanden suchen und uns nicht vom Lärm oder den anderen Leuten ablenken lassen dürfen.

🖸 Informationsblatt 30 Mit dem Gedächtnis aktiv arbeiten

Informationsblatt 31

Kosten und Nutzen einer Verhaltensänderung

☛ Menschen sind Gewohnheitstiere. Ein großer Teil unseres Verhaltens ist immer gleich. Das heißt, wir folgen in der Alltagsbewältigung oft individuellen **Handlungsritualen**. Etwas immer auf dieselbe Weise zu tun, bringt uns einerseits einen Nutzen (Vorteile), kann dafür aber auch etwas kosten (Nachteile, die wir in Kauf nehmen). Möglicher **Nutzen** und **Kosten** sind in unten stehender Abbildung dargestellt:

Nutzen des Gewohnten	Kosten des Gewohnten
- Sicherheit	- unflexibel gegenüber
- Orientierung	Neuem sein
- Kontrolle haben	- Normabweichung
	- wenig wirksam

Waage der Gewohnheit

☛ Werden nun **neue Verhaltensweisen** angewendet, um ein Ziel besser zu erreichen oder eine Belastung besser auszuhalten, so dreht sich das Verhältnis der oben dargestellten Kosten-Nutzen-Waage um:

Nutzen des Neuen	Kosten des Neuen
- flexibel gegenüber	- Unsicherheit
Neuem	- weniger Orientierung
- normkonform	- weniger Kontrolle
- wirksam	

Waage des Neuen

☛ Oft ist eine **Mischung von Neuem und Gewohntem** von Vorteil: Auf Bewährtes vertrauen können und trotzdem flexibel Neues einsetzen, wenn es erforderlich ist.

🖸 Informationsblatt 31 Kosten und Nutzen einer Verhaltensänderung

---

Informationsblatt 32

Strategien zur Verminderung von Ablenkung beim Durchführen von Handlungen

☛ **Handlung strukturieren:**
Eine Struktur von außen kann uns helfen, dass wir besser zwischen verschiedenen Handlungen wechseln können. Sie können sich z. B. vorstellen, dass es einfacher ist, auf eine Aufgabe zu konzentrieren, wenn jemand einem immer sagen würde, was als nächstes zu tun ist. Im Alltag können wir versuchen, unsere Handlungen möglichst gut zu strukturieren. Strategien dazu kennen wir teilweise bereits aus früheren Sitzungen. Folgende Beispiele haben sich bewährt:

☛ Die Aufgabe in Einzelschritte aufteilen (z. B. beim Kochen).
☛ Einzelschritte auflisten und abhaken, wenn Sie etwas erledigt haben (auf Zettel schreiben!).
☛ Einen Tagesplan mit den einzelnen Aktivitäten machen.
☛ Orientierungsfragen stellen:
    - Was habe ich schon gemacht?
    - Was habe ich jetzt gerade gemacht?
    - Was kommt als nächstes?
☛ Unterbrechungen vorbeugen:
    - „Bitte-nicht-stören"-Tafel an die Türe hängen
    - Telefon/Anrufbeantworter auf lautlos stellen etc.

☛ **Hilfreichere Umgebung wählen:**
Wenn man einkaufen oder auswärts essen geht, kann man z. B. wählen, wohin man geht. Eine hilfreichere Umgebung wäre in diesen Fällen ein ruhiges Restaurant, ein kleinerer Laden oder eine wenig frequentierte Tageszeit in einem großen Einkaufszentrum mit wenig Kunden.

☛ **Weitere Strategien:**   ....

    ....

Wichtig:
☛ Einen **Weg finden zwischen totaler Vermeidung** von Ablenkung aufgrund von zu viel Stress (nicht mehr aus dem Haus gehen, nicht mehr einkaufen gehen) und **Überforderung** durch Reizüberflutung!
☛ Strategien **wiederholt anwenden!**

🖸 Informationsblatt 32 Strategien zur Verminderung von Ablenkung beim Durchführen von Handlungen

Informationsblatt 33

Die eigene Aufmerksamkeit lenken

Wenn wir durch innere Reize (eigene Gedanken, Gefühle, Nervosität, Erwartungen usw.) oder durch äußere Reize (andere Leute, Lärm, grelles Licht usw.) abgelenkt sind, fällt es uns in der Regel schwer, uns auf etwas Bestimmtes zu konzentrieren, unsere Aufmerksamkeit darauf zu richten und alles andere auszublenden.

Folgende **Strategien** haben sich als hilfreich erwiesen, die **eigene Aufmerksamkeit zu lenken:**

☞ *Zu sich selbst sagen, dass im Moment nur die Zielhandlung wichtig ist und alles andere nicht:* z. B. wenn ich bei der Kirchweih eine Büchsenpyramide mit 3 Bällen abschießen soll, ist es hilfreich, wenn ich mir sage, dass für den Augenblick nur die Büchsen (Ziel), der Ball, den ich in der Hand halte (Wurfgegenstand) und ich (Werfer) wichtig sind, und ich dabei alles andere herum "vergesse".

☞ *Sich selbst anspornen, sich auf etwas zu konzentrieren:* z. B. wenn ich im Supermarkt etwas suche und nicht unmittelbar finde, zu sich selbst sagen, dass das Gesuchte jetzt finden will, dass ich es schaffen werde, weil ich mich nun darauf konzentrieren werde und notfalls *Hilfe* von einer Verkäuferin *holen* kann.

☞ *Körperliche Spannung optimieren:* z. B. vor körperlich anspruchsvollen Tätigkeiten die Arm- und Rückenmuskulatur kurz anspannen und wieder entspannen, tief durchatmen oder sich mit den Fäusten auf die Brust schlagen, ähnlich wie das die Spitzensportler vor dem Wettkampf tun.

☞ *Blickfeld eingrenzen:* z. B. wenn ich bei der Kirchweih die Büchsenpyramide abschießen will, nur auf die Büchsen (Ziel) schauen und nicht nach links, nach rechts, nach oben oder nach unten.

☞ *Auf frühere Erfahrungen zurückgreifen:* z. B. wenn ich in einer großen Menschenmenge meinen Freund finden will, mit dem ich mich verabredet habe, mir überlegen, wie ich früher in solchen Situationen vorgegangen bin, oder wie der Freund genau aussieht, wie groß er ist oder was für eine Jacke er vermutlich trägt.

☞ *Weitere Strategien:*

......

◻ **Informationsblatt 33** Die eigene Aufmerksamkeit lenken

Informationsblatt 34

Ablenkbarkeit während eines Gesprächs

Ablenkbarkeit spielt auch im Gespräch mit anderen eine große Rolle. Während eines Gesprächs aufmerksam sein zu können, ist die Voraussetzung, um andere verstehen und sich später an das Gesagte erinnern zu können.
Es gibt verschiedene Möglichkeiten, um Ablenkung während Gesprächen zu reduzieren und die Aufmerksamkeit auf den Gesprächsinhalt zu richten:

☞ *Ursachen für Ablenkung beseitigen:* Immer wenn wir ein Gespräch führen, sollten wir sicher sein, dass wir nicht durch etwas gestört werden. Zu Hause zum Beispiel kann ich den Fernseher abstellen, wenn ich telefoniere, oder wenn ich mit anderen zusammen wohne, alleine in einen Raum gehen, wo ich ungestört bin. *Immer die Tätigkeit stoppen, die man gerade ausführt!* Gleichzeitiges Konzentrieren auf mehrere Dinge ist sehr schwierig. Zum Beispiel kann ich die Herdplatten abstellen, wenn ein Telefonanruf kommt. Oder ich frage den Anrufer, ob ich später zurückrufen kann.

☞ *Sich gegen andere kurzzeitig durchsetzen:* Wenn an einem Tisch viele Leute sitzen und wild durcheinander geredet wird und ich dem Herrn gegenüber etwas sagen möchte, so hilft es, die anderen zu unterbrechen („Bitte seid kurz etwas leiser, ich möchte dem Herrn gegenüber etwas mitteilen!"), falls es nicht möglich ist, aufzustehen und die Tischseite zu wechseln.

☞ *Blickkontakt herstellen:* In einem Gespräch ist es von großer Bedeutung für die Aufmerksamkeit und die Erinnerung, dass ich den Gesprächspartner beim Zuhören anschaue. Manchmal fühlen wir uns etwas unwohl, einer Person direkt in die Augen zu schauen. Aber es wird *leichter mit der Übung!*

☞ *Wiederholen mit eigenen Worten:* Unterbrechen Sie das Gespräch zwischendurch und wiederholen Sie in Ihren eigenen Worte, was Sie verstanden haben. Das ist sehr hilfreich, um *sich zu vergewissern, etwas richtig gehört und verstanden zu haben.* Es lässt das Gegenüber auch wissen, dass man ihm aufmerksam zuhört.

☞ *Fragen stellen:* Ebenso können Sie zwischendurch Fragen stellen, was gesagt wurde. Sie können den Gesprächspartner auch fragen, ob er etwas langsamer oder lauter sprechen oder etwas Wichtiges wiederholen kann.

☞ *Weitere Strategien: ....*

◻ **Informationsblatt 34** Ablenkbarkeit während eines Gesprächs

---

Informationsblatt 35

Ist es meine Schuld oder sind es doch die anderen? Suche von Ursachen bei sich und bei anderen

Wenn etwas geschieht oder wir etwas erleben, versuchen wir in der Regel zu verstehen, was das passiert ist. Wir suchen nach Erklärungen. Dabei kann es vorkommen, dass wir automatisch, ohne uns viel zu überlegen, einem Ereignis eine **Ursache zuschreiben**: z. B. wenn wir morgens unsere Tasche mit den wichtigen Sachen nicht finden, verdächtigen wir womöglich unseren Mitbewohner/in, diese an einen anderen Ort hingestellt zu haben oder wir geben uns selbst die Schuld, uns nicht erinnern zu können, wo wir die Tasche am Abend zuvor liegengelassen haben.
Die beiden Möglichkeiten der Ursachenzuschreibung lauten also:

☞ *Ursachenzuschreibung nach innen, auf die eigene Person gerichtet:* Die Ursache wird in der eigenen Person gesucht („Ich bin selbst verantwortlich dafür!"). Dies kann sowohl ein positives Ereignis („Ich bin gut, darum hat es geklappt!") als auch ein negatives Ereignis betreffen („Ich trage selbst Schuld!").
☞ *Ursachenzuschreibung nach außen, auf andere Personen oder die Situation gerichtet:* Die Ursache wird bei anderen gesucht („Die anderen sind verantwortlich, dass es so gekommen ist!"). Wiederum können positive Ereignisse („Dank dem anderen hat es geklappt!") und negative Ereignisse („Der andere ist Schuld, ich kann nichts dafür!") bewertet werden.

Im oben genannten Beispiel der gesuchten Tasche, bleibt das Ereignis bei der Ursachenzuschreibung nach innen und außen dasselbe: Wir vermissen unsere Tasche und müssen sie suchen! Doch die **Schlussfolgerungen,** die wir daraus ziehen können, unterscheiden sich: Wenn wir den Mitbewohner verantwortlich machen, unterstellen wir ihm womöglich eine böse Absicht oder zumindest mangelndes Einfühlvermögen, da er sich in unsere Privatangelegenheit eingemischt hat. Wenn wir dagegen uns selbst die Schuld geben, folgern wir vielleicht, dass wir wieder einmal zu zerstreut waren, fühlen uns verunsichert und beklagen uns über ein schlechtes Gedächtnis.
Auch die **Konsequenzen** unterscheiden sich bei innerer oder äußerer Ursachenzuschreibung: Wenn wir uns selbst die Schuld geben, die Tasche nicht zu finden, organisieren wir uns womöglich besser und stellen abends die Tasche bewusst immer am selben Ort ab und versuchen uns besser zu konzentrieren. Sehen wir dagegen die Schuld beim anderen, lesen wir ihm bei nächster Gelegenheit die Leviten und sagen ihm, er solle die Finger von unseren Sachen lassen, oder wir werden misstrauisch und argwöhnisch aus Angst, er könnte uns erneut schädigen.

◻ **Informationsblatt 35** Ist es meine Schuld oder sind es doch die anderen? Suche von Ursachen bei sich oder anderen

---

Informationsblatt 36

Was kann meine Ursachenzuschreibung beeinflussen?

Wenn wir das, was gerade geschieht, verstehen und begründen wollen, gibt es verschiedene Möglichkeiten, wie wir bei der Ursachenzuschreibung beeinflusst werden: Neben der bereits besprochenen Unterscheidung, ob wir die **Ursache eines Ereignisses uns selbst oder anderen zuschreiben**, werden im Allgemeinen folgende Einflussfaktoren diskutiert:

☞ *Ursache kann als stabil oder variabel erlebt werden:* Die Ursache wird als stabil und immer gleich angenommen. Das heißt, wir erwarten, dass **in Zukunft dasselbe Ereignis durch die gleichen Ursachen bedingt** wird (z. B. „Das Essen schmeckt nicht, da ich nicht kochen kann, und ich bin mir sicher, dass das auch in Zukunft nicht besser sein wird!").

Die Ursache für ein Ereignis wird als variabel, von Situation zu Situation verschieden, wahrgenommen. Der Grund, weshalb etwas geschah, wird dem **Zufall** zugeschrieben (z. B. „Es war reiner Zufall und Glück, dass ich im Fußballspiel ein Tor erzielt habe; das kann im nächsten Spiel ganz anders sein!").

☞ *Ursache kann als kontrollierbar oder nicht kontrollierbar erlebt werden:* Die Ursache wird als kontrollierbar erlebt, wenn man das Gefühl hat, man könnte **selbst etwas tun, um zu einem anderen Ergebnis zu gelangen** (z. B. „Ich nehme mir nach dem verlorenen Fußballspiel vor, mehr und besser zu trainieren, um fit zu werden, damit das nächste Spiel vielleicht zu gewinnen ist.").

☞ Die Ursache eines Ereignisses wird als nicht kontrollierbar erlebt, wenn es völlig **abhängig vom Anderen oder äußeren Umständen** eingeschätzt wird (z. B. „Das Prüfungsergebnis hängt einzig vom Lehrer oder den Prüfungsfragen ab.").

☞ *Ursache steht im Zusammenhang mit Stress und belastenden Gefühlen:* Situationsbedingter Stress und emotionale Belastungen können die Ursachenzuschreibung beeinflussen Sie in Erwägung (z. B. „Wenn ich unter Stress stehe, sehe ich die Dinge anders als wenn ich locker drauf bin."). Auch die Art und Weise wie wir ein Ereignis erklären, kann Stress und emotionale Belastungen auslösen (z. B. „Wenn ich den Blick des Anderen als feindselig interpretiere, kann dies bei mir **Angst** auslösen.").

☞ *Weitere Einflussfaktoren:*

......

◻ **Informationsblatt 36** Was kann meine Ursachenzuschreibung beeinflussen?

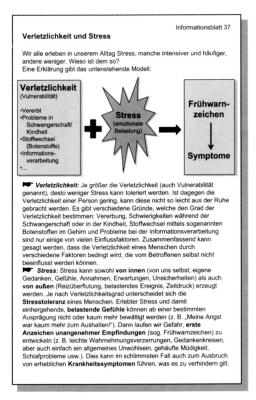

Verletzlichkeit und Stress

Wir alle erleben in unserem Alltag Stress, manche intensiver und häufiger, andere weniger. Wieso ist dem so?
Eine Erklärung gibt das untenstehende Modell:

Verletzlichkeit
(Vulnerabilität)

•Vererbt
•Probleme in Schwangerschaft/ Kindheit
•Stoffwechsel (Botenstoffe)
•Informations- verarbeitung
•...

Stress
(emotionale Belastung)

Frühwarn- zeichen

↓

Symptome

☛ *Verletzlichkeit:* Je größer die Verletzlichkeit (auch Vulnerabilität genannt), desto weniger Stress kann toleriert werden. Ist dagegen die Verletzlichkeit einer Person gering, kann diese nicht so leicht aus der Ruhe gebracht werden. Es gibt verschiedene Gründe, welche den Grad der Verletzlichkeit bestimmen: Vererbung, Schwierigkeiten während der Schwangerschaft oder in der Kindheit, Stoffwechsel mittels sogenannten Botenstoffen im Gehirn und Probleme bei der Informationsverarbeitung sind nur einige von vielen Einflussfaktoren. Zusammenfassend kann gesagt werden, dass die Verletzlichkeit eines Menschen durch verschiedene Faktoren bedingt wird, die vom Betroffenen selbst nicht beeinflusst werden können.
☛ *Stress:* Stress kann sowohl **von innen** (von uns selbst; eigene Gedanken, Gefühle, Annahmen, Erwartungen, Unsicherheiten) als auch **von außen** (Reizüberflutung, belastendes Ereignis, Zeitdruck) erzeugt werden. Je nach Verletzlichkeitsgrad unterscheidet sich die **Stresstoleranz** eines Menschen. Erlebter Stress und damit einhergehende, **belastende Gefühle** können ab einer bestimmten Ausprägung nicht oder kaum mehr bewältigt werden (z. B. „Meine Angst war kaum mehr zum Aushalten!"). Dann laufen wir Gefahr, **erste Anzeichen unangenehmer Empfindungen** (sog. Frühwarnzeichen) zu entwickeln (z. B. leichte Wahrnehmungsverzerrungen, Gedankenkreisen, aber auch einfach ein allgemeines Unwohlsein, gehäufte Müdigkeit, Schlafprobleme usw.). Dies kann im schlimmsten Fall auch zum Ausbruch von erheblichen **Krankheitssymptomen** führen, was es zu verhindern gilt.

☐ **Informationsblatt 37** Verletzlichkeit und Stress

Wie kann ich meine eigenen Gefühle besser steuern?

•Unsere Emotionen beeinflussen unser Verhalten, indem wir positive Emotionen anstreben und negative Emotionen vermeiden möchten.

•Unsere Emotionen aktivieren bestimmte erlernte oder automatische Handlungen (z. B. Das Gefühl von Angst drängt zum Weglaufen).

•Schwierigkeiten können entstehen, wenn die eigenen Gefühle zu intensiv sind, zu lange andauern oder nicht zur Situation passen.

•Die Fähigkeit eigene Gefühle zu steuern, bezeichnet man als Emotionsregulation.

•Ziel ist es, eigene negative, emotionale Zustände (z. B. Ärger) zu verringern und positive, emotionale Zustände (z. B. Freude) herzustellen oder sie aufrechtzuerhalten.

Modell der Emotionsregulation:

Veränderung der Situation

↓

Situation → Aufmerksam- keitsprozesse → Bewertungs- prozesse → Emotionale Reaktion

↑ ↑ ↑ ↑

Auswahl der Situation / Veränderung der Aufmerksamkeit / Veränderung der Bewertungs- prozesse / Veränderung der emotionalen Reaktion

☐ **Informationsblatt 38** Wie kann ich meine eigenen Gefühle besser steuern?

Strategien, um die eigene spontane Ursachenzuschreibung zu überprüfen

Wenn jemand etwas sagt/tut oder wenn etwas passiert, so versuchen wir spontan, dies zu begründen. Anders gesagt, wir schreiben dem Ereignis eine Ursache zu, um uns daran orientieren zu können.
Wenn es uns nicht gut geht, wir unter Stress stehen oder früher schlechte Erfahrungen in ähnlichen Situationen gemacht haben, neigen wir oft dazu, die Ursachen eines Ereignisses auf uns selbst zu beziehen, als für uns negativ oder bedrohlich einzuschätzen, auch wenn dem nicht so ist. Solche Missverständnisse haben zur Folge, dass wir uns noch schlechter fühlen und die Belastung unnötig steigt.

Es gibt verschiedene Möglichkeiten, unsere spontanen Annahmen und Ursachenzuschreibungen zu überprüfen:

☛ *Spontane Annahmen mit Fakten überprüfen:* Menschen haben vorgefasste Meinungen. Das ist wichtig, um sich im Alltag ohne großen Aufwand zurechtzu-finden. Diese Annahmen müssen nicht zwingend mit den Tatsachen einer Situation übereinstimmen. Daher ist es von Vorteil, sich zu fragen, welche Tatsachen und Fakten meine spontanen Annahmen stützen und welche dagegen sprechen: Die eigenen Annahmen mit der Realität der Situation überprüfen!
☛ *Alternative Erklärungsweise in Betracht ziehen:* Wenn wir unsere spontanen Annahmen in Frage gestellt haben, müssen wir uns eine neue, andere Erklärung für das Ereignis überlegen. Es ist auch möglich, zu denken: „Wenn die erste Erklärung falsch war, dann weiß ich nicht, was geschehen ist." Aber „ich weiß nicht" zu sagen, ist meistens sehr unbefriedigend! Folgende Überlegungen helfen, eine Alternativerklärung zu finden:
☛ **Habe ich etwas damit zu tun?** Oft beziehen wir spontan alles, was geschieht, auf uns selbst und fühlen uns für alles verantwortlich. Es besteht immer die Möglichkeit, dass der Grund für ein Ereignis bei anderen liegt oder der Situation selbst (z. B. „Ich habe keine Luft im Reifen des Fahrrades. Begründungen: Der Nachbar hat mein Fahrrad sabotiert, um mich zu ärgern, oder ich bin über einen Nagel gefahren oder der Schlauch ist derart alt, dass er von selbst Luft verliert").
☛ **Zufall?** Oft vergessen wir den Zufall zu berücksichtigen. Ein Ereignis dem Zufall zuzuordnen, ist jedoch oft entlastender als anderen eine Absicht zuzuschieben (z. B. „zufällig treffe ich die blonde Frau erneut in der Stadt" oder „die blonde Frau verfolgt mich, daher sehe ich sie erneut").
☛ **Wie kann ich mich anders verhalten?** Oft bedingt eine spontane Annahme auch ein entsprechendes Verhalten. z. B. Wir wenden den Blick ab, wenn uns jemand anschaut und beginnen die vermeintliche Zuwendung des anderen zu interpretieren. Dabei wäre es hilfreich, zuerst mehr Informationen zu sammeln, bevor uns ein Urteil erlauben („der Blick des anderen galt nicht mir, er drückt Sympathie aus oder der andere ist verärgert").

☐ **Informationsblatt 39** Strategien, um die eigene spontane Ursachenzuschreibung zu überprüfen

Bergwanderung

☛ Der Lebensweg ist wie eine Bergwanderung. Ob man am Ziel ankommt und wieder glücklich zurückkehrt, ist von mehreren Bedingungen abhängig.

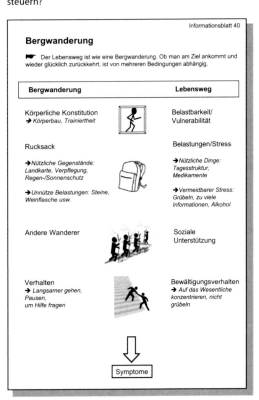

Bergwanderung	Lebensweg
Körperliche Konstitution → Körperbau, Trainiertheit	Belastbarkeit/ Vulnerabilität
Rucksack → Nützliche Gegenstände: Landkarte, Verpflegung, Regen-/Sonnenschutz → Unnütze Belastungen: Steine, Weinflasche usw.	Belastungen/Stress → Nützliche Dinge: Tagesstruktur, Medikamente → Vermeidbarer Stress: Grübeln, zu viele Informationen, Alkohol
Andere Wanderer	Soziale Unterstützung
Verhalten → Langsamer gehen, Pausen, um Hilfe fragen	Bewältigungsverhalten → Auf das Wesentliche konzentrieren, nicht grübeln

↓

Symptome

☐ **Informationsblatt 40** Bergwanderung

Informationsblatt 41

Stress selbst bewältigen können

Befinden wir uns in einer Stress erzeugenden Situation, in der wir negativen Gedanken und Gefühlen ausgesetzt sind, auf die belastende Körper- und Verhaltensreaktionen folgen, gibt es verschiedene Möglichkeiten, damit umzugehen. Neben der Einnahme von angsthemmenden, beruhigenden Medikamenten stehen auch andere stressreduzierende Möglichkeiten zur Verfügung, die wir selbst einsetzen können:

☞ *Tief durchatmen:* Großmütter sagen oft zu ihren Enkelkindern, wenn diese Stress erleben, sie sollen tief durchatmen. Diese Volksweisheit wirkt! Wiederholtes tiefes Durchatmen führt zu einer kurzfristigen körperlichen Entspannung.

☞ *Zu seinen eigenen Gedanken „STOPP" sagen:* Rasen einem in einer stressbeladenen Situation angstbesetzte oder selbstabwertende Gedanken durch den Kopf, wäre es nützlich, diese zu stoppen. Das ist möglich! Sagen Sie zu Ihren Gedanken „STOPP". Es ist auch möglich, „STOPP" zu denken, da es z. B. in einem Bus unvorteilhaft ist, laut „STOPP" zu rufen, wenn der Stress bei all den Fahrgästen zu groß wird. Das wichtigste beim Gedankenstopp ist, sich selbst zu überzeugen. Verstärken Sie Ihr „STOPP"-Denken mit körperlicher Muskelanspannung oder machen Sie die Faust!

☞ *Zu sich selbst positive Sätze sagen:* Oft hilft es auch, in einer Stresssituation zu sich selbst zu sprechen. Das beruhigt! Sprechen oder denken Sie neutrale oder positive Sätze: z. B. „Ich schaffe es!", „Es geht vorüber!", „Falls nötig, erhalte ich Hilfe!", „Ich bin gut, ich kann das!" Vermeiden Sie negativ-bewertende Sätze (z. B. „Ich schaffe das nie! Ich halte es nicht mehr aus! Ich will zurück nach Hause!"). Es ist besser, sich immer dieselben Sätze zu sagen und diese vorab einzuüben.

☞ *Die eigene Aufmerksamkeit auf etwas nicht Belastendes lenken:* Es hilft auch, sich abzulenken und die eigene Aufmerksamkeit gezielt und bewusst auf etwas zu lenken, das nicht belastend ist: z. B. aus dem Fenster schauen, dabei die Umgebung beschreiben, oder einen Gegenstand (z. B. eine PET-Flasche oder eine Lampe) anhand der Merkmale beschreiben. Die Beschreibung sollte dabei sehr ausführlich sein und viele Details beinhalten (z. B. Farbtöne, Lichtspiegelungen, Vordergrund/Hintergrund usw.). Die Beschreibungen sollten nie bewertend sein („das gefällt mir – oder nicht").

> **WICHTIG: Üben Sie die Strategien wiederholt ein. Beginnen Sie mit dem Üben in nicht stressbeladenen Situationen! Die Strategien müssen automatisch abgerufen werden können, wenn Sie diese benötigen!**

Informationsblatt 42

Wie kann ich meine eigenen Gefühle besser steuern?

☞ **Auswahl der Situation:** Aufsuchen oder Meiden von Situationen, von denen wir wissen, dass sie bestimmte Emotionen bei uns auslösen.

• Beispiele: positive Aktivitäten planen, sich mit anderen Personen austauschen, die belastende Situation kurz verlassen.

☞ **Veränderung der Situation:** Die Merkmale einer Situation können verändert werden und damit ändert sich auch die emotionale Reaktion.

• Beispiele: sich Unterstützung suchen in einer schwierigen Situation, kleine Schritte planen, schwierige Situationen üben.

☞ **Veränderung der Aufmerksamkeit:** Techniken zur Aufmerksamkeitslenkung können helfen, eine Situation anders wahrzunehmen und darauf unterschiedlich zu reagieren

• Beispiele: Ablenken durch Musikhören oder Gespräche, Konzentration der Aufmerksamkeit auf positive Aspekte der Situation oder auf einzelne Details.

☞ **Veränderung der Bewertungsprozesse:** Die Situation und die eigenen Ressourcen neu einschätzen.

• Beispiele: Kann ich die Situation auch als Herausforderung sehen und nicht nur als Bedrohung? Kann ich die Situation vielleicht doch bewältigen?

☞ **Veränderung der emotionalen Reaktion:** Durch verschiedene Techniken kann man mit die eigenen Emotionen direkt beeinflussen.

• Beispiele: Sich an Situationen erinnern, in dienen man sich glücklich fühlte und die man erfolgreich bewältigte; Entspannungsübungen (langsames und tiefes Einatmen, Fäuste ballen, strecken und dehnen); sich entgegengesetzt verhalten (z. B. bei Ärger lachen); die Emotion ausdrücken (z. B. bei Ärger gegen Sandsack boxen, rennen); „Warnsignale" erkennen.

◘ **Informationsblatt 41** Stress selbst bewältigen können

◘ **Informationsblatt 42** Wie kann ich meine eigenen Gefühle besser steuern?

6.6.2 Arbeitsblätter

Wie schnell bin ich?

Bitte schätzen Sie die folgenden Fragen auf der jeweiligen Skala ein.
Kreuzen Sie einen Wert zwischen 1 und 5 als Antwort an:

		Das ist meine Stärke				Das ist meine Schwäche
1.	Ich habe eine schnelle Auffassungsgabe, wenn jemand etwas sagt	⑤	④	③	②	①
2.	Beim Lösen von Aufgaben bin ich schnell	⑤	④	③	②	①
3.	Während der Arbeit/in der Schule arbeite ich schnell	⑤	④	③	②	①
4.	In der Regel bin ich schneller als andere	⑤	④	③	②	①
5.	Ich bin zufrieden mit meiner Geschwindigkeit	⑤	④	③	②	①

Hat sich während des Kurses etwas verändert?
Wie schätze ich nun meine Geschwindigkeit ein?

....

....

....

....

Sie können Veränderungen auch direkt in der oben stehenden Tabelle
markieren.

◻ Arbeitsblatt 1 Wie schnell bin ich?

Wie gut kann ich mich konzentrieren?

Bitte schätzen Sie die folgenden Fragen auf der jeweiligen Skala ein.
Kreuzen Sie einen Wert zwischen 1 und 5 als Antwort an:

		Das ist meine Stärke				Das ist meine Schwäche
1.	Ich kann mich gut konzentrieren, wenn mir jemand etwas erzählt	⑤	④	③	②	①
2.	Beim Lösen einer Aufgabe mache ich kaum Fehler	⑤	④	③	②	①
3.	Während der Arbeit / in der Schule kann ich auch über eine längere Zeit aufmerksam sein	⑤	④	③	②	①
4.	In der Regel mache ich weniger Fehler als andere	⑤	④	③	②	①
5.	Ich bin zufrieden mit meiner Konzentrationsfähigkeit	⑤	④	③	②	①

Hat sich während des Kurses etwas verändert?
Wie schätze ich nun meine Konzentration ein?

....

....

....

....

Sie können Veränderungen auch direkt in der oben stehenden Tabelle
markieren.

◻ Arbeitsblatt 2 Wie gut kann ich mich konzentrieren?

6

Arbeitsblatt 3

Wachheit und Geschwindigkeit/Aufmerksamkeit

Wie verändert sich meine Wachheit über den Tag?

In welchen Situationen fühle ich mich weniger wach?

Was beeinflusst meine Müdigkeit?

Was kann ich verändern, um wacher, schneller und aufmerksamer zu sein?

◻ **Arbeitsblatt 3** Wachheit und Geschwindigkeit / Aufmerksamkeit

---

Arbeitsblatt 4

**Meine hilfreichen
Strategien für den Bereich** ....

Strategie 1: ....

In folgenden Situationen: .....
.....

Strategie 2: ....

In folgenden Situationen: .....
.....

Strategie 3: ....

In folgenden Situationen: .....
.....

Strategie 4: ....

In folgenden Situationen: .....
.....

Weitere Strategien: ....

◻ **Arbeitsblatt 4** Meine hilfreichen Strategien für den Bereich…

Arbeitsblatt 5

Selbständige Übung

Titel: Kurzbeschreibung der Aufgabe

.....

.....

Situation: Welche Merkmale hat die zu erwartende Situation?

.....

.....

Strategie: Was habe ich mir vorgenommen?

.....

.....

Schwierigkeiten:

Welche Schwierigkeiten erwarte ich?

.....

.....

Welche Schwierigkeiten habe ich erlebt?

.....

.....

◻ **Arbeitsblatt 5** Selbständige Übung

Arbeitsblatt 6

Wie gut kann ich die Gefühle anderer erkennen?

**Bitte schätzen Sie die folgenden Fragen auf der jeweiligen Skala ein.
Kreuzen Sie einen Wert zwischen 1 und 5 als Antwort an:**

	Das ist meine Stärke				Das ist meine Schwäche
1. Bei einem Gespräch erkenne ich sofort, was mein Gesprächspartner fühlt	⑤	④	③	②	①
2. Ich orientiere mich an der Mimik und Gestik anderer Personen	⑤	④	③	②	①
3. Es ist mir wichtig, über die Gefühle anderer Bescheid zu wissen	⑤	④	③	②	①
4. In der Regel erkenne ich die Gefühle besser als andere	⑤	④	③	②	①
5. Ich bin zufrieden mit meiner Emotionserkennung	⑤	④	③	②	①

**Hat sich während des Kurses etwas verändert?
Wie schätze ich nun meine Gefühlserkennung ein?**

....

....

....

....

Sie können Veränderungen auch direkt in der oben stehenden Tabelle markieren

◻ **Arbeitsblatt 6** Wie gut kann ich die Gefühle anderer erkennen?

Arbeitsblatt 7

Wie gut ist mein Gedächtnis?

Bitte schätzen Sie die folgenden Fragen auf der jeweiligen Skala ein.
Kreuzen Sie einen Wert zwischen 1 und 5 als Antwort an:

	Das ist meine Stärke				Das ist meine Schwäche
1. Ich kann mich gut an Namen erinnern	⑤	④	③	②	①
2. Telefonnummern kann ich mir gut merken	⑤	④	③	②	①
3. Ich vergesse keine Termine	⑤	④	③	②	①
4. Ich benötige keine Einkaufslisten, ich kann mir das auch so gut merken	⑤	④	③	②	①
5. In der Regel kann ich mich besser an Dinge erinnern als andere	⑤	④	③	②	①
6. Ich bin zufrieden mit meiner Gedächtnisleistung	⑤	④	③	②	①

Hat sich während des Kurses etwas verändert?
Wie schätze ich nun meine Gedächtnisleistung ein?

....

....

....

....

Sie können Veränderungen auch direkt in der oben stehenden Tabelle markieren

▣ Arbeitsblatt 7 Wie gut ist mein Gedächtnis?

Arbeitsblatt 8

Meine Erledigungsliste	
Was muss ich erledigen (oder was dafür vorbereiten)?	**Wann** werde ich das erledigen?
1.	
2.	
3.	
4.	
5.	
6.	
7.	
8.	

▣ Arbeitsblatt 8 Meine Erledigungsliste

Arbeitsblatt 9

Mein Wochenplan

vom .... bis am ....

	Vormittags	Nachmittags	Abends
MONTAG			
DIENSTAG			
MITTWOCH			
DONNERSTAG			
FREITAG			
SAMSTAG			
SONNTAG			

▣ Arbeitsblatt 9 Mein Wochenplan

Arbeitsblatt 10a

Erinnern Sie sich noch an den Weg?

Zeichnen Sie bitte den Weg nach.

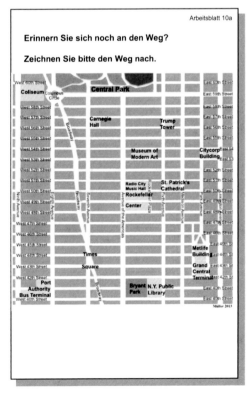

▣ Arbeitsblatt 10a Erinnern Sie sich noch an den Weg?

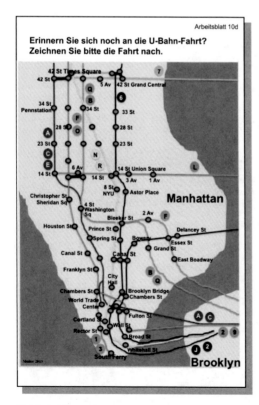

□ **Arbeitsblatt 10b** Erinnern Sie sich noch an den Weg?

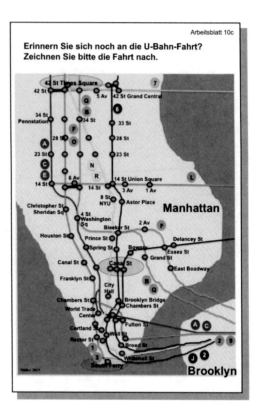

□ **Arbeitsblatt 10c** Erinnern Sie sich noch an den Weg?

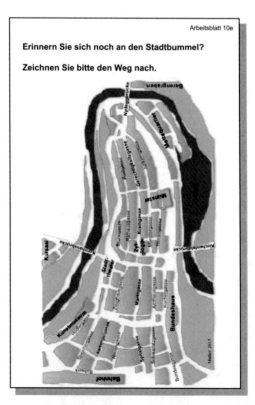

□ **Arbeitsblatt 10d** Erinnern Sie sich noch an den Weg?

□ **Arbeitsblatt 10e** Erinnern Sie sich noch an den Weg?

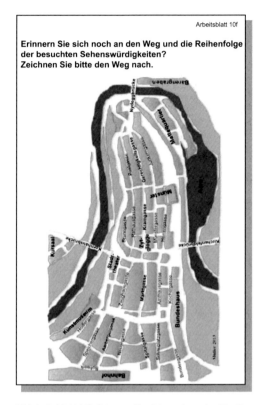

Arbeitsblatt 10f Erinnern Sie sich noch an den Weg?

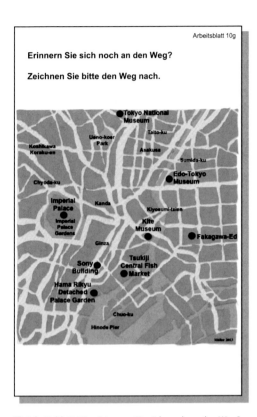

Arbeitsblatt 10g Erinnern Sie sich noch an den Weg?

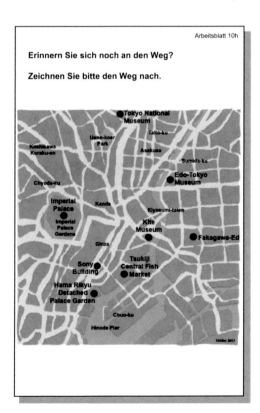

Arbeitsblatt 10h Erinnern Sie sich noch an den Weg?

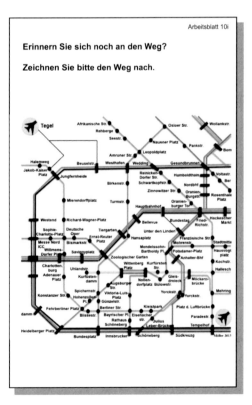

Arbeitsblatt 10i Erinnern Sie sich noch an den Weg?

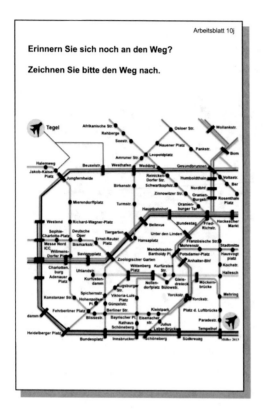

■ Arbeitsblatt 10j Erinnern Sie sich noch an den Weg?

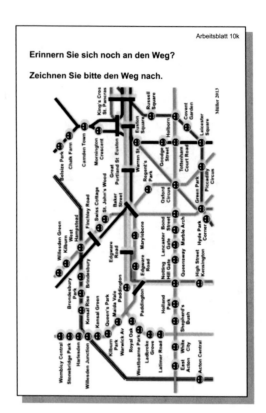

■ Arbeitsblatt 10k Erinnern Sie sich noch an den Weg?

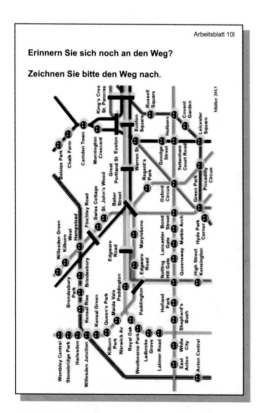

■ Arbeitsblatt 10l Erinnern Sie sich noch an den Weg?

Wie gut kann ich erkennen, um was es in einer Situation oder in einem Gespräch geht?

Bitte schätzen Sie die folgenden Fragen auf der jeweiligen Skala ein. Kreuzen Sie einen Wert zwischen 1 und 5 als Antwort an:

	Das ist meine Stärke				Das ist meine Schwäche
1. Wenn ich eine Fotografie mit abgebildeten Menschen sehe, weiß ich sofort, um was es geht, was das Bild aussagt	⑤	④	③	②	①
2. Wenn ich zu Freunden komme, die sich unterhalten, bekomme ich schnell mit, worüber sie gerade sprechen	⑤	④	③	②	①
3. Ich kann mich gut in andere hineinversetzen	⑤	④	③	②	①
4. In der Regel erkenne ich das Wesentliche eines Films schneller als andere	⑤	④	③	②	①
5. Ich bin zufrieden damit, wie gut ich erkenne, was Sache ist, wenn ich mit anderen zusammen bin	⑤	④	③	②	①

Hat sich während des Kurses etwas verändert?
Wie schätze ich nun ein, wie gut ich erkenne, was in einer Situation oder einem Gespräch abläuft?

....

....

....

Sie können Veränderungen auch direkt in der oben stehenden Tabelle markieren.

■ Arbeitsblatt 11 Wie gut kann ich erkennen, um was es in einer Situation oder in einem Gespräch geht?

Arbeitsblätter

Arbeitsblatt 12

Wie gut funktioniert mein Denken im Alltag?

Bitte schätzen Sie die folgenden Fragen auf der jeweiligen Skala ein.
Kreuzen Sie einen Wert zwischen 1 und 5 als Antwort an:

	Das ist meine Stärke				Das ist meine Schwäche
1. In einem Gespräch fallen mir stets die richtigen Worte ein	⑤	④	③	②	①
2. Beim Unterscheiden von verschiedenen Begriffen fühle ich mich in der Regel sicher	⑤	④	③	②	①
3. Was ich gelernt habe, kann ich gut anwenden	⑤	④	③	②	①
4. In der Regel ist mein Denken besser als das von anderen	⑤	④	③	②	①
5. Ich bin zufrieden damit, wie gut mein Denken funktioniert	⑤	④	③	②	①

Hat sich während des Kurses etwas verändert?
Wie schätze ich nun ein, wie gut mein Denken funktioniert?

....

....

....

Sie können Veränderungen auch direkt in der oben stehenden Tabelle markieren.

◼ **Arbeitsblatt 12** Wie gut funktioniert mein Denken im Alltag

---

Arbeitsblatt 13

Wie gut kann ich Probleme lösen?

Bitte schätzen Sie die folgenden Fragen auf der jeweiligen Skala ein.
Kreuzen Sie einen Wert zwischen 1 und 5 als Antwort an:

	Das ist meine Stärke				Das ist meine Schwäche
1. Ich erkenne stets gut, was genau das Problem ist	⑤	④	③	②	①
2. Bei einem Problem im Alltag fallen mir meist mehrere Lösungsmöglichkeiten ein	⑤	④	③	②	①
3. Ich kann gut planen, was zu tun ist	⑤	④	③	②	①
4. Ich kann besser die Probleme anderer lösen als meine eigenen Probleme	⑤	④	③	②	①
5. In der Regel kann ich besser Probleme lösen als andere	⑤	④	③	②	①
6. Ich bin zufrieden damit, wie gut ich eigene Probleme lösen kann	⑤	④	③	②	①

Hat sich während des Kurses etwas verändert?
Wie schätzen Sie nun ein, wie gut Sie eigene Probleme lösen können?

....

....

....

Sie können Veränderungen auch direkt in der oben stehenden Tabelle markieren.

◼ **Arbeitsblatt 13** Wie gut kann ich Probleme lösen?

Arbeitsblatt 14

Mein persönliches Ziel

Ziel: Was will ich?

....

Strategie: Meine ausgewählte Strategie, um das Ziel zu erreichen?

....

Planung der Zwischenschritte: Was muss ich zuerst erledigen/tun, was danach?

....

....

Schwierigkeiten: Welche Schwierigkeiten erwarte ich? Wie gehe ich damit um?

....

....

Ergebnis: Was habe ich erreicht? Wie zufrieden bin ich damit?

....

....

◼ **Arbeitsblatt 14** Mein persönliches Ziel

Arbeitsblatt 15a

Vorhang auf für die Filmdiva

Kommissar Frost und sein Team betreten am frühen Morgen das Nobelhotel der Stadt. Es liegt eine Anzeige eines Gastes wegen Diebstahls vor, der in der vergangenen Nacht verübt wurde. Das Diebstahlopfer ist Frau Irma Schön, eine früher aus TV und Kino sehr bekannte Filmdiva, um die es jedoch in den letzten Jahren ruhig geworden war. Eine Ausnahme bildeten Gerüchte in den Zeitungen, wonach Frau Schön Mühe bekunde, ihren aufwändigen Lebensstil zu finanzieren.

Frau Schön empfängt die Polizisten in ihrer Suite und bittet diese, auf den Polstersesseln Platz zu nehmen. Sie ist sehr aufgebracht und beginnt sogleich hastig zu erzählen: „Ich war gestern Abend mit einem meiner Filmproduzenten essen. Als ich um Mitternacht zurückkam und die Tür öffnete, bemerkte ich zwei finstere Gestalten, die sich im Dunkeln an meiner Schmuckschatulle zu schaffen machten. Ich schlich mich, ohne das Licht anzumachen, von hinten an die beiden heran."

Dazu erhebt sich Frau Schön von ihrem Sessel und läuft geduckt auf den Zehenspitzen zum kleinen Tisch an der Wand, auf dem eine schwarze Schmuckschatulle liegt. Die Szene wirkt seltsam: Denn obwohl Frau Schön zu schleichen versucht, klimpern die verschiedenen Armreifen an ihren Handgelenken derart laut, dass sogar der Nachbar sie hören kann. Kommissar Frost und sein Team können sich ein Schmunzeln nicht verkneifen.

Frau Schön sagt weiter: „Plötzlich haben mich die beiden Gestalten bemerkt und überwältigt. Dabei sah ich, dass beide maskiert waren. Sie haben mich ins Klo gesperrt, wo ich heute Morgen vom Zimmermädchen entdeckt wurde. Ich hatte große Angst, vor allem vor dem kräftigen, großen Mann mit dem schönen, roten Schnurrbart. Ich wagte nicht, mich zu rühren."

„Was wurde Ihnen denn gestohlen?", fragt Kommissar Frost nüchtern.

„Ein sehr wertvolles Diamantcollier von meinem dritten Ex-Mann! Das kostete gut und gerne eine Millionen Euro."

Kommissar Frost unterbricht Frau Schön forsch und erwidert: „Frau Schön! In all Ihren Filmen habe ich immer ihre schauspielerischen Leistungen bewundert. Aber von dem Versuch, Ihre Versicherung zu betrügen, rate ich Ihnen dringend ab. Zudem haben wir weit Wichtigeres zu tun."

☛ Was war Kommissar Frost aufgefallen?
☛ Wieso wurde er misstrauisch und unterbrach Frau Schön abrupt?

◼ **Arbeitsblatt 15a** Vorhang auf für die Filmdiva

Arbeitsblatt 15b

Der Diebstahl im Klassenzimmer

Kommissar Frost saß nach Dienstschluss mit seiner jungen Assistentin in seinem Büro. Die Assistentin wollte wissen, wieso er Kommissar geworden sei. Kommissar Frost antwortete:
„Das ist eine lange Geschichte! Ich habe mich schon in jungen Jahren für Kriminalfälle interessiert, wie man diese mit Vernunft lösen kann. Ein Beispiel: Als ich 12 Jahre alt war, wurde der neue und nicht ganz billige silberne Füllfederhalter von einem Mitschüler namens Klaus an einem Montag in der Schule geklaut. Er hatte ihn zum Geburtstag erhalten. Klaus war nicht sonderlich traurig darüber. Vielmehr benutzte er den Diebstahl, um nicht mit dem ungeliebten Füllfederhalter schreiben zu müssen. Das kam bei den anderen Schülern gut an. Das galt als cool!
Peter, ein anderer Mitschüler, galt dagegen nicht als cool. Er weigerte sich zum Beispiel, mit den anderen Jungs Fußball zu spielen. Trotzdem suchte er immerzu die Aufmerksamkeit der Klassenkameraden, stand gerne im Mittelpunkt.
Als unser Lehrer den Vorfall aufklären wollte und die Klasse fragte, wer Klaus Füllfederhalter „ausgeliehen" habe, beschuldigten einige Schüler Daniel, den besten Freund von Klaus, der bereits einige Male in Verdacht geraten war, etwas entwendet zu haben, und der sich immer wieder damit brüstete, im Warenhaus geklaut zu haben. Doch Daniel war am Montag des Diebstahls krank geschrieben. Einige tuschelten jedoch, sie hätten Daniel an jenem Morgen in der Stadt rumhängen sehen.
Da meldete sich Peter und sagte zum Lehrer: „Daniel war es nicht! Ich habe den Füllfederhalter am Montag von Klaus entwendet." Der Lehrer erwiderte verwundert: „Wieso hast du das getan? Gib ihn Klaus zurück. Wir sprechen später darüber!"
Peter entgegnete: „Sehr geehrter Herr Lehrer, das kann ich leider nicht tun. Ich habe ihn gestern in den Mülleimer geworfen. Mir gefiel diese kitschige, goldene Farbe nicht. Ich habe die ganze Zeit herum, dass er nun als einziger einen coolen Kugelschreiber benutzen dürfe. Ich dachte, der will ihn gar nicht zurück haben!"
Da meldete sich plötzlich Klaus, der bisher geschwiegen hatte: „Peter, Du Angeber. Jetzt reicht es! Ich, und nur ich weiß, wo genau mein neuer Füllfederhalter ist ..."

☛ Was wollte Klaus damit sagen?
☛ Wer hatte den Füllfederhalter von Klaus?

◻ **Arbeitsblatt 15b** Der Diebstahl im Klassenzimmer

Arbeitsblatt 15c

Der verschwundene Flitzer

Kommissar Frost und seine Assistentin haben einen kniffligen neuen Fall zu lösen: Aus der firmeneigenen Tiefgarage in einem kleinen Geschäftshaus am Stadtrand wurde ein teurer und sehr seltener Sportwagen italienischer Herkunft gestohlen. Der Besitzer hatte Anzeige erstattet. In der besagten Firma, die ihr Geld an der Börse erwirtschaftete, galt es als Statussymbol, einen Sportwagen zu fahren. Schließlich verdienten alle der gut 50 Mitarbeiter gutes Geld.
Aus Sicherheitsgründen gelangte man deshalb nur mit dem firmeneigenen Schlüssel in die Tiefgarage hinein und heraus. Der Verdacht fiel also zunächst auf die Mitarbeiter der Firma. Kommissar Frost und seine Assistentin hatten je die Hälfte der Mitarbeiter befragt – leider ohne Ergebnis. Einzig der Vizechef Herr Obermann, der offenbar gestern geschäftlich abwesend war, kam erst heute zum Gespräch.
Kommissar Frost beginnt Herrn Obermann zu erklären, was passiert ist und weshalb er ihm ein paar Fragen stellen möchte. Da unterbricht ihn Herr Obermann forsch: „Ich weiß bereits alles. Meine Zeit ist knapp, da ich Wichtigeres zu tun habe als mit einem Polizisten rumzualbern. Kommen Sie also endlich zur Sache!"
Kommissar Frost denkt sich: „Dieser arrogante Angeber!", erwidert jedoch mit leiser Stimme: „Sehr geehrter Herr Obermann, selbstverständlich wollen wir Ihre Zeit nicht zu lange in Anspruch nehmen. Wir möchten Sie nur fragen, was für ein Auto Sie fahren und wo Sie am Tag des Diebstahls waren. Eine reine Formalität also!"
Herr Obermann: „Das hätten Sie auch eine meiner Sekretärinnen fragen können. Kein Wunder, dass die Polizei kaum Kriminalfälle zu lösen vermag, wenn sie so ihre Zeit vertrödelt. Ich fahre einen Porsche Panamera und einen BMW M6. Und an besagtem Tag nahm ich mir frei und machte eine Spritztour mit einem meiner besten Flitzer. Noch Fragen?"
Kommissar Frost und seine Assistentin wurden etwas misstrauisch, blickten sich kurz an, worauf die Assistentin etwas unterwürfig sagte: „Nein, alles klar. Bitte entschuldigen Sie, dass wir Sie aufgehalten haben. Darf ich Sie zum Ausgang begleiten?"
Herr Obermann stand sogleich auf und erwiderte hochnäsig: „Endlich. Wurde auch Zeit!" Er schritt erhobenen Hauptes durch den Korridor zum Ausgang. Dabei konnte er folgende abschätzige Bemerkung zur Assistentin nicht verkneifen: „Sie und Ihr Kommissar, ihr habt ja keine Ahnung von schönen Autos. Einfache Beamte eben. Ich würde nie im Leben einen gelben Lamborghini Gallardo fahren!"
Da wusste die Assistentin, dass sie diesen Fall gelöst hatte ...

☛ Wieso sagt die Assistentin von Kommissar Frost das?
☛ Wer hat nun den Flitzer geklaut?

◻ **Arbeitsblatt 15c** Der verschwundene Filzer

Arbeitsblatt 15d

Mutters Geldbörse

Kommissar Frost wohnt in einem alten Haus mitten in der Stadt. Auf demselben Flur wohnt auch eine Frau mit ihren zwei Söhnen von 15 und 16 Jahren, die ihre Mutter ganz schön auf Trab halten. Aufgeweckte Jungs in der Pubertät, immer für einen Schabernack zu haben.
Eines Abends hört Kommissar Frost ein fürchterliches Geschrei aus der Nachbarswohnung. Er fragt sich, was denen nun schon wieder los ist. Da klingelt es an seiner Tür. Es ist die Nachbarin, die ihn bittet, in ihre Wohnung zu kommen. Ihre beiden Söhne sind auch dort. Die Nachbarin sagt ganz aufgeregt:
„Lieber Herr Frost, Sie müssen mir helfen, schließlich sind Sie Kriminalkommissar!" Herr Frost nickt. Die Frau schildert das Problem: „Als ich vorhin ausgehen wollte, war meine Geldbörse weg. Einfach verschwunden. Dabei habe ich vor einer Stunde noch den Einkaufszettel für morgen in die Einkaufsbörse gelegt, die ich immer in meiner Handtasche aufbewahre. Ich glaube, ich spinne!"
Kommissar Frost: „Bitte beruhigen Sie sich. Wer war denn in der letzten Stunde alles bei Ihnen im Haus? War die Tür verschlossen?"
Nachbarin: „Ja, selbstverständlich war die Türe zu. Ich musste vorhin aufschließen, um bei Ihnen zu klingeln. Außer mir waren nur meine beiden Jungs da." Die Mutter beginnt zu weinen.
Die beiden Jungs schauen beide unschuldig zu Kommissar Frost und sagen, sie hätten keine Ahnung, wo Mutters Geldbörse sei. Da sie jedoch Kommissar Frost gut kennen und von ihm immer wieder zum Fußballspiel mitgenommen wurden, halten sie es nicht für nötig, ihren Schalk zu verbergen. Der Ältere räuspert sich und sagt: „Ich habe die Geldbörse nicht. Meinen jüngeren Bruder brauchen Sie gar nicht zu fragen, der lügt sowieso." Darauf der Jüngere: „Stimmt nicht, du Lügner! Ich bin unschuldig!" Beide grinsten dabei.
Kommissar Frost ist es leid, sich mit den Jungs abzumühen und sagt bestimmt: „Jungs, ich stelle euch jetzt eine einzige Frage und beide gebt ihr mir eine Antwort. OK? Was glaubt ihr, was euer Bruder antwortet, wenn ich ihn frage, ob sein Bruder die Geldbörse geklaut hat?" Beide überlegen kurz. Der Ältere antwortet zuerst: „Mein kleiner Bruder sagt, ich hätte sie genommen, was aber nicht stimmt." Der Jünger gibt genau die gleiche Antwort.
Kommissar Frost zur Mutter: „Gnädige Frau, ihre Jungs stecken wieder einmal unter einer Decke!"

☛ Was will Kommissar Frost damit sagen?
☛ Wer hat nun die Geldbörse?

◻ **Arbeitsblatt 15d** Mutters Geldbörse

Arbeitsblatt 16

Wie gut finde ich mich mit sozialen Regeln zurecht?

Bitte schätzen Sie die folgenden Fragen auf der jeweiligen Skala ein. Kreuzen Sie einen Wert zwischen 1 und 5 als Antwort an:

	Das ist meine Stärke				Das ist meine Schwäche
1. In meiner Alltagsbewältigung mache ich meistens automatisch das Richtige	⑤	④	③	②	①
2. Ich muss nicht groß darüber nachdenken, wie ich mich im Umgang mit anderen verhalten soll	⑤	④	③	②	①
3. Ich kenne die sozialen Verhaltensregeln, deren Einhaltung von mir erwartet wird	⑤	④	③	②	①
4. Ich kann besser die Probleme anderer lösen als meine eigenen Probleme	⑤	④	③	②	①
5. In der Regel weiß ich besser als andere, was sich gehört	⑤	④	③	②	①
6. Ich bin zufrieden mit meinem Umgang mit anderen	⑤	④	③	②	①

Hat sich während des Kurses etwas verändert?
Wie schätzen Sie nun ein, wie gut Sie eigene Probleme lösen können?

....

....

....

Sie können Veränderungen auch direkt in der oben stehenden Tabelle markieren.

◻ **Arbeitsblatt 16** Wie gut finde ich mich mit sozialen Regeln zurecht?

Arbeitsblätter

Welche Strategie zur Abgrenzung liegt mir?

Wir haben verschiedene Strategien besprochen, wie wir mit Fragen zur eigenen Krankheit, zu einem Klinikaufenthalt oder zu persönlichen Themen umgehen. Es ist hilfreich sich vorgängig zu überlegen, ob man sich die Anwendung einer Strategie zur Abgrenzung überhaupt zutraut. Wem gegenüber könnte man diese anwenden und wem gegenüber möchte man sich vielleicht gar nicht abgrenzen?

Schätzen Sie die folgenden Strategien bitte ein:

Strategie	Vorteil	Nachteil	Wem gegenüber einsetzen
Das Kind beim Namen nennen (die Wahrheit sagen)			
Davonlaufen (nichts sagen)			
Darüber spreche ich nicht! (sagen, dass ich nichts sage)			
Die Notlüge (die Unwahrheit sagen)			
Die halbe Nachricht (nur einen Teil erzählen)			
Die halbe Wahrheit (Mischung aus Wahrheit und Notlüge)			
Die Strategie der Politiker (Ablenkung durch aktive Gesprächsführung)			
Weitere Strategie			
Weitere Strategie			

🔲 **Arbeitsblatt 17** Welche Strategie zur Abgrenzung liegt mir?

Wie gut arbeite ich mit meinem Gedächtnis im Alltag?

Bitte schätzen Sie die folgenden Fragen auf der jeweiligen Skala ein.
Kreuzen Sie einen Wert zwischen 1 und 5 als Antwort an:

	Das ist meine Stärke				Das ist meine Schwäche
1. Auch wenn viel um mich herum los ist, lasse ich mich nicht ablenken	⑤	④	③	②	①
2. Ich kann gut mehrere Sachen gleichzeitig erledigen	⑤	④	③	②	①
3. Bei mehreren Möglichkeiten habe ich kein Problem, mich für eine Option zu entscheiden	⑤	④	③	②	①
4. Ich weiß immer sehr schnell, was zu tun ist	⑤	④	③	②	①
5. In der Regel arbeite ich mit meinem Gedächtnis besser als andere	⑤	④	③	②	①
6. Ich bin zufrieden, wie ich mit meinem Gedächtnis arbeite	⑤	④	③	②	①

Hat sich während des Kurses etwas verändert?
Wie schätzen Sie nun ein, wie gut Sie mit dem Gedächtnis arbeiten können?

....

....

....

Sie können Veränderungen auch direkt in der oben stehenden Tabelle markieren.

🔲 **Arbeitsblatt 18** Wie gut arbeite ich mit meinem Gedächtnis im Alltag

---

Ich war zu sehr abgelenkt – da lief gar nichts!

☞ Haben Sie es in Ihrem Alltag auch schon erlebt, dass Sie sich schlecht auf etwas *konzentrieren* konnten, weil Sie *zu sehr abgelenkt* wurden?

☞ Was war der Grund für die Ablenkung? *Äußere Reize* (Lärm, Leute, Geräusche etc.) oder *innere Reize* (Gedankengänge, Gedankenkreisen, Phantasiereisen etc.)?

☞ Wenn wir Mühe haben, uns zu konzentrieren, weil wir abgelenkt sind, so sind wir meist auch *übererregt*! D.h, wir sind innerlich oder äusserlich sehr aktiv. In welchen Situationen waren Sie besonders übererregt?

Erinnern Sie sich an eine konkrete Situation?
Bitte nennen Sie ein Beispiel aus Ihrem Alltag (zu Hause, bei der Arbeit, bei einer Freizeittätigkeit oder in einem Gespräch?):

....

Waren Sie dabei übererregt? Wie äußerte sich die Übererregung?

    Gedanken: ....

    Gefühle: ....

    Körperreaktionen: ....

    Verhalten: ....

Was taten Sie in solchen Momenten, um sich besser konzentrieren zu können?
Bitte nennen Sie Beispiele der von Ihnen bereits angewendeten Strategien:

....

....

....

🔲 **Arbeitsblatt 19** Ich war zu sehr abgelenkt – da lief gar nichts!

Umstellfähigkeit: Von einer Tätigkeit zur nächsten wechseln können

Verschiedene Tätigkeiten gleichzeitig auszuüben ist schwierig. Dabei führen wir die Tätigkeiten meist nicht parallel aus, sondern wir wechseln von einer Tätigkeit zur anderen und wieder zurück. Das können wir sehr schnell tun. Diese *Umstellung* ist umso einfacher, je besser wir mit den Tätigkeiten vertraut sind.
Kennen Sie solche Situationen aus Ihrem Alltag, wo Sie *abwechselnd an mehreren Dingen arbeiten und oft hin und her wechseln müssen*?

☞ Bitte nennen Sie ein Beispiel (z.B. zu Hause, bei der Arbeit, während einer Freizeittätigkeit oder in einem Gespräch?):

....

....

☞ Konnten Sie gut vom einen zum anderen wechseln? Oder hatten Sie im genannten Beispiel Schwierigkeiten mit dem Umstellen?

....

....

☞ Welcher Art waren die Schwierigkeiten? Zutreffendes bitte ankreuzen

1. Wechsel zu neuer Handlung war schwierig. **Ich konnte nicht von der vorangegangenen Handlung loslassen!** 🔲

2. Wechsel zur neuen Handlung war möglich, aber ich war durch die erste Aufgabe abgelenkt. **Ich musste immer wieder an die vorangegangene Handlung denken und konnte mich schlecht auf etwas Neues einstellen.** 🔲

🔲 **Arbeitsblatt 20** Umstellfähigkeit: von einer Tätigkeit zur nächsten wechseln können

---

Arbeitsblatt 21

Wie gut durchschaue ich, was im Alltag gerade abläuft?

Bitte schätzen Sie die folgenden Fragen auf der jeweiligen Skala ein.
Kreuzen Sie einen Wert zwischen 1 und 5 als Antwort an:

		Das ist meine Stärke				Das ist meine Schwäche
1.	Ich durchschaue die Dinge meistens richtig, schnell und genau!	⑤	④	③	②	①
2.	Wenn etwas gelingt, schreibe ich mir das oft selbst zu	⑤	④	③	②	①
3.	Wenn etwas gut läuft, mache ich dafür gerne die anderen verantwortlich	⑤	④	③	②	①
4.	Ich bin sehr flexibel in der Einschätzung von Ereignissen	⑤	④	③	②	①
5.	In der Regel treffen meine Schlussfolgerungen eher zu als bei anderen	⑤	④	③	②	①
6.	Ich bin zufrieden damit, wie ich spontan einschätzen kann, was gerade geschieht	⑤	④	③	②	①

Hat sich während des Kurses etwas verändert?
Wie schätzen Sie nun ein, wie gut Sie durchschauen, was gerade abläuft?

....

....

....

Sie können Veränderungen auch direkt in der oben stehenden Tabelle markieren.

◘ **Arbeitsblatt 21** Wie gut durchschaue ich, was im Alltag gerade abläuft?

Arbeitsblatt 22

Wie gut kann ich mit Stress umgehen?
Wie gut kann ich meine Gefühle steuern?

Bitte schätzen Sie die folgenden Fragen auf der jeweiligen Skala ein.
Kreuzen Sie einen Wert zwischen 1 und 5 als Antwort an:

		Das ist meine Stärke				Das ist meine Schwäche
1.	Ich kann auch bei Stress Dinge gut erledigen	⑤	④	③	②	①
2.	Ich weiß immer, wie es mir emotional geht	⑤	④	③	②	①
3.	Wenn ich mal traurig oder ärgerlich bin, kann ich das schnell wieder ändern	⑤	④	③	②	①
4.	Ich weiß, wie ich in gute Stimmung komme	⑤	④	③	②	①
5.	In der Regel kann ich besser mit Stress umgehen als andere	⑤	④	③	②	①
6.	Ich bin zufrieden, wie gut ich meine Emotionen regulieren kann	⑤	④	③	②	①

Hat sich während des Kurses etwas verändert?
Wie schätze ich nun meine Stress- und Emotionsbewältigung ein?

....

....

....

....

Sie können Veränderungen auch direkt in der oben stehenden Tabelle markieren.

◘ **Arbeitsblatt 22** Wie gut kann ich mit Stress umgehen? Wie gut kann ich meine Gefühle steuern?

Arbeitsblatt 23

Analysieren spontaner Ursachenzuschreibungen

Bitte beantworten Sie folgende Fragen zur vorher besprochenen oder gespielten Situation.

☛ **Wichtige Situationsmerkmale beschreiben:** Was geschieht hier?

.....

☛ **Ursachenzuschreibung:** Was glaube ich, wieso verhält sich diese Person so? Meine Hypothese?

.....

☛ **Schlussfolgerung:** Was hat das für mich oder die andere Person für Konsequenzen? Was bedeutet das für mich oder die andere Person?

.....

☛ **Reaktionen:** Was löst das bei mir oder der anderen Person aus?

Welche **Gefühle** werden ausgelöst?

.....

Welche **Gedanken**?

.....

Körperreaktionen?

.....

Verhaltensreaktionen?

.....

◘ **Arbeitsblatt 23** Analysieren spontaner Ursachenzuschreibungen

---

Arbeitsblatt 24

Überprüfen meiner Ursachenzuschreibung

Bitte beantworten Sie folgende Fragen.

☛ **Situationsbeschreibung:** Was ist passiert?

.....

☛ **Spontane Ursachenzuschreibung:** Meine Hypothese?

.....

.....

☛ **Schlussfolgerung und Reaktionen:** Konsequenzen?
Was löst das bei mir aus?

.....

.....

☛ **Alternative Ursachenzuschreibung:** Weitere Hypothesen?

....

....

☛ **Alternative Schlussfolgerung/Reaktionen:** Konsequenzen?
Was löst das bei mir aus?

.....

.....

◘ **Arbeitsblatt 24** Überprüfen meiner Ursachenzuschreibung

6.6.2 Vignetten

Es war einmal an einem Morgen ....

Heute stand Peter etwas früher auf als sonst. Irgendwie kam er auch besser aus dem Bett. Peter brauchte zwar eine Dusche und zwei Tassen Kaffee nach dem Aufstehen. Das war bei Peter immer so. Peter hatte diese Nacht aber außerordentlich gut geschlafen und fühlte sich heute besonders wach. Es fiel ihm auch auf, dass er heute schneller angezogen und bereit war, aus dem Hause zu gehen.

Peter merkte, dass heute ein guter Tag sein würde. Denn heute war der Tag, an dem er endlich die drei Schallplatten bei seinem Freund Bruno abholen konnte. Bruno meinte beim letzten Treffen, er brauche sie nicht mehr. Das kam Peter sehr gelegen, denn er hatte ein besonderes Interesse an älteren Scheiben, speziell für die Musiksammlung der frühen 70er Jahre.

Auch wechselte er beim Verlassen der Wohnung kurz ein paar Worte mit der Nachbarin, was er sonst eher vermieden hatte. Er war interessiert zu hören, wie es ihr ging. Peter fühlte sich heute einfach gut.

Peter setzte sich auf sein Fahrrad und machte sich auf den Weg. Vor der großen Kreuzung näherte sich ein Mann dem Zebrastreifen und ging ohne zu schauen über die Straße. Peter sah den Mann frühzeitig. Er konnte sofort bremsen und ihm problemlos ausweichen.

Ohne diesem Vorfall viel Bedeutung beizumessen, fuhr Peter weiter zu Bruno. Er holte bei ihm, wie besprochen, die Schallplatten ab und kam mit einem zufriedenen Gefühl am Mittag wieder nach Hause. Heute war einfach ein guter Tag.

Später an demselben Tag ....

Als Peter wieder zu Hause war, hörte er sich zuerst alle Schallplatten nacheinander an, die er von Bruno erhalten hatte. Dabei kam er auf die Idee, seine Plattensammlung wieder mal aufzuräumen. Im Laufe der Jahre hatten sich da schon ein paar Dutzend angesammelt. Er begann alle nacheinander aus dem Regal zu nehmen und die Platten nach dem Jahr, in dem sie produziert worden waren, zu sortieren.

Peter musste sich dabei ziemlich konzentrieren, denn er hatte sich vorgenommen, die Schallplatten der Reihe nach zu ordnen. Dies war zwar eigentlich nicht sehr schwierig, aber es brauchte seine Zeit. So nach einer Viertelstunde merkte Peter, dass er zunehmend gedanklich abschweifte. Er schaute immer öfter zum Fenster hinaus und benötigte immer länger zum Sortieren einer Schallplatte. Nach einer halben Stunde war er ziemlich müde. Er stand auf und ging in die Küche, um etwas zu trinken.

Nach einer kurzen Pause machte sich Peter wieder an seine „Arbeit". Er konnte sich nun wieder gut konzentrieren, denn er wollte auch unbedingt heute fertig werden und freute sich auf das Ergebnis.

▶ **Vignette 1** Es war einmal an einem Morgen…

▶ **Vignette 2** Später an demselben Tag…

Vignette 3

Und letzten Freitag bei der Arbeit ....

Peter dachte über den vergangenen Freitag nach. Damals war er im Werkatelier, wo er normalerweise halbtags arbeitet. Er erlebte dort eine ähnliche Situation wie heute beim Sortieren der Schallplatten. Peter erinnerte sich, dass er bei der Ausführung eines Auftrags, den ihm der Chef erteilt hatte, fast eingeschlafen wäre.

Er musste den ganzen Nachmittag Einzelteile aussortieren. Je länger die Arbeit dauerte, desto langweiliger kam sie ihm vor. Vielleicht konnte er sich damals auch so schlecht über längere Zeit konzentrieren, weil ihm die Arbeit nicht sehr sinnvoll erschien und er sich nicht dafür begeistern konnte.

Das war bei den Schallplatten heute natürlich anders. Er freute sich nämlich darüber, dass er sich wieder einmal Zeit für seine Schallplattensammlung genommen hatte. Jedenfalls musste er letzten Freitag im Werkatelier immer häufiger eine Pause einlegen. Er schaffte es aber schließlich, den Auftrag bis zum Ende der Arbeitszeit fertig zu machen, was nicht nur ihn, sondern auch seinen Chef sehr zufrieden stellte.

◨ **Vignette 3** Und letzten Freitag bei der Arbeit…

Vignette 4

Verabredung im Café ....

Peter hat sich heute Abend mit Manuela verabredet. Die beiden lernten sich bei Peters Kumpel Bruno kennen. Sie wollen sich in der Stadt im Café Adonis um 19 Uhr treffen. Peter musste den ganzen Tag an dieses Treffen denken. Manuela gefällt ihm. Einerseits freut er sich riesig auf das Treffen, andererseits ist er etwas nervös und kann sich kaum entscheiden, was er anziehen soll. Schließlich macht er sich auf den Weg zum Café Adonis.

Peter ist etwas zu früh dort. Doch zu seiner Überraschung wartet Manuela bereits an einem kleinen Tisch. Peter begrüßt Manuela und setzt sich dazu. Beide bestellen einen Milchkaffee. Peter ist jetzt erst richtig nervös und weiß nicht so recht, was er sagen soll. Das verunsichert ihn. Doch Manuela beginnt von ihrem heutigen Tag zu erzählen, von der Arbeit, von ihrer Familie und von den letzten Ferien. Sie spricht wie ein Wasserfall. Peter versucht aufmerksam zuzuhören. Dabei bemerkt er, dass ihm Manuela immer wieder direkt in die Augen schaut.

Während er ihr zuhört, überlegt sich Peter, was diese Blicke von Manuela bedeuten, was sie damit ausdrücken will: Freut es Manuela mit ihm zu sprechen? Während sie immer noch spricht, beobachtet Peter Manuela genauer: ihre Körperhaltung, ihre Bewegungen und vor allem ihren Gesichtsausdruck. Doch Peter ist sich immer noch nicht sicher, ob Manuelas Mimik nun Freude ausdrückt oder vielleicht doch Ärger darüber, dass er kaum etwas sagt. Oder ekelt sie sich vor seinem Bauchumfang, da er in letzter Zeit etwas zugenommen hat?

Nach einer halben Stunde verabschiedet sich Manuela mit einem warmen Händedruck. Auf dem nach Hause Weg denkt Peter lange darüber nach, ob er Manuela nochmals anrufen soll oder nicht …

◨ **Vignette 4** Verabredung im Café…

Vignette 5

Ein Tag zum Vergessen!

Peter hat heute nichts vor. Er muss nicht arbeiten gehen, hat keine Termine und keine Verabredung. Es dauert heute etwas länger, bis er aus dem Bett kommt.

Es ist bereits Mittag. Peter beschließt etwas Sinnvolles zu tun und die Einkäufe zu erledigen. Als er die Treppen hinabsteigt – Peter nimmt nicht gerne den Lift – sieht er die neue Nachbarin, die unter ihm eingezogen ist. Doch wie heißt sie doch gleich? Peter kann sich nicht an ihren Namen erinnern, obwohl sie sich bereits gegenseitig vorgestellt hatten. Die junge Frau grüßt ihn mit Namen, doch er geht schnell mit einem kurzen Nicken vorbei und denkt: „Mann, war das peinlich". Vor dem Haus schaut er an der Klingel nach ihrem Namen: Julia Schmitt.

Als Peter im Supermarkt angekommen ist, bemerkt er, dass er keine Ahnung hat, welche Lebensmittel zu Hause fehlen. Wieder einmal hat er vergessen, sich eine Einkaufsliste zu erstellen. Er verlässt unverrichteter Dinge den Supermarkt.

Da er nun in der Stadt ist, will er seinen Kumpel Daniel oder vielleicht dessen Bekannte Manuela anrufen, um sich zu verabreden. Obwohl er Daniel schon oft angerufen hat, kann er sich beim besten Willen nicht an dessen Nummer erinnern, die er auch nicht notiert hat. „Irgendwas mit 365, aber das bringt mich auch nicht weiter. So ein Mist!" denkt er und geht nach Hause.

Vor der verschlossenen Haustür angekommen, stellt er entsetzt fest, dass er keinen Schlüssel hat. „Habe ich den Schlüssel an der Wohnungstür stecken lassen?" fragt er sich. „Kein Problem, dann klingle ich bei meiner neuen Nachbarin. Doch wie heißt sie?"

◨ **Vignette 5** Ein Tag zum Vergessen!

Vignette 6

Telefonanruf für Daniel

Am Abend kommt Peters Mitbewohner Daniel nach Hause.

Peter: „Du, heute wollte dich jemand am Telefon
              sprechen..."

Daniel: „Wer war es, was wollte er?"

Peter: „Es war eine Frau, ich weiß nicht mehr, wie sie
              hieß, ..., irgendetwas wegen deines Jobs, glaube
              ich..., du sollst sie zurückrufen".

Daniel: „Hast du die Nummer?"

Peter: „Hm, nein, ich dachte, du wüsstest sie."

Daniel: „Wie bitte soll ich nun wissen, wen ich unter welcher
              Telefonnummer anrufen soll und wegen was
              überhaupt?!"

◨ **Vignette 6** Telefonanruf für Daniel

Vignette 7

Gestern im italienischen Restaurant ...

Gestern war Peter im italienischen Restaurant mit Daniel essen:

„Guten Tag, was darf ich Ihnen bringen?" fragte der Kellner.

Daniel schaute auf die Menü-Karte und bestellte: „Für mich einen Tomatensaft mit Tabasco und Pfeffer, dann einen kleinen gemischten Salat mit französischer Sauce, eine Pizza ‚Quattro Stagioni', aber wenn's möglich ist, ohne Artischocken, und eine Cola mit Zitrone bitte."

Peter gab sofort seine Bestellung auf: „Und für mich eine Suppe, dann das Risotto mit Pilzen und zuerst noch einen Orangensaft, ...hm, nein, ich nehme doch lieber die Spaghetti mit Meeresfrüchten, dann noch einen halben Liter Mineralwasser ohne Kohlensäure."

Der Kellner gibt in der Küche die Bestellung auf: „..."

▶ **Vignette 7** Gestern im italienischen Restaurant…

Vignette 8

Der vergessene Arzttermin

Es war an jenem Tag, an dem Peter sich bei seinem Kollegen Bruno die neuen Schallplatten holte. An jenem Abend schaute er sich ein Fußballspiel im Fernsehen an. Es war eines dieser Spiele, die Peter interessierten, weil sein Heimklub spielte.

In der Pause verfolgte er auf dem Weg in die Küche beiläufig ein Interview mit einem Spieler im Fernsehen. Dieser Spieler musste wegen eines Fouls vom Sanitäter kurz mit einem Kühlungsspray behandelt werden.

Dabei kam es Peter plötzlich in den Sinn: Sanitäter – Kühlungsspray – Verletzung – Arzt!! Heute hätte er ja einen Arzttermin gehabt! Peter hatte irgendwo einen Sprechstundenzettel, das wusste er, nur hatte er ihn nicht sichtbar aufgehängt und hatte den Termin heute verschwitzt.

Am nächsten Tag rief er den Arzt an, entschuldigte sich für das Versäumnis und machte einen neuen Termin aus. Peter überlegte sich, dass er den Arzttermin vergessen hatte, weil er heute mit Bruno ein Treffen ausgemacht hatte. Die Aussicht auf die neuen Schallplatten half ihm dabei, die Abmachung mit Bruno nicht zu vergessen. Denn im Gegensatz zum Arzttermin freute sich Peter auf das Treffen mit Bruno.

▶ **Vignette 8** Der vergessene Arzttermin

Vignette 9

Die Kunstvernissage

Peter besucht mit Daniel die Vernissage einer Ausstellung von Bildern einer ehemaligen Patientin der Klinik. Die Künstlerin heißt Domenica. Sie war schon einmal eine begabte Malerin und hat jeweils während eines Klinikaufenthalts in der klinikeigenen Kunstwerkstätte gearbeitet. Dort hat sie Peter kennengelernt. Heute ist Domenica eine bekannte Künstlerin und hat in verschiedenen Galerien Ausstellungen.

Die Vernissage wird von vielen Leuten besucht. Es gibt einen kleinen Imbiss. Peter und Daniel stehen etwas abseits. Als Daniel mit einer Person ins Gespräch kommt, beschließt Peter sich die ausgestellten Bilder etwas näher anzuschauen. Domenica malt großformatige Bilder von mindestens 2×2 Metern. Auf den Bildern ist meist eine Straßenszene mit verschiedenen Personen realitätsnah abgebildet. Domenica verwendet oft grelle Farben.

Als Peter vor einem dieser Bilder steht, fällt es ihm schwer einzuordnen, um was es hier geht. Er sieht verschiedene Details auf dem Bild wie Menschen, die auf einer Straße einer großen Stadt gehen, eine Kutsche, hinter der ein Hund herrennt, Kinder, die auf dem Gehsteig spielen und Frauen, die aus den Fenstern der Häuser das Geschehen beobachten. Links oben thront eine Sonne in grellem Gelb. Peter bemerkt, dass er Mühe hat, sich im Bild zu orientieren, sich ein „eigenes Bild" vom Bild zu machen, die vielen Details unter einen Hut zu bringen. Er beginnt Annahmen zu treffen, was sich Domenica beim Malen wohl gedacht hat.

Plötzlich bemerkt Peter einen älteren Mann neben sich. Dieser fragt freundlich: „Können Sie mir erklären, um was es bei diesem Bild geht?"

▶ **Vignette 9** Die Kunstvernissage

Vignette 10

Und wieder im Café Adonis

An einem regnerischen Tag beschließt Peter ins Café Adonis zu gehen, dort einen Kaffee zu trinken und dabei die Tageszeitung zu lesen.
Als er bereits eine Viertelstunde lang die Zeitung liest, hört er plötzlich eine ihm vertraute Stimme. Es ist Manuela in Begleitung einer Freundin und eines Freundes, die er jedoch beide nicht kennt! Sie grüßt ihn freundlich. Manuela und ihre Freunde setzen sich an den Tisch neben Peter und beginnen sogleich miteinander zu sprechen. Dabei schaut Manuela einige Male zu Peter herüber und lächelt.
Peter hat Manuela seit dem Rendezvous nicht mehr gesehen. Er würde nur zu gerne mit Manuela sprechen. Doch die scheint sich bestens mit ihren Freunden zu unterhalten. Manuela sitzt auf derselben Seite ihres Bistro-Tisches wie Peter. Ihre Freunde sitzen gegenüber dicht beieinander. Peter fragt sich, ob sie vielleicht ein Paar sind.

Peter kann sich jetzt nicht mehr auf das Lesen der Zeitung konzentrieren. Er lauscht dem Gespräch am Nebentisch. Er kann nicht anders. Peter versucht sich nichts anmerken zu lassen, indem er so tut, als lese er Zeitung. Manuela und ihre Freunde scheinen sich gut zu kennen. Sie sprechen von der Schule, von Ferien und von der Kunstausstellung einer ehemaligen Patientin der Klinik, bei deren Vernissage Peter neulich gewesen ist.

Peter ist nun richtig nervös und fragt sich, ob und wie er sich ins Gespräch einbringen könnte.

▶ **Vignette 10** Und wieder im Café Adonis

Ein Film – zwei Zusammenfassungen

Gestern ging Peter wieder einmal ins Kino, um einen Film anzuschauen. Er kam nach Hause und erzählte seinem Mitbewohner Daniel sichtlich beeindruckt:
„Es war ein super Film"!
Daniel fragte nach, was ihm denn so gefallen habe. Peter antwortete:
„Nun, ich kann die Handlung des Films nicht mehr ganz nachvollziehen. Ich war einfach von den Bildern gefangen, ich hatte deswegen auch Mühe, mich auf den ‚roten Faden' des Films zu konzentrieren, ich finde die Worte nicht dafür. Es war jedenfalls ein guter Film. Einfach schön, die ganze Geschichte mit dieser Schauspielerin, wie hieß sie noch...? Und die Szenen, ach, du musst den Film halt selbst anschauen gehen."

Als Daniel sich am nächsten Tag den Film selbst angeschaut hatte, erzählte er einer Freundin ebenso beeindruckt:
„Wow, dieser Film hat mich sehr berührt. Am Anfang diese prächtigen Landschaftsbilder, die warmen Farben des leuchtenden Abendhimmels in der sonst so trockenen Wüste... Ich konnte die herben Düfte der Kakteenblüten richtig riechen. Es ging darum, dass die Hauptdarstellerin eine Abenteuerreise machte und dabei durch Schicksal ihren neuen, späteren Lebenspartner kennenlernte. Auf dem Weg dahin zeigt der Film aber auch, dass es wegen der kulturellen Unterschiede zu Streitigkeiten zwischen dem Paar kam. Die Beziehung wurde dadurch erschwert und die beiden trennten sich zunächst wieder. Sie kamen später aber wieder glücklich zusammen. Der Film löste bei mir deshalb zuerst schon etwas Traurigkeit aus, dennoch, er machte mich am Schluss auch irgendwie zuversichtlich und hoffnungsvoll. Ich ging jedenfalls mit einem zufriedenen Gefühl und einem Lächeln auf den Lippen aus dem Kino."

◘ **Vignette 11** Ein Film – zwei Zusammenfassungen

Planung des Kinobesuchs

Der Kinobesuch von Peter kam eigentlich ziemlich spontan zustande. Er ging wieder einmal in die Stadt, spazierte ohne direktes Ziel umher und sah bei einem Kino die Plakate über den Spielfilm. Da er genug Geld dabei hatte und ihn die Plakate ansprachen, schaute er den Film einfach spontan an, ohne viel zu überlegen. Das ist normalerweise nicht so.

Als Peter das letzte Mal ins Kino ging, hatte er keine Ahnung, was er machen wollte. Er saß zu Hause herum und plötzlich kam ihm die Idee, wieder einmal ins Kino zu gehen. Er wusste zuerst nicht recht, wie er sich entscheiden sollte, welchen Film er anschauen möchte. Verschiedene Möglichkeiten kannte er schon. Er konnte in der Zeitung nachschauen, im Internet oder auch Daniel direkt fragen, ob er einen Film empfehlen könne. Oder er konnte auch zum Bahnhof fahren und die Plakate anschauen oder sogar bei den paar Kinos, die er kannte, direkt vorbeischauen, was dort gerade lief. Peter dachte sich, dass es am besten und schnellsten wäre, sich am Kiosk unten eine Zeitung zu besorgen und einen Film auszusuchen.

Peter kannte sich in der Stadt noch nicht sehr gut aus. Um zum Kino zu kommen, musste er zuerst den Stadtplan anschauen, genau wie damals, als er zu Bruno fuhr, um die Schallplatten zu holen. Wiederum hatte er verschiedene Möglichkeiten, zum Kino zu gelangen. Er wählte dieses Mal den Bus. Dieser fuhr jedoch nur bis zum Bahnhof. Dort musste er in die Straßenbahn umsteigen und noch ca. 5 Min. fahren. Ohne große Mühe fand er das Kino dann auch und war sogar noch etwas zu früh da. Peter hatte wieder mal einen guten Tag, dachte er für sich, und war etwas stolz auf sich, weil alles so reibungslos ablief. Er konnte den Film deshalb auch richtig genießen.

◘ **Vignette 12** Planung des Kinobesuchs

Mit dem Fahrrad ins Café Adonis

Peter hat mit Daniel und Bruno eine Verabredung um 17 Uhr im Café Adonis. Zu Hause beim Musik hören bemerkt er um 16.45 Uhr, dass die Zeit etwas knapp wird. Er will nicht zu spät kommen und beschließt, mit dem Fahrrad zur Verabredung zu fahren, um etwas Zeit zu gewinnen.

Peter ist ein geübter Fahrradfahrer. Doch heute trägt er nach unten breiter werdende Jeans, wie man sie in den 70er Jahren getragen hat. Die sehen cool aus und er will Bruno zeigen, dass er sie auch trägt. Peter fürchtet nun, dass ihm die geliehenen Jeans in die Fahrradkette kommen und kaputt gehen könnten. Deshalb konzentriert er sich mehr darauf, möglichst weit außen auf die Pedale zu treten als auf den Verkehr. Das ist auch der Grund, wieso er beinahe eine ältere Dame übersieht, die langsam über einen Zebrastreifen geht. Auch eine rote Ampel überfährt er ohne zu halten. Nachdem er beinahe über einen Gehsteigrand geflogen ist, kommt er endlich im Café Adonis an. „Das war ein Höllenritt!" denkt er.

Im Café Adonis sieht er zunächst weder Bruno noch Daniel. Als sich Peter an einen freien Tisch setzen will, ruft ihn Daniel, der mit Bruno in der hintersten Ecke sitzt, da sonst nichts frei war. Peter setzt sich dazu. Er ist immer noch etwas außer Atem und erzählt den beiden von seiner Horrorfahrt. Daniel erwidert schnippisch: „Alter, wer nicht Fahrradfahren kann, der sollte es besser lassen!" Peter lacht etwas verlegen.

Die drei Kollegen diskutieren etwa eine Stunde zusammen. Dann ruft Daniel den Ober und verlangt die Rechnung. Da erst bemerkt Peter, dass er es die ganze Zeit über verpasst hatte, sich einen Kaffee zu bestellen. Das ist ärgerlich, denn Peter liebt den Kaffee, den es hier gibt.

◘ **Vignette 13** Mit dem Fahrrad ins Café Adonis

Neulich in der Kneipe

Als Peter neulich in die Kneipe ging, die gerade um die Ecke seiner Wohnung liegt, wollte er wieder einmal in Ruhe eine Zeitung lesen. Er merkte aber schon auf dem Weg dahin, dass er heute nicht zu viele Leute um sich herum ertragen würde. Als er die Kneipe betritt, will er zuerst zielstrebig auf den Tisch zugehen und sich dahin setzten, wo er üblicherweise die Zeitung liest. Nämlich in der Ecke am Rande des Raumes mit den zwei Bänken. Er merkt aber, dass dieser Tisch schon besetzt ist und dass die Kneipe heute besonders gut besucht ist.

Irgendwo in der Mitte des Raumes ist noch ein kleiner Tisch frei. Peter setzt sich hin und bestellt einen Kaffee. Danach erhebt er sich noch einmal, um eine Zeitung zu holen. Peter blättert die erste Seite der Zeitung um und merkt, dass er das Titelblatt noch gar nicht richtig betrachtet hat. Irgendwie fühlt sich Peter abgelenkt von den Gesprächen der anderen Leute um ihn herum. Dazu kommt noch, dass die Kellner hinter der Theke eilig zwischen der Küche und dem Saal hin und her gehen. Aus der Küche kommt dabei ebenfalls ein ziemlicher Lärm.

Nach einer Weile wird in einer hinteren Ecke ein Tisch frei. Peter wechselt mit seinem Kaffee an den anderen Tisch. Dort lenken ihn die Geräusche weniger ab. Er kann sich nun besser auf die Zeitung konzentrieren und liest als nächstes den Lokalteil, der ihn immer am meisten interessiert.

Nach einer halben Stunde beschließt Peter, nach Hause zu gehen. Er will seinen Kaffee bezahlen und bemerkt, dass sich die Kneipe zwischenzeitlich noch mehr gefüllt hat. Viele Leute stehen nun auch an der Theke. Peter hat Mühe, den für seinen Tisch zuständigen Kellner zu finden, um ihn zu sich zu winken. Viele der Gäste tragen zudem auch helle Hemden wie die Kellner. Schließlich vergehen weitere 20 Minuten bis Peter endlich bezahlen kann. „Ach, war das anstrengend!" denkt Peter, als er sich endlich auf den Weg machen kann.

◘ **Vignette 14** Neulich in der Kneipel

Vignetten

Vignette 15

Hin und Her in der Werkstätte

In der Werkstätte bekam Peter heute Morgen den Auftrag vom Chef, die Holzspielwaren, welche soeben fertig gestellt worden waren, zu schleifen und zu lackieren. Peter kannte diese Arbeit schon, die Arbeit mit Holz machte ihm auch Spaß. Beim letzten Mal fiel ihm die Arbeit sehr leicht. Er schliff zuerst immer ein einzelnes Teil und lackierte es in einem zweiten Arbeitsschritt. Danach begann er mit dem zweiten Stück.

Peter merkte, dass dies heute nicht ganz so einfach war. Er begann zuerst mit dem Schleifen bis zur Kaffeepause. Danach machte er mit Schleifen weiter. Der Chef meinte, dass er möglichst 10 Stücke bis zur Mittagspause fertig haben sollte.

Dazu musste er aber von der Schleifarbeit ablassen und zum Lackieren wechseln. Dies fiel ihm etwas schwer. Er war so vertieft in die erste Arbeit, dass er es kaum schaffte, die Schleifarbeit zu beenden und den Pinsel in die Hand zu nehmen. Peter brauchte dann auch wieder einige Zeit, bis er sich an den neuen Arbeitsschritt des Lackierens gewöhnt hatte. Als er mit dem Lackieren fertig war, fiel es ihm wiederum schwer, zurück zum Schleifen der Holzspielwaren zu gehen.

Mit der Zeit aber fand er plötzlich einen sehr guten Weg, flexibel zwischen den zwei Arbeiten hin- und herwechseln zu können. Am Schluss konnte er sogar während der Arbeit noch ein paar Worte mit dem Arbeitskollegen nebenan wechseln, ohne die Arbeit unterbrechen zu müssen. Peter beendete deshalb seinen Auftrag termingerecht und ging mit gutem Gefühl in den Feierabend.

▶ **Vignette 15** Hin und Her in der Werkstätte

Vignette 16

Ein wirklich erfolgreicher Tag?

Heute ist ein wichtiger Tag für Peter. Am Morgen findet das halbjährliche Leistungsgespräch mit seinem Chef in der Werkstätte statt und am Nachmittag hat er die Gelegenheit, Manuela erneut zu treffen.

Um 9 Uhr wartet Peter in der Werkstätte auf sein Gespräch. Vor ihm war sein Kumpel Bruno an der Reihe. Als dieser zurück am Arbeitsplatz erscheint, fragt ihn Peter, wie es gelaufen sei. Bruno ist niedergeschlagen und erwidert leise: „Der Chef sagte, ich hätte zwar die Leistungsansprüche erfüllt, jedoch nur sehr knapp. Ich bin halt nicht so gut. Meine Fähigkeiten sind leider sehr beschränkt!" Dann zieht sich Bruno zurück.

Als Peter beim Chef sitzt, sagt ihm dieser mit sehr lauter und fordernder Stimme: „Sie haben das Leistungsprofil erfüllt, jedoch nur knapp. Sie haben gegenüber dem letzten Mal etwas Fortschritte gemacht und geben sich Mühe. Aber das reicht noch lange nicht! Ich fordere mehr. Strengen sie sich weiter an!" Als Peter rausging, dachte er sich, dass der Chef heute noch schlechter gelaunt war als sonst. Und wie er mit seinen Arbeitern am geschützten Arbeitsplatz umgehe, sei nicht gut. Mit seiner Leistung ist Peter dagegen zufrieden. Er hatte selbst gemerkt, dass ihm nun Vieles leichter fällt als zu Beginn. „Hauptsache bestanden!" und „arroganter Chef!", denkt er sich. Manuela wartete bereits im Café Adonis. Erneut sagt Peter nicht viel und Manuela spricht dagegen wie ein Wasserfall. Peter ist heute weniger nervös und denkt sich, dass an ihm etwas dran sein müsse, dass sich die hübsche Manuela gerade mit ihm verabredet hat. Sie könnte ja jeden haben. Peter streckt den Rücken, damit sein Bauch etwas weniger vorsteht und atmete tief ein. Er ist stolz auf sich und lächelte Manuela zu, die sein Lächeln erwidert.

Als sie sich verabschieden, fragt ihn Manuela, ob er wisse, wieso sie gerne mit ihm zusammen sei? Peter hebt verlegen die Schultern. Manuela entgegnet: „Weil Du so gut zuhören kannst!" Auf dem Nachhauseweg pfeift Peter genüsslich eine seiner Lieblingsmelodien vor sich hin.

▶ **Vignette 16** Ein wirklich erfolgreicher Tag?

Vignette 17

Diesmal ging alles gut!

Peter ist heute gut drauf. Er hat sich mit Freunden verabredet, wieder einmal in eine Disco zu gehen. Es ist eine Oldies-Disco, wo die gute alte Musik läuft, die Peter so sehr mag. Der Eintritt ist frei für Mitarbeiter der Werkstätte, in der Peter arbeitet.

Peter fährt mit dem Bus zur Disco. Am Freitag Abend ist der Bus wie üblich überfüllt. Peter fühlt sich nicht wohl. Er spürt, wie er zunehmend Stress empfindet. Kurz überlegt er, ob er an der nächsten Haltestelle aussteigen soll. Er beschließt jedoch zu bleiben, schließlich will er unbedingt in die Disco. Seine Freunde warten dort. Peter atmet mehrmals tief durch, versucht seine nun belastenden Gedanken zu stoppen, sagt sich leise beruhigende Sätze wie „Bald bin ich am Ziel, ich schaffe das!" und schaut vor sich auf den Boden oder aus dem Fenster, um nicht den Blicken der anderen Passagiere ausgeliefert zu sein.

Schließlich steht Peter vor dem Eingang der Disco. Einige Leute warten bereits auf den Einlass. Als Peter an der Reihe ist, fragt ihn der Türsteher, ein kräftiger, großer Mann in Uniform, ob er einen Ausweis der Werkstätte habe, ansonsten müsse er ein Ticket kaufen. Peter wird nervös. Er hat Angst, den Ausweis vergessen zu haben, und sucht in allen Taschen danach. Dann wird seine Angst weniger und er denkt sich, dass der Türsteher ihn noch vom letzten Mal her kennen müsste. Peter ist jetzt richtig sauer!
Doch er bleibt ruhig, denkt sich, dass der Türsteher ja nicht jedes Gesicht der Kunden im Kopf behalten könne und er ja nur seinen Job erledige. Peter streckt sich nun kurz durch, atmet laut aus und zählt von 10 rückwärts, um dann weiter nach seinem Ausweis zu suchen. „Da ist er ja!" schreit Peter und kann eintreten.
In der Disco warten bereits Bruno und Daniel, auch Manuela ist da. Peter ist heute ganz gelöst. Er und seine Freunde haben sich viel zu erzählen und tanzen den ganzen Abend. Peter wird diesen Abend lange in guter Erinnerung behalten...

▶ **Vignette 17** Diesmal ging alles gut!

6.6.2   Materialien

Materialien 1 Modul A: Kärtchenübung (IPT, 1. Unterprogramm,
Roder et al. 1988, 2008a, 2010)
(roder@sunrise.ch)

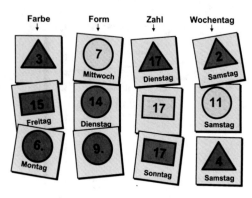

▫ **Material 1** Kärtchenübung (IPT, Roder et al.)

Materialien 2a Modul A: Kärtchenübung Geschwindigkeit

Spielregeln der Kartenübung Geschwindigkeit:
- Jeder Spieler erhält einen Stapel Karten, die er *verdeckt* vor sich legt.
  2 dieser Karten deckt er auf.
- Eine zufällig gewählte Karte liegt aufgedeckt in der Mitte.
- Auf Kommando legt *jeder Spieler gleichzeitig* (oder reihum) so schnell wie
  möglich eine seiner beiden aufgedeckten Karten (oder wenn möglich
  beide Karten) auf die Karte in der Mitte, die zuoberst liegt.
- Wer schneller reagiert, darf zuerst eine Karte ablegen!
- Die einzige *Bedingung* für das Ablegen einer Karte ist, dass entweder das
  Gesicht, die Farbe oder die Anzahl der Gesichter mit der zuoberst
  liegenden Karte übereinstimmt.
- Sind die beiden aufgedeckten Karten abgelegt, dürfen *2 neue vom Stapel
  aufgedeckt* werden.
- *Wer zuerst keine Karten mehr hat, hat gewonnen!*

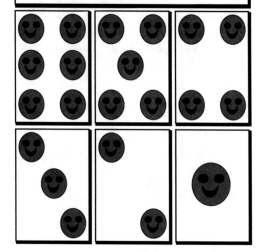

▫ **Material 2a** Kärtchenübung Geschwindigkeit

Materialien

Materialien 2b Modul A: Kärtchenübung Geschwindigkeit

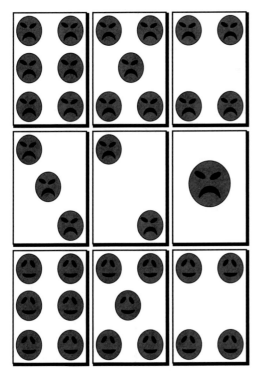

◾ **Material 2b** Kärtchenübung Geschwindigkeit

Materialien 2c Modul A: Kärtchenübung Geschwindigkeit

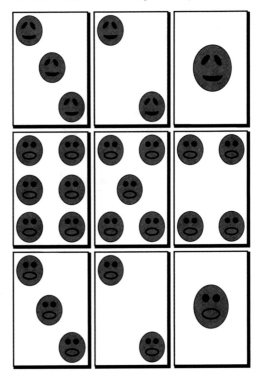

◾ **Material 2c** Kärtchenübung Geschwindigkeit

Materialien 2d Modul A: Kärtchenübung Geschwindigkeit

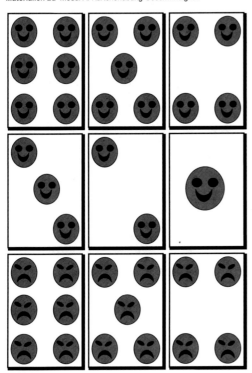

◾ **Material 2d** Kärtchenübung Geschwindigkeit

Materialien 2e Modul A: Kärtchenübung Geschwindigkeit

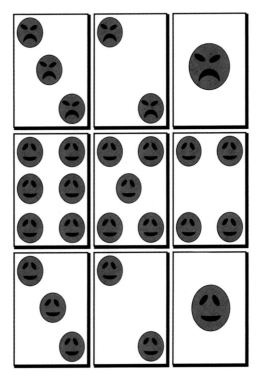

◾ **Material 2e** Kärtchenübung Geschwindigkeit

Materialien 2f Modul A: Kärtchenübung Geschwindigkeit

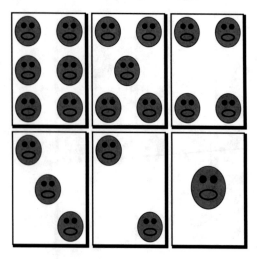

◨ **Material 2f** Kärtchenübung Geschwindigkeit

Materialien 2g Modul A: Kärtchenübung Geschwindigkeit

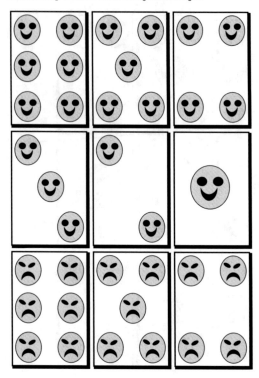

◨ **Material 2g** Kärtchenübung Geschwindigkeit

Materialien 2h Modul A: Kärtchenübung Geschwindigkeit

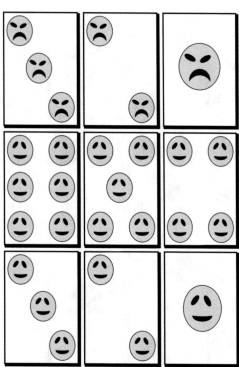

◨ **Material 2h** Kärtchenübung Geschwindigkeit

Materialien 2i Modul A: Kärtchenübung Geschwindigkeit

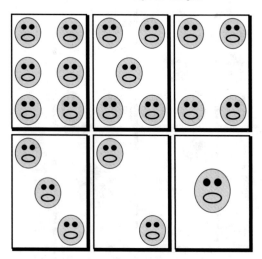

◨ **Material 2i** Kärtchenübung Geschwindigkeit

Materialien 2j Modul A: Kärtchenübung Geschwindigkeit

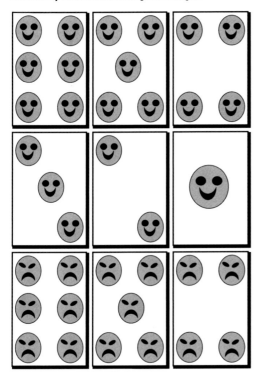

▣ **Material 2j** Kärtchenübung Geschwindigkeit

Materialien 2k Modul A: Kärtchenübung Geschwindigkeit

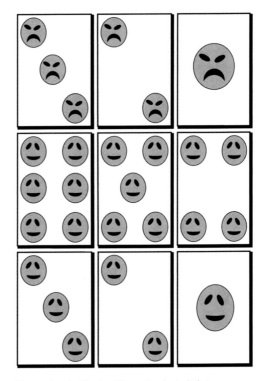

▣ **Material 2k** Kärtchenübung Geschwindigkeit

Materialien 2l Modul A: Kärtchenübung Geschwindigkeit

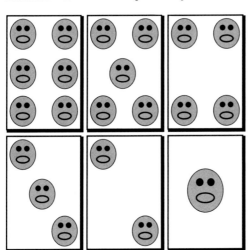

▣ **Material 2l** Kärtchenübung Geschwindigkeit

Materialien 3a Modul A: Kärtchenübung Stimmung und Konzentration

Welche Gefühle entsprechen eher Müdigkeit und Unkonzentriertheit?
Welche positiven Gefühle entsprechen eher Wachheit und Konzentration?

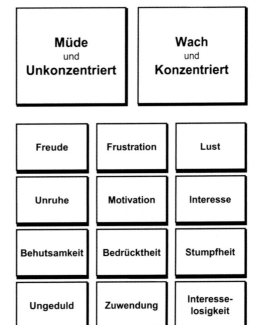

Müde und **Unkonzentriert**	**Wach** und **Konzentriert**

Freude	Frustration	Lust
Unruhe	Motivation	Interesse
Behutsamkeit	Bedrücktheit	Stumpfheit
Ungeduld	Zuwendung	Interesse-losigkeit

▣ **Material 3a** Kärtchenübung Stimmung und Konzentration

Materialien 3b Modul A: Kärtchenübung Stimmung und Konzentration

Heraus-forderung	Unschlüssig-keit	Langeweile
Staunen	Lustlosigkeit	Gereiztheit
Motivations-losigkeit	Trägheit	Niederge-schlagenheit
Überdruss	Teilnahms-losigkeit	Gleichgültig-keit
Verblüffung	Neugierde	Verwunderung

▫ **Material 3b** Kärtchenübung Stimmung und Konzentration

Materialien 4a Modul A: Affektdekodierung Stufe 1 Gesichtsausdrücke
(Pictures Of Facial Affect POFA, ©Paul Ekman 1993)
(http://www.paulekman.com/product-category/research-products/)

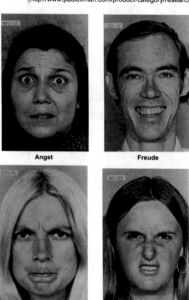

Angst   Freude

Ärger   Ekel

▫ **Material 4a** Affektdekodierung Stufe 1 Gesichtsausdrücke
(Ekman)

Materialien 4b Modul A: Affektdekodierung Stufe 1 Gesichtsausdrücke
(Pictures Of Facial Affect POFA© Paul Ekman 1993)

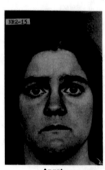 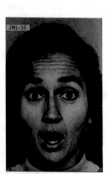

Angst   Überraschung

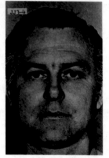

Neutral

▫ **Material 4b** Affektdekodierung Stufe 1 Gesichtsausdrücke
(Ekman)

Materialien 5a Modul A: Kärtchenübung Emotionale Konzeptbildung

5a.	**Gefühlsspektrum Angst**	13 Karten
5b.	**Gefühlsspektrum Freude**	18 Karten
5c.	**Gefühlsspektrum Ekel**	7 Karten
5d.	**Gefühlsspektrum Liebe**	14 Karten
5e.	**Gefühlsspektrum Selbstvertrauen**	13 Karten
5f.	**Gefühlsspektrum Trauer**	11 Karten
5g.	**Gefühlsspektrum Überraschung**	6 Karten
5h.	**Gefühlsspektrum Wut**	15 Karten

▫ **Material 5** Kärtchenübung emotionale Konzeptbildung

Materialien

Materialien 5a Modul A: Kärtchenübung Emotionale Konzeptbildung

Angst	Furcht	Besorgnis
Entsetzen	Unbehagen	Nervosität
Erschrecken	Sorge	Panik
Schock	Zweifel	Ungewissheit
Verblüffung	Neugierde	Verwunderung
Körperlicher Schmerz		

◻ **Material 5a** Kärtchenübung emotionale Konzeptbildung

Materialien 5b Modul A: Kärtchenübung Emotionale Konzeptbildung

Freude	Spass	Wonne
Erheiterung	Genuss	Euphorie
Fröhlichkeit	Hochstimmung	Zufriedenheit
Heiterkeit	Erleichterung	Übermut
Ausgelassen-heit	Begeisterung	Glück
Wohlfühlen	Entzücken	Erfüllung

◻ **Material 5b** Kärtchenübung emotionale Konzeptbildung

Materialien 5c Modul A: Kärtchenübung Emotionale Konzeptbildung

Ekel	Angewidert sein	Überdruss
Erbrechen	Abscheu	Abneigung
Widerwillen		

◻ **Material 5c** Kärtchenübung emotionale Konzeptbildung

Materialien 5d Modul A: Kärtchenübung Emotionale Konzeptbildung

Liebe	Bezauberung	Zuneigung
Verliebt sein	Verlangen	Sehnsucht
Geborgenheit	Verbundenheit	Sympathie
Vertrautheit	Anziehung	Nähe
Wärme	Hingabe	

◻ **Material 5d** Kärtchenübung emotionale Konzeptbildung

Materialien 5e Modul A: Kärtchenübung Emotionale Konzeptbildung

Selbst-vertrauen	Macht	Entschlossen-heit
Zuversicht	Kompetenz-gefühl	Ruhe
Beherztheit	Tapferkeit	Überlegen-heit
Sicherheit	Stärke	Stolz
Mut		

◻ **Material 5e** Kärtchenübung emotionale Konzeptbildung

Materialien 5f Modul A: Kärtchenübung Emotionale Konzeptbildung

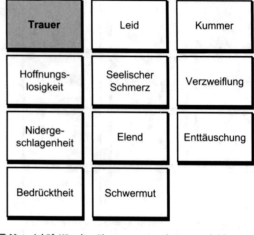

Trauer	Leid	Kummer
Hoffnungs-losigkeit	Seelischer Schmerz	Verzweiflung
Niderge-schlagenheit	Elend	Enttäuschung
Bedrücktheit	Schwermut	

◻ **Material 5f** Kärtchenübung emotionale Konzeptbildung

Materialien 5g Modul A: Kärtchenübung Emotionale Konzeptbildung

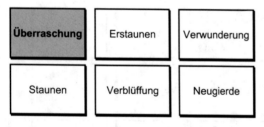

Überraschung	Erstaunen	Verwunderung
Staunen	Verblüffung	Neugierde

◻ **Material 5g** Kärtchenübung emotionale Konzeptbildung

Materialien 5h Modul A: Kärtchenübung Emotionale Konzeptbildung

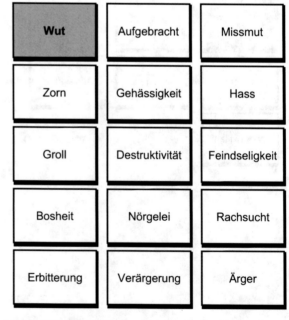

Wut	Aufgebracht	Missmut
Zorn	Gehässigkeit	Hass
Groll	Destruktivität	Feindseligkeit
Bosheit	Nörgelei	Rachsucht
Erbitterung	Verärgerung	Ärger

◻ **Material 5h** Kärtchenübung emotionale Konzeptbildung

Materialien

Materialien 6a Modul B: Wort- und Zahlenlisten (20 Items)

Serie:	A	B	C
Kategorie:	Singvogel	Wohnungsgegenstand	Fisch
	Gemüse	Auto	Raubkatze
	Zusatzitem	Zusatzitem	Zusatzitem
1.	Amsel	Tisch	Hecht
2.	Drossel	Stuhl	Barsch
3.	Kohl	BMW	Tiger
4.	Blattsalat	Ferrari	Luchs
5.	Fink	Teppich	Forelle
6.	Erbse	Volvo	Löwe
7.	Karotte	VW	Leopard
8.	Rotkehlchen	Sofa	Wels
9.	Sperling	Vorhänge	Hai
10.	Mais	Ford	Panther
11.	Kartoffel	Audi	Wildkatze
12.	Star	Lampe	Makrele
13.	James Bond	Michael Jackson	Marylin Monroe
14.	Bohne	Porsche	Jaguar
15.	Schwalbe	Pult	Dorsch
16.	Spargel	Rolls Royce	Puma
17.	Nachtigall	Schrank	Thumfisch
18.	Tomate	Toyota	Gepard
19.	Zaunkönig	Radio	Sardine
20.	Kohlmeise	Regal	Aal

▣ **Material 6a** Wort- und Zahlenlisten

Materialien 6b Modul B: Wort- und Zahlenlisten (20 Items)

Serie:	D	E	F
Kategorie:	Fleischgerichte	Afrikanisches Großtier	Kleidungsstück
	Früchte	Große Maschine	Gefühl
	Zusatzitem	Zusatzitem	Zusatzitem
1.	Currywurst	Elefant	Hemd
2.	Hot Dog	Zebra	Hose
3.	Apfel	Kran	Freude
4.	Birne	Bagger	Angst
5.	Salami	Nashorn	Krawatte
6.	Traube	Lastwagen	Überraschung
7.	Erdbeere	Walze	Furcht
8.	Kotelett	Flusspferd	Rock
9.	Wiener Schnitzel	Löwe	Mantel
10.	Banane	Motor	Trauer
11.	Himbeere	Turbine	Scham
12.	Döner	Hyäne	Jacke
13.	Brat Pitt	Madonna	George W. Bush
14.	Melone	Traktor	Wut
15.	Schinken	Strauß	Strumpf
16.	Kiwi	Hebebühne	Ekel
17.	Spanferkel	Krokodil	Gurt
18.	Kirsche	Presslufthammer	Zorn
19.	Hähnchen	Giraffe	Pullover
20.	Bratwurst	Wasserbüffel	Schal

▣ **Material 6b** Wort- und Zahlenlisten

Materialien 6c Modul B: Wort- und Zahlenlisten (20 Items)

Serie:	G	H	I
Kategorie:	Männernamen	Deutsche Männernamen	Deutsche Frauennamen
	Frauennamen	Italienische Männeramen	Franzöz. Frauennamen
	Zusatzitem	Zusatzitem	Zusatzitem
1.	Fritz	Luca	Chloé
2.	Bruno	Giuseppe	Inès
3.	Anna	Kai	Wilhelmine
4.	Stefanie	Giovanni	Camille
5.	Peter	Felix	Ilse
6.	Petra	Sergio	Zoë
7.	Manuela	Daniele	Loulou
8.	Jochen	Florian	Gertrude
9.	Tim	Alexander	Inge
10.	Monika	Roberto	Lorraine
11.	Sandra	Pietro	Elke
12.	Peter	Max	Franziska
13.	George Clooney	Helmut Kohl	Angela Merkel
14.	Simone	Lorenzo	Dominique
15.	Michael	Tobias	Ida
16.	Uta	Mattia	Lily
17.	Thorsten	Andres	Lotte
18.	Sara	Paolo	Heidi
19.	Thomas	Rolf	Olga
20.	Beate	Marco	Lucie

▣ **Material 6c** Wort- und Zahlenlisten

Materialien 6d Modul B: Wort- und Zahlenlisten (20 Items)

Serie:	J	K	L
Kategorie:	Sportart	Land	Kulturangebot
	Gewürz	Bürobedarf	Hygieneartikel
	Zusatzitem	Zusatzitem	Zusatzitem
1.	Safran	Bhutan	Parfum
2.	Fußball	Büroklammer	Kino
3.	Kardamom	Leuchtstift	Handcreme
4.	Rugby	Georgien	Zahnbürste
5.	Volley	Philippinen	Kunstmuseum
6.	Peterling	Ordner	Theater
7.	Slalom	Locher	Deodorant
8.	Zimt	Uruguay	Konzert
9.	Bärlauch	Mozambique	Nagelschere
10.	Tennis	Notizblock	Pinzette
11.	Klettern	Iran	Literatur
12.	Pfeffer	Radiergummi	Musikfestival
13.	Skisprung	Montenegro	Shampoo
14.	Chili	Andorra	Watte
15.	Pfanne	Stahlschwamm	Suppenkelle
16.	Muskat	Kugelschreiber	Kabarett
17.	Lorbeer	Agenda	Ballett
18.	Basketball	Mali	Rasierpinsel
19.	Hockey	Finnland	Duschgel
20.	Oregano	Klarsichtfolie	Oper

▣ **Material 6d** Wort- und Zahlenlisten

Materialien 6e Modul B: Wort- und Zahlenlisten (20 Items)

Serie:	M	N	O
Kategorie:	Zahlen mit 7	Ländervorwahl	Monate 1.–12.
	Zahlen 30–39	Zahlen 1–50	Datum (Feiertage, spezielle Daten)
1.	7	13	Erste
2.	17	2	Vierte
3.	33	0049 (Deutschland)	12.12.12
4.	35	001 (USA/Canada)	1.1.2000 (Jahrtausendwende)
5.	777	11	Zwölfte
6.	39	0044 (England)	30.2. (gibt's nicht)
7.	30	0041 (Schweiz)	9.10.11
8.	177	8	Zweite
9.	7000	20	Siebte
10.	38	0090 (Türkei)	14.7. (franz. Feiertag)
11.	32	0048 (Polen)	3.10.90 (deut. Wiedervereinigung)
12.	7 Millionen	50	Dritte
13.	7 Milliarden	13	Elfte
14.	36	0033 (Frankreich)	1.8. (schweiz. FT)
15.	27	45	Sechste
16.	31	007 (Russland)	24.12. (Heiligabend)
17.	77	22	Achte
18.	34	0045 (Dänemark)	31.12. (Silvester)
19.	Ein Siebtel (1/7)	4	Zehnte
20.	37	0043 (Österreich)	26.10. (österr. FT)

◘ **Material 6e** Wort- und Zahlenlisten

Materialien 7b Modul B: Konversationsbeispiele

Bestellung beim Bäcker

Herr Meier geht beim Bäcker, der in der gleichen Straße sein Geschäft hat, vorbei.

Herr Meier: „Guten Tag, mein Name ist Meier. Ich möchte ein kleines Fest geben und wüsste gerne, ob Sie uns den Kuchen liefern können."

Bäckerin: „Das machen wir gern. Wann soll denn das Fest sein?"

Herr Meier: „In drei Wochen am Samstag. Wir brauchen Kuchen für ungefähr 15 Leute."

Bäckerin: „Ja, das würde in Ordnung gehen."

Herr Meier: „Wie viel kostet mich das denn?"

Bäckerin: „Ungefähr 35 Euro, es kommt noch darauf an, welche Sorten Sie wählen. Die Lieferung ist inbegriffen."

Herr Meier: „Ja, gut, einverstanden. Dann suche ich mir mal ein paar Kuchensorten aus. Also, ich nehme Schokokuchen, Erdbeertorte und Apfel-Streusel-Kuchen."

Bäckerin: „Dann schreibe ich Ihre Bestellung jetzt gleich mal auf."

Fragen:
1. Wann soll die Bäckerin den Kuchen liefern?
2. Für wie viele Personen?
3. Welche Sorten hat Herr Meier bei ihr bestellt?
4. Wie viel werden die Kuchen etwa kosten?

◘ **Material 7b** Konversationsbeispiele

Materialien 7a Modul B: Konversationsbeispiele

Geburtstagsfeier

Frau Meier feiert bald ihren 50. Geburtstag. Deshalb möchte sie gern Freunde zu einer Kaffeerunde einladen. Allerdings hat sie keine Lust, alles selbst zu backen. Daher hat sich ihr Mann einverstanden erklärt, das Essen und Trinken zu besorgen. Er bespricht nun mit seiner Frau die Einzelheiten.

Herr Meier: „Kaffeekochen kann ich selbst. Das ist kein Problem. Aber den Kuchen kaufe ich lieber beim Bäcker."

Frau Meier: „Ja, das ist gut. Zum Kuchen soll es aber auch Schlagsahne geben."

Herr Meier: „Die besorge ich im Supermarkt. Weißt du schon, wie viele Leute kommen werden?"

Frau Meier: „Ja, alle 15 haben gesagt, dass sie kommen wollen."

Fragen:
1. Der wievielte Geburtstag von Frau Meier ist es?
2. Was für Aufgaben hat ihr Mann gesagt, will er übernehmen?
3. Wie viele Gäste haben zugesagt?
4. Wie viele nicht?
5. Was will ihr Mann einkaufen?

◘ **Material 7a** Konversationsbeispiele

Materialien 7c Modul B: Konversationsbeispiele

Arztbesuch

Julia ist mit Halsweh, Husten und Fieber beim Arzt. Er hat sie abgehorcht und in den Rachen geschaut.

Arzt: „Ja, da haben Sie sich eine schöne Erkältung eingefangen. Aber Sie haben Glück. Es ist noch keine Angina. Halten Sie die nächsten Tage Bettruhe, dann sind Sie bald wieder fit. Ich verschreibe Ihnen ein Halsspray. Das nehmen Sie dreimal täglich. Bitte eine halbe Stunde danach nichts essen oder trinken."

Julia: „Gut. Und gegen den quälenden Hustenreiz, was kann ich da machen?"

Arzt: „Da gebe ich Ihnen am besten einen Hustenlöser mit. Den nehmen Sie morgens und mittags. Und für den Abend verschreibe ich Ihnen noch diese Hustentropfen. Die nehmen Sie nach Bedarf in der Nacht, wenn der Hustenreiz wieder so stark ist."

Julia: „Gut. Vielen Dank."

Arzt: „Und wenn es bis Freitag noch nicht besser ist, kommen Sie bitte noch mal vorbei. Gute Besserung!"

Fragen:
1. An was leidet Julia?
2. Welche Medikamente bekommt Julia?
3. Wann soll Julia welches Medikament einnehmen?
4. Was muss sie dabei beachten?
5. Wann soll Julia wieder zum Arzt?

◘ **Material 7c** Konversationsbeispiele

Abholen

Peter: „Hallo Jörg, hier ist Peter. Ich komme doch morgen zu euch. Kannst du mich vom Bahnhof abholen?"

Jörg: „Na, klar. Wann kommst du denn an?"

Peter: „09.30 Uhr am Hauptbahnhof auf Gleis 3 mit dem Nachtzug aus Paris."

Jörg: „Gut. ich warte vorne am Gleis auf dich."

Fragen:
1. Wann kommt Peter am Hauptbahnhof an?
2. Mit welchem Zug?
3. Wo wartet Jörg auf Peter?

◘ **Material 7d** Konversationsbeispiele

Bibliothek

Herr Meier ruft in der Bibliothek an, um die Ausleihzeit seiner Bücher verlängern zu lassen. Am anderen Ende der Leitung ist ein automatischer Anrufbeantworter angeschaltet.

Telefon: „Guten Tag. Sie sind mit der Stadtbibliothek verbunden. Sie werden über das Wahltastenmenü weitergeleitet.
Drücken Sie bitte die „1" für Informationen zu den Öffnungszeiten.
Drücken Sie bitte die „2" für die Verlängerung ihrer Bücher.
Wählen Sie die „3" für Informationen zu unserem Veranstaltungskalender.
Drücken Sie die „4" für eine persönliche Beratung."

Fragen:
1. Welche Nummer muss Herr Meier drücken?
2. Mit welcher Funktion wird man verbunden, wenn man die Nummer „3" drückt?

◘ **Material 7f** Konversationsbeispiele

Später noch mal

Susi: „Hallo, hier spricht Susi, ich möchte mit Brigitte sprechen."

Karl: „Sorry, tut mir leid. Brigitte ist momentan nicht da. Kann ich etwas ausrichten?"

Susi: „Nein, danke. Ich rufe später nochmals an. Wann ist sie denn wieder da?"

Karl: „Sie besucht ihren Bruder in Köln und kommt erst übermorgen wieder."

Susi: „Gut, dann rufe ich übermorgen Abend nochmals an."

Fragen:
1. Mit wem möchte Susi sprechen?
2. Wo ist die Person, die Susi sprechen will?
3. Wann kommt sie wieder?
4. Wann ruft Susi nochmals an?

◘ **Material 7e** Konversationsbeispiele

Bahnfahrt

Paul: „Guten Tag. Ich möchte morgen um 8 Uhr von Berlin nach Nordhausen fahren. Können Sie mir die schnellste Zugverbindung sagen?"

Auskunft: „Guten Tag. Wann wollen Sie noch mal abfahren?"

Paul: „Morgen früh um 8 Uhr."

Auskunft: „Die schnellste Verbindung dauert 2 Stunden 45 Minuten ab Bahnhof Friedrichstraße."

Paul: „Können Sie mir die Abfahrtszeiten bitte sagen?"

Auskunft: „Ab „Friedrichstraße" fahren Sie am Gleis 4 um 7.59 Uhr mit dem IC bis zum Endbahnhof München. Der fährt auf Gleis 2 ab. Dann sind Sie um 10.44 Uhr in Nordhausen."

Fragen:
1. Wann will Paul abfahren?
2. Wohin will Paul fahren?
3. Wann fährt der Zug ab?
4. Von welchem Bahnhof fährt der Zug ab?
5. In welche Richtung fährt der Zug?
6. Auf welchem Gleis fährt der Zug?
7. Wie lange dauert die Fahrt?

◘ **Material 7g** Konversationsbeispiele

Materialien 7h Modul B: Konversationsbeispiele

Theater

Susi: „Hallo, hier ist Susi, ist da Brigitte am Telefon?"

Brigitte: „Ja. Schön, dass Du anrufst, Susi. Was gibt's Neues?"

Susi: „Sag mal, hast Du Lust, am Wochenende mit mir ins Theater zu gehen?"

Brigitte: „Was wird denn gespielt?"

Susi: „Sie spielen „Die Möwe" von Tschechov."

Brigitte: „Das würde mich auch interessieren. Am Samstagabend habe ich noch nichts vor. Da würde ich gern mitkommen."

Susi: „Oh, schön! Dann besorge ich 2 Karten für die Abendvorstellung am Samstag um 19.30 Uhr. Treffen wir uns einfach eine Viertelstunde vor Beginn vor dem Eingang. Passt Dir das auch?"

Brigitte: „Ja, prima. Dann bis Samstag und danke fürs Kartenbesorgen. Ich freue mich drauf."

Susi: „Ich auch. Bis dann. Tschüss!"

Fragen:
1. Wie heisst das Theaterstück?
2. An welchem Tag und zu welcher Zeit beginnt die Vorstellung?
3. Wer besorgt die Karten?
4. Wann wollen sich Susi und Brigitte treffen?
5. Wo wollen sie sich treffen?

◘ **Material 7h** Konversationsbeispiele

Materialien 8a Modul B: Gedächtnis-Konversationsübung „neue Identität"

Mein Name:	**George W. Bush**
Mein Hobby:	**Erdnüsse essen, Kriegsspiele**
Lieblingsfarbe:	**braun und grün**
Lieblingszahl:	**1.000.000.000 (1 Milliarde)**

Mein Name:	**Bastian Schweinsteiger**
Mein Hobby:	**Mathematik, Politik**
Lieblingsfarbe:	**königsblau**
Lieblingszahl:	**31**

Mein Name:	**Julia Meier**
Mein Hobby:	**Fußball spielen**
Lieblingsfarbe:	**rot-schwarz gestreift**
Lieblingszahl:	**77**

Mein Name:	**Peter Vorn**
Mein Hobby:	**Autos sind wie meine Kinder**
Lieblingsfarbe:	**silber- metallisiert**
Lieblingszahl:	**200 PS**

Mein Name:	**George Clooney**
Mein Hobby:	**Frauen, Werbung**
Lieblingsfarbe:	**kaffeebraun**
Lieblingszahl:	**1**

Mein Name:	**Ueli Maurer** (Verteidigungs- minister Schweiz)
Mein Hobby:	**Sammeln alter Militärfahrzeuge**
Lieblingsfarbe:	**grün**
Lieblingszahl:	**2012**

◘ **Material 8a** Gedächtnis-Konversationsübung „neue Identität"

Materialien 8b Modul B: Gedächtnis-Konversationsübung „neue Identität"

Mein Name:	**Karla Klein**
Mein Hobby:	**Familie, Kochen, Garten**
Lieblingsfarbe:	**blau wie das Meer**
Lieblingszahl:	**5, so viele Kinder habe ich**

Mein Name:	**Alice Schwarzer**
Mein Hobby:	**Abenteuerreisen, Männer**
Lieblingsfarbe:	**pink und gelb**
Lieblingszahl:	**6**

Mein Name:	**Franz Beckenbauer**
Mein Hobby:	**in Ruhe sitzen und weise sprechen**
Lieblingsfarbe:	**rot, manchmal auch grün**
Lieblingszahl:	**11**

Mein Name:	**Heiner Steingrau**
Mein Hobby:	**keine Hobbys**
Lieblingsfarbe:	**grau, schwarz**
Lieblingszahl:	**Null**

◘ **Material 8b** Gedächtnis-Konversationsübung „neue Identität"

Materialien 9a: Modul B: Soziale Wahrnehmung: Kognitive Komplexität der Bildserie A (Roder et al. 2002; roder@sunrise.ch)

Bild Nr.	nicht Kognitiv komplex (in %)	etwas kognitiv komplex (in %)	ausgeprägt kognitiv komplex (in %)
1	10	52	38
2	34	**55**	11
3	37	**49**	14
4	28	**59**	13
5	28	**60**	12
6	1	21	**78**
7	7	42	**51**
8	8	**50**	42
9	29	**57**	14
10	30	**56**	14
11	6	42	**52**
12	31	**49**	20
13	**65**	26	9
14	19	**58**	23
15	6	24	**70**
16	25	**69**	6
17	**58**	35	7
18	36	**61**	3
19	12	**55**	33
20	10	**68**	22
21	10	**45**	45
22	35	**40**	25
23	14	**58**	28
24	32	**50**	18
25	12	**47**	41
26	41	**50**	9
27	8	39	**53**
28	5	**50**	45
29	25	**54**	21
30	48	**48**	4
31	29	**61**	10
32	16	**64**	20
33	46	46	8
34	16	**60**	24
35	22	**63**	15
36	5	**50**	45
37	26	**61**	13
38	35	**60**	5
39	**47**	46	7
40	12	**51**	37

Prozentzahl fett = höchster Wert dieses Bildes

◘ **Material 9a** Einschätzung Bildserien soziale Wahrnehmung

Materialien

Materialien 9b: Modul A: Soziale Wahrnehmung:
emotionale Belastung der Bildserie A
(Roder et al. 2002; roder@sunrise.ch)

Bild Nr.	nicht/kaum emotional belastend (in %)	etwas emotional belastend (in %)	stärker emotional belastend (in %)
1	20	**64**	16
2	9	**56**	35
3	11	**49**	40
4	12	**55**	33
5	2	14	**84**
6	**56**	37	7
7	0	9	**91**
8	18	**69**	13
9	19	**60**	21
10	2	30	**68**
11	3	**50**	47
12	2	33	**65**
13	**48**	33	19
14	3	47	**50**
15	36	**49**	15
16	19	**46**	35
17	1	37	**62**
18	**60**	31	9
19	1	31	**68**
20	5	36	**59**
21	44	**50**	6
22	**52**	36	12
23	1	46	**53**
24	4	**50**	46
25	28	**50**	22
26	29	**61**	10
27	43	**50**	7
28	24	**64**	12
29	14	**61**	25
30	27	**52**	21
31	25	**49**	26
32	15	**65**	20
33	10	42	**48**
34	47	**49**	4
35	4	34	**62**
36	9	**69**	22
37	17	**63**	20
38	34	**57**	9
39	37	**54**	9
40	18	**50**	32

Prozentzahl fett = höchster Wert des Bildes

◘ **Material 9b** Einschätzung Bildserien soziale Wahrnehmung

Materialien 9c: Modul A: Soziale Wahrnehmung:
Liste der Bildtitel der Bildserie A
(Roder et al. 2002; roder@sunrise.ch)

Bild Nr.	Titel
1	Essen in Kantine
2	Hausmänner im Gespräch
3	Frauengespräch
4	Rentner beim Sonnenbad
5	Spaß, Freude, Necken
6	Einkaufsstraße
7	Gedränge
8	Freizeitkids
9	Warten an der Bushaltestelle
10	Problemgespräch
11	Sportverletzung
12	Weihnachtsbescherung
13	Allein vor der Glotze
14	Friedhofsbesuch
15	Warten auf den Abflug
16	Penner auf der Bank
17	Trauer
18	Konzentration am PC
19	Schmerzen nach Fußverletzung
20	Sieh mal!
21	Straßenarbeiter beim Pflastern
22	Zugfahrt bei Nacht
23	Verliebtes Paar
24	Ungeduldiges Warten vor der Telefonzelle
25	Rumhängen
26	Etwas erfragen
27	Sightseeing
28	Gemütliches Beisammensein
29	Beten
30	Lebensabend
31	Kämmen im Badezimmer
32	Überzeugungsversuch
33	Tanzen
34	Seniorenausflug
35	Im Rollstuhl
36	Rast beim Wandern
37	Geistliche im Gespräch
38	Staunen
39	Biergenuss
40	Schuhputzer

◘ **Material 9c** Einschätzung Bildserien soziale Wahrnehmung

Materialien 9d: Modul B: Soziale Wahrnehmung:
Kognitive Komplexität der Bildserie B
(Roder et al. 2008a; roder@sunrise.ch)

Bild Nr.	nicht kognitiv komplex (in %)	etwas kognitiv komplex (in %)	ausgeprägt kognitiv komplex (in %)
1	18	31	**51**
2	**63**	26	11
3	4	38	**58**
4	**48**	39	13
5	21	**46**	33
6	3	16	**81**
7	33	**46**	21
8	**58**	33	9
9	1	15	**84**
10	11	43	**46**
11	**40**	31	29
12	38	**45**	17
13	**48**	34	18
14	25	**45**	30
15	**45**	41	14
16	15	**56**	29
17	9	36	**55**
18	7	44	**49**
19	2	19	**79**
20	3	19	**78**
21	**53**	33	14
22	33	**51**	16
23	10	34	**56**
24	41	**45**	14
25	11	31	**58**
26	34	**45**	21
27	14	36	**50**
28	24	**46**	30
29	9	30	**61**
30	**50**	39	11
31	10	30	**60**
32	25	**56**	19
33	6	33	**61**
34	6	45	**49**
35	16	**50**	34
36	**45**	34	21
37	0	31	**69**
38	**40**	39	21
39	3	8	**89**
40	**60**	31	9

Prozentzahl fett = höchster Wert dieses Bildes

◘ **Material 9d** Einschätzung Bildserien soziale Wahrnehmung

Materialien 9e: Modul B: Soziale Wahrnehmung:
emotionale Belastung der Bildserie B
(Roder et al. 2008a; roder@sunrise.ch)

Bild Nr.	nicht/kaum emotional belastend (in %)	etwas emotional belastend (in %)	stärker emotional belastend (in %)
1	18	**48**	34
2	23	**39**	38
3	24	38	**38**
4	30	**36**	34
5	20	37	**43**
6	25	**46**	29
7	18	39	**43**
8	**38**	31	31
9	24	**44**	32
10	**41**	31	28
11	**48**	33	19
12	14	26	**60**
13	21	36	**43**
14	27	**38**	35
15	**64**	26	10
16	33	**40**	27
17	**40**	36	24
18	35	**40**	25
19	**52**	33	15
20	17	**50**	33
21	23	26	**51**
22	9	25	**66**
23	33	**38**	29
24	**37**	35	28
25	7	20	**73**
26	26	**44**	30
27	30	**35**	35
28	**43**	24	33
29	10	34	**56**
30	32	**39**	29
31	**36**	29	35
32	**36**	31	33
33	25	35	**40**
34	21	**44**	35
35	30	**48**	22
36	**60**	25	15
37	**43**	38	19
38	25	33	**42**
39	19	**46**	35
40	13	29	**58**

Prozentzahl fett = höchster Wert des Bildes

◘ **Material 9e** Einschätzung Bildserien soziale Wahrnehmung

Materialien 9f: Modul B: Soziale Wahrnehmung:
dargestellte Grundemotionen der Bildserie B
(Roder et al. 2008a; roder@sunrise.ch)

Bild-Nr.	Freude (in %)	Überraschung (in %)	Ärger (in %)	Trauer (in %)	Angst (in %)
1	**94**	6			
2	6	**70**	1	3	20
3		21	**74**	4	1
4	3		4	**90**	3
5			2	**98**	
6	**98**	1	1		
7		45	1	**54**	
8	5	**71**		24	
9	**99**	1			
10	1	**55**	18	13	13
11	20	**74**	1		5
12	8	1		**90**	1
13	3	1		**96**	
14	1			**78**	21
15	23	**66**	11		
16	4	3	11	24	**58**
17		4	**93**		3
18	8	**78**			14
19	25	**53**	11	8	3
20	**96**	1	3		
21	1	5			**94**
22		3		**94**	3
23	6	34	**55**	4	1
24	39	**61**			
25		3		4	**93**
26	**99**				1
27	**99**	1			
28	46	**51**	3		
29	2	**98**			
30			1	**95**	4
31	**94**	5	1		
32		**91**	3		6
33	**88**	11		1	
34	2	11	13		**74**
35	3	9	**88**	1	
36	15	**83**	1	1	
37	5	43	**47**	4	1
38			**77**	19	4
39	**96**	1	3		
40	1			**96**	3

Prozentzahl fett = höchster Wert dieses Bildes

▣ **Material 9f** Einschätzung Bildserien soziale Wahrnehmung

Materialien 9g: Modul B: Soziale Wahrnehmung:
Liste der Bildtitel der Bildserie B
(Roder et al. 2008a; roder@sunrise.ch)

Bild Nr.	Titel
1	Gespräch im Zug
2	Überraschung
3	Streit am Telefon
4	Traurige Zugfahrt
5	Traurige Nachricht
6	Karussellvergnügen
7	Unfall vor dem Fenster
8	Böse Überraschung
9	Stadtbummel
10	Demonstration
11	Gespieltes Erstaunen
12	Rührender Abschied
13	Unterstützung eines Freundes
14	Trost und Verzweiflung
15	Erstaunter Radiosprecher
16	Ih! Spinnen!
17	Drohung
18	Achtung! Der Ball kommt!
19	Verkaufsgespräch
20	Demo macht Spaß
21	Angst vor Spritze
22	Unglück
23	Streitendes Paar
24	Für mich?
25	Große Gefahr, Bedrohung
26	Spaß, Spiel mit Freunden
27	Pause im Sommer
28	Ach, schau!
29	Beerdigung
30	Trost
31	Freude
32	Ach du Schreck, schau hin!
33	Weihnachtsbescherung
34	Aggression und Verteidigung
35	Streitgespräch
36	Neugieriger Mitleser
37	Streit um Rechnung
38	Protest
39	Freudiger Klassenausflug
40	Weinende

▣ **Material 9g** Einschätzung Bildserien soziale Wahrnehmung

Materialien 10a: Modul B: Soziale Wahrnehmung:
Sätze zur Perspektivenübernahme

> Jemand erzählt mir einen sehr guten Witz!

> Für meine Mithilfe an der Organisation eines Anlasses haben sich heute viele Leute bei mir bedankt!

> Darauf habe ich lange gewartet: Ein sehr guter Bekannter kommt mich heute besuchen!

> Es klingelt an der Tür und ein guter Bekannter, den ich seit langem nicht mehr gesehen hatte, kommt mich ohne Vorankündigung spontan besuchen!

> Soeben habe ich erfahren, dass ich im Zahlenlotto 5 von 6 richtig getippt habe!

> Als ich über den Fußgängerstreifen gehe, hubt ein Auto!

▣ **Material 10a** Sätze zur Perspektivenübernahme

Materialien 10b: Modul B: Soziale Wahrnehmung:
Sätze zur Perspektivenübernahme

> Als ich im Restaurant zu essen beginne, entdecke ich ein Haar in der Suppe!

> Auf dem Gehsteig trete ich plötzlich in Hundekot!

> Ich muss dringend aus dem Haus, finde aber mein Portemonnaie nicht!

> Mein Nachbar dreht spät abends wieder einmal die Stereoanlage voll auf!

> Als ich zur Post komme, um ein Paket abzuschicken, hat die Post schon zu!

> Als ich fertig bin, den Fußboden zu wischen, kommt mein Freund nach Hause und betritt die Wohnung mit schmutzigen Schuhen!

▣ **Material 10b** Sätze zur Perspektivenübernahme

Materialien 10c: Modul B: Soziale Wahrnehmung:
Sätze zur Perspektivenübernahme

> **Eine sehr gute Freundin sagt mir, dass sie ab nächsten Monat für unbestimmte Zeit nach Amerika umzieht.**

> **Mein Freund, auf dessen Besuch ich mich gefreut habe, hat gerade angerufen und abgesagt!**

> **Als ich alleine im Wald spazieren gehe, höre ich plötzlich einen lauten Knall!**

> **Beim Einkaufen in der Stadt gerate ich mitten in eine große Demo!**

■ **Material 10c** Sätze zur Perspektivenübernahme

Materialien 11 Streichholzübung in der Gruppe

Ausgangsform	Aufgabe	Lösung
	3 Streichhölzer bewegen, damit 5 gleichseitige Dreiecke entstehen!	
	2 Streichhölzer bewegen, damit 5 Quadrate entstehen!	
	1 Streichholz bewegen, damit 6 Quadrate entstehen!	
	1 Streichhölzer bewegen, damit die Gleichung stimmt!	
	1 Streichhölzer bewegen, damit die Gleichung stimmt!	
	3 Streichhölzer hinzufügen, damit ein allseits bekanntes Auto entsteht!	

■ **Material 11** Streichholzübung in der Gruppe

Materialien 12a: Modul C: Problemlösen:
4 oder 9 Würfel zu einem vorgegebenen Muster legen

9-mal den Würfel ausdrucken, ausschneiden und zusammenkleben!

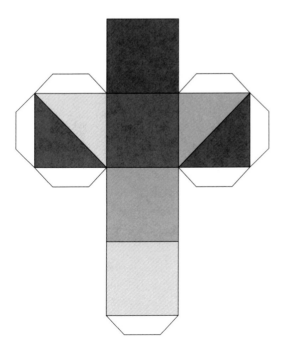

■ **Material 12a** Übung 4 oder 9 Würfel zu einem vorgegebenen Muster legen

Materialien 12b: Modul C: Problemlösen

Übung 12.1–10:   4 Würfel zu einem vorgegebenen Muster legen (Übungen 11.9–10 können nicht gelöst werden; die Übung ist beendet, wenn die Gruppe richtig argumentiert, wieso die Vorlage nicht mit den Würfeln gelegt werden kann)

Übung 12.11–20   9 Würfel zu einem vorgegebenen Muster legen (Übungen 11.9–10 sind dreidimensional zu lösen; 1 bzw. 2 Würfel stehen auf den anderen 8 bzw. 7 Würfeln!)

Übungen 12.1–20 als Vorlage ausdrucken!

■ **Material 12b** Übung 4 oder 9 Würfel zu einem vorgegebenen Muster legen

Materialien 12c: Übung 12.1

Materialien 12c: Übung 12.2

◩ **Material 12c** Übung 4 oder 9 Würfel zu einem vorgegebenen Muster legen

◩ **Material 12c** (*Fortsetzung*) Übung 4 oder 9 Würfel zu einem vorgegebenen Muster legen

Materialien 12c: Übung 12.3

Materialien 12c: Übung 12.4

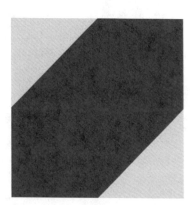

◩ **Material 12c** (*Fortsetzung*) Übung 4 oder 9 Würfel zu einem vorgegebenen Muster legen

◩ **Material 12c** (*Fortsetzung*) Übung 4 oder 9 Würfel zu einem vorgegebenen Muster legen

Materialien 12c: Übung 12.5

Materialien 12c: Übung 12.6

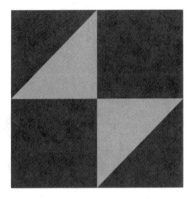

◼ **Material 12c** *(Fortsetzung)* Übung 4 oder 9 Würfel zu einem vorgegebenen Muster legen

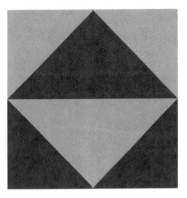

◼ **Material 12c** *(Fortsetzung)* Übung 4 oder 9 Würfel zu einem vorgegebenen Muster legen

Materialien 12c: Übung 12.7

Materialien 12c: Übung 12.8

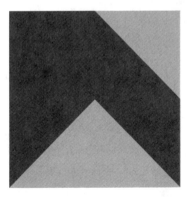

◼ **Material 12c** *(Fortsetzung)* Übung 4 oder 9 Würfel zu einem vorgegebenen Muster legen

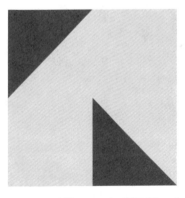

◼ **Material 12c** *(Fortsetzung)* Übung 4 oder 9 Würfel zu einem vorgegebenen Muster legen

Materialien 12c: Übung 12.9

Materialien 12c: Übung 12.10

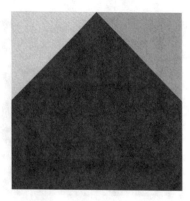

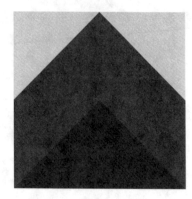

◘ **Material 12c** (*Fortsetzung*) Übung 4 oder 9 Würfel zu einem vorgegebenen Muster legen

◘ **Material 12c** (*Fortsetzung*) Übung 4 oder 9 Würfel zu einem vorgegebenen Muster legen

Materialien 12c: Übung 12.11

Materialien 12c: Übung 12.12

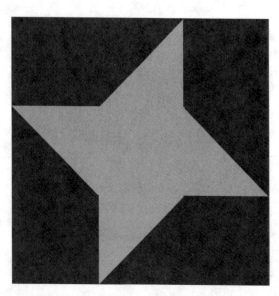

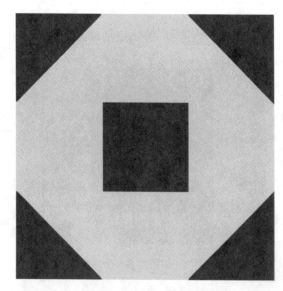

◘ **Material 12c** (*Fortsetzung*) Übung 4 oder 9 Würfel zu einem vorgegebenen Muster legen

◘ **Material 12c** (*Fortsetzung*) Übung 4 oder 9 Würfel zu einem vorgegebenen Muster legen

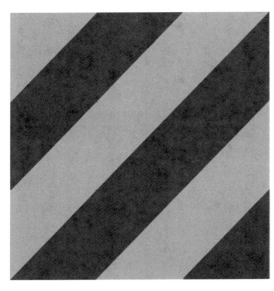

◪ **Material 12c** (*Fortsetzung*) Übung 4 oder 9 Würfel zu einem vorgegebenen Muster legen

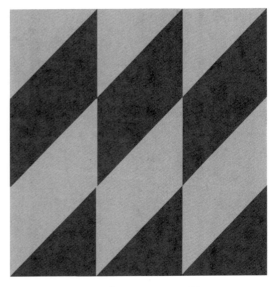

◪ **Material 12c** (*Fortsetzung*) Übung 4 oder 9 Würfel zu einem vorgegebenen Muster legen

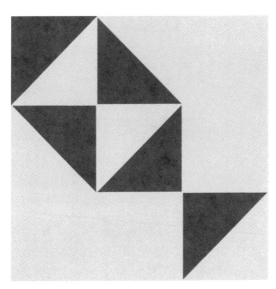

◪ **Material 12c** (*Fortsetzung*) Übung 4 oder 9 Würfel zu einem vorgegebenen Muster legen

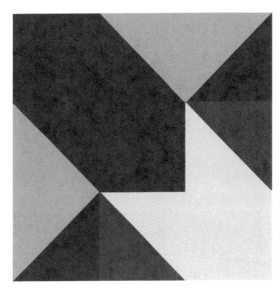

◪ **Material 12c** (*Fortsetzung*) Übung 4 oder 9 Würfel zu einem vorgegebenen Muster legen

Materialien 12c: Übung 12.17

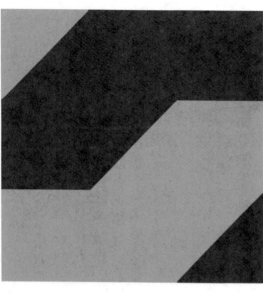

◘ **Material 12c** (*Fortsetzung*) Übung 4 oder 9 Würfel zu einem vorgegebenen Muster legen

Materialien 12c: Übung 12.18

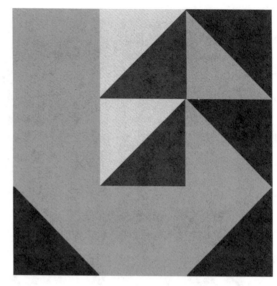

◘ **Material 12c** (*Fortsetzung*) Übung 4 oder 9 Würfel zu einem vorgegebenen Muster legen

Materialien 12c: Übung 12.19

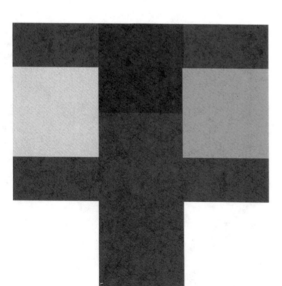

◘ **Material 12c** (*Fortsetzung*) Übung 4 oder 9 Würfel zu einem vorgegebenen Muster legen

Materialien 12c: Übung 12.20

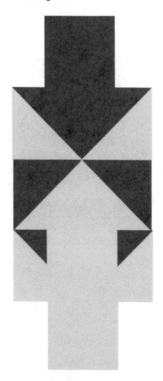

◘ **Material 12c** (*Fortsetzung*) Übung 4 oder 9 Würfel zu einem vorgegebenen Muster legen

Materialien 13a: A1

Spaghetti im Teller servieren

◾ **Material 13a** Übung Handlungsabfolgen

Materialien 13a: A3

Topf vom Herd nehmen

◾ **Material 13a** (*Fortsetzung*) Übung Handlungsabfolgen

Salz in das Wasser geben

◾ **Material 13a** (*Fortsetzung*) Übung Handlungsabfolgen

Materialien 13a: A4

Warten bis das Wasser kocht

◾ **Material 13a** (*Fortsetzung*) Übung Handlungsabfolgen

Materialien 13a: A5

Herdplatte anschalten

◧ **Material 13a** *(Fortsetzung)* Übung Handlungsabfolgen

Materialien 13a: A7

Spaghetti in den Topf geben

◧ **Material 13a** *(Fortsetzung)* Übung Handlungsabfolgen

Materialien 13a: A6

Spaghetti abgießen

◧ **Material 13a** *(Fortsetzung)* Übung Handlungsabfolgen

Materialien 13a: A8

Herdplatte ausschalten

◧ **Material 13a** *(Fortsetzung)* Übung Handlungsabfolgen

Materialien 13a: A9

Topf auf den Herd stellen

▶ **Material 13a** *(Fortsetzung)* Übung Handlungsabfolgen

Materialien 13a: A11

Prüfen, ob Spaghetti genug gekocht sind

▶ **Material 13a** *(Fortsetzung)* Übung Handlungsabfolgen

Materialien 13a: A10

Wasser in den Topf gießen

▶ **Material 13a** *(Fortsetzung)* Übung Handlungsabfolgen

Materialien 13b: B1

zur Party gehen

▶ **Material 13b** Übung Handlungsabfolgen

Materialien 13b: B2

Geschenk überreichen

☑ **Material 13b** (*Fortsetzung*) Übung Handlungsabfolgen

Materialien 13b: B3

Einladung erhalten

☑ **Material 13b** (*Fortsetzung*) Übung Handlungsabfolgen

Materialien 13b: B4

Geschenk besorgen

☑ **Material 13b** (*Fortsetzung*) Übung Handlungsabfolgen

Materialien 13b: B5

Geschenk einpacken

☑ **Material 13b** (*Fortsetzung*) Übung Handlungsabfolgen

Materialien

Materialien 13c:

Welche Reihenfolge eignet sich am besten, um
einen Fahrradausflug zu machen?

1. Haustür abschließen

2. Proviant einpacken

3. Karte vom Ausflugsgebiet mitnehmen

4. Ausflugsgebiet festlegen

5. Losfahren

6. Fahrrad auf Funktionstüchtigkeit überprüfen

7. Wetterbericht anhören

◼ **Material 13c** Übung Handlungsabfolgen

Materialien 13d:

Welche Reihenfolge eignet sich am besten, um
*eine gute Freundin anzurufen, wenn man deren
Telefonnummer vergessen hat?*

1. Dem Alphabet nach den Nachnamen suchen

2. Nummer wählen

3. Telefonbuch holen

4. Eigenes Mobiltelefon holen

5. Wohnort der Freundin suchen

6. Vornamen suchen

7. Telefonnummer im Mobiltelefon speichern (aufschreiben)

8. Adresse überprüfen

◼ **Material 13d** Übung Handlungsabfolgen

Materialien 13e:

Welche Reihenfolge eignet sich am besten, um
zu einer Geburtstagsparty zu gehen?

1. Zur Party gehen

2. Geschenk überreichen

3. Einladung erhalten

4. Geschenk besorgen

5. Geschenk einpacken

◼ **Material 13e** Übung Handlungsabfolgen

Materialien 13f:

Welche Reihenfolge eignet sich am besten, um
Lebensmittel einzukaufen?

1. Zum Geschäft gehen

2. Einkaufszettel schreiben

3. Die Sachen von der Einkaufsliste finden und in den
   Einkaufskorb legen

4. An der Kasse anstellen

5. Leere Einkaufstasche und Geldbörse mitnehmen

6. Waren in die Einkaufstasche tun

7. Nach Hause gehen

8. Bezahlen

9. Waren auf das Band legen

◼ **Material 13f** Übung Handlungsabfolgen

Materialien 13g:

Welche Reihenfolge eignet sich am besten, um
sich Spaghetti zu kochen?

1. Spaghetti in Teller servieren
2. Salz in das Wasser geben
3. Topf vom Herd nehmen
4. Warten bis das Wasser kocht
5. Herdplatte anschalten
6. Spaghetti abgießen
7. Spaghetti in den Topf geben
8. Herdplatte ausschalten
9. Topf auf den Herd stellen
10. Wasser in den Topf gießen
11. Prüfen, ob Spaghetti genug gekocht sind

◘ **Material 13g** Übung Handlungsabfolgen

Materialien 13h:

Welche Reihenfolge eignet sich am besten, um
seine Kleidung zu waschen?

1. Wäsche entnehmen
2. Waschmittel in die Wäsche geben
3. Startknopf drücken
4. Programm einstellen
5. Frische Wäsche zum Trocken aufhängen
6. Schmutzige Wäsche in die Waschmaschine geben
7. Waschmittelmenge abmessen
8. Wasserzulauf schließen
9. Waschmaschinentür schließen
10. Wasserzulauf öffnen

◘ **Material 13h** Übung Handlungsabfolgen

Materialien 13i:

Welche Reihenfolge eignet sich am besten, um
sich neue Schuhe zu kaufen?

1. Entscheiden, die neuen Schuhe mit oder ohne Karton mitzunehmen
2. Regal mit den Schuhen in der richtigen Größe finden
3. Ausgewählte Schuhe zur Kasse bringen und bezahlen
4. Schuhgeschäft aufsuchen
5. Wenn barfuß, Verkäufer/in nach Socken fragen
6. Sich mit Schuhen im Spiegel betrachten
7. In die entsprechende Herren- oder Frauenabteilung gehen
8. Schuhe anprobieren und herumlaufen

◘ **Material 13i** Übung Handlungsabfolgen

Materialien 13j:

Welche Reihenfolge eignet sich am besten, um
den Abwasch zu machen?

1. Leicht schmutziges Geschirr abwaschen
2. Hände abtrocknen
3. Schmutziges Wasser ablassen
4. Gläser abwaschen
5. Bestecke abtrocknen
6. Sehr schmutzige Pfannen ins Wasser
7. Warmes Wasser einlassen
8. Geschirr an der Luft trocknen lassen
9. Essensreste in den Mülleimer geben
10. Spülmittel vom Geschirr abbrausen
11. Einen Spritzer Spülmittel dazugeben

◘ **Material 13j** Übung Handlungsabfolgen

Materialien 13k:

Welche Reihenfolge eignet sich am besten, um *sich zu duschen?*

1. Wasser abstellen
2. Badezimmertür aufschließen
3. Handtuch bereitlegen
4. Duschgel oder Seife abspülen
5. Angenehme Temperatur einstellen
6. Kleidung anziehen
7. Abseifen
8. Wasserhahn aufdrehen
9. Badezimmertür zuschließen
10. Sich mit dem Handtuch abtrocknen
11. Unter die Dusche stellen
12. Kleider ausziehen

◻ **Material 13k** Übung Handlungsabfolgen

Materialien 13l:

Welche Reihenfolge eignet sich am besten, um *ein Lagerfeuer zu machen?*

1. Wasser oder Sand auf die runtergebrannte Feuerstelle geben
2. Mit Streichholz Papier oder Reisig anzünden
3. Sich gemütlich um das Feuer setzen
4. Feuer runterbrennen lassen
5. Äste und Zweige aneinanderstellen
6. Überprüfen, ob das Feuer wirklich gelöscht ist
7. Offizielle Feuerstelle finden
8. Trockenes Holz sammeln
9. Holz nachlegen

◻ **Material 13l** Übung Handlungsabfolgen

Materialien 13m:

Welche Reihenfolge eignet sich am besten, um *ein Buch in der Bibliothek auszuleihen?*

1. Buch aussuchen
2. Bibliotheksausweis einstecken
3. Tasche aus dem Schließfach holen
4. An der Ausleihtheke ausleihen
5. Nach Hause gehen
6. Zur Bibliothek gehen
7. Tasche im Schließfach einschließen

◻ **Material 13m** Übung Handlungsabfolgen

Materialien 13n:

Welche Reihenfolge eignet sich am besten, um *ein Zimmer zu malern?*

1. Pinsel reinigen
2. Aufräumen
3. Rest im Farbeimer gut verschließen
4. Wände streichen
5. Farbe kaufen
6. Boden abdecken
7. Farbe aussuchen

◻ **Material 13n** Übung Handlungsabfolgen

Materialien 13o:

Welche Reihenfolge eignet sich am besten, um *einen Brief zu schreiben?*

1. Brief verfassen

2. Briefmarke aufkleben

3. Briefumschlag zukleben

4. Brief in den Briefkasten werfen

5. Briefpapier nehmen

6. Briefumschlag mit der Adresse beschriften

7. Stift bereitlegen

◘ **Material 13o** Übung Handlungsabfolgen

Materialien 13p:

Welche Reihenfolge eignet sich am besten, um *ein Loch im Fahrradschlauch zu flicken?*

1. Mantel mit Hilfe der Hebel aufziehen

2. Gummiflicken fest auf das Loch drücken

3. Ventil durch die Felge drücken und Schlauch abziehen

4. Bremsen einhängen

5. Ventil durch die Felge drücken und Schlauch aufziehen

6. Radmuttern festschrauben

7. Fahrrad verkehrt herum auf den Sattel stellen

8. Undichten Schlauch aufpumpen und Ventil schließen

9. Reifen aufpumpen

10. Stelle des Lochs merken und mit Sandpapier bearbeiten

11. Bremsen vom Rad lösen

12. Schutzfolie vom Gummiflicken abziehen

13. Lösen der Radmuttern in der Radmitte

14. Mantel (Reifen) mit Hebel ablösen

15. Rad herausnehmen

16. Schlauch in Wasser halten und beobachten, wo Bläschen aufsteigen

17. Gummikleber um das Loch herum streichen

18. Ventil abschrauben

19. Rad in das Gestell einsetzen

◘ **Material 13p** Übung Handlungsabfolgen

Materialien 14a:

Die beiden Bilder weisen 10 Unterschiede auf. Welche?

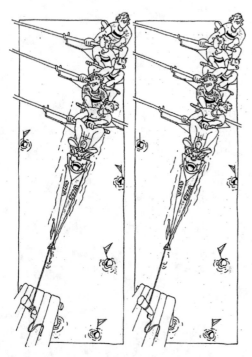

◘ **Material 14a** 10 Unterschiede zwischen 2 Bildern

Materialien 14b:

Die beiden Bilder weisen 10 Unterschiede auf. Welche?

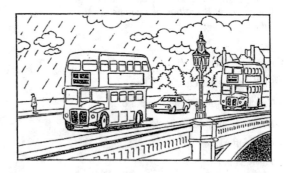

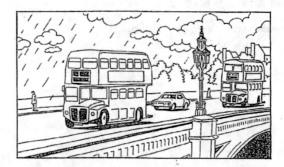

◘ **Material 14b** 10 Unterschiede zwischen 2 Bildern

Materialien

Materialien 14c:

Die beiden Bilder weisen 10 Unterschiede auf. Welche?

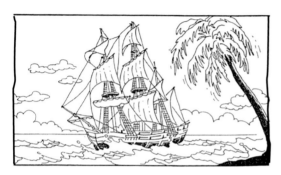

■ **Material 14c** 10 Unterschiede zwischen 2 Bildern

Materialien 14d:

Die beiden Bilder weisen 10 Unterschiede auf. Welche?

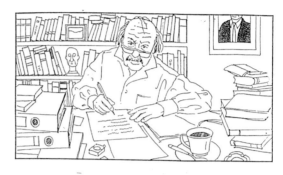

■ **Material 14d** 10 Unterschiede zwischen 2 Bildern

Materialien 14e:

Die beiden Bilder weisen 10 Unterschiede auf. Welche?

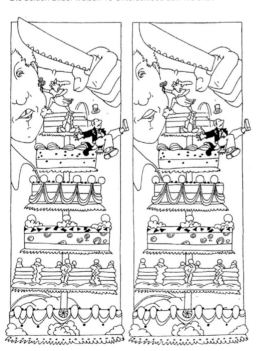

■ **Material 14e** 10 Unterschiede zwischen 2 Bildern

Materialien 14f:

Die beiden Bilder weisen 10 Unterschiede auf. Welche?

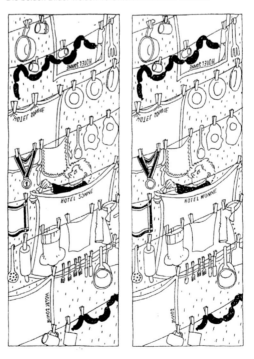

■ **Material 14f** 10 Unterschiede zwischen 2 Bildern

Materialien 15a:

Suchwort-Puzzle

Die Wörter verlaufen diagonal, von links nach rechts, von oben nach unten und umgekehrt.

Finden Sie die folgenden 18 Wörter inmitten des Chaos?

ARZT, PSYCHOLOGE, STATION, MEDIKAMENT, ZIMMER, PFLEGER, HERZIG, FACHFRAU, MERZEDES, HERZ, REGEL, REISE, SOMMER, UNTEN, ZAHL, FESSEL, OK, AUS.

```
K H R E G E L F P T
F E S S E L M F S N
A R Z T H X W I Y E
C Z X A W R N A C M
H I Z T E L K U H A
F G Q I F T B S O K
R H S O M M E R L I
A E Y N V M J E O D
U N T E N S E D G E
O U S E D E Z R E M
```

❐ **Material 15a** Suchwort-Puzzle

Materialien 15b:

Suchwort-Puzzle

Die Wörter verlaufen diagonal, von links nach rechts, von oben nach unten und umgekehrt.

Finden Sie die folgenden 16 Wörter inmitten des Chaos?

ACHSE, FEDER, FLANSCH, GARAGE, HORN, HUBRAUM, KAPPE, KERZE, KOMPRESSOR, LEUCHTE, OELKUEHLER, RADSTAND, RESERVERAD, SPRIEGEL, SPULE, ZYLINDER.

```
R M U A R B U H S D
V E E N O E P P A K
D G L T S I R R L F
N A L H S I E E E L
A R C S E V L D U A
T A T G R U E N C N
S G E E P R K I H S
D L S S M O E L T C
A E N R O H S Y E H
R S E L K E R Z E O
```

❐ **Material 15b** Suchwort-Puzzle

Materialien 15c:

Suchwort-Puzzle

Die Wörter verlaufen diagonal, von links nach rechts, von oben nach unten und umgekehrt.

Finden Sie die folgenden 16 Wörter inmitten des Chaos?

TEDDYBAER, HAPPY, PUB, PIZZA, SPEISE, KAFFEE, HERZLICH, TRAUM, LIEBE, ANDERE, KUESSEN, WEISSBIER, ALLWETTER, TROTZIG, NETT, GRAU, ELEFANT, YOYO.

```
T R O T Z I G E W A
R E S I E P S L E L
A N D E R E B E I L
U E E D Z Y E F S W
M T Y O Y O F A S E
P T N P U B F N B T
U T P I Z Z A T I T
U A R G S S K E E E
H E R Z L I C H R R
K U E S S E N B L R
```

❐ **Material 15c** Suchwort-Puzzle

Materialien 16a:

SUDOKU-Rätsel

In jedem der vier Quadrate aus je vier Feldern sind die Zahlen 1 bis 4 enthalten. Auch in jeder Zeile und Kolonne. Dabei darf weder in einem Quadrat noch in einer Zeile oder Spalte eine Zahl doppelt vorkommen!

Welche Zahlen fehlen?

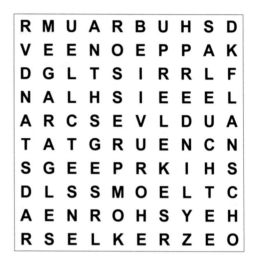

❐ **Material 16a** Sudoku

Materialien 16b:

SUDOKU-Rätsel

In jedem der vier Quadrate aus je vier Feldern sind die Zahlen 1 bis 4 enthalten. Auch in jeder Zeile und Kolonne. Dabei darf weder in einem Quadrat noch in einer Zeile oder Spalte eine Zahl doppelt vorkommen!

Welche Zahlen fehlen?

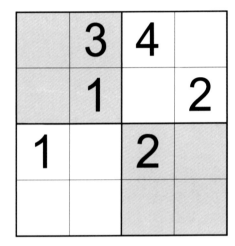

◘ **Material 16b** Sudoku

Materialien 16c:

SUDOKU-Rätsel

In jedem der vier Quadrate aus je vier Feldern sind die Zahlen 1 bis 4 enthalten. Auch in jeder Zeile und Kolonne. Dabei darf weder in einem Quadrat noch in einer Zeile oder Spalte eine Zahl doppelt vorkommen!

Welche Zahlen fehlen?

◘ **Material 16c** Sudoku

Materialien 16d:

SUDOKU-Rätsel

In jedem der vier Quadrate aus je sechs Feldern sind die Zahlen 1 bis 6 enthalten. Auch in jeder Zeile und Kolonne. Dabei darf weder in einem Quadrat noch in einer Zeile oder Spalte eine Zahl doppelt vorkommen!

Welche Zahlen fehlen?

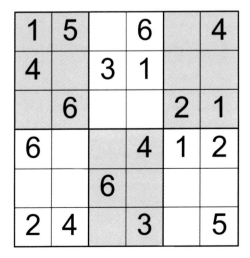

◘ **Material 16d** Sudoku

Materialien 16e:

SUDOKU-Rätsel

In jedem der vier Quadrate aus je sechs Feldern sind die Zahlen 1 bis 6 enthalten. Auch in jeder Zeile und Kolonne. Dabei darf weder in einem Quadrat noch in einer Zeile oder Spalte eine Zahl doppelt vorkommen!

Welche Zahlen fehlen?

◘ **Material 16e** Sudoku

Materialien 16f:

SUDOKU-Rätsel

In jedem der vier Quadrate aus je sechs Feldern sind die Zahlen 1 bis 6 enthalten. Auch in jeder Zeile und Kolonne. Dabei darf weder in einem Quadrat noch in einer Zeile oder Spalte eine Zahl doppelt vorkommen!

Welche Zahlen fehlen?

4	5			2	6
	6				1
	1	3			4
6			1		
1		5		2	
	2			3	1

▣ **Material 16f** Sudoku

Materialien 17a:

Text 1: Schreibfehler gesucht!

Länderküche – Japan

Japan steht seit dem 7.-8. Jarhundert (nach Chr.) unter dem Einfluss seiner chinesichen Nachbarn. Hauptnahrungsmittel isst somit Reis. Die alten familien assen täglich fisch, Gemuse, Subbe und Reis. Sie kannten Kein fleisch. Der Eiweißbedarf WurdE duch pflanzliches Eiweiß der Sojabohbe und durch Fichverzerr gedeckt.

Seit dem 18. Jahrundert nahm der Kondakt mit den Europäern zu und die Jappner begannen Fleich zu essen. Mittlerweilen wird in der Japannschen Kühe auch international geKocht. Auf die saubere, ordentliche zubereitung leggen die Japan goßen Wert.

Zum teee werden immer sussikeiten geboten. Da die Herstellung dieser susigkeiten sehr kompliziert ist, werden diese fur gewohnlich im Geschaft gekauft.

▣ **Material 17a** Schreibfehler

Materialien 17b:

Text 2: Schreibfehler gesucht!

Sternschnuppen – ein himmlisches Feuerwerk

Besonders häufig sieht man sternschuppen im August – dann durchqert die Erde die Bahn eines Kometen und viele winzige Staubteilchen aus dem Schweif des Koteten falen in die Erdatmosphäre. Durch die hohe Geschwindigkeit verglühendie meisten Staubteilchen in der Atmosphäre.

Kleine Teilchen sind kaum sichtbar. Größere Teilchen von einigen Zentimeter bis zu einem Neter Durchmesser ziehen einen Schweif hiner sich her und scheinen Funken zu sprühen. Das Licht der Sternschuppe kommt durch die Ionisation der Atmosphäre zusande.

Nur größere Teichen erreichen den Erdboden und können geborgen weden. Diese erreichen dabei eine Geschindigkeit von 20 bis 70 Km pro Sekunde. Sie bestehen aus festem stein und Metall. In den unteren Erdatmosphären zerbrechen sie, wobei ein staker Lichtblitz ausgesandt wird. sekunden oder minuten später hört man dann ein leises Pfeifffen oder Grollen, wie bei einem fernen Gewidder!

▣ **Material 17b** Schreibfehler

Materialien 17c:

Text 3: Schreibfehler gesucht!

Tee – die richtige Zubereitung

Tee bedarf einer Liebevollen zubereitung. Wichtig ist es, fisches Wasser zu nehmen und kurz vor der Tee-Zubereitung bis zum Siedepunkt zu erhitzen. Sobald es richtig brodelt, kann das Waser über die Teeblätter gegrossen werden. das Wasser darf nicht totgekocht werden: Wasser nur einmal kurz aufkochen und dann verwenden! Eine Ausnahme bildet der Grüntee. Für diesen Tee lässt man das Wasser nach dem Kohen erst wieder ein wenig abkühlen, sonst werden die Inhaltsstoffe des Grüntees zerstört und der Geschmakk wird bitter.
Ein Darjeeling-Tee sollte etwa 2-3 Minuten und ein kräftiger Tee wie Assam und Ceylon bis zu 5 minuten zihen. Die optimale Zeit hängt vom eigen Geschmak und der Zermalmung der Blätter ab. Je mehr die Blätter zermalt sind, desto kurzer die Zihzeit. Die viel bemühte Regel, nach der 3 Minuten Ziehzeit den Tee anregend wirken lassen und 5 Minuten eine beruhigend Wirkung des Tees bewirken, trifft genau genomen nur auf die Rekation des Magens zu: bei längerer ZiehZeit losen sich mehr Bitterstoffe und das bekommt dem Magen beser!

▣ **Material 17c** Schreibfehler

Materialien

Materialien 18a Modul D: Arbeitsgedächtnis

Instruktion: Geben Sie zuerst die Zahlen in aufsteigender Reihenfolge (1, 2, 3,...) und anschließend die Buchstaben entsprechend dem Alphabet (A, B, C, ...) wieder!

a	b	c	d	e	f
3	I	G	22	U	15
B	19	8	4	90	Z
2	Y	H	M	Y	14
H	7	12	Q	20	B
		17	13	N	1
		C	D	70	C
				100	11
				A	T

◻ **Material 18a** Übung Reihenfolge von 2 Kategorien

Materialien 18b Modul D: Arbeitsgedächtnis

Instruktion: Die Wörter lassen sich zwei Kategorien zuordnen. Welchen? Geben Sie zuerst die Wörter der ersten Kategorie entsprechend dem Erstbuchstaben im Alphabet wieder und anschließend die Wörter der zweiten Kategorie in derselben Weise!

g	h	i	j
Kategorien:	Kategorien:	Kategorien:	Kategorien:
Frauennamen	*Vornamen*	*Tiere*	*Städte*
Männernamen	*Früchte*	*Automarken*	*Berge*
Lisa	Livia	Vogelspinne	Berlin
Adam	Zitrone	VW	Matterhorn
Nina	Vera	BMW	Kilimandscharo
Hannes	Urs	Aal	New York
Tim	Kirsche	Ferrari	Großglockner
Zoe	Mango	Lotus	Wien
		Blauwal	Rio
		Orang-Utan	Zugspitze

◻ **Material 18b** Übung Reihenfolge von 2 Kategorien

Materialien 19 Modul D: Attributionen

Ursachenbegründung von Ereignissen ohne unmittelbare Interaktion: Situationen 19a–g

Vorgegebene Hypothese, wie Peter das Ereignis begründet

Folgende Standardfragen sind von den Teilnehmern zu beantworten:

▪*Situation beschreiben*

   .....

▪*Peters Hypothese*

   .....

▪*Andere Hypothesen*

   .....

▪*Emotionale und verhaltensmäßige Konsequenzen der verschiedenen Hypothesen*

   .....

▪*Mittel zur Überprüfung der verschiedenen Hypothesen*

   .....

◻ **Material 19** Ursachenbegründung von Ereignissen ohne unmittelbare Interaktion; vorgegebene Hypothese

19a

Peter ist eingeschlafen, als er auf seinem Sofa saß und die Beine auf einem Tisch ausgestreckt hatte. Plötzlich schreckt ihn ein lautes Geräusch aus dem Schlaf. Auf dem Boden sieht er einen zerbrochenen Aschenbecher. Dieser Aschenbecher stand auf dem Tisch, auf dem Peter seine Beine ausgestreckt hatte, bevor er einschlief.

Peter fragt sich, ob sich vielleicht ein Unbekannter bei ihm eingeschlichen und den Aschenbecher hinuntergeworfen hat.

▪Situation beschreiben

   .....

▪Peters Hypothese

   .....

▪Andere Hypothesen

   .....

▪Emotionale und verhaltensmäßige Konsequenzen der verschiedenen Hypothesen

   .....

▪Mittel zur Überprüfung der verschiedenen Hypothesen

   .....

◻ **Material 19a** Ursachenbegründung von Ereignissen ohne unmittelbare Interaktion; vorgegebene Hypothese

19b

Peter versucht, seinen Fernseher mit der Fernbedienung einzuschalten. Es gelingt ihm nicht. Er ist sehr enttäuscht, da der Fernseher noch neu ist. Der Garantieschein ist noch gültig.

Peter fragt sich, ob ihn der Händler übers Ohr hauen wollte.

▪Situation beschreiben

　　.....

▪Peters Hypothese

　　.....

▪Andere Hypothesen

　　.....

▪Emotionale und verhaltensmäßige Konsequenzen der
　verschiedenen Hypothesen

　　.....

▪Mittel zur Überprüfung der verschiedenen Hypothesen

　　.....

◘ **Material 19b** Ursachenbegründung von Ereignissen ohne unmittelbare Interaktion; vorgegebene Hypothese

19c

Peter geht an einem sonnigen Tag mit Daniel spazieren. Peter ist einen Moment lang beunruhigt, da ihm eine schwarze, menschliche Gestalt am Boden zu folgen scheint.

Peter macht Daniel gegenüber eine entsprechende Bemerkung, und dieser sagt: „Aber nein, das ist dein Schatten!"

▪Situation beschreiben

　　.....

▪Peters Hypothese

　　.....

▪Andere Hypothesen

　　.....

▪Emotionale und verhaltensmäßige Konsequenzen der
　verschiedenen Hypothesen

　　.....

▪Mittel zur Überprüfung der verschiedenen Hypothesen

　　.....

◘ **Material 19c** Ursachenbegründung von Ereignissen ohne unmittelbare Interaktion; vorgegebene Hypothese

19d

Peter wartet im Café auf Daniel. Daniel kommt eine halbe Stunde zu spät.

Peter befürchtet, dass Daniel einen schweren Unfall gehabt hat.

▪Situation beschreiben

　　.....

▪Peters Hypothese

　　.....

▪Andere Hypothesen

　　.....

▪Emotionale und verhaltensmäßige Konsequenzen der
　verschiedenen Hypothesen

　　.....

▪Mittel zur Überprüfung der verschiedenen Hypothesen

　　.....

◘ **Material 19d** Ursachenbegründung von Ereignissen ohne unmittelbare Interaktion; vorgegebene Hypothese

19e

Als Peter abends in die Waschküche geht und den Lichtschalter drückt, bleibt es dunkel.

Peter befürchtet, dass jemand die Birne der Lampe absichtlich herausgeschraubt hat, damit man kein Licht machen kann.

▪Situation beschreiben

　　.....

▪Peters Hypothese

　　.....

▪Andere Hypothesen

　　.....

▪Emotionale und verhaltensmäßige Konsequenzen der
　verschiedenen Hypothesen

　　.....

▪Mittel zur Überprüfung der verschiedenen Hypothesen

　　.....

◘ **Material 19e** Ursachenbegründung von Ereignissen ohne unmittelbare Interaktion; vorgegebene Hypothese

19f

Peter hat heute verschlafen. Als er eilig aus dem Haus gehen will, findet er seinen Wohnungsschlüssel nicht.

Peter befürchtet, dass jemand den Hausschlüssel entwendet hat.

- Situation beschreiben

  .....

- Peters Hypothese

  .....

- Andere Hypothesen

  .....

- Emotionale und verhaltensmäßige Konsequenzen der

  verschiedenen Hypothesen

  .....

- Mittel zur Überprüfung der verschiedenen Hypothesen

  .....

◘ **Material 19f** Ursachenbegründung von Ereignissen ohne unmittelbare Interaktion; vorgegebene Hypothese

19g

Als Peter beim Großeinkauf im Supermarkt an der Kasse bezahlen will, verlangt die Kassiererin den Betrag von 63 Euro. Peter hat jedoch nur 61 Euro und ein paar Zerquetschte im Geldbeutel.

Peter denkt sofort, dass ihn jemand bestohlen haben muss.

- Situation beschreiben

  .....

- Peters Hypothese

  .....

- Andere Hypothesen

  .....

- Emotionale und verhaltensmäßige Konsequenzen der

  verschiedenen Hypothesen

  .....

- Mittel zur Überprüfung der verschiedenen Hypothesen

  .....

◘ **Material 19g** Ursachenbegründung von Ereignissen ohne unmittelbare Interaktion; vorgegebene Hypothese

Materialien 20   Modul D: Attributionen

Ursachenbegründung von Ereignissen innerhalb einer Interaktion: Situationen 20a–g

Vorgegebene Hypothese, wie Peter das Ereignis begründet

Folgende Standardfragen sind von den Teilnehmern zu beantworten:

- *Situation beschreiben*

  .....

- *Peters Hypothese*

  .....

- *Andere Hypothesen*

  .....

- *Emotionale und verhaltensmäßige Konsequenzen der*

  verschiedenen Hypothesen

  .....

- *Mittel zur Überprüfung der verschiedenen Hypothesen*

  .....

◘ **Material 20** Ursachenbegründung von Ereignissen innerhalb einer Interaktion; vorgegebene Hypothese

20a

Peter geht am Abend in ein Café. Ihm fast gegenüber sitzt ein Mann alleine am Tisch und liest Zeitung. Der Mann schaut von der Zeitung hoch und einen Moment lang zu Peter herüber.

Peter kennt den Mann nicht. Er denkt, dass der Mann absichtlich zu ihm herüber schaut.

- Situation beschreiben

  .....

- Peters Hypothese

  .....

- Andere Hypothesen

  .....

- Emotionale und verhaltensmäßige Konsequenzen der

  verschiedenen Hypothesen

  .....

- Mittel zur Überprüfung der verschiedenen Hypothesen

  .....

◘ **Material 20a** Ursachenbegründung von Ereignissen innerhalb einer Interaktion; vorgegebene Hypothese

20b

Peter geht am Nachmittag einkaufen. Gerade als er seine Einkäufe vor der Kasse auf das Band legen will, stellt sich jemand vor Peter hin und sagt: „Ich bin in Eile".

Peter denkt, dass der Mann sich absichtlich vor ihn stellt und nicht vor eine andere Person.

▪Situation beschreiben

.....

▪Peters Hypothese

.....

▪Andere Hypothesen

.....

▪Emotionale und verhaltensmäßige Konsequenzen der verschiedenen Hypothesen

.....

▪Mittel zur Überprüfung der verschiedenen Hypothesen

.....

◘ **Material 20b** Ursachenbegründung von Ereignissen innerhalb einer Interaktion; vorgegebene Hypothese

20c

Peter sitzt im Bus auf dem Weg nach Hause. Der Bus ist ziemlich überfüllt. Plötzlich zieht etwas an seinen Haaren, als eine Frau sich an Peter vorbeidrängt.

Peter denkt, dass ihn jemand absichtlich an den Haaren zieht.

▪Situation beschreiben

.....

▪Peters Hypothese

.....

▪Andere Hypothesen

.....

▪ Emotionale und verhaltensmäßige Konsequenzen der verschiedenen Hypothesen

.....

▪Mittel zur Überprüfung der verschiedenen Hypothesen

.....

◘ **Material 20c** Ursachenbegründung von Ereignissen innerhalb einer Interaktion; vorgegebene Hypothese

20d

Peter schlendert durch die Stadt. Schon von Weitem sieht er einen alten Schulkollegen, den er schon lange nicht mehr gesehen hat. Als der Kollege näher kommt, geht er an Peter vorbei, ohne zu grüßen.

Peter denkt, dass der Kollege ihn absichtlich nicht grüßen wollte.

▪Situation beschreiben

.....

▪Peters Hypothese

.....

▪Andere Hypothesen

.....

▪ Emotionale und verhaltensmäßige Konsequenzen der verschiedenen Hypothesen

.....

▪Mittel zur Überprüfung der verschiedenen Hypothesen

.....

◘ **Material 20d** Ursachenbegründung von Ereignissen innerhalb einer Interaktion; vorgegebene Hypothese

20e

Peter wartet im dichten Gedränge auf den Einlass zu einem Rockkonzert. Beim Warten kommt es immer wieder zu Körperkontakt mit anderen Konzertbesuchern.

Peter denkt, dass ihn die fremden Männer hinter ihm mit Absicht immer wieder stoßen.

▪Situation beschreiben

.....

▪Peters Hypothese

.....

▪Andere Hypothesen

.....

▪ Emotionale und verhaltensmäßige Konsequenzen der verschiedenen Hypothesen

.....

▪Mittel zur Überprüfung der verschiedenen Hypothesen

.....

◘ **Material 20e** Ursachenbegründung von Ereignissen innerhalb einer Interaktion; vorgegebene Hypothese

20f

Peter schaut mit mehreren Kollegen ein Fußballspiel im Fernsehen an. Manuela und eine Kollegin diskutieren dabei über andere Dinge und kichern laut.

Peter denkt, dass die beiden Frauen ihm mit Absicht das Fußballspiel vermiesen wollen.

- Situation beschreiben

    .....

- Peters Hypothese

    .....

- Andere Hypothesen

    .....

- Emotionale und verhaltensmäßige Konsequenzen der

    verschiedenen Hypothesen

    .....

- Mittel zur Überprüfung der verschiedenen Hypothesen

    .....

□ **Material 20f** Ursachenbegründung von Ereignissen innerhalb einer Interaktion; vorgegebene Hypothese

20g

Peter fährt eilig mit dem Fahrrad nach Hause. Auf einer Kreuzung hupt ein Auto.

Peter denkt, dass ihn jemand mit Absicht erschrecken und ärgern will. Er zeigt dem Autofahrer den Stinkefinger!

- Situation beschreiben

    .....

- Peters Hypothese

    .....

- Andere Hypothesen

    .....

- Emotionale und verhaltensmäßige Konsequenzen der

    verschiedenen Hypothesen

    .....

- Mittel zur Überprüfung der verschiedenen Hypothesen

    .....

□ **Material 20g** Ursachenbegründung von Ereignissen innerhalb einer Interaktion; vorgegebene Hypothese

Materialien 21 Modul D: Attributionen

21a

Ursachenbegründung von Ereignissen innerhalb einer Interaktion: Situationen 21a–k

Keine vorgegebene Hypothese; wie Peter das Ereignis begründet.

Offene, situationsbezogene Fragen zur (Selbst-)Reflexion und Gruppendiskussion.

□ **Material 21** Ursachenbegründung von Ereignissen innerhalb einer Interaktion; ohne vorgegebene Hypothese

Peter will beim Geldautomaten Geld holen. Ein Mann bedient gerade den einzigen zur Verfügung stehenden Geldautomaten. Außer Peter steht niemand in der Warteschlange. Der sozialen Regel folgend hält Peter gebührend Abstand. Gerade als der Mann vor ihm sein Geld herausgelassen hat, kommt eine junge Frau, überholt Peter und beginnt den Geldautomaten zu bedienen.

- Wieso tat sie dies?
- Was dachte Peter?
- Wie fühlte er sich dabei?

□ **Material 21a** Ursachenbegründung von Ereignissen innerhalb einer Interaktion; ohne vorgegebene Hypothese

21b

Peter ging wieder einmal ins Fußballtraining. Er spielte am liebsten Torwart, da musste er nicht so viel rennen. Nach einem Foul vor Peters Tor entschied der Schiedsrichter auf Strafstoß. Der Gefoulte selbst wollte den Strafstoß schießen, setzte den Ball auf den Elfmeterpunkt und schoss an Peter vorbei ins Tor.

▪Wieso konnte Peter den Strafstoß nicht halten?

▪Wie begründete Peter seinen Misserfolg und wie der

 Schütze seinen Erfolg?

▪Wie fühlten sich die beiden?

◘ **Material 21b** Ursachenbegründung von Ereignissen innerhalb einer Interaktion; ohne vorgegebene Hypothese

21c

Peter arbeitete am Nachmittag als Aushilfe im Restaurant eines Bekannten. Er tat dies etwa einmal im Monat, wenn Not am Mann war. Peter bediente dort die Gäste als Kellner. Es hatte wenige Gäste. Als er einer jüngeren Frau die Rechnung brachte, erhielt er von dieser ein sehr großzügiges Trinkgeld.

▪Wieso tat sie das?

▪Was dachte sich Peter dazu?

▪War ihm wohl dabei?

◘ **Material 21c** Ursachenbegründung von Ereignissen innerhalb einer Interaktion; ohne vorgegebene Hypothese

21d

Peter arbeitete erneut als Aushilfskellner im Restaurant eines Bekannten. Am Nachmittag gibt es in der Regel wenige Gäste. Zwei junge Damen saßen seit zwei Stunden an einem Tisch. Sie hatten bereits mehrere kalte Getränke getrunken, je einen großen Salat gegessen und zuletzt einen Kaffee bestellt. Sie wurden dabei schnell und zuverlässig von Peter bedient. Als sie nun bezahlen, geben sie Peter keinen müden Cent als Trinkgeld.

▪Wieso haben sie das gemacht?

▪Was denkt und fühlt Peter dabei?

◘ **Material 21d** Ursachenbegründung von Ereignissen innerhalb einer Interaktion; ohne vorgegebene Hypothese

21e

Peter fährt mit dem Zug zu seiner Großmutter. Im Zug sitzend schaut er die ganze Zeit zum Fenster hinaus. Erst später schaut er sich auch im Zugsabteil um und bemerkt, dass auf der andern Seite, etwa 5 Meter von ihm weg, eine adrette Frau sitzt. Als er zu ihr herüberblickt, lächelt sie ihm zu.

▪Wieso tat sie das?

▪Wie reagierte Peter?

▪Wie fühlte sich Peter dabei?

◘ **Material 21e** Ursachenbegründung von Ereignissen innerhalb einer Interaktion; ohne vorgegebene Hypothese

21f

Als Peter in der Stadt herumschlenderte, bemerkte er einen eher kleingewachsenen Mann mit Hut, der 10 Meter hinter ihm lief. Als Peter später links abbog, sah er, dass der kleine Mann das auch tat. Peter blieb stehen und schaute in das Schaufenster. Der kleine Mann lief an Peter vorbei und ging weiter, bis Peter ihn aus den Augen verlor.

- Wieso lief der kleine Mann hinter Peter?

- Wieso blieb Peter stehen?

- Wieso lief der kleine Mann an Peter vorbei?

- Wie fühlten sich Peter und der kleine Mann dabei?

▣ **Material 21f** Ursachenbegründung von Ereignissen innerhalb einer Interaktion; ohne vorgegebene Hypothese

21g

Als Peter letzte Woche in die Waschküche des Wohnblocks ging, traf er dort seine neue Nachbarin, deren Namen er sich nicht merken konnte. Als er heute erneut in die Waschküche ging, traf er erneut seine neue Nachbarin.

- Wie begründete Peter diese sich wiederholenden Treffen innerhalb kurzer Zeit?

- War ihm wohl dabei?

- Ging es der Nachbarin gleich wie Peter?

▣ **Material 21g** Ursachenbegründung von Ereignissen innerhalb einer Interaktion; ohne vorgegebene Hypothese

21h

Peter versteht sich mit einer älteren Nachbarin nicht gut. Die beiden grüßen sich im Treppenhaus für gewöhnlich nicht. Als Peter heute aus dem Haus geht, trifft er dort unverhofft die Nachbarin, die er nicht mag. Diese grüßt ihn ausgesprochen freundlich und wünscht ihm einen schönen Tag. Peter versteht die Welt nicht mehr.

- Wieso war die Nachbarin so freundlich?

- Was bedeutet das für Peters Zukunft?

▣ **Material 21h** Ursachenbegründung von Ereignissen innerhalb einer Interaktion; ohne vorgegebene Hypothese

21i

Peter ist gerade dabei, am Ticketautomaten an der Bushaltestelle einen Fahrschein zu lösen und hält seinen Geldbeutel in der Hand. Da bemerkt er, dass ein großer Mann auf dem Gehsteig geradewegs auf ihn zurennt. Als er noch etwa 20 Meter von ihm entfernt ist, steckt Peter hastig seinen Geldbeutel in die Hosentasche ohne den Fahrschein zu entnehmen. Währenddessen springt der großgewachsene Mann an ihm vorbei Richtung nahegelegenem Bahnhof.

- Wieso steckte Peter den Geldbeutel hastig ein?

- Wieso rannte der großgewachsene Mann in jene Richtung, wo Peter stand?

- Wie fühlte sich Peter dabei?

- Was war die Absicht des großen Mannes?

▣ **Material 21i** Ursachenbegründung von Ereignissen innerhalb einer Interaktion; ohne vorgegebene Hypothese

21k

Es ist Abend und Peter denkt an seine heutige Verabredung mit Manuela. Bei diesem schönen und sonnigen Sommerwetter sind die beiden zu einem Aussichtspunkt gewandert und haben die klare, weite Aussicht und ein bekömmliches Picknick genossen. Dabei bemerkte Manuela, dass das Wetter schon an den vorangehenden Treffen mit Peter strahlend schön gewesen sei.

▪Wieso hat sie das gesagt?

▪Was dachte und fühlte Peter danach?

◘ **Material 21k** Ursachenbegründung von Ereignissen innerhalb einer Interaktion; ohne vorgegebene Hypothese

Serviceteil

V. Roder, D. Müller (Hrsg.), *INT – Integrierte neurokognitive Therapie bei schizophren Erkrankten*,
DOI 10.1007/978-3-642-21440-0, © Springer-Verlag Berlin Heidelberg 2013

Stichwortverzeichnis

Z

Printed in the United States
By Bookmasters